T0240762

Edzard Ernst

Praxis Naturheilverfahren

Edzard Ernst (Hrsg.)

Praxis Naturheilverfahren

Evidenzbasierte Komplementärmedizin

Mitherausgeber
Max H. Pittler, Clare Stevinson
und Adrian White

Unter Mitarbeit von David Eisenberg

Mit einem Geleitwort von Brian M. Berman

Mit 5 Abbildungen und 100 Tabellen

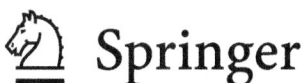 Springer

Herausgeber
Professor Dr. Edzard Ernst
Director Department of Complementary Medicine
Victoria Park Road 25, Ex2
4NT Exeter, United Kingdom

Übersetzung
mpm Fachmedien und Verlagsdienstleistungen
Dr. Patricia Falkenburg
Konrad-Adenauer-Str. 7
35415 Pohlheim
www.mpm-online.de

Titel der englischen Ausgabe
The Desktop Guide to Complementary and Alternative Medicine
© Harcourt Publishers Limited 2001

ISBN 3-540-44170-0 Springer Medizin Verlag

Bibliografische Information Der Deutschen Bibliothek
Die Deutsche Bibliothek verzeichnet diese Publikation in der Deutschen Nationalbibliografie, detaillierte bibliografische Daten sind im Internet über „http://dnb.ddb.de" abrufbar.

Dieses Werk ist urheberrechtlich geschützt. Die dadurch begründeten Rechte, insbesondere die der Übersetzung, des Nachdrucks, des Vortrags, der Entnahme von Abbildungen und Tabellen, der Funksendung, der Mikroverfilmung oder der Vervielfältigung auf anderen Wegen und der Speicherung in Datenverarbeitungsanlagen, bleiben, auch bei nur auszugsweiser Verwertung, vorbehalten. Eine Vervielfältigung dieses Werkes oder von Teilen dieses Werkes ist auch im Einzelfall nur in den Grenzen der gesetzlichen Bestimmungen des Urheberrechtsgesetzes der Bundesrepublik Deutschland vom 9. September 1965 in der jeweils geltenden Fassung zulässig. Sie ist grundsätzlich vergütungspflichtig. Zuwiderhandlungen unterliegen den Strafbestimmungen des Urheberrechtsgesetzes.

Springer Medizin Verlag ist ein Unternehmen von Springer Science+Business Media
springer.de

© MOSBY an imprint of Harcourt Publishers Limited
© Hartcourt Publishers Limited 2001
Printed in The Netherlands

Produkthaftung: Für Angaben über Dosierungsanweisungen und Applikationsformen kann vom Verlag keine Gewähr übernommen werden. Derartige Angaben müssen vom jeweiligen Anwender im Einzelfall anhand anderer Literaturstellen auf ihre Richtigkeit überprüft wreden.

Die Wiedergabe von Gebrauchsnamen, Warenbezeichnungen usw. in diesem Werk berechtigt auch ohne besondere Kennzeichnung nicht zu der Annahme, dass solche Namen im Sinne der Warenzeichen- und Markenschutzgesetzgebung als frei zu betrachten wären und daher von jedermann benutzt werden dürften.

Lektoratsplanung: U. Hartmann, Heidelberg
Desk Editing: U. Niesel, Heidelberg
Copy Editing: U. Meyer-Krauß, Heidelberg
Umschlaggestaltung: deblik, Berlin
Layout: deblik, Berlin
Satz: SDS, Leimen
Druck- und Bindearbeiten: Krips, Meppel
Gedruckt auf säurefreiem Papier   SPIN 10881856   22/2122/Sy – 5 4 3 2 1 0

Geleitwort

Es gibt heute wohl kaum noch einen Arzt, der nicht schon einmal von einem Patienten nach einer unkonventionellen Therapie für sein Leiden gefragt wurde. Tatsächlich fragen sich auch viele Ärzte, welchen Wert eine alternative Behandlungsform haben könnte, insbesondere wenn sie mit der Behandlung eines chronisch kranken Patienten kämpfen, der nur schlecht auf die herkömmliche Therapie anspricht. So ist eine Welle des Interesses für Methoden der komplementären und alternativen Medizin für viele westliche Länder gut dokumentiert. Ungeachtet dessen und obwohl viele dieser Therapien seit Jahrhunderten, wenn nicht gar seit Jahrtausenden angewandt werden und für mehr als 70% der Weltbevölkerung die primäre Quelle der Gesundheitsversorgung darstellen, stehen uns nur wenige bis gar keine wirklich guten Informationen über ihre Wirksamkeit und Sicherheit zur Verfügung. Arzt und Patient sehen sich hier mit dem gleichen Dilemma konfrontiert: Wie sollen sie entscheiden, was stimmt, wenn die Heilkräfte beliebiger komplementärer Therapien von einer Unzahl an Befürwortern mit angeblichen Beweisen lautstark gestützt und zugleich von genauso vielen Gegnern genauso entschieden als »Quacksalberei« abgelehnt werden.

Die Autoren des vorliegenden Werkes haben sich als bedeutende Streitmacht erwiesen, die hier viel zur Klärung beigetragen hat, indem sie das Licht naturwissenschaftlichen Verständnisses auf das Gebiet der komplementären Medizin fallen ließ. Seit Prof. Edzard Ernst den ersten Lehrstuhl übernahm, der für komplementäre Medizin in England eingerichtet wurde, hat er sich weit mehr als jeder andere der eindrucksvollen Aufgabe persönlich gewidmet, die weltweit veröffentlichte Literatur über Forschungsarbeiten auf dem Gebiet der komplementären Medizin zu sichten und zu überprüfen. Dr. David Eisenberg hat mit seinen statistischen Arbeiten über die Verbreitung komplementärer medizinischer Methoden in den USA dazu beigetragen, die von der Bevölkerung genutzten Therapien zu identifizieren, wie auch die Frage zu klären, für welche Beschwerden sie eingesetzt werden.

In diesem Buch vereinigen sie diese Informationen, um uns zum Verständnis der bedeutendsten komplementären Therapien zu führen – Ursprünge, zugrunde liegende Konzepte, wissenschaftliche Begründungen und wie sie klinisch praktiziert werden; zudem beleuchten sie die wesentlichen Indikationen, für welche die Methoden genutzt werden. Am bedeutsamsten ist sicherlich, dass sie uns Zugang zu den neuesten evidenzbasierten Informationen bezüglich Sicherheit und Effektivität ermöglichen.

Im gesamten Gesundheitswesen wird in zunehmenden Maße Gewicht auf die Grundsätze der evidenzbasierten Medizin gelegt. Die Prämisse hierbei ist, dass in der klinischen Praxis die Sachkenntnis des erfahrenen Arztes, die Wünsche des Patienten und die zuverlässigsten zur Verfügung stehenden Beweise gleichermaßen in Betracht gezogen werden sollten. Diese Bewegung der evidenzbasierten Medizin hat im Verlauf der letzten Jahrzehnte des 20. Jahrhunderts einen ähnlichen Zulauf gehabt wie die Bewegung hin zur komplementären Medizin. Jedoch wird der komplementären Medizin immer wieder kritisch vorgehalten, dass sie nicht Teil einer solchen evidenzbasierten Medizin sein könne, weil es auf ihrem Feld so gut wie keine wissenschaftlichen Studien gäbe.

Ich selbst möchte dies als a-priori-Behauptung nicht akzeptieren und fühle mich daher den Autoren dieses Buches sehr zu Dank verpflichtet, und zwar für die große Mühe, die sie darauf verwendet haben, die vorhandenen Nachweise zusammenzutragen und zu werten. Obgleich sie vielfach nur spärlich vorhanden und von geringer Qualität sind, bilden doch etliche wissenschaftliche Studien auf dem Gebiet der komplementären Medizin einen Grundstock, der nähere Untersuchung verdient. Als verantwortungsbewusste und – v. a. auch – sorgende Ärzte ist es unsere Pflicht, uns mit diesen Informationen vertraut zu machen, damit wir die mögliche Bedeutung komplementärer Therapien für die Heilung und Gesunderhaltung unserer Patienten besser bewerten und verstehen können.

Die komplementäre Medizin wird mit Macht von den Wünschen der Konsumenten vorangetrieben. Die Patienten fordern sie energisch von uns ein. Wenn sie ein Verständnis dafür bekommen haben, worum es sich bei einer komplementären Therapie handelt, wie sie praktiziert wird und welche Beweise derzeit für ihre Wirksamkeit vorliegen, können Patienten ihre Wünsche besser konkretisieren und die Ärzte können ihr Fachwissen besser nutzen. Zusammenarbeit und auf gründlicher Information basierende Behandlungsentscheidungen werden möglich.

Brian M. Berman
Baltimore, 2001

Vorwort

Eine Grabschrift für eine auf Autoritätsmeinung gestützte Medizin

Die Nutzung der sog. komplementären und alternativen Medizin (KAM) durch die Öffentlichkeit nimmt zu und damit auch ihre Bedeutung für die Vertreter der etablierten Medizin, die die Möglichkeit der Anwendung von KAM-Therapien bei der Entscheidung über die bestmögliche Behandlung vermehrt in Betracht ziehen müssen. Obgleich viele Empfehlungen zum Nutzen von KAM in der Vergangenheit auf Überzeugungen beruhten, erkennen die Patienten und ihre Berater nun die Notwendigkeit von auf wissenschaftlichen Beweisen basierenden Informationen.

Der Sinn dieses Buches besteht darin, dazu beizutragen, ein auf der Evidenz basierendes Fundament für KAM zu schaffen. »Evidenz« steht dabei in den wichtigsten Teilen unseres Buches für Daten aus kontrollierten (vorzugsweise randomisierten) klinischen Studien oder – am besten – aus systematischen Übersichtsarbeiten über solche Studien.

Wie ist es nun aber mit der Expertenmeinung? Sicherlich müssen doch Jahre der Erfahrung, die sich in solch einer Meinung niederschlagen, ein nicht zu unterschätzendes Gewicht haben! In gewisser Weise ist der Kern einer solchen Behauptung eine der Untersuchung zugängliche Hypothese. Also haben wir sie dem Test unterworfen.

Wir haben sieben neuere Bücher zum Thema KAM aus unseren Regalen ausgewählt [1–7], die Kapitel zu spezifischen Indikationsgebieten enthalten, und haben die für die Behandlung spezifischer Leiden empfohlenen KAM-Therapien herausgesucht. Zum Zweck unseres Tests wurde dabei der Begriff »Empfehlung« definiert als die positive Erwähnung der Therapie im jeweiligen Zusammenhang. Therapieformen der KAM wurden in diesem Sinne für rund 300 verschiedene Indikationen empfohlen. So erhielten wir also für die einzelnen Indikationsgebiete Listen von auf Autoritätsmeinungen gestützten Empfehlungen für KAM-Behandlungen. Wo dies möglich war, verglichen wir nun diese gesammelten Überzeugungen mit der aus den systematischen Reviews gewonnenen Evidenz, wie sie auch in den Kapiteln zu Indikationen des vorliegenden Buches zusammengefasst wird.

Die Ergebnisse sind zugleich faszinierend und enttäuschend; vor allen Dingen sind sie einigermaßen beunruhigend. Das erste auffällige Ergebnis war, dass für viele Indikationen extrem viele unterschiedliche KAM-Methoden empfohlen wurden (◨ Tabelle 1). Das zweite, vielleicht noch erstaunlichere Ergebnis war, wie wenig die Autoren der 7 Bücher übereinstimmten. Die meisten Behandlungsformen wurden für eine bestimmte Indikation nur von einem oder 2 der Autoren empfohlen, nur selten von mehr als 4 und nie von allen.

Offensichtlich können also Autoritätsmeinung und Evidenz voneinander abweichen. Nun muss deshalb nicht gleich eines von beiden falsch sein – eine Therapie könnte z. B. auch ohne Unterstützung durch studienbasierte Evidenz ganz einfach deshalb empfohlen werden, weil es noch keine Studien dazu gibt. Wir fanden jedoch mehrere Fälle, in denen Empfehlungen für bestimmte Therapien ausgesprochen wurden, obgleich in Studien schlüssig (d. h. es lagen mehr als eine randomisierte klinische Studie bzw. ein systematischer Review klinischer Studien vor) nachgewiesen wurde, dass sie für diese bestimmte Indikation nicht effektiv sind. Beispiele hierfür sind:

◘ Tabelle 1 Einige Indikationen, für die zahlreiche (>50) Therapien empfohlen wurden.

Indikation	Anzahl der empfohlenen Therapien
AIDS/HIV-Infektion	69
Akne	61
Allergien	57
Angstzustände	54
Arthritis	131
Asthma	119
Blasenentzündung	57
Bluthochdruck	95
chronisches Müdigkeitssyndrom	64
Depressionen	87
Dermatitis	57
Diabetes mellitus	89
Ekzeme	55
Emphysem	54
Erkältung	96
Hämorrhoiden	54
Herpes-Virus-Infektion	69
Heuschnupfen	65
Infektionen	55
Ischiasbeschwerden	55
Kopfschmerzen	78
koronare Herzkrankheit	71
Krampfadern	56
Krebs	133
Lungenentzündung (bakteriell, viral und durch Mykoplasmen bedingt)	52
Menopausenbeschwerden	68
Pilzinfektionen	75
Prämenstruelles Syndrom	59
Prostatabeschwerden	63
Psoriasis	57
Reizdarm	69
Rückenschmerzen	65
Schlaflosigkeit	74
Sinusitis	64
Suchterkrankungen	120

- Chelattherapie bei Herz-Kreislauf-Erkrankungen,
- Chiropraktik bei Asthma,
- Guar-Gummi zur Gewichtsreduktion.

Schließlich gab es noch weitere höchst bemerkenswerte Unterschiede zwischen Meinung und Evidenz. So wurden z. B. Behandlungen, die von überwältigenden Beweisen aus Metaanalysen und systematischen Übersichtsarbeiten gestützt wurden, nicht von allen Autoren in ihre Empfehlungen aufgenommen. Beispiele hierfür sind:

- Akupunktur bei Übelkeit,
- Biofeedback bei Verstopfung,
- Kava bei Angstzuständen,
- Entspannungstherapien bei Angstzuständen,
- Sägepalme bei gutartiger Prostatahypertrophie.

Nun könnte man natürlich argumentieren, dass die betreffenden Werke geschrieben wurden, bevor diese Evidenzen zur Verfügung standen. Dies haben wir nachgeprüft und festgestellt, dass es bei den oben genannten Beispielen nicht zutraf.

Wirklich besorgniserregende Diskrepanzen stellten wir bei Empfehlungen fest, die für bestimmte Therapien in Bezug auf bestimmte Indikationen ausgesprochen wurden, bei denen diese Therapien der Evidenz zufolge kontraindiziert sein sollten. Beispiele hierfür sind:

- Chiropraktik bei Osteoporose,
- Ingwer bei morgendlicher Übelkeit.

Solche Widersprüche müssen unseres Erachtens Anlass zu tiefer Beunruhigung geben. Sie können in anderen Bereichen der Medizin ebenfalls vorkommen, aber sicher sind sie dort nicht so weit verbreitet wie hier. Wir glauben, dass sie die relative Neuheit (man könnte auch sagen: Unreife) der Forschung auf dem Gebiet der KAM widerspiegeln, ebenso wie die Tatsache, dass der evidenzbasierte Ansatz für die komplementäre Medizin ein ganz neues Konzept ist. Die Diskrepanzen, Inkonsequenzen und Widersprüche zeigen aber ganz bestimmt, dass Überzeugungen, auch Überzeugungen von Experten auf dem Gebiet der KAM, weder verlässlich noch gültig sein müssen.

Dieser Punkt ist unserer Meinung nach von beträchtlicher Bedeutung, berührt er doch das Kernkonzept dieses Buches. Überzeugungen in den verschiedensten Verkleidungen bestimmen auch heute noch die KAM. Weil sie aber unzuverlässig sind, können sie unter Umständen Fachkräfte im Gesundheitsbereich in die Irre führen und (noch wichtiger) den Patienten schaden. Hier geht es nicht darum, anklagend auf ein bestimmtes Buch oder einen Autor zu zeigen (tatsächlich treffen nicht alle genannten Beispiele auf alle 7 Werke zu); es geht vielmehr darum, dass die KAM (und ihre Literatur) derzeit weit davon entfernt ist, evidenzbasiert zu sein und dass sie dies schleunigst werden sollte. Der beste Weg in die Zukunft, wie wir ihn sehen, führt über das Erbringen und stetige Erneuern objektiver und reproduzierbarer Evidenz – und genau das will unser Buch erreichen.

Unser Hauptziel war es, »State-of-the-art«-Informationen und Evidenz zur KAM zu bieten, und zwar als eine praktisch nutzbare und schnell zugängliche Referenzquelle für den vielbeschäftigten Arzt bzw. allgemein für Fachkräfte im Gesundheitswesen. Ungeachtet der immer wieder aufgestellten Behauptungen, dass randomisierte klinische Studien zur

Überprüfung von KAM-Methoden ungeeignet und nicht durchführbar seien, haben wir eine große Zahl davon gefunden. Sie existieren für nahezu jede Therapieform und belegen, dass KAM-Methoden sehr wohl mit diesem strengen Werkzeug untersucht werden können. Wie in allen Bereichen der Medizin, gibt es auch hier negative Ergebnisse. Die unumstößliche Schlussfolgerung ist aber, dass verschiedene Methoden der komplementären und alternativen Medizin von vorliegender Evidenz gestützt werden und damit auch Teil einer modernen medizinischen Versorgung sein sollten.

Edzard Ernst, Max H. Pittler, Clare Stevinson, Adrian White
Exeter, 2001

Literatur

1. Pelletier KR (2000) The best alternative medicine. Simon Schuster, New York
2. Spencer JW, Jacobs JJ (eds) (1999) Complementary/alternative medicine. An evidence-based approach. Mosby, St Louis
3. Springhouse (1998) Nurse's handbook of alternative and complementary medicine. Springhouse, Springhouse, PA
4. The Burton Goldberg Group (1994) Alternative medicine: the definitive guide. Future Medicine, Payallup, WA
5. Jamil T (1997) Complementary medicine: a practical guide. Butterworth Heinemann, Oxford
6. Time-Life (1997) The medical advisor. Time-Life Books, Alexandria, VA
7. Pizzorno JE, Murray MT (eds) (1999) Textbook of natural medicine. Churchill Livingstone, Edinburgh

Vorwort der Übersetzerin

Beim vorliegenden Werk handelt es sich um eine Übersetzung aus dem Englischen – geschrieben wurde es zunächst überwiegend für den englischen und amerikanischen Markt. Dies mag banal erscheinen, jedoch bedingt es etliche Unterschiede im Detail, wenn man den Vergleich zum hiesigen Gesundheitssystem in Betracht zieht. Dementsprechend kann auch eine sorgfältige Übersetzung in manchen Punkten die Inhalte des Originals nur ungefähr bzw. sinngemäß widergeben. Dies ist vor allem dann der Fall, wenn es um Ausbildungswege, Berufsbezeichnungen und gesetzliche Regelungen geht. Der Leser / die Leserin sollte sich z. B. bewusst machen, dass eine amerikanische »nurse« eine ganz andere Ausbildung durchlaufen hat und in ihrer täglichen Arbeit anderen Anforderungen genügen muss als eine deutsche »Krankenschwester«. Auch die Begriffe »Naturheilverfahren« bzw. »komplementäre und alternative Medizin« versus »complementary and alternative medicine« im Original können durchaus unterschiedliche Assoziationen hervorrufen, ist doch die Einordnung bestimmter Methoden als »alternativ« teilweise länderspezifisch. So werden – und darauf weisen auch die Autoren des Originalwerks in ihrem einleitenden Kapitel hin – z. B. die Balneologie oder verschiedene Massagetechniken speziell in Deutschland nicht als »Naturheil-« oder »komplementäre Verfahren« betrachtet, wohl aber in den USA und England.

Die Übersetzung der Namen der Heilpflanzen stützt sich soweit möglich auf die Angaben in »Hagers Handbuch der Drogen und Arzneistoffe« (Blaschek et al., Springer-Verlag 2002). Im Original sind einige dieser Pflanzen, insbesondere in den Tabellen, nur mit englischen Trivialnamen aufgeführt. Hier wurden anhand der genannten Quelle lateinische Artnamen ergänzt, um etwaige Zweideutigkeiten zu beseitigen. Im »Hager« nicht aufgeführte Pflanzennamen wurden im Internet recherchiert.

Der Wert dieses Buches, der in der sorgfältigen, kritisch wertenden und übersichtlichen Darstellung der Methoden und Heilmittel der beschriebenen Naturheilverfahren liegt, wird sicherlich durch die oben angesprochenen Detailfragen wortgenauer Übersetzung nicht geschmälert. Es bietet schnell zugängliche, übersichtliche Informationen zu unterschiedlichsten Techniken und Heilmitteln, die der alternativen Medizin zugeordnet werden, und ist damit besonders für den praktischen Einsatz zur schnellen Orientierung geeignet.

Dr. Patricia Falkenburg
Pohlheim, 2004

Danksagungen

Dafür, dass sie Teile dieses Buches durchgesehen haben, danken wir:

H. Boon (Toronto, Kanada),

D. Eisenberg (Boston, USA),

A. Huntley (Exeter, UK),

L. Long (Exeter, UK),

R. März (Neumarkt, D),

V. Schulz (Berlin, D),

W. Weiger (Boston, USA).

Darüber hinaus sind wir **B. Wider** für Übersetzungen sowie **R. Clark** und N. Watson für ihre Hilfe mit der Sekretariatsarbeit zu Dank verpflichtet.

Alle Kapitel, bei denen keine Autoren genannt sind, wurden gemeinsam von **E. Ernst, M.H. Pittler, C. Stevinson** und **A.R. White** verfasst, die alle in der **Abteilung für komplementäre Medizin (Department of Complementary Medicine)** der **School of Postgraduate Medicine and Health Sciences** der Universität von Exeter, UK, beschäftigt sind.

Inhaltsverzeichnis

Teil 4: Pflanzliche und nichtpflanzliche Heilmittel

Teil 5: Krankheitsbilder

Teil 6: Naturheilverfahren heute

Anhang:

Autorenanschriften

Brian M. Berman
Professor of Family Medicine, Director, Complementary Medicine Program,
University of Maryland School of Medicine,
Baltimore, Maryland, USA

Heather Boon
Assistant Professor, Department of Health Administration,
University of Toronto,
Toronto, Kanada

Michael H. Cohen
Director of Legal Programs, Center for Alternative Medicine, Research and Education,
Beth Israel Deaconess Medical Center, Harvard Medical School

David Eisenberg
Director, Division für Research and Education in Complementary
and Integrative Medical Therapies, Harvard Medical School,
Associate Professor of Medicine,
Harvard Medical School, Beth Israel Deaconess Medical Center,
Boston, Massachusetts, USA

Max H. Pittler
Research Fellow, Department of Complementary Medicine,
University of Exeter, Exeter, UK

Clare Stevinson
Research Fellow, Department of Complementary Medicine,
University of Exeter, Exeter, UK

Marja Verhoef
Associate Professor, Department of Community Health Sciences,
University of Calgary, Kanada

Adrian White
Senior Lecturer, Department of Complementary Medicine,
University of Exeter, Exeter, UK

Wegweiser

Methoden

In diesem Buch sollen Ihnen relevante, zuverlässige, gründliche und dem derzeitigen Wissensstand entsprechende Informationen in klarer, knapper Form präsentiert werden. Um dies zu erreichen, haben wir mit einem systematischen Ansatz Informationen gesucht, ausgewählt, bewertet und dargestellt. Im vorliegenden Kapitel finden Sie eine Darstellung der gewählten Methoden.

Begriffsdefinition: komplementäre und alternative Medizin

Für die Zwecke dieses Buchs wurde der Begriff »komplementäre und alternative Medizin« (KAM) definiert als »Diagnose, Behandlung und/oder vorbeugende Maßnahmen, die die etablierte Medizin ergänzen und im Verein mit der sog. Schulmedizin ein Ganzes bilden, indem sie einen Bedarf befriedigen, der von der etablierten Medizin nicht abgedeckt wird, bzw. indem sie das konzeptionelle Rahmenwerk der Medizin erweitern« [1]. Was genau die KAM ausmacht, kann entsprechend nationaler Gegebenheiten und nach individuellen Auffassungen variieren. Die folgende Aufzählung nennt viele der Behandlungsformen, die wir statt der KAM der klassischen und etablierten Medizin zugerechnet und deshalb in diesem Buch nicht weiter abgehandelt haben. Einige dieser Therapien werden aber in Teil 5 (Indikationen) in Zusammenhang mit ihrem eindeutig nicht »schulmäßigen« Einsatz für bestimmte Leiden erwähnt:

- Ansätze zur Änderung der allgemeinen Lebensführung,
- Balneotherapie,
- bestimmte Kräuter, z. B. Sennesblätter (Cassia spp.), Rizinusöl (Ricinus communis), Cayennepfeffer (Capsicum frutescens),
- körperliches Training,
- Diäten und Ernährungsberatung,
- elektromagnetische Therapie,
- Elektrotherapie,
- Hydrotherapie,
- kognitive Verhaltenstherapie,
- niedrig dosierte Laser-Therapie,
- psychologische Beratung,
- Spa-Therapien,
- Thalassotherapie,
- transkranielle magnetische Stimulation,
- transkutane elektrische Nervenstimulation (TENS),
- Ultraschall,
- Verhaltenstherapie,
- Vitamine und Mineralien.

Themenauswahl

In den Teilen 2, 3 und 4 werden bei den Patienten beliebte diagnostische Methoden und Behandlungsformen der KAM behandelt. Behandlungen, für die Untersuchungen in Bezug auf ihre Effektivität vorliegen, werden in gesonderten Kapiteln besprochen, die übrigen werden tabellarisch abgehandelt.

Den Indikationen, die in Teil 5 dargestellt werden, begegnet man häufig in der Allgemeinpraxis, oft werden sie mit KAM-Methoden behandelt, und sie sind in zahlreichen Studien zur Behandlungseffektivität dieser Methoden untersucht worden. Aus internen Diskussionen entstanden zunächst vorläufige Listen potenziell in Kapiteln bzw. tabellarisch zu behandelnder Themen, die dann anhand der Ergebnisse einer Literatursuche (s. unten) und nach einem internen Review-Prozess (s. unten) korrigiert wurden.

Verschiedene Quellen wurden zur Informationsgewinnung für dieses Buch herangezogen. Dazu zählen Referenzwerke, die Akten aus unserer Abteilung, der Austausch mit anderen Experten, eine Umfrage bei KAM-Organisationen (s. unten) und systematische Literaturrecherchen (s. unter »Literatursuche«). Statt nun jedes einzelne Informationsbruchstück durch die entsprechende Quelle zu belegen, wurde beschlossen, die Anzahl der Zitate auf ein Minimum zu beschränken. Da in jedem Kapitel eine Vielzahl an Informationen zusammengefasst wird, würde der detaillierte Nachweis zu endlosen Literaturlisten mit zahllosen Wiederholungen führen. Für den Nutzer, der den schnellen Zugang zu eindeutigen Informationen braucht, wäre dies mühsam und würde vom eigentlichen Thema ablenken.

Quellen und Referenzen

So beruht z. B. die Darstellung der Risiken bestimmter Therapien in den Teilen 3 und 4 weitgehend auf einer Vielzahl von Fallberichten. Ein detaillierter Nachweis wäre hier für den Leser nicht hilfreich, sondern vielmehr hinderlich. Am Ende dieses 1. Teiles finden Sie eine Liste unserer wichtigsten Quellen. Eine Ausnahme von dieser Regel ist der Beleg von Informationen, die sich auf die klinische Evidenz beziehen, da dies der Schwerpunkt des vorliegenden Buches ist. In den Teilen 2, 3 und 4 sind hierfür die Schlüsselreferenzen angegeben. Im 5. Teil werden Details der besprochenen Studien in gesonderten »Kästen«, in Tabellen oder in Referenzlisten am Kapitelende zusammengefasst, sodass der interessierte Leser die Informationen zurückverfolgen kann.

Um die neuesten Informationen über die in diesem Buch dargestellten Formen der KAM gewinnen zu können, wurde eine Umfrage bei den professionellen Körperschaften der KAM durchgeführt [2]. Eine Liste mit 526 Adressen von KAM-Organisationen wurde erstellt, darunter alle 364 Adressen der entsprechenden Institutionen in England (sie entstammen einer systematischen Umfrage, die vom englischen Gesundheitsministerium unterstützt wurde [3]). Die übrigen 162 Adressen sind diejenigen von nichtenglischen Organisationen, mit denen unser Institut bereits früher in Kontakt stand.

Befragung professioneller Körperschaften der KAM

Diejenigen professionellen Körperschaften, die sich mit ausgewählten Bereichen der KAM beschäftigen (insgesamt 223), erhielten Fragebögen, in denen sie zu Indikationen und Kontraindikationen ihrer Therapien sowie zur vorgeschriebenen Ausbildung ihrer Anwender befragt wurden. Obgleich nur verhältnismäßig wenige Antworten eingingen (36%), wurde die erhaltene Information genutzt, um das aus anderen Quellen gewonnene Material zu ergänzen.

Literatursuche zur klinischen Evidenz

Systematische Literatursuchen wurden in den Datenbanken Medline, *Embase, Amed* und *Cochrane Database of Systematic Reviews* durchgeführt. Jede dieser Datenbanken wurde von ihrem jeweiligen Anfang an bis zum März 2000 durchsucht. Die hierfür genutzte Suchroutine wurde in unserem Institut entwickelt und weiter verbessert (s. Anhang). Zusätzlich dazu wurden die Akten unserer Abteilung, die Literaturlisten relevanter Arbeiten und die Inhaltsangaben aller Ausgaben der Zeitschriften *FACT (Focus on Alternative and Complementary Therapies,* Pharmaceutical Press, London) und *Complementary Therapies in Medicine* (Churchill Livingstone, Edinburgh) nach weiteren Studien durchsucht. Dabei gab es keine sprachlichen Grenzen. Nicht-englischsprachige Studien wurden – soweit nötig – im Haus übersetzt.

Auswahl der klinischen Evidenz

Jeder Autor wählte relevante Studien zu bestimmten Themengebieten nach Durchsicht der Abstracts aus. Systematische Übersichtsartikel und Metaanalysen klinischer Studien wurden bevorzugt, Kopien der Originale wurden angefordert. Wo beides nicht zur Verfügung stand, wurde die Evidenz aus randomisierten und kontrollierten klinischen Studien herangezogen. Fehlten auch diese, wurden unkontrollierte Studien betrachtet. In den meisten Fällen wurden die Originalarbeiten gelesen.

Bewertung der klinischen Evidenz

Eine formale Einschätzung der methodischen Qualität der Evidenz wurde nicht durchgeführt. Alle Autoren sind aber mit dem Prozess der systematischen Reviewerstellung vertraut und evaluierten durchweg die methodische Qualität der Studien, indem sie sie auf wichtige Kriterien – wie Randomisierung, Verblindung, Beschreibung der Studienabbrüche – in einem informellen Prüfprozess untersuchten. Bei systematischen Reviews und Metaanalysen wurde die Einschätzung der methodischen Qualität der untersuchten Studien durch die Autoren der Übersichtsarbeiten als ausreichend betrachtet.

Die Qualität des Übersichtsartikels wiederum wurde ebenfalls informell überprüft, mögliche Einschränkungen wurden im begleitenden Text vermerkt. In den Tabellen, die die klinische Evidenz zusammenfassen (Teil 5), wurde die methodische Qualität der für eine bestimmte Behandlung bei einer bestimmten Indikation zur Verfügung stehenden Gesamtevidenz mit Stärke und Menge der Evidenz verknüpft, um zu einer Gewichtung zu gelangen. Die erhaltenen Werte sollen eine Aussage über die Sicherheit ermöglichen, mit der die betreffende Evidenz als zuverlässig gewertet werden kann (für weitere Details s. das Kapitel über die Nutzung dieses Buches, Abschnitt »Gewichtung der Evidenz«).

Eigenen klinischen Einschätzungen seitens der Autoren entstammen jeweils die Abschnitte »Bewertung« (Risiko-Nutzen-Abwägung) jeder Behandlungsform (Teile 3 und 4) und »zusammenfassende Empfehlungen« (Teil 5). Diese Beurteilungen basieren auf persönlicher klinischer Erfahrung und gängiger medizinischer Praxis sowie auf der Evidenz. Um systematische Fehler (Bias) möglichst auszuschalten und eine gewisse Standardisierung zu erreichen, wurden diese Urteile internen und externen Kontrollen unterzogen (s. unter »Reviewprozess«). Es sollte beachtet werden, dass die Feststellung, es mangele an überzeugender Evidenz für eine Behandlungsform, nicht automatisch bedeutet, dass diese Therapie ineffektiv ist.

Ärztliches Urteilsvermögen

Jedes Kapitel enthält die Informationen zum größten Teil geordnet in vordefinierten Formaten in knapper, zusammenhängender Darstellung (s. unter »Nutzerhinweise«). In den Abschnitten zur klinischen Evidenz in Teil 5 werden darüber hinaus Tabellen und Textkästen verwendet, um Kernpunkte darzustellen. Die jeweils überzeugendste Metaanalyse oder systematische Übersichtsarbeit wurde in Form eines Textkastens zusammengefasst. Ausgewählte klinische Studien werden in standardisierten Tabellen aufgeführt, in der Regel sind die genannten Arbeiten die wissenschaftlich strengsten und klinisch bedeutsamsten. Die Daten wurden in Tabellen mit den vordefinierten Spalten »Stichprobengröße«, »Interventionen« und »Hauptergebnisse« übernommen. Die letzte Spalte kann weitere wichtige Informationen oder einen kritischen Kommentar enthalten.

Am Ende der Teile 3 und 4 finden Sie Tabellen mit Kurzinformationen zu Behandlungsformen, die nicht als eigenständige Kapitel aufgenommen wurden. Einige davon sollen in einer Neuauflage des Werkes als selbstständige Kapitel erscheinen. Dann soll auch die Zahl der besprochenen Indikationsgebiete in Teil 5 erweitert werden.

Darstellung der Information

Informationen zur Sicherheit sind von zentraler Bedeutung für die Einschätzung des Wertes einer Behandlung. Dieses Datenmaterial ist daher ein wichtiger Bestandteil dieses Buches. Bedauernswerterweise steht uns in der KAM häufig nur fragmentarisches Wissen über die Behandlungssicherheit zur Verfügung, was einen systematischen Ansatz erschwert. Die Kapitel über Behandlungsformen (Teile 3 und 4) benennen Risiken so vollständig, wie es mit dem derzeitigen Wissensstand möglich ist. Generell wurde hierbei das Prinzip größtmöglicher Vorsicht angewandt, d. h. eine Therapie wird grundsätzlich nicht als risikofrei betrachtet – es sei denn, dies wird durch Evidenz belegt.

In Bezug auf den medizinischen Einsatz von Kräutern unterscheidet sich dieses Verfahren von demjenigen der amerikanischen Zulassungsbehörde (*FDA*; für die meisten Kräuter, auch für das britische staatliche Vorgehen: vgl. *UK Medicines Control Agency*), die Kräuter als Nahrungsergänzungsmittel einstuft. Sie gelten damit automatisch als grundsätz-

Sicherheitshinweise

lich sicher, wenn nichts anderes nachgewiesen wurde. Schwangerschaft und Laktationsperiode werden für alle Arzneimittel in diesem Buch als Kontraindikationen gewertet. Wo allergische Reaktionen bekannt sind, werden sie erwähnt; grundsätzlich sollte man davon ausgehen, dass sie bei allen Pflanzen und Ergänzungsstoffen auftreten und grundsätzlich schwerwiegender Art sein können.

Für die Tabellen in Teil 5, in denen die klinische Evidenz zusammengefasst wird, zogen wir eine Vielzahl von Verfahren darüber in Betracht, wie Sicherheitsdaten zusammengefasst werden sollten. Es erwies sich aber als unmöglich, die nutzbringenden Details ausreichend darzustellen. Also entschieden wir uns für ein einfaches Ja-Nein-Muster, um den Leser für potenzielle (wenn auch selten beobachtete) schwerwiegende Sicherheitsbedenken zu sensibilisieren. Details finden sich, wenn man den Querverweisen zu den jeweiligen Kapiteln folgt (s. unter »Nutzerhinweise«, Abschnitt »schwerwiegende Sicherheitsbedenken«). Selbst wenn eine Behandlung allem Anschein nach harmlos ist, lautet der Tabelleneintrag »Ja«, wenn ernsthafte Risiken denkbar sind und keine ausreichenden Informationen vorliegen. Dies gilt für alle Kräuter und einige Ergänzungsstoffe. Andere Ergänzungsstoffe sind mit »Ja« gekennzeichnet, weil ihre Überdosierung schwerwiegende Konsequenzen hat.

Die Anwendung der meisten aus natürlichen Quellen stammenden Stoffe ist mit dem möglichen Auftreten allergischer Reaktionen verbunden (s. oben). Weil dies aber bei homöopathischen Dosierungen, die die Grundsubstanz in nicht messbarer Menge enthalten, sehr unwahrscheinlich erscheint, sind diese mit »Nein« gekennzeichnet. Bei der Aromatherapie, die mit »Ja« klassifiziert wurde, sind wiederum allergische Reaktionen auf die verwendeten ätherischen Öle möglich. Behandlungsformen, die nicht in einem eigenen Kapitel oder einer Tabelle in diesem Buch behandelt werden und in der Risikentabelle mit »Ja« gekennzeichnet sind, sind die Hydrotherapie (für die über kardiorespiratorische Dekomensation und bakterielle Infektionen berichtet wurde), körperliches Training (hierbei kam es schon zu plötzlichen Todesfällen), Elektrotherapie (hier sind psychologische Störungen und lokale Verletzungen durch die Elektroden möglich), Fasten und bestimmte Diäten (die zu Fehlernährung führen können). Es ist nicht Absicht dieses Buches, übermäßig alarmierend zu wirken, jedoch muss die klare Priorität auf der Vermeidung aller möglichen Risiken für die Patienten liegen.

Reviewprozess

Alle Informationen, die in diesem Buch zusammengestellt sind, wurden in einem internen Review-Prozess von allen 4 Autoren geprüft. Die Kapitel wurden dementsprechend überarbeitet, zusätzliche Informationen wurden aufgenommen. Es fanden regelmäßige Konsensussitzungen statt, um den standardisierten Ansatz zu gewährleisten. Insbesondere sollten damit Zweideutigkeiten und Vorurteile in denjenigen Bereichen vermieden werden, in denen die persönliche Beurteilung genutzt wurde (s. oben,

»ärztliches Urteilsvermögen«). Alle Unstimmigkeiten, die im Zuge dieses Vorgehens auftraten, wurden in der Diskussionsrunde geklärt.

Ferner wurden internationale Experten auf dem Gebiet der KAM in einem externen Review-Prozess einbezogen, insbesondere der US-amerikanische Herausgeber. Die Kapitel über die Kräuter wurden von 3 Experten aus Kanada und Deutschland unabhängig voneinander überprüft. Bestimmte weitere Kapitel wurden von Sachkundigen mit der jeweils relevanten Erfahrung kontrolliert (s. unter »Danksagungen«).

Nun sind Sie als Leser gefragt: Wir freuen uns über konstruktive Kritik zu allen Bereichen des Werkes und fordern Sie ausdrücklich auf, uns über den Verlag zu kontaktieren.

Literatur

1. Ernst E, Resch KL, Mills S et al. (1995) Complementary medicine – a definition. Br J Gen Pract 309: 107–111
2. Long L, Huntley A, Ernst E (2001) Which complementary and alternative therapies benefit which condition? A survey of 223 professional organisations. Comp Ther Med 9: 178–185
3. Mills S, Peacock W (1997) Professional organisations of complementary and alternative medicine in the United Kingdom 1997: a report to the Department of Health. Centre for Complementary Health Studies, University of Exeter

Bibliografie

Teil 2: Diagnostische Verfahren

Ernst E, Hentschel C (1995) Diagnostic methods in complementary medicine. Which craft is witch craft? Int J Risk Safety Med 7: 55–63
Murray M, Pizzorno J (1998) Encyclopedia of natural medicine. Prima, Rocklin, CA
Novey DW (eds) (2000) Clinician's complete reference to complementary and alternative medicine. Mosby, St. Louis
The Burton Goldberg Group (1994) Alternative medicine: the definitive guide. Future Medicine, Payallup, WA

Teil 3: Therapeutische Verfahren

Fugh-Berman A (1996) Alternative medicine: what works. Odonian, Tucson, AZ
Jonas WB, Levin JS (eds) (1999) Essentials of complementary and alternative medicine. Lippincott Williams and Wilkins, Baltimore
Novey DW (eds) (2000) Clinician's complete reference to complementary and alternative medicine. Mosby, St. Louis
Rowlands B (1997) The Which? guide to complementary medicine. Which? London
Schimmel KC (Hrsg) (1990) Lehrbuch der Naturheilverfahren. Hippokrates, Stuttgart
The Burton Goldberg Group (1994) Alternative medicine: the definitive guide. Future Medicine, Payallup, WA
Zollman C, Vickers A (2000) ABC of complementary medicine. BMJ Books, London

Teil 4: Pflanzliche und nichtpflanzliche Heilmittel

Blumenthal M (Hrsg) (1998) The complete German Commission E monographs. American Botanical Council, Austin, TX

Blumenthal M (1999) Herb market levels after five years of boom. Herbalgram 47: 64–65

Blumenthal M, Goldberg A, Brinckmann J (eds) (2000) Herbal medicine. Expanded Commission E monographs. American Botanical Council, Austin, TX

Boon H, Smith M (1999) The botanical pharmacy. Quarry Press, Kingston

Brevoort P (1998) The booming US botanical market – a new overview. Herbalgram 44: 33–46

Brinker F (1998) Herb contraindications and drug interactions. Eclectic Medical Publications, Sandy, OR

Cupp MJ (2000) Toxicology and clinical pharmacology of herbal products. Humana Press, Totowa, NJ

Dukes MNG (ed) (1996) Meyler's side effects of drugs. Elsevier, Amsterdam

Ernst E (2000a) Possible interactions between synthetic and herbal medicinal products part 1: a systematic review of the indirect evidence. Perfusion 13: 4–15

Ernst E (2000b) Interactions between synthetic and herbal medicinal products part 2: a systematic review of the direct evidence. Perfusion 13: 60–70

Fetrow CW, Avila JR (1999) Professional's handbook of complementary and alternative medicines. Springhouse, Springhouse, PA

Fugh-Berman A (2000) Herb-drug interactions. Lancet 355: 134–138

Hänsel R, Keller K, Rimpler H, Schneider G (1994) Hagers Handbuch der Pharmazeutischen Praxis. Springer, Berlin

Hildebrandt H (Hrsg) (1996) Pschyrembel Wörterbuch Naturheilkunde und alternative Heilverfahren. deGruyter, Berlin

Lininger SW (ed) (1999) A–Z guide to drug-herb-vitamin interactions. Prima, Rocklin, CA

Meletis CD, Jacobs T (1999) Interactions between drugs and natural medicines. Eclectic Medical Publications, Sandy, OR

Murray MT (1996) Encyclopedia of nutritional supplements. Prima, Rocklin, CA

Newall CA, Anderson LA, Phillipson JD (1996) Herbal medicines: a guide for healthcare professionals. Pharmaceutical Press, London

Reynolds JEF (ed) (1996) Martindale: the extra pharmacopoeia. Pharmaceutical Press, London

Rote Liste (1999) Bundesverband der pharmazeutischen Industrie. Editio Cantor, Frankfurt

Schulz V, Hänsel R, Tyler VE (1998) Rational phytotherapy: a physician's guide to herbal medicine. Springer, Berlin

Wagner H, Bauer R, Peigen X, Jianming C, Nenninger A (1996) Chinese drug monographs and analysis. Verlag für Ganzheitliche Medizin Dr. Erich Wühr GmbH, Kötzing

World Health Organization (1999) Monographs on selected medicinal plants. WHO, Geneva

Teil 5: Krankheitsbilder

Spraycar M (ed) (1995) Stedman's medical dictionary. Williams and Wilkins, Baltimore, MD

Nutzerhinweise

Das vorliegende Buch ist in 5 Teile gegliedert:

- diagnostische Verfahren,
- therapeutische Verfahren,
- pflanzliche und nichtpflanzliche Heilmittel,
- Krankheitsbilder,
- Naturheilverfahren heute.

Für die ersten 4 Teile wurden standardisierte Gliederungen festgelegt. Zum leichteren Verständnis und bestmöglichen Nutzen für den Leser sollen die Inhalte der einzelnen Gliederungspunkte im Folgenden anhand von Beispielen kurz erklärt werden.

Eine detailliertere Beschreibung der zur Gestaltung dieser Teile verwendeten Methoden finden Sie im 1. Abschnitt dieses Kapitels.

In diesem Teil finden Sie in alphabetischer Reihenfolge kurze Übersichten über diagnostische Methoden, die der KAM vorbehalten sind. Jedes Verfahren wird beschrieben, die zugrunde liegenden Prinzipien werden erklärt, die Evidenz für seine wissenschaftliche Validität und etwaige Risiken werden dargestellt.

**Teil 2:
Diagnostische
Verfahren**

Kapitel 3 · Aromatherapie

⊙⊙ ⊙   Aromatherapie

Definition	Es handelt sich um den gezielten Einsatz von Pflanzenessenzen zu therapeutischen Zwecken.
Vergleichbare Verfahren	Massage
Hintergrund-information	Der medizinische Einsatz von Pflanzenölen hat eine lange Geschichte im antiken Ägypten, in China und in Indien. Die Entwicklung der modernen Aromatherapie wird dem französischen Chemiker René Gattefosse zugeschrieben, der sich bei der Arbeit im Parfümlaboratorium die Hand verbrannte und sie sofort in gerade vorhandenes Lavendelöl tauchte. Die Verbrennung verheilte schnell und ohne Narbenbildung. Das bewog ihn, die potenziellen kurativen Eigenschaften von Pflanzenölen näher zu untersuchen. Er prägte den Begriff „Aromatherapie" im Jahre 1937.
Traditionelle Vorstellungen	Ätherische Öle können bei Massagen oder in Form von Kompressen direkt auf die Haut aufgetragen werden, sie können als Badezusatz verwendet werden, in Wasserdampf inhaliert oder in der Raumluft mit einem Zerstäuber verteilt werden. Sie haben psychische und physiologische Wirkungen, und auch auf zellulärer Ebene sind Effekte nachweisbar. Entsprechend der chemischen Zusammensetzung der Öle und der individuellen Assoziationen des Einzelnen mit einem bestimmten Geruch können sie entspannend oder anregend wirken.
Wissenschaftliche Erklärung	Der Geruch des Öls aktiviert den olfaktorischen Sinn. Dies aktiviert das limbische System, welches emotionale Reaktionen kontrolliert und an der Bildung und Erhaltung erlernter Erinnerungen beteiligt ist. Ätherische Öle werden auch über die Haut aufgenommen und gelangen durch Dermis und Unterhautfettgewebe in die Blutbahn. Laboruntersuchungen weisen darauf hin, dass die Ölmoleküle direkt Organfunktionen beeinflussen können. Allerdings ist die klinische Relevanz dieser Beobachtungen noch unklar.
Anwender	Die Aromatherapie ist im Wesentlichen keinen Regulierungen unterworfen. Verschiedene Aromatherapieverbände bieten Kurse an, bei denen die empfohlene Stundenzahl zwischen 180 und 500 liegt. Viele Krankenschwestern und Angehörige anderer medizinischer Berufe streben routinemäßig nach entsprechenden Qualifikationen.
Häufige Indikationen	▬ Muskuloskelettale Schmerzen ▬ Angstzustände ▬ Stress ▬ Schlaflosigkeit ▬ Kopfschmerzen

andere Behandlungsformen, die der besprochenen Methode in wichtigen Eigenschaften gleichen

kurze Einführung in die Ursprünge der Therapieform, ihre kulturellen Bezüge und die geschichtliche Entwicklung

Zusammenfassung der zugrunde liegenden Prinzipien
❶ Nicht alle Anwender nutzen die traditionellen Konzepte!

Beurteilung der Therapieprinzipien und der möglichen Wirkungsweise nach wissenschaftlichen Gesichtspunkten

Personen, die die Methode praktizieren
❶ Viele Therapien werden von verschiedenen Berufsgruppen praktiziert!

1

❶ Der Leser sollte sich darüber im Klaren sein, dass jedes diagnostische Verfahren, für das es an stichhaltigen Beweisen mangelt, das indirekte Risiko in sich trägt, den Patienten durch falsch-positive oder falsch-negative Ergebnisse zu schädigen.

Teil 3: Therapeutische Verfahren

In diesem Teil finden Sie Behandlungsformen der KAM, die als therapeutische Modalitäten identifiziert werden können; Heilmittel, wie Kräuter oder Nahrungsergänzungsmittel, werden hier nicht behandelt. Die Einzelkapitel sind in alphabetischer Reihenfolge geordnet und in standardisierte Abschnitte untergliedert, wie Sie dem unten gezeigten Beispiel (Text »Aromatherapie«) entnehmen können.

Aromatherapie   **3**

In einer ersten Sitzung wird sich der Aromatherapeut nach der medizinischen Vorgeschichte seines Klienten, nach seiner Gesundheit, seinem Lebensstil und nach seinen Vorlieben und Abneigungen in Bezug auf spezifische Gerüche erkundigen. Gestützt auf diese Informationen wird der Therapeut dann bestimmte ätherische Öle auswählen, die er für den Patienten für geeignet hält. Die Behandlung besteht in der Regel aus einer Aromatherapiemassage und einer Beratung über die Verwendung bestimmter Öle in Bädern oder Zerstäuben zu Hause. Die erste Sitzung kann bis zu 2 h dauern. Folgebehandlungen dauern normalerweise eine Stunde.   **Behandlungsszene**

Bei chronischen Krankheitsbildern wird eine wöchentliche Behandlung über einen Zeitraum von mehreren Wochen empfohlen, mit 14-tägigen oder monatlichen Folgebehandlungen.   **Behandlungsverlauf**

evidenzbasierte Zusammenfassung der Daten, die sich auf die Effektivität der Therapie beziehen; wenn sehr viel Datenmaterial vorlag, wurde nur das Wesentlichste ausgewählt – systematische Reviews, Metaanalysen und randomisierte klinische Studien wurden bevorzugt

Ein systematischer Review aller RKS zur Aromatherapie ergab bei 6 Studien mit hospitalisierten Patienten, dass die Aromatherapiemassage eine leichte, vorübergehende angstlösende Wirkung hat [1]. Aufgrund des Fehlens einer unabhängigen Reproduktion der Daten wurden die Ergebnisse von 6 weiteren Studien als nicht schlüssig erachtet. Hierzu zählten positive Beobachtungen bei der Behandlung der Alopecia areata [2] und bei der Bronchitisprophylaxe [3] sowie negative Ergebnisse für postpartale Dammbeschwerden [4]. Ein anderer systematischer Übersichtsartikel befasste sich mit 4 RKS zur topischen Applikation von Teebaumöl [5]. Für die Anwendung bei Akne und Pilzinfektionen gab es vielversprechende, aber nicht zwingend überzeugende Ergebnisse.   **Klinische Evidenz**

spezifische Sicherheitsaspekte der Methode
❶ Für eine allgemeine Diskussion der mit KAM verbundenen Sicherheitsfragen ► s. Kap. 6.6.

Gegenanzeigen   **Risiken**
– Schwangerschaft
– Ansteckende Krankheiten
– Epilepsie
– Lokale Venenthrombosen
– Krampfadern
– Hautverletzungen
– Frische Operationen

Anwendungsbeschränkungen/Warnhinweise
Ätherische Öle sollten nicht oral oder unverdünnt auf der Haut angewendet werden. Manche Öle führen zu Photosensibilitätsreaktionen, einige haben ein kanzerogenes Potenzial. Allergische Reaktionen sind bei allen Ölen möglich.

Nebenwirkungen
– Allergische Reaktionen
– Übelkeit
– Kopfschmerzen

Tabellen

Weitere Therapien, für die es keinen ausreichenden Beleg ihrer Effektivität gibt, sind in einer Tabelle am Ende dieses Teiles zusammengefasst. Sie finden eine kurze Beschreibung der Therapie, ihr Haupteinsatzgebiet und ggf. Hinweise zu Sicherheitsbedenken.

Kapitel 3 · Aromatherapie

Wechselwirkungen

Es wird angenommen, dass viele ätherische Öle die Wirkung verschreibungspflichtiger Medikamente verstärken oder abschwächen können. Hierzu zählen Antibiotika, Beruhigungsmittel, Antihistaminika, krampfhemmende Mittel, Barbiturate, Morphium und Chinidin.

Qualitätshinweis

Handelsprodukte, die als „Aromatherapieöle" bezeichnet werden, können synthetisch oder auf andere Weise verfälscht sein und damit nicht dem reinen ätherischen Öl entsprechen.

Indirekte Risiken

Die Konsultation eines Aromatherapeuten bei bestimmten Symptomen kann das Einsetzen einer dem Krankheitsbild angemessenen medizinischen Behandlung verzögern. Aromatherapie sollte generell als Begleittherapie angesehen werden, nicht als Alternative zu konventioneller medizinischer Versorgung.

Bewertung

Als palliative oder unterstützende Behandlung scheint die Aromatherapie einen gewissen Nutzen zu haben, insbesondere bei der Verringerung von Ängsten. In den Händen von verantwortungsbewussten Therapeuten scheint sie mit wenigen Risiken verbunden zu sein, sodass sie als Begleittherapie für chronisch kranke Patienten oder Patienten mit psychosomatischen Störungen in Betracht gezogen werden sollte.

> evidenzgestützte Beurteilung darüber, ob die Methode eher als nützlich oder als schädlich einzustufen ist
> ❶ Ein Fehlen überzeugender Beweise ist nicht gleichbedeutend mit dem Nachweis der Ineffektivität!

Literatur

1. Cooke B, Ernst E (2000) Aromatherapy: a systematic review. Br J Gen Pract 50: 493--496
2. Hay IC, Jamieson M, Ormerod AD (1998) Randomised trial of aromatherapy. Successful treatment for alopecia areata. Arch Dermatol 134: 1349--1352
3. Ferley JP, Poutignat N, Zmirou D et al. (1989) Prophylactic aromatherapy for supervening infections in patients with chronic bronchitis. Statistical evaluation conducted in clinics against a placebo. Phytother Res 3: 97--100
4. Dale A, Cornwell S (1994) The role of lavender oil in relieving perineal discomfort following childbirth: a blind randomised clinical trial. J Adv Nurs 19: 89--96
5. Ernst E, Huntley A (2000) Tea tree oil: a systematic review of randomized clinical trials. Forsch Komplementärmed Klass Naturheilkd 7: 17--20

Weiterführende Literatur

Price S, Price L (1999) Aromatherapy for health professionals, 2nd edn. Churchill Livingstone, Edinburgh
Vickers A (1998) Massage and aromatherapy: a guide for health professionals. Stanley Thornes, Cheltenha

Teil 4:
Pflanzliche und
nichtpflanzliche
Heilmittel

In diesem Teil finden Sie Beschreibungen von Methoden der KAM, die als Medikationen einzustufen sind, wie etwa Pflanzen und nichtpflanzliche Ergänzungsmittel. Auf eine Beschreibung von Vitaminen und Mineralstoffen wurde verzichtet. Die Kapitel stehen in alphabetischer Reihenfolge und sind in standardisierte Abschnitte untergliedert, wie Sie dem unten gezeigten Beispiel (Text »Baldrian«) entnehmen können.

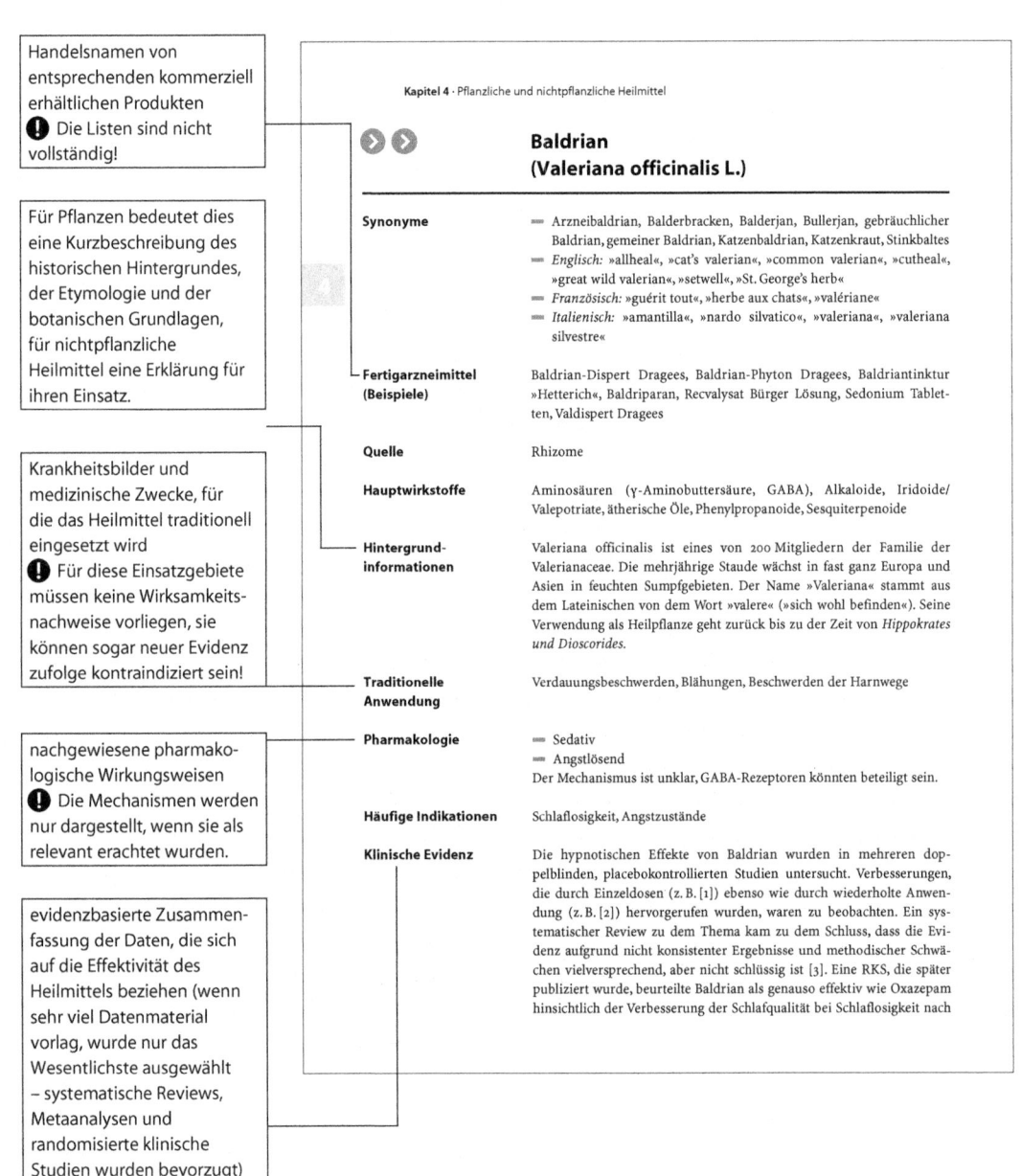

Handelsnamen von entsprechenden kommerziell erhältlichen Produkten
❗ Die Listen sind nicht vollständig!

Für Pflanzen bedeutet dies eine Kurzbeschreibung des historischen Hintergrundes, der Etymologie und der botanischen Grundlagen, für nichtpflanzliche Heilmittel eine Erklärung für ihren Einsatz.

Krankheitsbilder und medizinische Zwecke, für die das Heilmittel traditionell eingesetzt wird
❗ Für diese Einsatzgebiete müssen keine Wirksamkeitsnachweise vorliegen, sie können sogar neuer Evidenz zufolge kontraindiziert sein!

nachgewiesene pharmakologische Wirkungsweisen
❗ Die Mechanismen werden nur dargestellt, wenn sie als relevant erachtet wurden.

evidenzbasierte Zusammenfassung der Daten, die sich auf die Effektivität des Heilmittels beziehen (wenn sehr viel Datenmaterial vorlag, wurde nur das Wesentlichste ausgewählt – systematische Reviews, Metaanalysen und randomisierte klinische Studien wurden bevorzugt)

Kapitel 4 · Pflanzliche und nichtpflanzliche Heilmittel

Baldrian
(Valeriana officinalis L.)

Synonyme
- Arzneibaldrian, Balderbracken, Balderjan, Bullerjan, gebräuchlicher Baldrian, gemeiner Baldrian, Katzenbaldrian, Katzenkraut, Stinkbaltes
- *Englisch:* »allheal«, »cat's valerian«, »common valerian«, »cutheal«, »great wild valerian«, »setwell«, »St. George's herb«
- *Französisch:* »guérit tout«, »herbe aux chats«, »valériane«
- *Italienisch:* »amantilla«, »nardo silvatico«, »valeriana«, »valeriana silvestre«

Fertigarzneimittel (Beispiele)
Baldrian-Dispert Dragees, Baldrian-Phyton Dragees, Baldriantinktur »Hetterich«, Baldriparan, Recvalysat Bürger Lösung, Sedonium Tabletten, Valdispert Dragees

Quelle
Rhizome

Hauptwirkstoffe
Aminosäuren (γ-Aminobuttersäure, GABA), Alkaloide, Iridoide/Valepotriate, ätherische Öle, Phenylpropanoide, Sesquiterpenoide

Hintergrundinformationen
Valeriana officinalis ist eines von 200 Mitgliedern der Familie der Valerianaceae. Die mehrjährige Staude wächst in fast ganz Europa und Asien in feuchten Sumpfgebieten. Der Name »Valeriana« stammt aus dem Lateinischen von dem Wort »valere« (»sich wohl befinden«). Seine Verwendung als Heilpflanze geht zurück bis zu der Zeit von *Hippokrates und Dioscorides.*

Traditionelle Anwendung
Verdauungsbeschwerden, Blähungen, Beschwerden der Harnwege

Pharmakologie
- Sedativ
- Angstlösend
Der Mechanismus ist unklar, GABA-Rezeptoren könnten beteiligt sein.

Häufige Indikationen
Schlaflosigkeit, Angstzustände

Klinische Evidenz
Die hypnotischen Effekte von Baldrian wurden in mehreren doppelblinden, placebokontrollierten Studien untersucht. Verbesserungen, die durch Einzeldosen (z. B. [1]) ebenso wie durch wiederholte Anwendung (z. B. [2]) hervorgerufen wurden, waren zu beobachten. Ein systematischer Review zu dem Thema kam zu dem Schluss, dass die Evidenz aufgrund nicht konsistenter Ergebnisse und methodischer Schwächen vielversprechend, aber nicht schlüssig ist [3]. Eine RKS, die später publiziert wurde, beurteilte Baldrian als genauso effektiv wie Oxazepam hinsichtlich der Verbesserung der Schlafqualität bei Schlaflosigkeit nach

Tabellen

Weitere Pflanzen und nichtpflanzliche Ergänzungsmittel, für die es keinen ausreichenden Beweis ihrer Wirksamkeit gibt, sind am Kapitelende in tabellarischer Form aufgeführt. Hier finden Sie kurze Beschreibungen, die Haupteinsatzgebiete und Sicherheitsaspekte. Weitere Tabellen beziehen sich direkt auf Sicherheitsrisiken pflanzlicher Heilmittel.

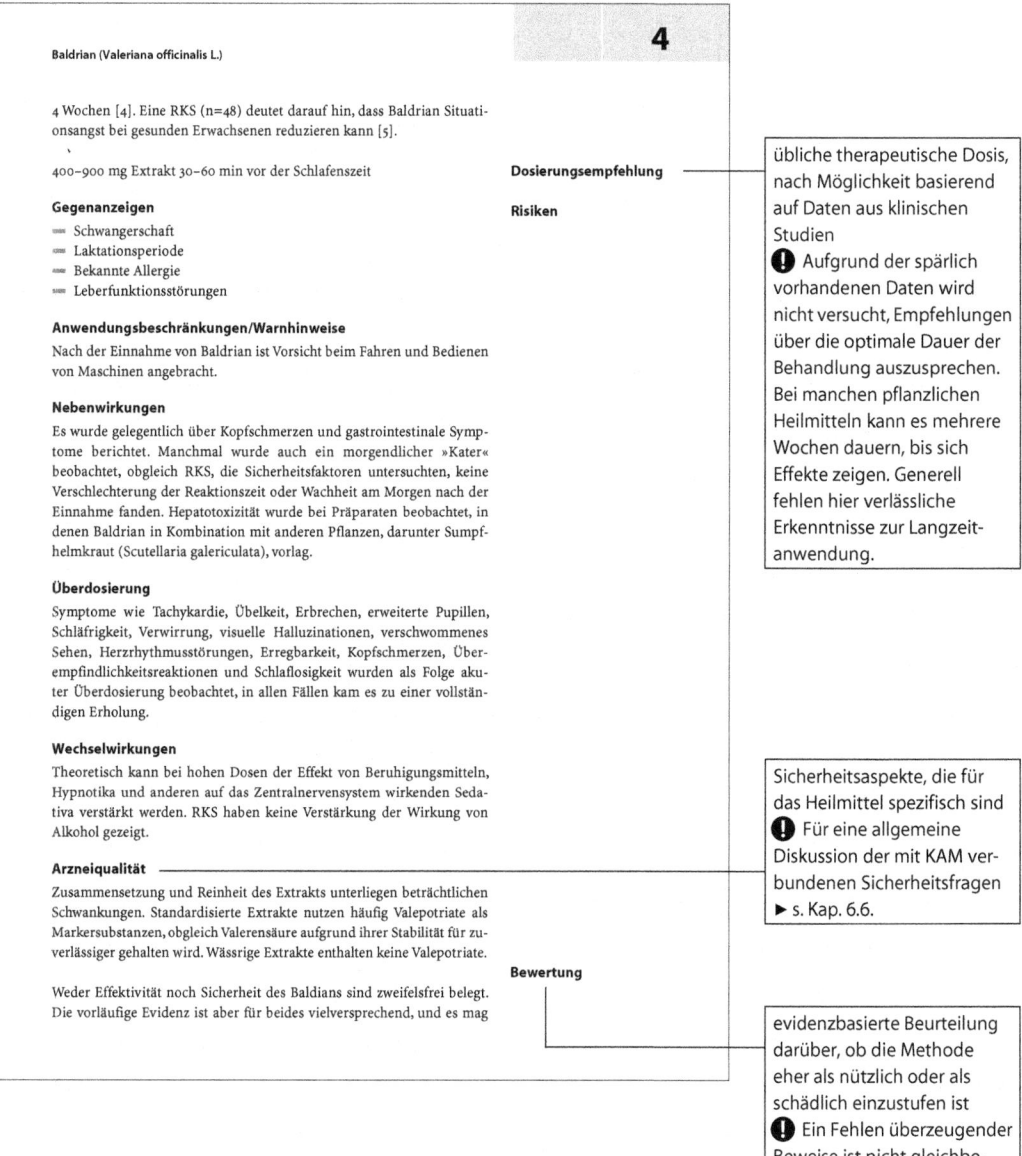

Baldrian (Valeriana officinalis L.)

4

4 Wochen [4]. Eine RKS (n=48) deutet darauf hin, dass Baldrian Situationsangst bei gesunden Erwachsenen reduzieren kann [5].

400–900 mg Extrakt 30–60 min vor der Schlafenszeit — **Dosierungsempfehlung**

Risiken

Gegenanzeigen
- Schwangerschaft
- Laktationsperiode
- Bekannte Allergie
- Leberfunktionsstörungen

Anwendungsbeschränkungen/Warnhinweise
Nach der Einnahme von Baldrian ist Vorsicht beim Fahren und Bedienen von Maschinen angebracht.

Nebenwirkungen
Es wurde gelegentlich über Kopfschmerzen und gastrointestinale Symptome berichtet. Manchmal wurde auch ein morgendlicher »Kater« beobachtet, obgleich RKS, die Sicherheitsfaktoren untersuchten, keine Verschlechterung der Reaktionszeit oder Wachheit am Morgen nach der Einnahme fanden. Hepatotoxizität wurde bei Präparaten beobachtet, in denen Baldrian in Kombination mit anderen Pflanzen, darunter Sumpfhelmkraut (Scutellaria galericulata), vorlag.

Überdosierung
Symptome wie Tachykardie, Übelkeit, Erbrechen, erweiterte Pupillen, Schläfrigkeit, Verwirrung, visuelle Halluzinationen, verschwommenes Sehen, Herzrhythmusstörungen, Erregbarkeit, Kopfschmerzen, Überempfindlichkeitsreaktionen und Schlaflosigkeit wurden als Folge akuter Überdosierung beobachtet, in allen Fällen kam es zu einer vollständigen Erholung.

Wechselwirkungen
Theoretisch kann bei hohen Dosen der Effekt von Beruhigungsmitteln, Hypnotika und anderen auf das Zentralnervensystem wirkenden Sedativa verstärkt werden. RKS haben keine Verstärkung der Wirkung von Alkohol gezeigt.

Arzneiqualität
Zusammensetzung und Reinheit des Extrakts unterliegen beträchtlichen Schwankungen. Standardisierte Extrakte nutzen häufig Valepotriate als Markersubstanz, obgleich Valerensäure aufgrund ihrer Stabilität für zuverlässiger gehalten wird. Wässrige Extrakte enthalten keine Valepotriate.

Bewertung

Weder Effektivität noch Sicherheit des Baldians sind zweifelsfrei belegt. Die vorläufige Evidenz ist aber für beides vielversprechend, und es mag

übliche therapeutische Dosis, nach Möglichkeit basierend auf Daten aus klinischen Studien
❶ Aufgrund der spärlich vorhandenen Daten wird nicht versucht, Empfehlungen über die optimale Dauer der Behandlung auszusprechen. Bei manchen pflanzlichen Heilmitteln kann es mehrere Wochen dauern, bis sich Effekte zeigen. Generell fehlen hier verlässliche Erkenntnisse zur Langzeitanwendung.

Sicherheitsaspekte, die für das Heilmittel spezifisch sind
❶ Für eine allgemeine Diskussion der mit KAM verbundenen Sicherheitsfragen
▶ s. Kap. 6.6.

evidenzbasierte Beurteilung darüber, ob die Methode eher als nützlich oder als schädlich einzustufen ist
❶ Ein Fehlen überzeugender Beweise ist nicht gleichbedeutend mit dem Nachweis der Ineffektivität!

Teil 5:
Krankheitsbilder

In diesem Teil finden Sie die Beschreibung von Krankheitsbildern, die man häufig in der Allgemeinpraxis sieht und die auch oft mit Methoden der KAM behandelt werden. Die Kapitel stehen in alphabetischer Reihenfolge und sind in standardisierte Abschnitte untergliedert, wie Sie dem unten gezeigten Beispiel (Text »Heuschnupfen«) entnehmen können.

Informationen über den Einsatz von Methoden der KAM durch die jeweiligen Patienten

evidenzbasierte Zusammenfassung von Daten, die sich auf die Effektivität der verschiedenen Naturheilverfahren in Bezug auf das Indikationsgebiet beziehen (systematische Review-Artikel, Metaanalysen und randomisierte klinische Studien wurden bevorzugt); Behandlungsformen in alphabetischer Reihenfolge (mit Ausnahme der »weiteren Therapien«, s. unten)

gegebenenfalls standardisierte Tabellen über weitere randomisierte klinische Studien
❶ Liegen viele Studien vor, werden nur einige Beispiele besprochen, und zwar entsprechend der Strenge ihrer Durchführung bzw. ihrer klinischen Relevanz.

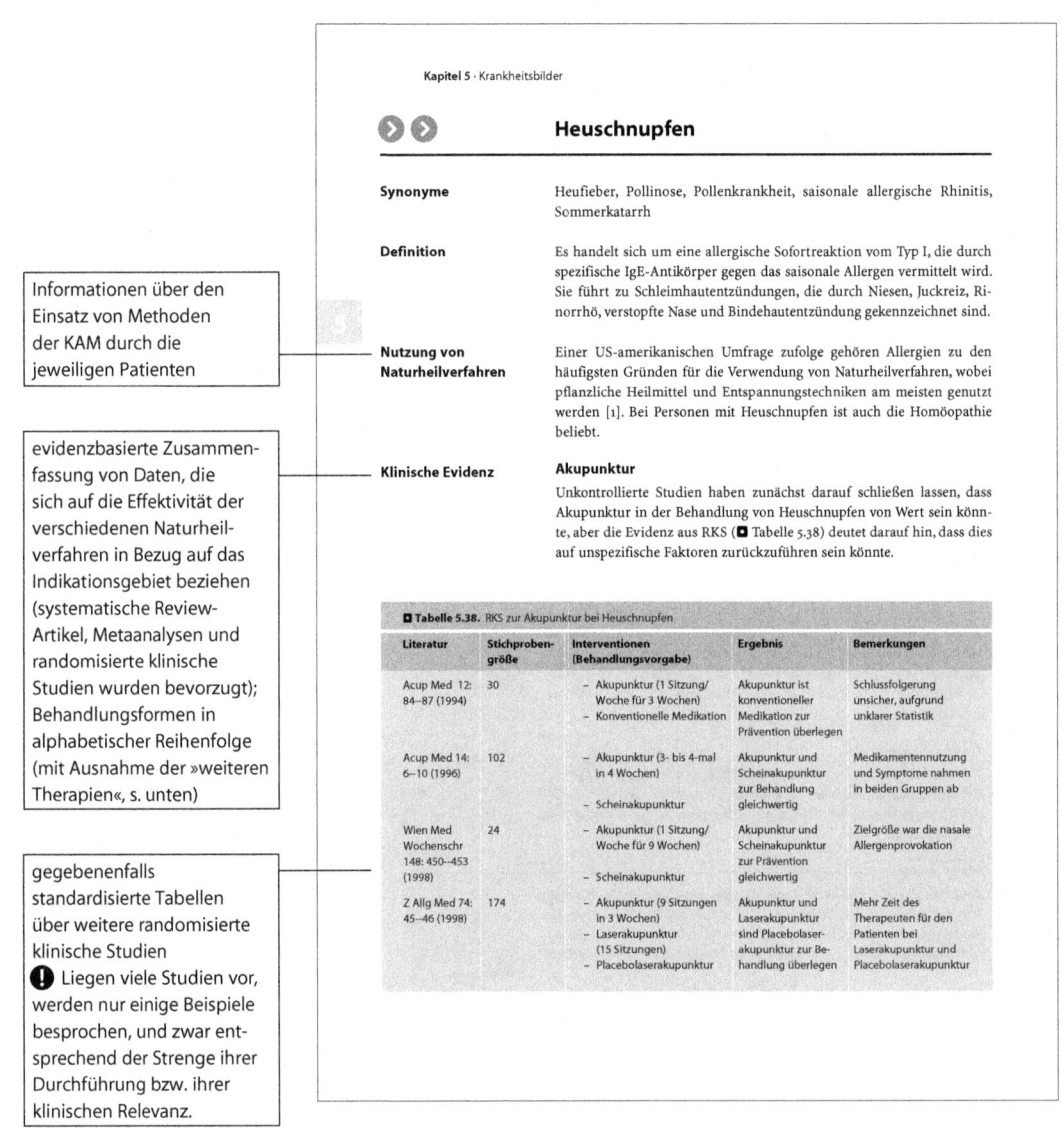

Kapitel 5 · Krankheitsbilder

Heuschnupfen

Synonyme
Heufieber, Pollinose, Pollenkrankheit, saisonale allergische Rhinitis, Sommerkatarrh

Definition
Es handelt sich um eine allergische Sofortreaktion vom Typ I, die durch spezifische IgE-Antikörper gegen das saisonale Allergen vermittelt wird. Sie führt zu Schleimhautentzündungen, die durch Niesen, Juckreiz, Rinorrhö, verstopfte Nase und Bindehautentzündung gekennzeichnet sind.

Nutzung von Naturheilverfahren
Einer US-amerikanischen Umfrage zufolge gehören Allergien zu den häufigsten Gründen für die Verwendung von Naturheilverfahren, wobei pflanzliche Heilmittel und Entspannungstechniken am meisten genutzt werden [1]. Bei Personen mit Heuschnupfen ist auch die Homöopathie beliebt.

Klinische Evidenz

Akupunktur
Unkontrollierte Studien haben zunächst darauf schließen lassen, dass Akupunktur in der Behandlung von Heuschnupfen von Wert sein könnte, aber die Evidenz aus RKS (☐ Tabelle 5.38) deutet darauf hin, dass dies auf unspezifische Faktoren zurückzuführen sein könnte.

☐ **Tabelle 5.38.** RKS zur Akupunktur bei Heuschnupfen

Literatur	Stichprobengröße	Interventionen (Behandlungsvorgabe)	Ergebnis	Bemerkungen
Acup Med 12: 84–87 (1994)	30	– Akupunktur (1 Sitzung/ Woche für 3 Wochen) – Konventionelle Medikation	Akupunktur ist konventioneller Medikation zur Prävention überlegen	Schlussfolgerung unsicher, aufgrund unklarer Statistik
Acup Med 14: 6–10 (1996)	102	– Akupunktur (3- bis 4-mal in 4 Wochen) – Scheinakupunktur	Akupunktur und Scheinakupunktur zur Behandlung gleichwertig	Medikamentennutzung und Symptome nahmen in beiden Gruppen ab
Wien Med Wochenschr 148: 450–453 (1998)	24	– Akupunktur (1 Sitzung/ Woche für 9 Wochen) – Scheinakupunktur	Akupunktur und Scheinakupunktur zur Prävention gleichwertig	Zielgröße war die nasale Allergenprovokation
Z Allg Med 74: 45–46 (1998)	174	– Akupunktur (9 Sitzungen in 3 Wochen) – Laserakupunktur (15 Sitzungen) – Placebolaserakupunktur	Akupunktur und Laserakupunktur sind Placebolaserakupunktur zur Behandlung überlegen	Mehr Zeit des Therapeuten für den Patienten bei Laserakupunktur und Placebolaserakupunktur

5

Diät

Eine RKS befasste sich mit den Effekten einer Antigenvermeidungsdiät in der frühen Kindheit auf die spätere Entwicklung einer Allergiebereitschaft [2]. Häufige Allergene wie Kuhmilch, Eier und Erdnüsse wurden in der Schwangerschaft und während der ersten drei Lebensjahre gemieden (n=165). Im Alter von 7 Jahren zeigten die Kinder keine Unterschiede in der Häufigkeit von Heuschnupfen oder anderen Allergien im Vergleich zur Kontrollgruppe.

Homöopathie

Sieben placebokontrollierte RKS einer Forschergruppe zu **Galphimia glauca** wurden in einer Metaanalyse von den gleichen Autoren untersucht (Übersicht 5.22). Die Ergebnisse ließen allesamt darauf schließen, dass das Mittel sowohl in Bezug auf die nasalen als auch in Bezug auf die Augensymptome effektiv ist. Die Erfolgsquote von 79% ist mit den Ergebnissen konventioneller Behandlung vergleichbar, mit gleichzeitig minimalen berichteten Nebenwirkungen.

> **Übersicht 5.22.**
> Metaanalyse zu homöopathischer Galphimia glauca bei Heuschnupfen; Forsch Komplementärmed 3: 230--234 (1996)
> - 7 doppelblinde, placebokontrollierte RKS mit 752 Patienten
> - Keine Bewertung der Qualität der Studien; die Methoden sind aber bei allen Studien identisch, lediglich 2 nutzten eine »Intention-to-treat«-Analyse
> - Überlegenheit gegenüber Placebo für die Augensymptome (relatives Risiko: 1,25; Konfidenzintervall: 1,09--1,43) und die Nasensymptome (relatives Risiko: 1,26; Konfidenzintervall: 1,05--1,5)

Vielversprechende Ergebnisse wurden von einer kleinen Pilot-RKS (n=36) zu homöopathischem **Graspollen** im Vergleich zu Placebo berichtet [4]. Die gleiche Forschergruppe führte eine größere (n=144) doppelblinde, placebokontrollierte RKS durch, bei der homöopathische Verdünnungen spezifischer Antigene untersucht wurden, die für jeden Heuschnupfenpatienten durch Hauttest ermittelt worden waren [5]. Die Symptommesswerte und der Gebrauch von Antihistaminika wurden in der homöopathischen Gruppe signifikant stärker reduziert.

Eine doppelblinde RKS verglich ein **homöopathisches Nasenspray** mit einem konventionellen (Cromolynpräparat) bei 146 Heuschnupfenpatienten über einen Zeitraum von 42 Tagen [6]. Die Bewertung der Lebensqualität ließ auf therapeutische Gleichwertigkeit der homöopathischen und der konventionellen Behandlung schließen.

---

kurzer Überblick über die Evidenz, die sich auf diese Behandlungsform des Krankheitsbildes bezieht

Zusammenfassung der Details eines anerkannten systematischen Reviews oder einer Metaanalyse zum Thema von herausragender Bedeutung

Abkürzungen

Folgende Abkürzungen werden durchgängig verwendet:

- *KAM:* komplementäre und alternative Medizin;
- *RKS:* randomisierte klinische Studie;
- *KKS:* kontrollierte klinische Studie;
- *KI:* Konfidenzintervall (stets 95%, wenn nicht anders angegeben).

In den Textkästen und Tabellen werden weitere Abkürzungen benutzt:

- *min:* Minute(n);
- *h:* Stunde(n);
- *d:* Tag(e);

Nahrungsergänzungsmittel

Eine **Fischöl**supplementation wurde in einer doppelblinden, placebokontrollierten RKS (n=37) mit pollensensitiven Patienten mit Heuschnupfen und Asthma untersucht [7]. Verschiedene Zielgrößen im Verlauf der Pollensaison ergaben keine Unterschiede zwischen der Fischöl- und der Placebogruppe.

Pflanzliche Heilmittel

Eine doppelblinde RKS (n=69) zu **Brennnessel** (Urtica dioica), die eine Woche lang eingenommen wurde, berichtete über insgesamt stärkere Besserung im Vergleich zu Placebo, es wurde aber keine statistische Analyse durchgeführt [3].

Weitere Therapien

Eine RKS (n=47) untersuchte die Effekte von **hypnotischen Suggestionen** auf die Hautreaktion im Allergen-Pricktest bei Personen mit Heuschnupfen und Asthma [8]. Den Ergebnissen nach führte die Hypnose zur Entstehung kleinerer Quaddeln, spezifische Suggestionen hatten aber keinen Einfluss. Es konnten keine klinischen Studien zu Hypnotherapie bei Heuschnupfen gefunden werden, sodass das Potenzial dieser Methode hierfür nur schwer zu bewerten ist.

Behandlungsformen, für die es nur minimale Nachweise gibt
❶ Diese Therapien sind in den die klinische Evidenz zusammenfassenden Tabellen nicht aufgeführt.

Für jede Behandlungsform wird die Gesamtheit der in Bezug auf das Krankheitsbild vorliegenden Evidenz gewertet, und zwar mit Hilfe der Kriterien »Gewichtung der Evidenz«, »Richtung der Evidenz« (für Erklärung der Pfeile s. unten) und »schwerwiegende Sicherheitsbedenken« (s. unten).

❒ **Tabelle 5.39.** Zusammenfassung der klinischen Evidenz für Heuschnupfen

Therapie	Gewichtung der Evidenz	Richtung der Evidenz	Schwerwiegende Sicherheitsbedenken
Akupunktur (Prävention)	0	⇨	Ja (s. S. 34)
Akupunktur (Behandlung)	00	⇨	
Diät (Prävention)	0	⇩	Nein
Homöopathie	00	⇧	Nein (s. S. 64)
Nahrungsergänzungsmittel: Fischöl	0	⇩	Ja (s. S. 5)
Pflanzliche Heilmittel: Brennnessel	0	⤢	Ja (s. S. 109)

0 gering; 00 mittel; ⇧ eindeutig positiv; ⤢ tendenziell positiv; ⇨ unklar; ⇩ eindeutig negativ.

evidenzbasierte Beurteilung der Vor- und Nachteile der unterschiedlichen KAM-Therapien für das Krankheitsbild im Vergleich zu konventionellen Behandlungsformen
❶ Ein Fehlen überzeugender Beweise ist nicht gleichbedeutend mit Ineffektivität!

Bewertung

Es gibt nur wenig Evidenz aus klinischen Studien für die Effektivität der meisten Naturheilverfahren zur Prävention oder Behandlung von Heuschnupfen. Die einzige Ausnahme ist die Homöopathie, für die es vielver-

- *w:* Woche(n);
- *wö:* wöchentlich;
- *mo:* Monat(e);
- *y:* Jahr(e);
- *m:* Meter;
- *g:* Gramm;
- *mg:* Milligramm.

Heuschnupfen

5

sprechende Ergebnisse gibt, insbesondere für Galphimia glauca. Es gibt Hinweise darauf, dass diese Behandlung ebenso effektiv sein kann wie die konventionelle Medikation, direkt wurde dies aber bislang nicht untersucht. Nebenwirkungen sind bei homöopathischen Mitteln selten, also lohnt es sich bei Patienten, die mit ihrer schulmedizinischen Behandlung unzufrieden sind, die Homöopathie in Betracht zu ziehen (◘ Tabelle 5.39).

Literatur

1. Eisenberg DM, Davis RB, Ettner SL et al. (1998) Trends in alternative medicine use in the United States, 1990--1997. JAMA 280: 1569--1575
2. Zeiger RS, Heller S (1995) The development and prediction of atopy in high-risk children: follow up at age seven years in a prospective randomized study of combined maternal and infant food allergen avoidance. J Allergy Clin Immunol 95: 1179--1190
3. Mittman P (1990) Randomized, double-blind study of freeze-dried Urtica dioica in the treatment of allergic rhinitis. Planta Med 56: 44--47
4. Reilly DT, Taylor MA (1985) Potent placebo or potency? A proposed study model with initial findings using homoeopathically prepared pollens in hay fever. Br Homoeopath J 74: 65--74
5. Reilly DT, Taylor MA, McSharry C, Aitchison T (1986) Is homoeopathy a placebo response? Controlled trial of homoeopathic potency, with pollen in hay fever as model. Lancet 2: 881--886
6. Weiser M, Gegenheimer LH, Klein P (1999) A randomized equivalence trial comparing the efficacy and safety of Luffa comp-Heel nasal spray with cromolyn sodium spray in the treatment of seasonal allergic rhinitis. Forsch Komplementärmed 6: 142--148
7. Thien FCK, Mencia-Huerta JM, Lee TH (1993) Dietary fish oil effects on seasonal hay fever and asthma in pollen-sensitive subjects. Am Rev Respir Dis 147: 1138--1143
8. Fry L, Mason AA, Pearson RS (1964) Effect of hypnosis on allergic skin responses in asthma and hay fever. Br Med J: 1145--1148

> Liste der Arbeiten, die im Text zitiert werden; sie ergänzt die in den Abschnitten »Klinische Evidenz« sowie in den Tabellen und Textkästen genannten Zitate

1

Signifikanz

Bei der Darstellung von wissenschaftlichen Ergebnissen werden nur Unterschiede erwähnt, die statistisch signifikant sind ($p<0{,}05$); die p-Werte und der Begriff »signifikant« wurden der knappen Darstellung zuliebe weggelassen.

Gewichtung der Evidenz

Der Begriff »Gewichtung der Evidenz« bezieht sich auf die Bedeutung, die ihr zugemessen werden kann. Wir haben 3 Kategorien unterschieden:
- *gering:* o;
- *mittel:* oo;
- *hoch:* ooo.

Für die Bewertung wurden 3 voneinander weitgehend unabhängige Faktoren kombiniert:
- Evidenzstärke (als Evidenz höchster Stärke galten Ergebnisse von systematischen Übersichtsarbeiten bzw. Metaanalysen, gefolgt von RKS und KKS; Evidenz niedrigster Stärke entstammt unkontrollierten Studien),
- methodische Qualität der Untersuchungen (Validität und Zuverlässigkeit der Studien),
- Umfang der Informationen (Anzahl an Studien und Größe der verwendeten Stichproben).

Die Gesamtbeurteilung zieht alle 3 Faktoren in Betracht. Eine Behandlungsform, bei der Umfang und Evidenzstärke hoch sind (z. B. eine Metaanalyse von 50 Studien), führt daher nicht zwangsläufig zur Bewertung »hoch«, wenn die methodische Qualität gering ist (z. B. aufgrund von methodisch fehlerhaften Studien). Genauso ist das Gesamturteil »niedrig«, wenn zwar Qualität und Evidenzstärke als ziemlich hoch einzuschätzen sind (z. B. eine streng durchgeführte RKS), der Umfang der vorliegenden Evidenz aber nur gering ist (eine einzige Studie).

Richtung der Evidenz

Der Begriff »Richtung der Evidenz« bezieht sich auf das generell eher positive oder eher negative Ergebnis der Behandlungsstudien. Die Richtung wird mit 5 Symbolen dargestellt:
- eindeutig positiv: ⇧;
- tendenziell positiv: ⬈;
- unklar: ⇨;
- tendenziell negativ: ⬊;
- eindeutig negativ: ⇩.

Die Richtung wird weitgehend unabhängig von der Gewichtung der Evidenz beurteilt. Der Leser sollte also die »Richtung der Evidenz« im Licht der Beurteilung ihrer Gewichtung betrachten. So ist der Informationsgehalt eines eindeutig positiven Ergebnisses, für das die Evidenz als nur gering gewichtet wird (z. B. aufgrund einer einzigen kleinen nichtrandomisierten Studie), deutlich geringer als derjenige eines tendenziell positiven

Ergebnisses, das von einer großen Menge an Evidenz mit hoher Gewichtung (z. B. ein systematischer Review oder eine RKS) gestützt wird.

Diese beruhen auf Fällen, in denen eine Behandlung zu lebensbedrohlichen Komplikationen, Krankenhausaufenthalt oder bleibenden Schäden geführt hat oder potenziell führen könnte, auch wenn dies nur selten der Fall ist:

- »*Nein*«: Es wurden keine Berichte über schwerwiegende Komplikationen gefunden, und diese werden auch als unwahrscheinlich eingeschätzt.
- »*Ja*«: Es wurde von schwerwiegenden Komplikationen berichtet oder sie werden für möglich gehalten.

Wo möglich, wird in diesem Zusammenhang auf das Kapitel über die betreffende Therapieform bzw. auf die entsprechende Tabelle verwiesen. Für einige Behandlungsformen gibt es keine Informationen zu ihrer Sicherheit. Da als generelles Prinzip feststand, dass lieber ein Irrtum in Richtung auf übergroße Vorsicht in Kauf genommen werden sollte, wurde in Zweifelsfällen stets mit »Ja« bewertet. Dies trifft für alle Kräuter und einige Ergänzungsstoffe zu (s. Methoden, S. 5).

> ❗ Es ist unerlässlich, dass der Leser die entsprechenden Abschnitte bzw. Tabellen, auf die verwiesen wird, nachschlägt. Selbst wenn die Wertung »Nein« lautet, können Kontraindikationen vorliegen oder Vorsichtsmaßnahmen angezeigt sein, deren Nichtbeachtung ernsthafte Folgen haben kann.
>
> ❗ Selbst wenn eine Therapie nicht mit schwerwiegenden Komplikationen verbunden ist, können indirekte Risiken existieren, die ernste Konsequenzen haben könnten. Nicht alle Praktizierenden der komplementären und alternativen Medizin sind medizinisch qualifiziert; Kenntnisse in der orthodoxen medizinischen Behandlungsführung können daher nicht zwingend vorausgesetzt werden.
>
> ❗ Viele der berichteten schwerwiegenden Nebenwirkungen sind durch eine sorgfältige Durchführung der Behandlung vermeidbar.

Für eine allgemeine Diskussion der mit KAM verbundenen Sicherheitsfragen ▶ s. Kap. 6.6.

Schwerwiegende Sicherheitsbedenken

Diagnostische Verfahren

Bioresonanz

Ursprünglich wurde die Methode als »Mora-Therapie« bezeichnet, häufige Umdeutungen und Neubenennungen führten zu einer Vielzahl unterschiedlicher Varianten und Begriffe: Bicom-Therapie, Biokommunikation, Multicom-Therapie, Multiresonanztherapie u. a.

Die Bioresonanzuntersuchung beruht auf einem von dem Arzt F. Morrel, einem Kollegen von Reinhold Voll, entwickelten Apparat. Er soll elektromagnetische Wellen direkt aus dem Körper des Patienten aufnehmen können, vom Standard abweichende Wellenlängen verändern und sie durch Vergrößerung oder Verkleinerung ihrer Amplitude normalisieren. Die so »behandelten« normalen Wellen sollen dann in den Körper des Patienten zurückgesendet werden, wodurch zunächst die Diagnose und daran anschließend Heilung erreicht werden. Der Mora-Apparat soll bei Kopfschmerzen, Erkrankungen der Haut, Muskelschmerzen, Kreislaufbeschwerden und vielen anderen Krankheitsbildern helfen; häufig wird er in Kombination mit homöopathischen Mitteln benutzt. Die Methode ist nicht mit spezifischen Risiken verknüpft. Ihre theoretischen Grundlagen sind wissenschaftlich nicht nachvollziehbar. Es gibt keine stichhaltigen Beweise für ihre Validität.

Zusammenfassend muss sehr bezweifelt werden, dass Bioresonanz einen diagnostischen Wert hat.

Chiropraktische Diagnosetechniken

Chiropraktiker nutzen eine Reihe diagnostischer Methoden, von denen nur einige berufsspezifisch sind. Sie reichen von manuellen bis zu radiologischen Techniken.

Die Zuverlässigkeit der Interpretation von Röntgenbildern der Lendenwirbelsäule durch 4 Chiropraktiker, die wiederholt jeweils 100 Bilder auswerteten, wurde in einer Studie untersucht [1]. Die Ergebnisse waren im Durchschnitt akzeptabel.

Verschiedene manuelle diagnostische Methoden, die von Chiropraktikern verwendet werden, wurden ebenfalls auf ihre Zuverlässigkeit hin untersucht. Generell zeigte sich hier nur ein geringer Grad an Zuverlässigkeit [2, 3]. Manuelle Verfahren mit guter Zuverlässigkeit waren die Messung des passiven Bewegungsradius [4] und die Palpation der Wirbelsäule auf Schmerzempfindlichkeit [5].

Ein neuerer systematischer Übersichtsartikel über die Gesamtheit der vorhandenen Daten wies darauf hin, dass in keiner der Studien zu Beckenbereich und Lendenwirbelsäule Validität und Zuverlässigkeit der Tests ausreichend berücksichtigt wurden [6]. In anderen Studien wurden die diagnostischen Fähigkeiten von Chiropraktikern allgemeiner untersucht. Ein Chiropraktiker, der die Prävalenz positiver chiropraktischer Testergebnisse bei Lendenschmerzen feststellen wollte, untersuchte 83 Zwillingspaare. Obgleich keine einzige der 12 verwendeten Testmethoden wirklich genau war, war das Gesamtergebnis an diagnostischer Diskriminierung bei Wertung aller Tests zufriedenstellend [7].

Schließlich wurde die Zuverlässigkeit verschiedener Untersuchungsmethoden im Vergleich der Ergebnisse verschiedener Untersucher bzw. bei mehreren Untersuchungen durch den gleichen Anwender überprüft. Betrachtete Methoden waren dabei die visuelle Lageanalyse, Schmerzbeschreibung, Röntgenübersichtsaufnahmen der Lendenwirbelsäule, Beinlängenunterschiede, neurologische Tests, Bewegungspalpation, statische Palpation und orthopädische Verfahren [8]. Beim gleichen Anwender war die Zuverlässigkeit der Untersuchungsergebnisse im Hinblick auf die Entscheidung, eine Behandlung durchzuführen, mäßig, beim Vergleich der Ergebnisse verschiedener Untersucher war die Übereinstimmung im Durchschnitt aller Wirbelgelenke nur gering. Daraus zogen die Studienautoren den Schluss, dass die gängigen chiropraktischen Diagnosemethoden nicht zu reproduzierbaren Ergebnissen führen.

Der gemeinsame Nenner dieser komplexen Ergebnisse ist, dass einige, aber nicht alle chiropraktischen Diagnosetechniken valide sind.

Literatur

1. Assendelft WJJ, Bouter LM, Knipschild PG, Wilmink JT (1997) Reliability of lumbar spine radiography reading by chiropractors. Spine 22: 1235–1241
2. Leboeuf C (1991) The reliability of specific sacro-occipital techniques and diagnostic tests. J Manip Physiol Ther 14: 512–517
3. Panzer DM (1992) The reliability of lumbar motion palpation. J Manip Physiol Ther 15: 518–524
4. Nilsson N, Christensen HW, Hartvigsen J (1996) The inter-examiner reliability of measuring passive cervical range of motion, revisited. J Manip Physiol Ther 19: 302–305
5. Hubka MJ, Phelen SP (1994) Interexaminer reliability of palpation for cervical spine tenderness. J Manip Physiol Ther 17: 591–596
6. Hestboek L, Leboeuf-Yde C (2000) Are chiropractic tests for the lumbo-pelvic spine reliable and valid? A systematic critical literature review. J Manip Physiol Ther 23: 258–275
7. Leboeuf-Yde C, Ohm Kyvik K (2000) Is it possible to differentiate people with or without low back pain on the basis of tests of lumbo-pelvic dysfunction? J Manip Physiol Ther 23: 160–167
8. French SD, Green S, Forbes A (2000) Reliability of chiropractic methods commonly used to detect manipulable lesions in patients with chronic low back pain. J Manip Physiol Ther 23: 231–237

Irisdiagnostik

Synonym: Augendiagnostik

Die Irisdiagnostik basiert auf dem Glauben, dass jedes Organ bzw. jede Körperregion mit einer bestimmten Stelle der Iris korrespondiert. Abweichungen vom Normalzustand der Iris sollen demzufolge Veränderungen im korrespondierenden Organ entsprechen. Vor über 100 Jahren von einem ungarischen Arzt entwickelt, wurde die Irisdiagnostik in den ersten Jahren des 20. Jahrhunderts populär. Irisdiagnostiker kommen zu ihren Ergebnissen durch direkte Untersuchung der Iriden ihrer Patienten oder mit Hilfe von Nahaufnahmen der Iris.

Die Methode hat keine wissenschaftliche Basis. Es gibt keine neuronalen Verbindungen zwischen der Iris und anderen Körperorganen, die man zur Erklärung der Irisdiagnostik voraussetzen müsste. Ein systematischer Review [1] aller 4 bislang vorliegenden kontrollierten Studien kam zu dem Schluss, dass die Methode nicht valide ist.

Literatur

1. Ernst E (2000) Iridology: not useful and potentially harmful. Arch Ophthalmol 118: 120–121

Kinesiologie

Die Kinesiologie (auch »angewandte Kinesiologie«) ist ein Diagnose- (und Behandlungs-)system, das von dem amerikanischen Chiropraktiker George Goodheart Jr. entwickelt wurde. Sie basiert auf dem Postulat, dass Krankheiten durch die Ansammlung von Toxinen um Hauptmuskelgruppen herum hervorgerufen werden, was zu einer Schwächung spezifischer Muskelgruppen führt. Das Diagnosekonzept besagt, dass die relative Kraft einer definierten Muskelgruppe Aussagen über den Gesundheitszustand des Patienten zulässt.

Die Methode hat keine wissenschaftliche Grundlage. Mindestens 3 unabhängige Forschungsgruppen haben unter unterschiedlichen Voraussetzungen die Validität des Verfahrens rigoros überprüft [1–3]. In keiner der Studien wurde die Validität bestätigt. Kinesiologie kann also nicht als diagnostisches Verfahren empfohlen werden.

Literatur

1. Garrow JS (1988) Kinesiology and food allergy. Br Med J 296: 1573–1574
2. Haas M, Peterson D, Hoyer D, Ross G (1994) Muscle testing response to provocative vertebral challenge and spinal manipulation. A randomized controlled trial of construct validity. J Manip Physiol Ther 17: 141–148
3. Lüdtke R, Seeber N, Kunz B, Ring J (2000) Health kinesiology is neither reliable nor valid. Focus Alt Compl Ther 5: 95

Kirlian-Fotografie

Bei der Kirlian-Fotografie als diagnostischem Verfahren interagiert ein elektrisches hochfrequentes Hochspannungsfeld mit dem Material (z. B. menschlichen Körperteilen), das fotografiert werden soll. Das Interaktionsergebnis wird fotografisch festgehalten.

Das Verfahren wurde (wieder-)entdeckt von dem russischen Ehepaar S. und V. Kirlian. Es beruht auf dem Einwirken hochfrequenter Ströme auf den menschlichen Körper, was zu elektromagnetischen Entladungsreaktionen führt, die fotografisch sichtbar gemacht werden können [1]. Die Technik wird nur von einer Minderheit der naturheilkundlich Tätigen angewandt. Ihre Zuverlässigkeit wurde als besser als rein zufallsbedingt bewertet, aber geringer als die konventioneller diagnostischer Verfahren [2, 3]. Spezifität und Sensitivität wurden nicht bestimmt. Als diagnostische Methode scheint ihr Wert also begrenzt zu sein.

Literatur

1. Kirlian SD, Kirlian VK (1964) Photography and visual observation by means of high frequency currents. J Sci Appl Photogr 6: 397–403
2. Treugut H, Corner C, Lüdtke R, Mandel P (1997) Kirlian-Fotografie: Reliabilität der energetischen Terminalpunktdiagnose (ETD) nach Mandal bei gesunden Probanden. Forsch Komplementärmed 4: 210–217
3. Treugut H, Koppen M, Nickolay B, Fuß R, Schmid P (2000) Kirlian-Fotografie: Zufälliges oder Personen-spezifisches Entladungsmuster? Forsch Komplementärmed Klass Naturheilkd 7: 12–16

Laboruntersuchungen

Einige Anwender der KAM nutzen verschiedene Laboruntersuchungen für diagnostische Zwecke. Häufig gehören hierzu Untersuchungen von Blutproben, es gibt aber auch andere Methoden (z. B. Haaranalysen). Die Verfechter dieser Verfahren postulieren, dass damit Krankheiten bzw. noch öfter Vorstadien von Krankheiten (z. B. Präkanzerose) erkannt werden können. Häufig wird gezielt nach Allergien oder malignen Erkrankungen gesucht. All diese Methoden haben eines gemeinsam: Es gibt keine gesicherten Hinweise auf Validität [1].

Literatur

1. Ernst E, Hentschel CH (1995) Diagnostic methods in complementary medicine. Which craft is witchcraft? Int J Risk Safety Med 7: 55–63

Pulsdiagnostik

Pulsdiagnostik ist Teil der traditionellen chinesischen Medizin (TCM) und wird häufig in Verbindung mit der Zungendiagnostik eingesetzt.

Um zu einer Diagnose zu kommen, wird der radiale Puls an 3 benachbarten Stellen auf jeder Körperseite sowohl oberflächlich als auch in der Tiefe bestimmt. Dies sind zusammen 12 Pulse, die Informationen über 12 innere Organe bzw. Organfunktionen entsprechen sollen. Teilweise werden auch komplexere Systeme verwendet, z. B. die Messung von Pulsen in 3 verschiedenen Tiefen oder an anderen Arterien. Wieder andere Systeme sind einfacher und benutzen Beschreibungen davon, wie sich der Puls insgesamt anfühlt (etwa »zerfließend«, »tief« oder »unregelmäßig«). Mit Hilfe der Pulsbestimmung können Zustände identifiziert werden, die noch nicht manifest sind; der Erfolg von Akupunktur oder Phytotherapien kann überwacht werden. Zur erfolgreichen Pulsdiagnostik sollen gründliche Ausbildung, lange Übung und hohe Sensitivität des Anwenders unerlässlich sein.

Bislang wurde eine sekundäre Arbeit über eine Studie publiziert, in der Zuverlässigkeit und Validität der Pulsdiagnostik überprüft wurden [1]. Obgleich Akupunkturanwender recht erfolgreich kranke und gesunde Personen unterscheiden konnten, fand man keinen Unterschied zu den Ergebnissen eines Anästhesisten, der auf konventionelle Weise den Puls maß. Auch die Zuverlässigkeit beim Vergleich der Ergebnisse erfahrener Pulsdiagnostiker war gering, ebenso die Zuverlässigkeit bei wiederholter Messung des gleichen Anwenders. Daher scheint die Validität der traditionellen chinesischen Pulsdiagnostik zweifelhaft.

Literatur

1. Vincent CA (1992) Acupuncture research: why do it? Compl Med Res 6: 21–24

Reflexzonendiagnose

Reflexzonenkarten sind Diagramme der Fußsohlen, auf denen Abbildungen der Organe oder bestimmter Körperteile eingezeichnet sind. Obgleich die Anwender der Reflexzonentherapie formell erklären, dass die dargestellten Verbindungen nicht für die Diagnose eingesetzt werden, sind sie in der Praxis doch der Überzeugung, dass Empfindlichkeit an spezifischen Stellen der Sohlen bzw. ein »sandiges« Gefühl beim Ertasten mit aktuellen oder zurückliegenden Erkrankungen an den entsprechenden Körperteilen in Verbindung stehen.

Untersuchungen von Reflexzonenkarten führten zu uneinheitlichen Schlussfolgerungen. In einer Multicenter-Studie wählten 3 Anwender der Reflexzonentherapie 76 Patienten aus, über die sie vorher keine Informationen besaßen [1]. Jeder Patient und jeder Therapeut klassifizierte getrennt Probleme mit 13 verschiedenen Körperbereichen. Für 6 Körperteile lag die Übereinstimmung zwischen den Ergebnissen verschiedener Anwender, ausgedrückt als gewichtetes Kappa, das zwischen 0,04 und 0,22 lag, über zufallsbedingten Werten. Insgesamt war die Übereinstimmung aber zu gering, um als klinisch signifikant zu gelten. Die Untersuchungen wurden nicht überwacht. Sudmeier et al. fanden eine Steigerung der Nierendurchblutung, wenn die entsprechende Fußreflexzone massiert wurde [2]. In einer verblindeten Studie mit 18 Patienten mit 6 ausgewählten Krankheitsbildern konnten 3 Reflexzonentherapeuten das jeweilige Krankheitsbild lediglich mit Zufallswahrscheinlichkeit bestimmen [3].

Zusammenfassend muss festgestellt werden, dass die Validität der Fußreflexzonenuntersuchung für diagnostische Zwecke zweifelhaft ist.

Literatur

1. Baerheim A, Algory R, Skogedal KR, Stephansen R, Sandvik H (1998) Fottene – et diagnostik hjelpemiddel? Tidsskr Nor Laegeforen 5: 753–765
2. Sudmeier I, Bodner G, Egger I et al. (1999) Änderung der Nierendurchblutung durch organassoziierte Reflexzonentherapie am Fuß gemessen mit farbkodierter Doppler-Sonographie. Forsch Komplementärmed 6: 129–134
3. White AR, Williamson J, Hart A, Ernst E (2000) A blinded investigation into the accuracy of reflexology charts. Compl Ther Med 8: 166–172

Vegatest

Synonym: VRT-Vegatest (VRT: vegetativer Reflextest)

Der Vegatest ist ein diagnostisches Verfahren, das Abweichungen der bioelektrischen Eigenschaften von Akupunkturpunkten nutzt. Durch ihre Integration in den elektrischen Kreis soll die Methode auch die Auswahl passender homöopathischer Arzneimittel oder förderlicher Nahrungs(ergänzungs)mittel erlauben.

Die Methode wurde von Reinhold Voll entwickelt und wird heute von einer ganzen Reihe von KAM-Anwendern unterschiedlicher Disziplinen angewandt, z. B. von Homöopathen oder Akupunkteuren. Ihre Verfechter behaupten, dass die Methode dazu geeignet ist, Krankheiten zu ermitteln und für den individuellen Patienten geeignete Heilmittel zu identifizieren. Es gibt keine wissenschaftliche Begründung für die Methode. Eine Blindstudie erbrachte dem Anschein nach eine gute Diskriminierungsfähigkeit des Verfahrens in Bezug auf allergische und nichtallergische Freiwillige [1]. Diese Arbeit muss allerdings noch von unabhängiger Seite reproduziert werden. Andere Studien ergaben, dass die mit dem Vegatest erzielten Ergebnisse nicht reproduzierbar sind [2]. Besondere Risiken sind nicht mit der Methode verbunden. Es gibt derzeit nur wenig Evidenz, die darauf hindeutet, dass der Vegatest ein valides diagnostisches Verfahren ist.

Literatur

1. Krop J, Lewith GT, Gziut W, Radutescuc A (1997) A double-blind, randomized controlled investigation of electrodermal testing in the diagnosis of allergies. J Alt Compl Med 3: 241–248
2. Gloerfeld H (1987) Elektroakupunktur nach Voll. Unveröffentlichte medizinische Dissertation, Universität Marburg

Zungendiagnostik

Die Zungendiagnostik gehört zur Patientenevaluierung, die der traditionell arbeitende Akupunkteur durchführt. Dabei werden Färbung, Belag, Feuchtigkeit, besondere Muster und andere Veränderungen untersucht. Heute wird die Methode von den meisten Anhängern der traditionellen chinesischen Medizin angewandt. Bestimmte Krankheitsbilder, wie etwa Eisenmangel oder Streptokokkeninfektionen, gehen mit charakteristischen Veränderungen der Zunge einher, was auch in der konventionellen medizinischen Diagnostik genutzt wird. Darüber hinaus gibt es für die Methode keine wissenschaftliche Grundlage.

Die Validität der Zungendiagnostik wurde nur wenig untersucht. In einer Studie [1] wurden 121 Patienten mit Kreislaufbeschwerden (bestätigt durch Nagelfalzmikroskopie) parallel einer Zungendiagnostik unterzogen; 74% dieser Patienten wiesen positive Zungenzeichen, wie eine tief- oder purpurrote Farbe und Petechien oder Ekchymosen, auf.

Auch wenn die Ergebnisse ermutigend sind, ergeben solche Studien zu wenig Informationen über die Validität der Zungendiagnostik. Bis solche Daten vorliegen, kann die Methode noch nicht als valide eingestuft werden.

Literatur

1. Fuzhonf M, Weiying Z (1995) Observation on the analysis of nailfold microcirculation and tongue picture in 150 cases of cardio-cerebral angiopathy. Proceedings of the 2nd Asian Congress on Microcirculation, Beijing

Therapeutische Verfahren

Akupunktur

Synonym	Reflextherapie (in der früheren UdSSR)
Definition	Insertion einer Nadel in die Haut und in tieferliegende Gewebeschichten an spezifischen Stellen, sog. Akupunkturpunkten, zu therapeutischen oder vorbeugenden Zwecken

Vergleichbare Verfahren

- Punktstimulation durch Elektrizität, Laser (niedrigdosierte Lasertherapie), Moxibustion, Druck (Akupressur, Shiatsu, Tui-Na) oder Ultraschall
- Elektroakupunktur nach Voll und Ryodoraku
- Neuraltherapie

Hintergrundinformationen

In der weltweit vorwiegend praktizierten Form stammt die Akupunktur ursprünglich aus China und gehört damit zu den östlichen Heilmethoden. In chinesischen Texten aus dem 1. vorchristlichen Jahrhundert wird eine bereits sorgfältig ausgearbeitete und systematische Therapieform beschrieben. Einige Autoren haben sogar vermutet, dass auf menschlichen Überresten gefundene Tätowierungen den Gebrauch von Akupunktur in Europa für einen Zeitpunkt um 3300 v. Chr. belegen.

Obgleich die Akupunktur von chinesischen Immigranten in westlichen Gesellschaften viele Jahre lang genutzt wurde, erlangte sie im Westen nicht durchgängig Beachtung. Die neueste Welle öffentlichen Interesses für die Methode begann etwa 1970 und steht auch mit einem vereinfachten Zugang zur Volksrepublik China in Verbindung.

In China, Taiwan, Japan, Korea, Singapur und anderen fernöstlichen Ländern gehört die Akupunktur zu den Routinebehandlungen, wird allerdings normalerweise getrennt von der westlichen Medizin angewandt. In vielen entwickelten Ländern wird sie parallel zur orthodoxen Schulmedizin praktiziert, bei bestimmtem Indikationen ist sie aber auch schon darin integriert, z. B. bei der Behandlung chronischer Schmerzen.

Traditionelle Vorstellungen

Die der Akupunktur zugrunde liegende Vorstellung ist diejenige des Qi (sprich: »tschie«). Dieser Begriff wird häufig mit »Energie« übersetzt, was jedoch inadäquat ist. Der traditionellen Vorstellung nach wird Qi bei der Geburt ererbt und während des gesamten Lebens durch Nahrungsaufnahme und Atmung erhalten. Es zirkuliert durch den Körper und ernährt und schützt jeden seiner Teile. Hauptsächlich fließt es entlang der 12 Meridiane, die zusammenhängende Bahnen durch Gliedmaßen, Rumpf und Kopf bilden. Entlang dieser Meridiane wurden >350 Akupunkturpunkte definiert. Weitere Punkte liegen außerhalb dieser Meridiane.

Im Laufe der Zeit wurden mehrere verschiedene Diagnosemethoden entwickelt, die aber alle auf bestimmten Grundvorstellungen basieren. So wird z. B. Gesundheit als das Gleichgewicht zwischen dem Gegensatzpaar Yang und Yin angesehen. Krankheiten sind mit einer Störung oder Disharmonie (typisch sind »Blockierungen« oder »Mängel«) des Energieflusses assoziiert. Häufig ist dies mit klimatischen Bedingungen wie Kälte oder Feuchtigkeit verknüpft und äußert sich in Fehlfunktionen von Geweben oder Organen.

Theoretische Grundlage der Wirksamkeit der Akupunktur ist die Idee, dass der Körper durch das Setzen von Nadeln an den Akupunkturpunkten bzw. durch Druck auf sie zur selbstständigen Korrektur des Energieflusses und -gleichgewichts angeregt werden kann. Anwender, die nach den traditionellen energetischen Vorstellungen arbeiten, glauben, dass jedes Krankheitsbild einer Störung des Energieflusses entspricht und dass die Akupunktur hierfür die geeignete Behandlungsmethode darstellt. Darüber hinaus gehen sie davon aus, dass Störungen erkannt werden können, noch bevor sich Krankheiten manifestiert haben, sodass auch äußerlich gesund erscheinende Personen von Akupunkturbehandlungen profitieren können.

Für die Existenz von Qi oder der Meridiane konnten keine wissenschaftlichen Beweise erbracht werden. Die Akupunkturpunkte können unter Umständen damit erklärt werden, dass an diesen Stellen Nerven stimuliert werden können, sodass Akupunktur bis zu einem gewissen Grad als eine Methode der Stimulierung des Nervensystems und der Muskulatur angesehen werden kann. Insbesondere konnte gezeigt werden, dass durch Akupunktur die Freisetzung verschiedener Neurotransmitter angeregt wird, darunter Opioidpeptide und Serotonin [1, 2]. Teil der Akupunktur kann auch eine Form der Triggerpunkttherapie sein, da es viele Gemeinsamkeiten zwischen beiden Verfahren gibt [3].

Wissenschaftliche Erklärung

In den USA hat die National Certification Commission of Acupuncture and Oriental Medicine (NCCAOM, »nationale Zertifizierungskommission für Akupunktur und orientalische Medizin«) Standards festgelegt; ihre Zertifikate werden in vielen Bundesstaaten zur Lizenzerteilung anerkannt. In einigen Staaten dürfen qualifizierte Nichtmediziner Patienten ohne ärztliche Überweisung behandeln, in anderen Bundesstaaten ist diese Pflicht. In England gibt es keine rechtlichen Einschränkungen für die Ausübung der Akupunktur, und sie wird von speziell dafür ausgebildeten Personen ebenso durchgeführt wie von Hausärzten, Physiotherapeuten und Anwendern der manuellen Medizin. In vielen europäischen Staaten ist die Durchführung von Akupunkturbehandlungen offiziell nur Ärzten erlaubt, jedoch werden die Bestimmungen nicht immer streng durchgesetzt. In Deutschland wird Akupunktur sowohl von Ärzten als auch von Heilpraktikern angewandt.

Anwender

- Schmerzen, insbesondere Arthrose und andere muskuloskelettale Dysfunktionen; Kopfschmerzen
- Stress

Häufige Indikationen

   — Mangel an »Energie«
   — Erkrankungen aus dem Hals-Nasen-Ohren-Bereich
   — Suchterkrankungen
   — Allergien
   — Aufrechterhaltung der Gesundheit
   — Krankheitsvorbeugung

Behandlungsszene

Nach der traditionellen Methode werden zunächst der Krankheitsverlauf und begünstigende Faktoren (z. B. wetterabhängiges Auftreten) erfragt. Traditionell arbeitende Therapeuten werden unter Umständen versuchen, sich insgesamt ein Bild von der Persönlichkeit des Patienten zu machen, um zu einer umfassenderen Diagnose im Sinne von Störungen des Energieflusses im Körper oder in einzelnen Organen zu kommen. Zu einer traditionellen Untersuchung können die Beurteilung der Zunge, eine Palpation des Pulses und des Abdomens sowie die Suche nach schmerzempfindlichen Stellen gehören. Diese Untersuchungen können Teil der grundsätzlich praktizierten Diagnose- und Behandlungsverfahren von in Akupunktur ausgebildeten Ärzten und Anwendern der manuellen Medizin sein.

Im Anschluss an die Diagnosestellung werden an ausgewählten Akupunkturpunkten insgesamt eine bis 12 Nadeln gesetzt. Im Allgemeinen werden etwa 30 mm lange, sehr dünne (0,3 mm) Wegwerfnadeln benutzt. Ihre Insertion ist häufig schmerzfrei. Die Nadeln können gerade unter die Haut reichen oder tiefer in den Muskel inseriert werden; durch wiederholte manuelle Rotation oder durch einen batteriegetriebenen elektrischen Apparat können sie stimuliert werden. Dieses Verfahren kann eine eigentümliche, »Dequi« (sprich: »dör tschie«) genannte Schmerzempfindung hervorrufen. Die Nadeln verbleiben einige Sekunden bis zu 20 min lang. Der Patient sollte sich in dieser Zeit entspannen. Gelegentlich werden besondere Dauernadeln verwendet, welche für bis zu 2 Wochen an Ort und Stelle belassen werden. Werden Akupunkturpunkte im Ohr benutzt, spricht man von Aurikuloakupunktur.

Akupunkturpunkte können auch durch Druck stimuliert werden, entweder nach dem japanischen System, Shiatsu, bei dem Druck mit Hilfe der Finger, der Hand, des Ellbogens oder anderer Körperteile ausgeübt wird, oder nach der chinesischen Methode, Tui-Na, die eine ganze Reihe von Methoden der physikalischen Stimulierung nutzt, etwa Ziehen und Reiben. Bei der Moxibustion werden die Punkte erhitzt, indem sog. Moxa-Kügelchen bzw. -«Zigarren« auf der Hautoberfläche verbrannt werden. Moxa besteht aus pulverisierten Beifußblättern (Artemisia vulgaris).

Auch Laser und Ultraschall können zur Stimulation der Punkte dienen. Manchmal werden Wasser, Lokalanästhetika oder andere Substanzen in die Punkte injiziert, man spricht dann von Neuraltherapie. Ferner gibt es Formen der Selbstbehandlung mit Druckkissen oder elektrischen Apparaten. Das Messen der elektrischen Eigenschaften von Akupunkturpunkten wurde für diagnostische und therapeutische Zwecke genutzt, hierzu zählen die Elektroakupunktur nach Voll und Ryodoraku.

Die Behandlungen finden zunächst einmal wöchentlich statt, gelegentlich auch öfter. Nach 1–2 Sitzungen lassen die Symptome häufig für einen begrenzten Zeitraum nach. Wenn die Verbesserung länger anhält, kann die Zeit zwischen den Behandlungen verlängert werden, bis ein Zyklus von 6–8 Sitzungen vollendet ist. Bei chronischen Krankheitsbildern können Erhaltungsbehandlungen in angemessenen Abständen notwendig sein.

Behandlungsverlauf

Die derzeit vorliegenden Beweise stützen die Überzeugung, dass die Wirksamkeit der Akupunktur bei bestimmten Krankheitsbildern über dem Placeboeffekt liegt (◘ Tabelle 3.1). Systematische Übersichtsartikel kamen zu dem Schluss, dass Akupunktur bei der Behandlung von chemotherapieinduzierter Übelkeit bzw. Erbrechen [4], früher postoperativer Übelkeit bzw. Erbrechen bei Erwachsenen [5] und bei Zahnschmerzen [6] effektiver ist als Placebo. Die vorliegende Evidenz spricht auch für einen positiven Effekt bei Migräne, sie ist aber von geringer Qualität [7]. Was muskuloskelettale Beschwerden anbelangt, so kommen 2 unabhängige Reviews in Bezug auf die Effektivität der Akupunktur bei Rückenschmerzen zu widersprüchlichen Ergebnissen [8, 9], für die gängige Indikation Arthrose liegt nur unzureichende Evidenz vor [10], für den Einsatz bei Fibromyalgie gibt es vielversprechende Ergebnisse [11].

Klinische Evidenz

Der Einsatz von Akupunktur zur Behandlung von Schwangerschaftsübelkeit und -erbrechen erschien in einem ersten Review effektiv [4], ein späterer Übersichtsartikel kam jedoch zu dem Schluss, dass die Überlegenheit des beobachteten Effekts gegenüber Placebo nicht zweifelsfrei nachgewiesen wurde [12]. Frühe RKS hatten im Vergleich zu keiner Behandlung positive Ergebnisse für die Akupunkturbehandlung zur Erholung nach einem Schlaganfall ergeben [z.B. 13, 14], aber in einer späteren RKS lag der Effekt nicht über dem Placebowert [15]. Die derzeit vorliegende Evidenz scheint auch zu zeigen, dass der Akupunktureffekt für

◘ **Tabelle 3.1.** Aus systematischen Übersichtsartikeln gewonnene Evidenz für die Effektivität der Akupunktur

Überzeugend positiv	Nicht überzeugend	Überzeugend negativ
Zahnschmerzen Übelkeit, besonders postoperative	Asthma Rückenschmerzen Drogenabhängigkeit Fibromyalgie Migräne Nackenschmerzen Arthrose Rheumatische Erkrankungen Schlaganfall Spannungskopfschmerz	Rauchen Gewichtsverlust

3

Nikotinentzug [16] oder Gewichtsreduktion [17] nicht über einem Placeboeffekt liegt.

Gegenanzeigen

Gegenanzeigen bestehen bei schweren Blutungsstörungen. Schwangerschaft (1. Trimenon) wird häufig als Kontraindikation angesehen, ausgenommen hiervon ist lediglich die Behandlung von Übelkeit. Bei Patienten mit Herzschrittmacher darf nicht mit elektrischer Stimulierung gearbeitet werden. Dauernadeln sollten nicht bei Bakteriämierisikopatienten eingesetzt werden.

Anwendungsbeschränkungen/Warnhinweise

Patienten sollten, zumindest bei der ersten Behandlung in Rückenlage therapiert werden. Die Akupunktur führt häufig zu Benommenheit, sodass die Patienten nach der Behandlung nicht Auto fahren oder Maschinen bedienen sollten, insbesondere gilt dies bei der ersten Behandlung. Wenn Kinder überhaupt behandelt werden, sollte dies mit besonderer Aufmerksamkeit geschehen. Besondere Sorgfalt ist auch bei der Applikation von Nadeln am Thorax notwendig. Bei Dauernadeln sind strengste Asepsis und sorgfältige Beobachtung notwendig.

Nebenwirkungen

Vorübergehende, geringgradige Nebenwirkungen treten recht häufig auf. Wie oben beschrieben, kann es zu Benommenheit kommen [18]. Blutungen und Blutergüsse sowie Schmerzen beim Setzen der Nadeln und eine Verschlechterung der Symptome kommen gelegentlich vor (1–3%). Schwere Nebenwirkungen, wie z. B. Pneumothorax, treten nur selten auf, obgleich es hierzu gut dokumentierte Fälle – sogar mit tödlichem Ausgang – gibt [19]. Die Verwendung steriler Wegwerfnadeln schließt jedes Risiko einer Kreuzkontamination aus, in vielen Staaten ist sie vorgeschrieben.

Wechselwirkungen

Elektroakupunktur kann störend auf Herzschrittmacher wirken (s. oben).

Indirekte Risiken

Da die Akupunktur von manchen Anwendern als vollständiges medizinisches System genutzt wird, kann unter Umständen eine indizierte konventionelle Diagnose oder Behandlung verschleppt werden.

Die diagnostische Validität der chinesischen Akupunktur konnte bislang nicht nachgewiesen werden, ihr Einsatz zu diagnostischen Zwecken birgt daher per se ein Risiko. In Fällen, bei denen eine konventionelle Diagnose und medizinische Beratung hinsichtlich der besten Therapie bereits vorliegen, kann die von einem erfahrenen Akupunkteur durchgeführte

Akupunktur als sichere Behandlungsmethode betrachtet werden. Für bestimmte Krankheitsbilder wirkt sie offenbar besser als Placebo. Obgleich das Wirksamkeitsspektrum noch nicht mit endgültiger Sicherheit feststeht, lohnt es sich, die Methode für eine große Anzahl verschiedener Krankheitsbilder, insbesondere aber zur Schmerzbehandlung in Betracht zu ziehen.

Literatur

1. Han J, Terenius L (1982) Neurochemical basis of acupuncture analgesia. Ann Rev Pharmacol Toxicol 22: 193–220
2. Andersson S, Lundeberg T (1995) Acupuncture – from empiricism to science: functional background to acupuncture effects in pain and disease. Med Hypotheses 45: 271–281
3. Filshie J, Cummings TM (1999) Western medical acupuncture. In: Ernst E, White A (eds) Acupuncture: a scientific appraisal. Butterworth Heinemann, Oxford, pp 31–59
4. Vickers A (1996) Can acupuncture have specific effects on health? A systematic review of acupuncture antiemesis trials. J Roy Soc Med 89: 303–311
5. Lee A, Done ML (1999) The use of nonpharmacologic techniques to prevent postoperative nausea and vomiting: a meta-analysis. Anesthesia and Analgesia 88: 1362–1369
6. Ernst E, Pittler MH (1998)The effectiveness of acupuncture in treating acute dental pain: a systematic review. Br Dent J 184: 443–447
7. Melchart D, Linde K, Fischer P et al. (1999) Acupuncture for recurrent headaches: a systematic review of randomized controlled trials. Cephalalgia 19: 779–786
8. Ernst E, White AR (1998) Acupuncture for back pain: a meta-analysis of randomized controlled trials. Arch Intern Med 158: 2235–2241
9. Van Tulder MW, Cherkin DC, Berman B, Lao L, Koes BW (1999) The effectiveness of acupuncture in the management of acute and chronic low back pain. Spine 24: 1113–1123
10. Ezzo J, Berman B, Hadhazy V et al. (2000) Is acupuncture effective for the treatment of chronic pain? A systematic review. Pain 86: 217–225
11. Berman BM, Ezzo J, Hadhazy V, Swyers JP (1999) Is acupuncture effective in the treatment of fibromyalgia? J Fam Pract 48: 213–218
12. Murphy PA (1998) Alternative therapies for nausea and vomiting of pregnancy. Obstet Gynaecol 91: 149–155
13. Johansson BB (1993) Has sensory stimulation a role in stroke rehabilitation? Scand J Rehabil Med 29 (Suppl): 87–96
14. Sallstrom S, Kjendahl A, Osten PE, Stanghelle JK, Borchgrevink CF (1996) Acupuncture in the treatment of stroke patients in the subacute stage: a randomised, controlled study. Compl Ther Med 4: 193–197
15. Gosman-Hedstroem G, Claesson L, Klingenstierna U et al. (1998) Effects of acupuncture treatment on daily life activities and quality of life. Stroke 29: 2100–2108
16. White A, Rampes H, Ernst E (1999) Acupuncture for smoking cessation. Cochrane Library. Update Software, Oxford
17. Ernst E (1997) Acupuncture/acupressure for weight reduction? A systematic review. Wien Klin Wochenschr 109: 60–62
18. Rampes H., James R (1995) Complications of acupuncture. Acupunct Med 8: 26–33
19. Ernst E, White A (1997) Life-threatening adverse reactions after acupuncture? A systematic review. Pain 71: 123–126

Weiterführende Literatur

Ernst E, White A (eds) (1999) Acupuncture: a scientific appraisal. Butterworth Heinemann, Oxford (Übersicht über traditionelle und moderne Konzepte der Akupunktur, einschließlich der wahrscheinlichen zugrunde liegenden Mechanismen sowie der vorhandenen Evidenz über Sicherheit und Effektivität)

Alexander-Technik

Definition

Prozess der psychophysischen Umerziehung, der zu einer ausgeglicheneren Haltung und verbesserten Koordination führen und damit Bewegung mit minimaler Belastung und maximaler Leichtigkeit ermöglichen soll

Vergleichbare Verfahren

- Feldenkrais-Therapie
- Rolfing-Technik
- Trager-Arbeit
- Yoga

Hintergrundinformationen

Die Alexander-Technik wurde Ende des 19. Jahrhunderts von dem australischen Schauspieler Frederick M. Alexander entwickelt, der unter wiederkehrendem Stimmverlust litt. Eigenbeobachtung mit Hilfe eines Spiegels brachte ihn zu der Einsicht, dass die Schwierigkeiten durch seine gewohnheitsmäßig starre Kopfhaltung hervorgerufen wurden. Durch fortlaufende Korrektur seiner Haltung von Kopf, Hals und Wirbelsäule in der Aktivität gelang es ihm, im Verlauf einiger Jahre das Problem zu lösen. Dies bildete den Grundstein für die Alexander-Technik.

Traditionelle Vorstellungen

Die Alexander-Technik basiert auf 3 Prinzipien:
- Funktionen werden von ihrer Nutzung beeinflusst.
- Ein Organismus funktioniert als Ganzes.
- Das Verhältnis von Kopf, Hals und Wirbelsäule zueinander ist entscheidend für eine optimale Funktion.

Bewegungen des Menschen sollen dann am flüssigsten sein, wenn der Kopf führt und die Wirbelsäule folgt. Diese neue Erfahrung wird wiederholt geübt, um neue motorische Bahnen zu schaffen, die Propriozeption und die aufrechte Haltung zu verbessern und damit zu einer verbesserten Koordination und Balance zu führen.

Wissenschaftliche Erklärung

Die Vorstellung, dass das Erlernen der Alexander-Technik die bewusste Änderung von gewohnheitsmäßigen, schädlichen physiologischen Reaktionen erlaubt, wird von psychophysiologischen Forschungsergebnissen gestützt, die darauf hinweisen, dass bestimmte Funktionen des autonomen Nervensystems willentlich moduliert werden können. Spezifische Untersuchungen der Alexander-Technik haben gezeigt, dass sie die Bewegungseffizienz beim Übergang von einer sitzenden in die stehende Position verbessert.

Anwender

Weltweit gibt es etwa 2000 Lehrer der Alexander-Technik. Sie kommen typischerweise aus den Bereichen darstellende Kunst, Tanz, Theater und Musik bzw. neuerdings aus der physikalischen oder Beschäftigungstherapie und Massage. Zur Erlangung eines Zertifikats müssen die Alexander-

Lehrer ein mindestens 3-jähriges Training in einem anerkannten Kurs mit mindestens 1600 Trainingsstunden absolvieren.

Häufige Indikationen

Dies sind chronische Schmerzen, Asthma, Arthrose, Stress und Kopf-schmerzen. Die Alexander-Technik wird auch von darstellenden Künst-lern und Sportlern genutzt.

Behandlungsszene

Die Sitzungen dauern 45–60 min und finden in einem Alexander-Studio mit Übungsplan und Spiegel statt. Der Klient oder Schüler wird aufgefor-dert, weite, bequeme Kleidung zu tragen, die Bewegungen erleichtert. Der Lehrer leitet den Alexander-Prozess mit Hilfe leichter Berührungen mit den Händen, durch die Bewegungen erlernt werden sollen, bei denen der Kopf führt und die Wirbelsäule folgt. Nach 5–10 Übungsstunden kann der Schüler eine erweiterte Bewegungsqualität erfahren und sich aneignen, die als »Gelassenheit« bezeichnet wird. Diese Fähigkeit kann dann durch spezielle Aktivitäten weiter ausgebaut werden.

Behandlungsverlauf

Zum Erlernen der grundlegenden Konzepte werden 30 Behandlungs-stunden empfohlen. Schüler, die sich ernsthaft mit der Technik auseinan-dersetzen, nehmen auch bis zu 100 h auf sich.

Klinische Evidenz

In kontrollierten Studien wurde bei gesunden Freiwilligen eine nach Ale-xander-Training verbesserte Atemfunktion beobachtet [1], ebenso eine größere Bewegungsreichweite bei älteren Frauen [2] sowie bei Musikstu-denten Verbesserungen im Vortrag bei verringerter Angst [3]. Eine un-kontrollierte Studie über ein multidisziplinäres Programm für 67 Patien-ten mit chronischen Rückenschmerzen, zu dem auch Unterrichtsstunden in Alexander-Technik gehörten, berichtete über eine 6 Monate lang an-haltende Besserung der Schmerzen [4]. Bei einer anderen Beobachtungs-studie mit 7 Parkinson-Patienten wurden eine Verringerung der Depres-sion und eine Verbesserung der Befähigung für alltägliche Verrichtun-gen nach Unterweisung in der Alexander-Technik beobachtet [5]. Darü-ber hinaus wurde über mehrere Fälle erfolgreicher Behandlung von Per-sonen mit Lernschwierigkeiten [6] und kraniomandibulären Störungen [7] berichtet.

Gegenanzeigen

Risiken

Gegenanzeigen sind nicht bekannt.

Anwendungsbeschränkungen/Warnhinweise

Das Erlernen der Alexander-Technik erfordert großes Engagement und viel Übung des Schülers.

Nebenwirkungen

Nebenwirkungen sind nicht bekannt.

Wechselwirkungen

Wechselwirkungen sind nicht bekannt.

Indirekte Risiken

Das Erlernen der Alexander-Technik kann eine notwendige medizinische Behandlung nicht ersetzen.

Bewertung

Es ist unklar, ob die Alexander-Technik einen spezifischen therapeutischen Effekt hat. Da sie aber nahezu vollständig sicher ist und offenbar bei der Behandlung unterschiedlicher Krankheitsbilder zu positiven Ergebnissen geführt hat, lohnt es sich, sie als Begleit- oder palliative Therapie für Patienten mit einem starken Interesse daran in Betracht zu ziehen.

Literatur

1. Austin JHM, Ausubel P (1992) Enhanced respiratory muscular function in normal adults after lessons in proprioceptive musculoskeletal education without exercises. Chest 102: 486–490
2. Dennis RJ (1999) Functional reach improvement in normal older women after Alexander technique instruction. J Gerontol – Biol Sci Med Sci 54: 8–11
3. Valentine ER, Fitzgerald DFP, Gorton TL, Hudson JA, Symonds ERC (1995) The effect of lessons in the Alexander technique on music performance in high and low stress situations. Psychol Music 23: 129–141
4. Elkayam O, Itzhak SB, Avrahami E et al. (1996) Multidisciplinary approach to chronic back pain: prognostic elements of the outcome. Clin Exp Rheum 14: 281–288
5. Stallibrass C (1997) An evaluation of the Alexander technique for the management of disability in Parkinson's disease – a preliminary study. Clin Rehab 11: 8–12
6. Maitland S, Horne R, Burton M (1996) An exploration of the application of the Alexander technique for people with learning disabilities. Br J Learning Disabil 24: 70–76
7. Knebelman S (1982) The Alexander technique in diagnosis and treatment of craniomandibular disorders. Basal Facts 5: 19–22

Weiterführende Literatur

Alexander FM (1996) The use of the self. Gollancz, London (Frederick Alexanders Bericht über seine Entwicklung der Methode)

Aromatherapie

Definition

Es handelt sich um den gezielten Einsatz von Pflanzenessenzen zu therapeutischen Zwecken.

Vergleichbare Verfahren

Massage

Der medizinische Einsatz von Pflanzenölen hat eine lange Geschichte im antiken Ägypten, in China und in Indien. Die Entwicklung der modernen Aromatherapie wird dem französischen Chemiker René Gattefosse zugeschrieben, der sich bei der Arbeit im Parfümlaboratorium die Hand verbrannte und sie sofort in gerade vorhandenes Lavendelöl tauchte. Die Verbrennung verheilte schnell und ohne Narbenbildung. Das bewog ihn, die potenziellen kurativen Eigenschaften von Pflanzenölen näher zu untersuchen. Er prägte den Begriff »Aromatherapie« im Jahre 1937.

Hintergrund-informationen

Ätherische Öle können bei Massagen oder in Form von Kompressen direkt auf die Haut aufgetragen werden, sie können als Badezusatz verwendet werden, in Wasserdampf inhaliert oder in der Raumluft mit einem Zerstäuber verteilt werden. Sie haben psychische und physiologische Wirkungen, und auch auf zellulärer Ebene sind Effekte nachweisbar. Entsprechend der chemischen Zusammensetzung der Öle und der individuellen Assoziationen des Einzelnen mit einem bestimmten Geruch können sie entspannend oder anregend wirken.

Traditionelle Vorstellungen

Der Geruch des Öls aktiviert den olfaktorischen Sinn. Dies aktiviert das limbische System, welches emotionale Reaktionen kontrolliert und an der Bildung und Erhaltung erlernter Erinnerungen beteiligt ist. Ätherische Öle werden auch über die Haut aufgenommen und gelangen durch Dermis und Unterhautfettgewebe in die Blutbahn. Laboruntersuchungen weisen darauf hin, dass die Ölmoleküle direkt Organfunktionen beeinflussen können. Allerdings ist die klinische Relevanz dieser Beobachtungen noch unklar.

Wissenschaftliche Erklärung

Die Aromatherapie ist im Wesentlichen keinen Regulierungen unterworfen. Verschiedene Aromatherapieverbände bieten Kurse an, bei denen die empfohlene Stundenzahl zwischen 180 und 500 liegt. Viele Krankenschwestern und Angehörige anderer medizinischer Berufe streben routinemäßig nach entsprechenden Qualifikationen.

Anwender

- Muskuloskelettale Schmerzen
- Angstzustände
- Stress
- Schlaflosigkeit
- Kopfschmerzen

Häufige Indikationen

In einer ersten Sitzung wird sich der Aromatherapeut nach der medizinischen Vorgeschichte seines Klienten, nach seiner Gesundheit, seinem Lebensstil und nach seinen Vorlieben und Abneigungen in Bezug auf spezifische Gerüche erkundigen. Gestützt auf diese Informationen wird der Therapeut dann bestimmte ätherische Öle auswählen, die er für den Patienten für geeignet hält. Die Behandlung besteht in der Regel aus einer Aromatherapiemassage und einer Beratung über die Verwendung bestimmter

Behandlungsszene

Öle in Bädern oder Zerstäubern zu Hause. Die erste Sitzung kann bis zu 2 h dauern. Folgebehandlungen dauern normalerweise eine Stunde.

Behandlungsverlauf

Bei chronischen Krankheitsbildern wird eine wöchentliche Behandlung über einen Zeitraum von mehreren Wochen empfohlen, mit 14-tägigen oder monatlichen Folgebehandlungen.

Klinische Evidenz

Ein systematischer Review aller RKS zur Aromatherapie ergab bei 6 Studien mit hospitalisierten Patienten, dass die Aromatherapiemassage eine leichte, vorübergehende angstlösende Wirkung hat [1]. Aufgrund des Fehlens einer unabhängigen Reproduktion der Daten wurden die Ergebnisse von 6 weiteren Studien als nicht schlüssig erachtet. Hierzu zählten positive Beobachtungen bei der Behandlung der Alopecia areata [2] und bei der Bronchitisprophylaxe [3] sowie negative Ergebnisse für postpartale Dammbeschwerden [4]. Ein anderer systematischer Übersichtsartikel befasste sich mit 4 RKS zur topischen Applikation von Teebaumöl [5]. Für die Anwendung bei Akne und Pilzinfektionen gab es vielversprechende, aber nicht zwingend überzeugende Ergebnisse.

Risiken

Gegenanzeigen
- Schwangerschaft
- Ansteckende Krankheiten
- Epilepsie
- Lokale Venenthrombosen
- Krampfadern
- Hautverletzungen
- Frische Operationen

Anwendungsbeschränkungen/Warnhinweise
Ätherische Öle sollten nicht oral oder unverdünnt auf der Haut angewendet werden. Manche Öle führen zu Photosensibilitätsreaktionen, einige haben ein kanzerogenes Potenzial. Allergische Reaktionen sind bei allen Ölen möglich.

Nebenwirkungen
- Allergische Reaktionen
- Übelkeit
- Kopfschmerzen

Wechselwirkungen
Es wird angenommen, dass viele ätherische Öle die Wirkung verschreibungspflichtiger Medikamente verstärken oder abschwächen können. Hierzu zählen Antibiotika, Beruhigungsmittel, Antihistaminika, krampfhemmende Mittel, Barbiturate, Morphium und Chinidin.

Qualitätshinweis

Handelsprodukte, die als »Aromatherapieöle« bezeichnet werden, können synthetisch oder auf andere Weise verfälscht sein und damit nicht dem reinen ätherischen Öl entsprechen.

Indirekte Risiken

Die Konsultation eines Aromatherapeuten bei bestimmten Symptomen kann das Einsetzen einer dem Krankheitsbild angemessenen medizinischen Behandlung verzögern. Aromatherapie sollte generell als Begleittherapie angesehen werden, nicht als Alternative zu konventioneller medizinischer Versorgung.

Als palliative oder unterstützende Behandlung scheint die Aromatherapie einen gewissen Nutzen zu haben, insbesondere bei der Verringerung von Ängsten. In den Händen von verantwortungsbewussten Therapeuten scheint sie mit wenigen Risiken verbunden zu sein, sodass sie als Begleittherapie für chronisch kranke Patienten oder Patienten mit psychosomatischen Störungen in Betracht gezogen werden sollte.

Bewertung

Literatur

1. Cooke B, Ernst E (2000) Aromatherapy: a systematic review. Br J Gen Pract 50: 493–496
2. Hay IC, Jamieson M, Ormerod AD (1998) Randomised trial of aromatherapy. Successful treatment for alopecia areata. Arch Dermatol 134: 1349–1352
3. Ferley JP, Poutignat N, Zmirou D et al. (1989) Prophylactic aromatherapy for supervening infections in patients with chronic bronchitis. Statistical evaluation conducted in clinics against a placebo. Phytother Res 3: 97–100
4. Dale A, Cornwell S (1994) The role of lavender oil in relieving perineal discomfort following childbirth: a blind randomised clinical trial. J Adv Nurs 19: 89–96
5. Ernst E, Huntley A (2000) Tea tree oil: a systematic review of randomized clinical trials. Forsch Komplementärmed Klass Naturheilkd 7: 17–20

Weiterführende Literatur

Price S, Price L (1999) Aromatherapy for health professionals, 2nd edn. Churchill Livingstone, Edinburgh
Vickers A (1998) Massage and aromatherapy: a guide for health professionals. Stanley Thornes, Cheltenham

Autogenes Training

Autogenes Training ist eine spezifische Methode regelmäßig durchgeführter geistiger Entspannungs- und Autosuggestionsübungen, deren Ziel das Bewusstwerden bestimmter mentaler oder physischer Störungen ist. Dieses Bewusstsein soll im Anschluss zur Selbstbehandlung genutzt werden. In den USA wird der Begriff »autogen« häufig für Verfahren ver-

Definition

wendet, bei denen die Patienten ihre eigenen Ressourcen zur Selbsthilfe nutzen, darunter Entspannungstechniken, Visualisierung oder Autosuggestion.

Vergleichbare Verfahren

Entspannungstechniken, Selbsthypnose

Hintergrundinformationen

Das autogene Training entwickelte sich im letzten Jahrzehnt des 19. Jahrhunderts. Ausgangspunkt war die Beobachtung, dass Personen, die vorher hypnotisiert worden waren, sich selbst leicht in einen hypnoseähnlichen Zustand versetzen konnten und dass dies – regelmäßig praktiziert – Stress reduzierte und zu erhöhter Leistungsfähigkeit führte. Um 1930 verfolgte Schultz diese Beobachtungen weiter und fügte die Technik der Autosuggestion hinzu. Er wollte die Passivität und die Abhängigkeit der Hypnose vermeiden und den Patienten selbst die Kontrolle übertragen. Schwere und Wärme waren die häufigsten Empfindungen in Hypnose. Daher lehrte Schultz seine Patienten, an Schwere und Wärme – zunächst in einem bestimmten Körperteil, später im ganzen Körper – zu denken. Diese Vorstellungen bilden die ersten beiden Übungen des autogenen Trainings; 4 weitere Übungen beziehen sich auf den Herzschlag, die Atmung, Wärmegefühl im Magen und Kühle der Stirn. Zusammen bilden sie die 6 Grundübungen des autogenen Trainings.

Um 1940 erweiterte der Pneumologe Luthe die Technik durch Übungen »formelhafter Vorsatzbildung«. Diese werden auf das Individuum zugeschnitten und bestehen aus der Wiederholung therapeutischer Suggestionen, um z. B. negative Gedankenmuster zu korrigieren. Später wurden für erfahrene Nutzer weitere meditative Übungen aufgenommen.

Die Methode wurde mit Hilfe von Vereinigungen interessierter Therapeuten bekannt gemacht; etwa 1970 gelangte sie auch nach England. Sie ist inzwischen in mehreren europäischen Ländern weit verbreitet, gehört aber nicht zu den am häufigsten angewandten komplementären Therapien.

Wissenschaftliche Erklärung

Es gibt bislang nur wenig neurophysiologische Forschung zum autogenen Training. Das Verfahren scheint die Effekte tiefgreifender Entspannung, die wohl das limbische System und das Hypothalamus-Hypophysen-System betreffen, mit psychotherapeutischen Aspekten der Autosuggestion zu verbinden.

Anwender

Anwender des autogenen Trainings haben häufig eine medizinische Ausbildung und integrieren die Methode in ihre Behandlungspraxis. Ein Beispiel hierfür stellen Psychiater in Deutschland dar. Es gibt keine gesetzlichen Regelungen oder Beschränkungen dazu, wer autogenes Training therapeutisch einsetzen darf. In einigen Ländern gibt es Vereinigungen, die weiterhin insbesondere die »klassische Methode« von Schultz und Luthe propagieren.

- Stressreaktionen
- Angstzustände
- Phobien
- Depression
- Schlafstörungen
- Kopfschmerzen
- Migräne
- Prämenstruelles Syndrom
- Chronische Schmerzen
- Funktionsstörungen von Blase oder Darm
- Dyspepsie
- Asthma
- Angina pectoris
- Bluthochdruck

Behandlungsszene

In einem ruhigen Raum werden den Patienten (es handelt sich in der Regel um Gruppenstunden) zuerst die empfohlenen 3 Grundhaltungen erklärt. Dann lernen sie, sich passiv auf die Schwere ihres dominanten Armes zu konzentrieren und dieses Gefühl auf den ganzen Körper auszudehnen. Darauf folgen Unterweisungen in den anderen Grundübungen. Diese Übungen sollten 3-mal täglich für jeweils etwa 10 min durchgeführt werden. Die Patienten werden aufgefordert, ein Tagebuch zu führen, damit der Lehrer Lernprozess und Reaktionen verfolgen kann. Sobald der Patient die Grundübungen beherrscht, werden formelhafte Vorsatzübungen dazugenommen, die der Therapeut im persönlichen Gespräch mit dem Klienten entwirft. Wenn man bereits reichlich Erfahrung gesammelt hat, kann fortgeschrittenes autogenes Training erlernt werden. Hierbei wird der autogene Zustand verlängert, meditative Übungen über immer abstraktere Themen kommen hinzu.

Behandlungsverlauf

Üblicherweise werden 8–10 Sitzungen zum Erlernen der Methode benötigt. Weitere Betreuung ist nicht nötig.

Klinische Evidenz

Ein systematischer Review aller kontrollierten Studien kam zu positiven Ergebnissen für einige Krankheitsbilder (Bluthochdruck, Asthma, Darmerkrankungen, Glaukom und Ekzem), allerdings wurde die Qualität der Studien nicht bewertet [1]. Von 5 Studien zu autogenem Training bei Bluthochdruck, die in einem weiteren systematischen Review bewertet wurden, kamen 4 zu positiven Ergebnissen [2]; 7 von 8 Studien zur Anwendung von autogenem Training bei Angstzuständen (auch experimentell induziert) kamen ebenfalls zu positiven Ergebnissen, wie in einem Review zusammengefasst wurde [3]. Leider war jedoch in beiden Fällen die Qualität der Studien zu schlecht, um endgültig gesicherte Schlussfolgerungen zuzulassen.

Risiken

Gegenanzeigen

Schwere geistige Störungen stellen Gegenanzeigen dar, zudem latente Psychosen und Persönlichkeitsstörungen, da diese durch die Introspektion ausgelöst werden könnten. Auch für Kinder unter 5 Jahren ist autogenes Training nicht geeignet.

Anwendungsbeschränkungen/Warnhinweise

Autogenes Training sollte bei Krankheiten nur als Ergänzung zur Standardtherapie betrachtet werden. Manche Menschen lernen die Technik nur schwer.

Nebenwirkungen

Es können Reaktionen auf das autogene Training, wie ungewohnte Körperempfindungen, vorkommen.

Wechselwirkungen

Eine Standardtherapie (z. B. gegen Bluthochdruck) sollte während der Lernphase des autogenen Trainings noch regelmäßiger überwacht werden, um möglicherweise notwendige Änderungen in der Medikation schnell feststellen zu können.

Indirekte Risiken

Wird autogenes Training als therapeutisches Mittel von medizinisch nicht ausgebildeten Trainern benutzt, besteht die Gefahr, dass notwendige konventionelle Diagnosen und Behandlungen verzögert werden.

Bewertung

Obgleich es keine harten Beweise für die Effektivität von autogenem Training im Vergleich zu geeigneten Kontrolltherapien gibt, empfinden Patienten die Methode bei etlichen Krankheitsbildern als hilfreich. Unter Anleitung von Trainern, die die Grenzen des Verfahrens erkennen, sollte es sicher sein.

Literatur

1. Stetter F, Kupper S (1998) Autogenes Training – qualitative Meta-Analyse kontrollierter klinischer Studien und Beziehungen zur Naturheilkunde. Forsch Komplementärmed 5: 211–223
2. Kanji N, White AR, Ernst E (1999) Anti-hypertensive effects of autogenic training: a systematic review. Perfusion 12: 279–282
3. Kanji N, Ernst E (2000) Autogenic training for stress and anxiety: a systematic review. Compl Ther Med 8: 106–110

Weiterführende Literatur

Luthe W (1962) Autogenic therapy. Vol I, autogenic methods. Grune and Stratton, New York
Luthe W (1969) Autogenic therapy. Vol II, medical applications. Grune and Stratton, New York

Luthe W (1969) Autogenic therapy. Vol III, applications in psychotherapy. Grune and Stratton, New York
(vollständige Beschreibung des Therapieverfahrens durch einen seiner Gründer)

Bach-Blüten-Therapie

▬ Blütentherapie	**Synonyme**
▬ Blütenessenzentherapie	

Es handelt sich um ein therapeutisches System, das auf definierte Weise hergestellte Pflanzenauszüge verwendet, um physische und emotionale Störungen auszugleichen. — **Definition**

Dr. Edward Bach war Anfang des 20. Jahrhunderts als Mikrobiologe am Royal London Homeopathic Hospital tätig. Durch Hahnemann und Jung angeregt, entwickelte er sein eigenes medizinisches System. Dr. Bach zufolge wurzeln alle menschlichen Krankheiten und Leiden in Störungen des emotionalen Gleichgewichts. Er identifizierte 38 Blütenmittel, mit denen – seiner Ansicht nach – fast alle Krankheiten erfolgreich behandelt werden können. — **Hintergrundinformationen**

Die 38 Blütenmittel werden in 7 therapeutische Gruppen unterteilt, und zwar für die Gemütszustände Depression, Angst, mangelndes Interesse an der Gegenwart, Einsamkeit, übermäßige Sorge um das Wohlergehen Anderer, übermäßige Sensibilität und Unsicherheit. Bach beschrieb für jede dieser Gefühlslagen bestimmte Blüten als passende Mittel. — **Traditionelle Vorstellungen**

Die Blütenessenzen werden hergestellt, indem frisch gepflückte, sonnenexponierte Pflanzen in Quellwasser gestellt werden, dem zur besseren Konservierung etwas Brandy beigemischt wird. Die Verschreibung der gewonnen Essenzen durch spezialisierte Therapeuten ist sehr individueller Natur und hochgradig intuitiv. Nach Bach wirken die Blüten nicht durch ihre pharmakologischen Eigenschaften, sondern durch ihre »Energie«. Damit ergeben sich Ähnlichkeiten zur Homöopathie, obgleich dies viele Homöopathen abstreiten.

Der Begriff der »Energie« wurde in diesem Zusammenhang nicht wissenschaftlich definiert. Die Methode ist aus wissenschaftlicher Sicht nicht plausibel. — **Wissenschaftliche Erklärung**

Therapeuten, die Bach-Blüten anwenden, sind in der Regel nicht medizinisch ausgebildet und verwenden die Essenzen häufig in Verbindung mit anderen komplementärmedizinischen Verfahren. Die Blütenessenzen sind auch zur Selbstbehandlung beliebt und in vielen Apotheken und Reformhäusern erhältlich. — **Anwender**

Häufige Indikationen

Den Vertretern des Verfahrens zufolge zielen die Bach-Blütenessenzen nicht auf bestimmte Krankheitsbilder, sondern auf die ihnen zugrunde liegenden Störungen des emotionalen Gleichgewichts. Die sog. Notfalltropfen (»Rescue-Tropfen«, »Bach-Komplexmittel«), die aus 5 Blüten in Kombination gewonnen werden, werden als Mittel der ersten Hilfe im Notfall propagiert.

Behandlungsszene

Bach-Blütenessenzen werden frei zur Selbstmedikation verkauft. Somit suchen viele Nutzer keinen spezialisierten Therapeuten auf. Wenn sie dies doch tun, gehört zur Beratung eine detaillierte Befragung zur Krankengeschichte; physische Untersuchungen finden nur selten, meist überhaupt nicht statt. Zum Schluss verschreibt der Therapeut das seiner Meinung nach geeignetste Blütenmittel.

Behandlungsverlauf

Häufig stellt die einmalige Verschreibung bereits die vollständige Behandlung dar. Für andauernde Beschwerden werden meist mehrere Therapeutenbesuche für nötig gehalten. Die Blütenessenzen werden oft zum Langzeitgebrauch empfohlen.

Klinische Evidenz

Es gibt zahlreiche anekdotische Berichte über therapeutische Erfolge. Allerdings existieren nur sehr wenige kontrollierte klinische Studien, deren Ergebnisse zudem nicht schlüssig sind, nicht zuletzt wegen methodischer Schwächen. Eine randomisierte, placebokontrollierte Doppelblindstudie [1] untersuchte das Rescue-Mittel gegen Prüfungsängste bei 100 Universitätsstudenten. Das Ergebnis zeigte keinen signifikanten Unterschied zwischen Medikation und Placebo. Bei einer vergleichbaren Studie reagierten 61 Studenten positiv auf die Rescue-Tropfen und auf Placebo [2]. Die Autoren kamen daraufhin zu dem Schluss, ›dass die Blütenmittel effektive Placebos gegen Prüfungsangst sind, ohne spezifischen Effekt‹.

Risiken

Gegenanzeigen

Gegenanzeigen sind nicht bekannt.

Anwendungsbeschränkungen/Warnhinweise

Blütenessenzen enthalten Alkohol.

Nebenwirkungen

Da die Bach-Blütenessenzen nur geringe Dosen an pharmakologisch wirksamen Inhaltsstoffen enthalten (abgesehen von Brandy), ist das Risiko von Nebenwirkungen gering.

Wechselwirkungen

Wechselwirkungen sind nicht bekannt.

Indirekte Risiken

Die Behandlung mit Bach-Blütenessenzen kann indirekt schädlich sein, wenn sie die Inanspruchnahme anderer lebensnotwendiger medizinischer Therapien verhindert.

Nach der vorliegenden Evidenz müssen Bach-Blütenessenzen als nicht mit spezifischen therapeutischen Effekten verbunden betrachtet werden. Sie sind aber auch frei von direkten Risiken. Damit scheint sich ihre Nützlichkeit auf die einer Placebotherapie zu beschränken.

Bewertung

Literatur

1. Armstrong NC, Ernst E (1999) A randomized, double-blind, placebo-controlled trial of Bach Flower Remedy. Perfusion 11: 440–446
2. Walach H, Rilling C, Engelke U (2000) Bach flower remedies are ineffective for test anxiety: results of a blinded, placebo-controlled, randomized trial. Forsch Komplementärmed Klass Naturheilkd 7: 55

Weiterführende Literatur
Bach E (1933) The twelve healers and other remedies. CW Daniel, Saffron Walden

Biofeedback

Es handelt sich um die Nutzung von Apparaten zur Aufzeichnung, Verstärkung und Rückübertragung von Informationen über physiologische Reaktionen in einer Art und Weise, die es dem Patienten erlaubt, die Regulierung dieser Reaktionen zu erlernen. Biofeedback ist eine Form von psychophysiologischer Selbstregulierung.

Definition

Biofeedback wird häufig als Ergänzung zu Entspannungsmethoden genutzt.

Vergleichbare Verfahren

Die Kontrolle physiologischer Reaktionen (Atmung, Herzschlag etc.) ist seit langem Teil traditioneller fernöstlicher Praktiken wie Meditation und Yoga. Um 1960 konzentrierten sich Pioniere der Elektroenzephalographie-(EEG)Forschung im Westen auf die Versuche von Freiwilligen, α-Wellen bewusst zu reproduzieren. Sie beobachteten, dass dadurch ein Zustand tiefer Entspannung, kreativer Träumerei und meditativer Klarheit erreicht wurde. Im Weiteren wurden anstelle des EEG andere physiologische Messmethoden benutzt. Der allgemeine Begriff »Biofeedback« wurde 1969 geprägt.

Hintergrundinformationen

Dem Verfahren liegt die Vorstellung zugrunde, dass physiologische Reaktionen des Körpers willentlich gesteuert werden können, sobald man sich ihrer bewusst geworden ist. Einfache Aufmerksamkeit reicht hierzu aus,

Traditionelle Vorstellungen

bewusste Anstrengungen sind eher hinderlich. Jede beliebige physiologische Reaktion, die aufgezeichnet und verfolgt werden kann, eignet sich für Biofeedback. Am häufigsten genutzt werden die elektrischen Hirnaktivitäten (EEG-Biofeedback), Hauttemperatur (thermisch), Muskelspannung oder Elektromyographie (EMG), galvanischer Hautwiderstand oder elektrodermaler Widerstand, Blutdruck, Atemfrequenz und Durchblutung. Die Information über den gewählten Parameter erhält der Patient kontinuierlich durch ein visuelles oder auditives Signal. Es ist Ziel der Behandlung, dass der Patient die Kontrolle über die körperliche Reaktion erlangt, und zwar unabhängig von dem Biofeedback-Apparat. Biofeedback wird in der Regel als Ergänzung zu anderen Therapien genutzt, insbesondere Entspannungsverfahren mit Erkenntnistherapie und Stressbewältigung.

Wissenschaftliche Erklärung

Es wurde wiederholt gezeigt, dass es möglich ist, physiologische Reaktionen willentlich zu ändern, v. a. bei EEG-Parametern, obgleich der genaue Mechanismus bislang unbekannt ist. Die Interaktion zwischen Körper und Willen läuft wahrscheinlich über das limbische System und wirkt auf das Hypothalamus-Hypophysen-System und die autonome Kontrolle.

Anwender

Biofeedback-Verfahren wurden ursprünglich in der psychologischen Beratung, von klinischen Psychologen und Verhaltenstherapeuten genutzt, aber dank ihrer Einfachheit werden sie inzwischen von einer Vielzahl von Therapeuten im Gesundheitsbereich ebenso wie von Sozialarbeitern, Stressberatern etc. eingesetzt. In den USA gibt es eine Zertifizierungsagentur, die eine Mindestzahl an Trainingsstunden und überwachte klinische Erfahrung mit der Methode verlangt.

Häufige Indikationen

Indikationen sind Krankheitsbilder, die mit Muskelspannung assoziiert sind – z. B. Kopfschmerzen, chronische Schmerzen und Muskelspasmen –, zudem Probleme und Krankheitsbilder, die durch mentale Beruhigung wahrscheinlich gebessert werden – wie Stress, Angstzustände, Asthma, Aufmerksamkeitsdefizitsyndrom, Migräne, Missbrauch psychotroper Substanzen, Epilepsie und Schlafstörungen –, außerdem Krankheitsbilder, die auf direktem Wege durch die physiologischen Änderungen beeinflusst werden – wie Bluthochdruck, Harn- und Stuhlinkontinenz, Reizdarmsyndrom und Raynaud-Phänomen.

Behandlungsszene

Während einer standardisierten Anamnese wird der Patient über das anstehende Problem aufgeklärt, wie etwa die Bedeutung von Stress bei der Symptomentstehung. Am sitzenden oder liegenden Patienten werden dann die zur Messung notwendigen Geräte (z. B. Sphygmanometer, EMG-Gerät) befestigt. Die Messwerte werden in ein akustisches oder optisches Signal umgewandelt, das der Patient hören bzw. sehen kann. In der Regel lernen die Patienten recht schnell, wie sie die Signale in der gewünschten Richtung beeinflussen können.

Die Patienten kommen häufig in wöchentlichen Abständen, um ihren Zu- | **Behandlungsverlauf**
stand messen zu lassen und den Biofeedback-Prozess zu wiederholen. Kurse bestehen aus 4–10 Sitzungen, abhängig von Krankheitsbild und individueller Reaktion, in manchen Fällen sind Wiederholungssitzungen über einen längeren Zeitraum nötig. Zu Beginn dauern die Therapieeinheiten eine Stunde, später 45 min. In vielen Fällen empfehlen die Therapeuten Übungen mit unterstützenden Techniken für zu Hause. Einige Patienten wollen den Biofeedback-Apparat auch kaufen, um die Trainingseinheiten zu Hause fortsetzen zu können. Mit der Zeit lernen die meisten Patienten, die physiologischen Vorgänge auch ohne Geräte zu steuern.

Klinische Evidenz

Systematische Reviews aller klinischen Studien (einschließlich Beobachtungsstudien) über die Effektivität von Biofeedback bei Spannungskopfschmerzen [1], Migräne bei Erwachsenen [2] und Migräne bei Kindern [3] weisen darauf hin, dass es effektiver ist als Entspannungstechniken allein und dass die Kombination von Entspannungstechniken und Biofeedback effektiver ist als jede Methode für sich genommen. Es wurde vermutet, dass die Effekte eher auf verbesserte Eigenwirksamkeit statt auf direkte Auswirkungen auf das Krankheitsbild zurückzuführen sind [4]. Es gibt auch Hinweise auf einen Effekt bei Aufmerksamkeitsdefizitsyndrom (z. B. [5]). Die physiologischen Änderungen, die durch Biofeedback erzielt werden können, lassen sich auch direkt klinisch nutzen, wie Studien über verbesserte Durchblutung der unteren Extremitäten bei Diabetikern zeigen [6].

Gegenanzeigen

Risiken

Gegenanzeigen sind nicht bekannt.

Anwendungsbeschränkungen/Warnhinweise
Wie andere Therapien auch, die eine Änderung des Geisteszustandes induzieren, sollte Biofeedback bei Fällen von Psychosen oder schweren Persönlichkeitsstörungen nur unter medizinischer Aufsicht angewandt werden.

Nebenwirkungen
Es gibt vereinzelte Berichte über die Assoziation von Biofeedback mit akuten Angstzuständen, Benommenheit, Desorientierung und einem Gefühl des Schwebens.

Wechselwirkungen
Bei Patienten, die Medikamente einnehmen, welche in die Homöostase eingreifen, wie Insulin oder Mittel gegen Bluthochdruck, muss ggf. die Dosis angepasst werden.

Indirekte Risiken
Wird Biofeedback ohne medizinische Diagnose und Therapie für medizinische Zwecke genutzt, bestehen Risiken durch eine Verzögerung evtl. notwendiger konventioneller Behandlungen.

Bewertung

Obgleich die Evidenz in Bezug auf Biofeedback noch nicht wirklich schlüssig ist, sind die damit verbundenen Risiken sehr gering, wenn die Unterweisung durch kompetente Fachleute erfolgt. Jeder beobachtete Nutzen ist daher wertvoll.

Literatur

1. Bogaards MCD, ter Kuile MM (1994) Treatment of recurrent tension headache: a meta-analytic review. Clin J Pain 10: 174–190
2. Holroyd KA, Penzien DB (1990) Pharmacological versus non-pharmacological prophylaxis of recurrent migraine headache: a meta-analytic review of clinical trials. Pain 42: 1–13
3. Hermann C, Kim M, Blanchard EB (1995) Behavioral and prophylactic pharmacological intervention studies of pediatric migraine: an exploratory meta-analysis. Pain 60: 239–256
4. Rokicki LA, Holroyd KA, France CR et al. (1997) Change mechanisms associated with combined relaxation/EMG biofeedback training for chronic tension headache. Appl Psychophysiol Biofeedback 22: 21–41
5. Linden M, Habib T, Radojevic V (1996) A controlled study of the effects of EEG biofeedback on cognition and behavior of children with attention deficit disorder and learning disabilities. Biofeedback Self Regul 21: 35–49
6. Rice BI, Schindler JV (1992) Effect of thermal biofeedback-assisted relaxation training on blood circulation in the lower extremities of a population with diabetes. Diabetes Care 15: 853–858

Weiterführende Literatur

Basmajian JV (1974) Biofeedback – principles and practice for clinicians. Williams and Wilkins, Baltimore (ursprüngliche klassische Beschreibung des Verfahrens und seiner Anwendungen)

Chelattherapie

Synonym

EDTA-Therapie

Definition

Es handelt sich um ein Verfahren, mit dessen Hilfe Toxine, Mineralien und metabolische Abbauprodukte aus dem Blut und von Gefäßwänden durch intravenöse EDTA-(Ethylendiamintetraazetat-)Infusionen entfernt werden.

Hintergrund-informationen

Das Verfahren wurde um 1950 eingeführt. In der konventionellen Medizin ist es eine etablierte Therapieform bei Schwermetallvergiftung. Es scheint, dass einige Ärzte eine Besserung auch anderer Symptome bei Patienten beobachteten, die mit der Chelattherapie behandelt worden waren. Daraufhin wurde es als »alternative« Therapie für etliche weitere Krankheitsbilder, die nicht mit einer Schwermetallvergiftung in Zusammenhang stehen, entwickelt.

Es wurde behauptet, dass das Verfahren durch die Chelatbildung geeignet ist, Kalziumablagerungen aus arteriosklerotischen Plaques zu entfernen und damit eine kausale Therapie der Arteriosklerose ermöglicht. Diese Vorstellung beruht auf einer überholten Theorie zur Entstehung der Arteriosklerose. Neuere Theorien über die Wirkung der Chelattherapie bei Arteriosklerose beziehen sich auf andere Mechanismen, wie etwa antioxidative Wirkung, Abfangen freier Radikale, Inhibierung der LDL-Oxidation, Verminderung von Reperfusionsverletzungen oder hämorheologischer Aktivität. Während es sich dabei um gut begründete Theorien zu ischämischen Verletzungen handelt, bleibt unklar, in welchem Maß die Chelattherapie derartige Effekte in vivo auslöst und ob solche Effekte zu klinischen Änderungen führen.

Traditionelle Vorstellungen und wissenschaftliche Erklärung

Die Chelattherapie in ihrer »alternativen« Form wird heute in den USA von mehr als 1000 Ärzten angewandt. Auch in Europa praktizieren sie zahlreiche Therapeuten, die überwiegend eine medizinische Ausbildung haben.

Anwender

In der KAM wird das Verfahren überwiegend zur Induktion einer Regression arteriosklerotischer Läsionen angewandt, z. B. bei ischämischer Herzkrankheit, Claudicatio intermittens, zur Schlaganfallprävention oder als Alternative zu Bypassoperationen. Ferner sollen folgende Krankheitsbilder darauf ansprechen: Arthritis, andere Bindegewebserkrankungen, Sehstörungen, Hörprobleme, Störungen des Geruchssinns oder des Gedächtnisses, Katarakt, Diabetes, Emphyseme, Gallensteine, Bluthochdruck, Osteoporose, M. Parkinson und Nierenkrankheiten.

Häufige Indikationen

Der Therapeut würde normalerweise eine konventionelle Anamnese durchführen und eine konventionelle Diagnose stellen. Zur Behandlung erhält der Patient dann eine langsame Infusion von EDTA, üblicherweise kombiniert mit Vitaminen, Spurenelementen und Eisensupplementen. Eine Sitzung kann eine Stunde oder länger dauern.

Behandlungsszene

Eine Einzelbehandlung wird nur ausnahmsweise als ausreichend angesehen. Eine Folge von Behandlungen umfasst häufig 10–30 Sitzungen über mehrere Monate hinweg. Die Kosten liegen in der Regel bei etwa 3000 Euro.

Behandlungsverlauf

Ein systematischer Review aller 4 randomisierten, placebokontrollierten Doppelblindstudien zur Chelattherapie bei Claudicatio intermittens ergab keine überzeugenden Hinweise auf ihre Effektivität [1]. Die Autoren kamen zu folgendem Schluss: »Die Chelattherapie bei peripherer arterieller Verschlusskrankheit ist Placebo nicht überlegen ... Sie sollte nun als obsolet betrachtet werden.« [1].
    Ein weiterer systematischer Review umfasste alle kontrollierten und unkontrollierten klinischen Studien zur Chelattherapie bei ischämischer

Klinische Evidenz

Herzkrankheit unabhängig vom Studiendesign [2]. Zahlreiche Fallberichte und Fallserien wurden gefunden, jedoch nur 2 kontrollierte klinische Studien. Diese letztere Studie fand keine überzeugenden Hinweise auf eine Effektivität. Die Autoren schlossen: »Diese Behandlungsform sollte als obsolet betrachtet werden.« [2].

Risiken

Gegenanzeigen

Diese sind von Chelattherapeuten nicht genau definiert.

Anwendungsbeschränkungen/Warnhinweise

- Niereninsuffizienz
- Schwangerschaft
- Blutungsstörungen

Nebenwirkungen

Es wurden Nierenversagen, Arrhythmien, Tetanie, Hypokalzämie, Hypoglykämie, Bluthochdruck, Knochenmarkdepression, verlängerte Blutungszeit, Krämpfe, Atemstillstand und Autoimmunerkrankungen beschrieben. Es wurde über mehrere Todesfälle berichtet, die nur geringe Zweifel daran lassen, dass die Chelattherapie der ursächliche Faktor war.

Wechselwirkungen

- Kalziumsupplementation
- Renale Medikamentenclearance

Indirekte Risiken

Diese bestehen in einem Zeitverlust in Bezug auf potenziell lebensrettende Maßnahmen (z. B. Bypassoperationen).

Bewertung

Die dokumentierten Risiken der alternativ genutzten Chelattherapie überwiegen ihren möglichen Nutzen bei weitem. Vertreter der Chelattherapie könnten argumentieren, dass mit einer weiter verbesserten Behandlungsmethodik die Probleme der »Anfangszeit« ausgeräumt wurden. Diese Behauptung ist aber ohne zuverlässige Beweise nicht überzeugend. Die Chelattherapie wird mit Ausnahme der Indikation »Schwermetallvergiftung« nicht empfohlen.

Literatur

1. Ernst E (1997) Chelation therapy for peripheral arterial occlusive disease. Circulation 96: 1031–1033
2. Ernst E (2000) Chelation therapy for coronary heart disease. An overview of all clinical investigations. Am Heart J 140: 139–141

Weiterführende Literatur

Gier MT, Meyers DG (1993) So much writing, so little science. A review of 37 years of literature on EDTA chelation therapy. Ann Pharmacother 27: 1504–1509 (knapper Übersichtsartikel über die postulierten Mechanismen und die klinische Evidenz)

Chiropraktik

Es handelt sich um eine Behandlungsmethode, die auf der Überzeugung basiert, dass das Nervensystem die wichtigste Gesundheitsdeterminante ist und dass die meisten Krankheiten auf Subluxationen der Wirbelkörper beruhen, die mit Wirbelsäulenmanipulationen behandelt werden können.

Definition

Osteopathie, manuelle Medizin, spinale Manipulation, spinale Mobilisierung

Vergleichbare Verfahren

Einige therapeutische Elemente der Chiropraktik, wie etwa die spinalen Manipulationen, gehen auf das Altertum zurück und wurden von Knochensetzern in der gesamten Geschichte der (Volks-)Medizin benutzt. Im Jahre 1895 behandelte der Gründer der Chiropraktik, D.D. Palmer (1845–1913), der Inhaber eines Lebensmittelgeschäfts im amerikanischen Mittelwesten war, den Hals eines Hausmeisters und soll ihn angeblich auf diese Weise von seiner Taubheit geheilt haben. Dies war die Geburtsstunde der Chiropraktik. Der Begriff »Chiropraktik« wurde von Palmer aus den griechischen Wörtern »cheir« (Hand) und »praxis« (Handlung) zusammengesetzt.

Hintergrundinformationen

In den folgenden Jahrzehnten durchlief die Chiropraktik eine wechselvolle Geschichte, die von dem Gezänk zwischen verschiedenen Richtungen ihrer Anwender bestimmt wurde. Die »Puristen« halten sich strikt an Palmers Lehren, wie an ein Dogma, wohingegen die Anhänger der »Mischform« eine liberalere Einstellung haben. Während eines großen Teiles des vergangenen Jahrhunderts tobte auch ein erbitterter Streit zwischen der konventionellen Medizin und der Chiropraktik. In neuerer Zeit sind die Chiropraktiker zu anerkannten Fachkräften des Gesundheitswesens geworden, und ihre Behandlungsmethoden werden nun nach den Prinzipien der evidenzbasierten Medizin objektiv evaluiert.

Palmer argumentierte, dass der normale Muskeltonus Druck auf die Nerven ausübt. Krankheiten werden, seiner Folgerung nach, durch fehlerhafte Stellung oder Subluxation der Wirbel verursacht, die exzessiven oder falschen Druck auf die Nerven des Rückenmarks ausüben. Das Einrichten der verschobenen Wirbel wurde als die einzig richtige Art der Wiederherstellung der Gesundheit betrachtet.

Traditionelle Vorstellungen

Chiropraktiker nutzen verschiedene manuelle therapeutische und diagnostische Techniken. Ihre wichtigste therapeutische Methode ist die

Wirbelsäulenmanipulation. Sie beinhaltet sehr schnelle manuelle Stöße mit geringer Amplitude gegen die Wirbelgelenke, um sie leicht über ihren normalen passiven Bewegungsradius hinaus zu dehnen. Bei der spinalen Mobilisierung dagegen wird manuell Kraft auf die Wirbelgelenke ausgeübt, ohne Stöße und innerhalb des passiven Bewegungsradius.

Wissenschaftliche Erklärung

Die grundsätzliche Prämisse, dass Subluxationen die Ursache sämtlicher Krankheiten sind, hat keine wissenschaftliche Grundlage. Die spinale Mobilisierung hat, wie gezeigt wurde, verschiedene physiologische Effekte (etwa Reduktion von Muskelverspannungen, Inhibierung der nozizeptiven Transmission), und rein intuitiv kann man folgern, dass dies die Gelenkfunktion verbessern und Schmerzen, die auf Abnormalitäten der Wirbelsäule beruhen, lindern kann.

Anwender

Definitionsgemäß wird Chiropraktik von Chiropraktikern ausgeübt. Wirbelsäulenmanipulationen und -mobilisierungen werden aber auch von Osteopathen, naturheilkundlichen Ärzten, Physiotherapeuten und Ärzten im Allgemeinen vorgenommen. In den USA und in England brauchen Chiropraktiker eine Praxislizenz.

Häufige Indikationen

- Muskuloskelettale Probleme, genauer Schmerzen an der Wirbelsäule
- Asthma
- Kardiovaskuläre Probleme
- Migräne
- Kopfschmerzen
- Reizdarmsyndrom

Behandlungsszene

Ein Chiropraktiker wird die Patientenanamnese aufnehmen und eine gründliche physische Untersuchung vornehmen. In den meisten Fällen wird dies durch Röntgenaufnahmen der Wirbelsäule und möglicherweise weitere Tests ergänzt. Das erste Gespräch kann ausschließlich diagnostischen Zwecken dienen. Bei den darauf folgenden Behandlungen muss sich der Patient teilweise ausziehen. Zur Behandlung gehören stets manuelle Techniken, die am sitzenden oder liegenden Patienten durchgeführt werden. Die Behandlungen dauern 20 min oder länger.

Behandlungsverlauf

Wie viele Behandlungen benötigt werden, ist sehr unterschiedlich. Eine Behandlungsserie kann 5–20 Sitzungen umfassen. Häufig wird zu wiederholten Behandlungszyklen oder prophylaktischen Behandlungen geraten.

Klinische Evidenz

Es wurden zahlreiche systematische Reviews über (chiropraktische) spinale Manipulation veröffentlicht. Ein kürzlich erschienener gründlicher Übersichtsartikel von einem Chiropraktiker über die beste vorliegende Evidenz [1] kam zu folgenden Schlüssen: »Es gibt eine mäßige Evidenz für die Kurzzeiteffektivität von spinalen Manipulationen in der Behandlung akuter Kreuzschmerzen« sowie eine »mittlere Evidenz, dass sie im Vergleich zu Placebo und anderen verbreiteten Behandlungsverfahren, wie etwa den von Allgemeinärzten verwendeten Methoden bei chronischen Kreuzschmerzen, effektiv sind.« Bei gemischten chronischen und akuten Kreuzschmerzen und bei Ischias wurde die Evidenzlage als nicht schlüssig eingeschätzt.

Andere systematische Reviews kommen zu deutlich schlechteren Ergebnissen (▶ s. Kap. »Rückenschmerzen«). Im Licht verschiedener nationaler Leitlinien, die Empfehlungen über die Anwendung von Chiropraktik bei der Behandlung von Kreuzschmerzen enthalten, mögen diese Ergebnisse überraschen. Jedoch lassen 2 neuere Studien, die in die oben aufgeführte Analyse [1] noch nicht aufgenommen sind und zu dem Schluss kamen, dass Chiropraktik keinen überzeugenden Vorteil im Vergleich zu anderen Behandlungsformen bei Kreuzschmerzen [2, 3] bietet, den Verdacht zu, dass die ersten Analysen eher zu optimistisch ausfielen. Der gemeinsame Nenner dieser etwas verwirrenden Aussagen besteht darin, dass die Effektivität von Chiropraktik bei Rückenschmerzen ungewiss ist.

Ein systematischer Review über Wirbelsäulenmanipulation bei nicht migränebedingten Kopfschmerzen umfasste 6 RKS mit insgesamt 286 Patienten und ließ ermutigende, wenn auch noch nicht vollkommen überzeugende therapeutische Effekte erkennen [4]. Insbesondere betonen die Autoren, dass es auf diesem Gebiet keine wirklich qualitativ hochwertigen Studien gibt.

Zahlreiche andere Indikationen wurden mit Hilfe kontrollierter klinischer Studien untersucht. Die geringe Zahl der vorliegenden Daten und die im Durchschnitt geringe Studienqualität verhindern aber zuverlässige Schlussfolgerungen.

Gegenanzeigen
- Fortgeschrittene Osteoporose
- Blutgerinnungsstörungen
- Maligne oder entzündliche Wirbelsäulenerkrankungen
- Antikoagulanzienbehandlung

Anwendungsbeschränkungen/Warnhinweise
- Ältere Patienten
- Personen, die sich bei engem Kontakt unwohl fühlen

Nebenwirkungen
Ernsthafte Nebenwirkungen sind vermutlich selten. Sie umfassen eine Durchtrennung von Arterien und – bei Manipulation an den oberen Wirbeln – Schlaganfall sowie – bei Manipulation an den unteren Wirbeln – das Kaudasyndrom [5, 6]. Über leichte, vorübergehende Nebenwirkungen wie lokale Missempfindungen wird von ungefähr 50% der Patienten berichtet [7, 8].

Risiken

Wechselwirkungen

Bei Patienten, die mit Antikoagulanzien behandelt werden, besteht ein erhöhtes Risiko für Hirnschlag.

Indirekte Risiken

- Behinderung oder Verzögerung effektiver konventioneller Behandlung bei ernsten Krankheitsbildern
- Übermäßiger Gebrauch von Röntgenuntersuchungen
- Die Tatsache, dass manche Chiropraktiker von Impfungen abraten (▶ s. Kap. 6.6)
- Unzuverlässigkeit der von Chiropraktikern verwendeten diagnostischen Methoden (▶ s. Kap. »Diagnostische Verfahren«)

Bewertung

Obgleich die vorliegende Evidenz keineswegs überzeugend ist, lässt sich nicht ausschließen, dass Chiropraktik bei akuten und chronischen Kreuzschmerzen hilfreich sein könnte. Angesichts der Tatsache, dass es dafür keine wirklich wirksamen konventionellen Therapien gibt, mag es sich lohnen, Chiropraktik für diese Patienten in Betracht zu ziehen. Das mit Chiropraktik verbundene Risiko in Bezug auf lebensbedrohliche Ereignisse mag als gering betrachtet werden, ist jedoch in Bezug auf leichte, vorübergehende Beschwerden beträchtlich.

Literatur

1. Bronfort G (1999) Spinal manipulation, current state of research and its indications. Neurol Clin North Am 17: 91–111
2. Cherkin DC, Deyo RA, Battie M, Street J, Barlow W (1998) A comparison of physical therapy, chiropractic manipulation and provision of an educational booklet for the treatment of patients with low back pain. New Engl J Med 339: 1021–1029
3. Skargren E, Oberg BE (1998) Predictive factors for 1-year outcome of low-back and neck pain in patients treated in primary care: comparison between the treatment strategies chiropractic and physiotherapy. Pain 77: 201–207
4. Vernon H, McDermaid CS, Hagino C (1999) Systematic review of randomized clinical trials of complementary/alternative therapies in the treatment of tension-type and cervicogenic headache. Compl Ther Med 7: 142–155
5. Assendelft WJ, Bouter LM, Knipschild PG (1996) Complications of spinal manipulation. J Fam Pract 42: 475–480
6. Fibio R (1999) Manipulation of the cervical spine: risks and benefits. Physical Ther 79: 50–65
7. Senstad O, Leboeuf-Yde C, Borchgrevink C (1997) Frequency and characteristics of side effects of spinal manipulative therapy. Spine 22: 435–441
8. Leboeuf-Yde C, Hennius B, Rudberg E et al. (1997) Side effects of chiropractic treatment: a prospective study. J Manip Physiol Therapeut 20: 511–515

Weiterführende Literatur

Grieve GP (1986) Modern manual therapy of the vertebral column. Churchill Livingstone, Edinburgh

Entspannungstechniken

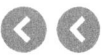

Techniken, mit deren Hilfe die »Entspannungsreaktion« des autonomen Nervensystems initiiert werden soll.	**Definition**
Autogenes Training, Biofeedback, Hypnotherapie, Meditation; viele Methoden der KAM enthalten Elemente von Entspannungsverfahren.	**Vergleichbare Verfahren**
Eine der verbreitetsten Entspannungstechniken ist die progressive Muskelrelaxation, deren Pionier im Jahre 1930 der amerikanische Arzt Dr. Edmund Jacobson war. Das Verfahren wurde im Laufe der Zeit von anderen modifiziert, basiert aber noch immer auf den ursprünglichen Prinzipien. Andere Entspannungsmethoden sind passive Muskelentspannung, Refokussierung, Atemkontrolle und Imagination.	**Hintergrund- informationen**
Die progressive Muskelentspannung geht von der Vorstellung aus, dass es unmöglich ist, in einem Körperteil angespannt zu sein, in welchem die Muskeln vollkommen relaxiert sind. Darüber hinaus kann die Spannung in unwillkürlich gesteuerten Muskeln und Organen vermindert werden, wenn die assoziierten Skelettmuskeln entspannt werden. Die Methode wird erlernt, indem ein Muskel zuerst angespannt, dann »losgelassen« wird, um den Unterschied zwischen Spannung und Entspannung leichter zu erkennen. Später ist es möglich, Gliedmaßen auch ohne vorhergehende Anspannung zu lösen. Bei der systematischen Entspannung wird Spannung auf passivere Weise gelöst, während man sich auf bestimmte Muskelgruppen konzentriert. Zu Bensons Entspannungstechnik gehört ein Element der Aufmerksamkeitslenkung mit einem Fokus auf langsamem, rhythmischem Atmen und gleichzeitiger Wiederholung eines einzelnen Wortes. Der imaginationsgesteuerten Entspannung liegt die Idee zugrunde, dass man sich einen Platz oder eine Situation vorstellt, die mit Wohlgefühl und Entspannung verbunden ist und bei der Visualisierung alle Sinne nutzt, um ein lebendiges Bild zu schaffen.	**Traditionelle Vorstellungen**
Es konnte gezeigt werden, dass die progressive Muskelrelaxation dazu geeignet ist, eine Entspannungsreaktion auszulösen, was zur Normalisierung der Blutversorgung der Muskulatur, zur Senkung des Sauerstoffverbrauchs sowie zur Normalisierung der Herzfrequenz, der Atmung und der Aktivität der Skelettmuskulatur führt, weiterhin zur Erhöhung des Hautwiderstandes und einer Zunahme der α-Wellen im Gehirn. Auch die Effektivität anderer Entspannungstechniken zur Lösung von Muskelspannungen konnte gezeigt werden.	**Wissenschaftliche Erklärung**
Entspannungstechniken werden von verschiedenen KAM-Therapeuten, Ärzten, Psychotherapeuten, Hypnotherapeuten, Krankenschwestern, kli-	**Anwender**

nischen Psychologen und Sporttherapeuten gelehrt. Es gibt keine formellen Anerkennungsprozeduren für Entspannungstechniken.

Häufige Indikationen

- Angstzustände
- Kopfschmerzen
- Stressbedingte Probleme
- Muskuloskelettale Schmerzen

Behandlungsszene

Bei der progressiven Muskelrelaxation liegen die Klienten in der Regel in einer ruhigen Umgebung ohne helles Licht auf dem Rücken, mit den Armen an der Seite. Manchmal wird stattdessen eine entspannte Sitzhaltung in einem bequemen Sessel gewählt. Muskelgruppen werden in einer festgelegten Reihenfolge systematisch angespannt, dann entspannt. Zu Beginn wird in einer Sitzung nur mit einer Muskelgruppe gearbeitet. Mit etwas Erfahrung wird es zunächst möglich, verschiedene Muskelgruppen zu kombinieren, später den gesamten Körper auf einmal zu entspannen.

Behandlungsverlauf

Bei der progressiven Muskelrelaxation braucht man nach dem Erlernen der Technik mehrere Monate der Übung mit 3 Sitzungen pro Woche, bis man gelernt hat, die Entspannungsreaktion innerhalb von Sekunden hervorzurufen.

Klinische Evidenz

Es gibt eine Menge an Evidenz dafür, dass Entspannungstechniken bei Angstzuständen von Nutzen sind. So gibt es positive Ergebnisse von RKS für Entspannungstechniken im Zusammenhang mit der Desensibilisierung bei Platzangst und Panikattacken (z. B. [1, 2]) und bei Angstzuständen in Verbindung mit ernsten Erkrankungen wie Krebs [3] oder während medizinischer Interventionen wie einer Strahlentherapie [4]. Ein systematischer Review über 22 Studien zur progressiven Muskelrelaxation berichtete über einen moderaten Effekt auf persönlichkeitsbedingte Angst bei nicht psychiatrisch behandelten Patienten [5]. Systematische Übersichtsartikel über RKS sowohl zu akuten [6] als auch zu chronischen [7] Schmerzen ergaben nur schwache und widersprüchliche Hinweise darauf, dass Entspannungstechniken allein hierfür effektive Behandlungsformen sind. Andere Krankheitsbilder, für die es vielversprechende Ergebnisse aus RKS gibt, sind Depression [8–10], Schlafstörungen [11–13] und menopausale Symptome [14–16], obgleich die Wirkung allgemein nur von kurzer Dauer zu sein scheint. Verschiedene weitere Indikationen wurden untersucht, jedoch gibt es keine überzeugende Evidenz.

Risiken

Gegenanzeigen

Schizophrenie oder akut psychotische Patienten

Anwendungsbeschränkungen/Warnhinweise

Techniken, bei denen Konzentration auf das eigene Innere notwendig ist, können depressive Stimmungen verstärken.

Nebenwirkungen

Nebenwirkungen sind nicht bekannt.

Wechselwirkungen

Begleitende Entspannungstherapien können die notwendige Dosis bestimmter Medikamente verringern, z. B. von Mitteln gegen Bluthochdruck oder anxiolytischen Medikamenten.

Indirekte Risiken

Der Versuch, Entspannungstechniken zu nutzen, anstatt bei einer Erkrankung einen Arzt aufzusuchen, kann eine angemessene Behandlung verzögern.

Entspannungstechniken können bei der Behandlung von Angststörungen oder -zuständen nützlich sein, obgleich sie nicht so effektiv wie Psychotherapie zu sein scheinen. Bei Krankheitsbildern mit einem starken psychosomatischen Element scheint Entspannung potenziell von einigem Nutzen zu sein, auch wenn die Wirkung nur kurz anhält. Da Entspannungstechniken jedoch nahezu völlig risikofrei sind, können sie als Begleitbehandlung für die meisten Indikationen empfohlen werden.

Bewertung

Literatur

1. Ost LG, Westling BE, Hellstrom K (1993) Applied relaxation, exposure in vivo and cognitive methods in the treatment of panic disorder with agoraphobia. Behav Res Ther 31: 383–394
2. Beck JG, Stanley MA, Baldwin LE, Deagle EA 3rd, Averill PM (1994) Comparison of cognitive therapy and relaxation training for panic disorder. J Consult Clin Psychol 62: 818–826
3. Bindemann S, Soukop M, Kaye SB (1991) Randomized controlled study of relaxation training. Eur J Cancer 27: 170–174
4. Kolcaba K, Fox C (1999) The effects of guided imagery on comfort of women with early stage breast cancer undergoing radiation therapy. Oncol Nurs Forum 26: 67–72
5. Eppley KR, Abrams AI, Shear J (1989) Differential effects of relaxation techniques on trait anxiety. J Clin Psychol 45: 957–974
6. Seers K, Carroll D (1998) Relaxation techniques for acute pain management: a systematic review. J Adv Nurs 27: 466–475
7. Carroll D, Seers K (1998) Relaxation for the relief of chronic pain: a systematic review. J Adv Nurs 27: 476–487
8. Reynolds WM, Coats KI (1986) A comparison of cognitive-behavioural therapy and relaxation training for the treatment of depression in adolescents. J Consult Clin Psychol 54: 653–660
9. Broota A, Dhir R (1990) Efficacy of two relaxation techniques in depression. J Pers Clin Stud 6: 83–90
10. Murphy GE, Carney RM, Knesevich MA, Wetzel RD, Whitworth P (1995) Cognitive behaviour therapy, relaxation training and tricyclic antidepressant medication in the treatment of depression. Psychol Rep 77: 403–420
11. Greeff AP, Conradie WS (1998) Use of progressive relaxation training for chronic alcoholics with insomnia. Psychol Rep 82: 407–412
12. Engle Friedman M, Bootzin RR, Hazlewood L, Tsao C (1992) An evaluation of behavioural treatments for insomnia in the older adult. J Clin Psychol 48: 77–90

13. Hauri PJ (1997) Can we mix behavioural therapy with hypnotics when treating insomniacs? Sleep 20: 1111–1118
14. Irvin JH, Domar AD, Clark C et al. (1996) The effects of relaxation response training on menopausal symptoms. J Psychosom Obstet Gynecol 17: 202–207
15. Freedman RR, Woodward S (1992) Behavioural treatment of menopausal hot flushes: evaluation by ambulatory monitoring. Am J Obstet Gynecol 167: 436–439
16. Germaine LM, Freedman RR (1984) Behavioural treatment of menopausal hot flashes: evaluation by objective methods. J Consult Clin Psychol 52: 1072–1079

Geistheilung

Synonyme/ Untergruppen

- Fernheilung
- Heilung durch Glauben
- Fürbittengebete
- Paranormales Heilen
- Reiki
- Handauflegen, »Therapeutic touch« (TT)

Definition

Direkte Interaktion zwischen einer Person (dem Heiler) und einer zweiten (kranken) Person mit dem Ziel, eine Besserung oder Heilung der Krankheit zu erreichen [1].

Vergleichbare Verfahren

Alle Arten von energetischen Heilsystemen

Hintergrundinformationen

Geistheilung kann bis zur Bibel zurückverfolgt werden (Neues Testament, 1. Korinther 12:9), wo sie als eines der Geschenke an die wahrhaft Gläubigen genannt wird. Die Vorstellung von Geistheilungen hat immer Anhänger gehabt und ist in jüngerer Zeit wieder sehr populär geworden.

Traditionelle Vorstellungen

Geistheiler glauben, dass der therapeutische Effekt auf der Kanalisierung (»Channeln«) von »Energie« von einer angenommenen Quelle durch den Heiler in den Patienten beruht. Die zentrale Aussage der Heiler ist, dass sie die Selbstheilungskräfte der Patienten unterstützen.

Wissenschaftliche Erklärung

Es gibt keine wissenschaftlichen Beweise für die Existenz einer solchen »Energie«, genauso wenig wie für die anderen Konzepte, die der Geistheilung zugrunde liegen.

Anwender

In England sind derzeit nahezu 13.000 Mitglieder in 9 unterschiedlichen Heilerorganisationen registriert. In den USA sind die Schwestertherapien »therapeutic touch« (TT) und Reiki stolz auf mehrere Tausend von Heilertherapeuten. TT wurde um 1970 von Dora Kunz und Dolores Krieger entwickelt. Die Technik wird an 75 US-amerikanischen Instituten und Universitäten gelehrt. Krieger gibt an, dass sie persönlich über

48.000 Fachkräfte des Gesundheitswesens aus 75 Ländern in TT unter-richtet habe. Die meisten Heiler sind nicht medizinisch qualifiziert, und es gibt keine vorgeschriebene Ausbildung. Mitglieder der britischen Con-federation of Healing Organizations können aber mindestens 2 Jahre Training vorweisen. Die meisten US-amerikanischen Anwender von TT sind ausgebildete Krankenschwestern.

Häufige Indikationen

Heiler beziehen sich normalerweise nicht auf die Krankheitsbezeichnun-gen der konventionellen Medizin. Sie möchten dem Patienten in einer umfassenderen Weise helfen, indem sie z. B. sein Wohlbefinden steigern. Viele Heiler behandeln Patienten mit emotionalen Problemen oder chro-nischen Schmerzen.

Behandlungsszene

Der Heiler spricht mit dem Patienten über sein Problem, um eine Vor-stellung davon zu bekommen. Anschließend kann der Patient möglicher-weise aufgefordert werden, sich hinzusetzen oder hinzulegen. Der The-rapeut kann nun den Körper des Patienten mit seinen Händen aus einer gewissen Entfernung heraus »abtasten« und versucht, heilende »Energie« durch den eigenen Körper zum Patienten zu leiten. Behandlungen wer-den oft unentgeltlich durchgeführt.

Behandlungsverlauf

Normalerweise wird eine einzige Behandlung nicht als ausreichend angesehen. Ein typischer Behandlungszyklus kann aus 8 oder mehr Ein-zelsitzungen bestehen. Häufig werden mehrere Behandlungskurse in einem Jahr gegeben.

Klinische Evidenz

Ein systematischer Review umfasste 23 placebokontrollierte RKS mit ins-gesamt fast 3000 Patienten [2]. Ungefähr die Hälfte dieser Studien hat-te ein positives Ergebnis, was vermuten lässt, dass die Geistheilung effek-tiv ist. Aufgrund zahlreicher methodischer Begrenzungen dieser Studien konnten aber keine gesicherten Schlussfolgerungen gezogen werden. Ein ähnlicher Übersichtsartikel mit leicht anderen Einschlusskriterien um-fasste 22 RKS, von denen 10 positive Ergebnisse aufwiesen [3]. Aus den gleichen Gründen wie zuvor enthielt sich der Autor jedoch einer abschlie-ßenden Bewertung der Effektivität.

Risiken

Gegenanzeigen
Psychiatrische Erkrankung

Anwendungsbeschränkungen/Warnhinweise
Nicht bekannt

Nebenwirkungen
Es wird häufig über Empfindungen wie Hitzegefühl oder ein Kitzeln an den Bereichen unter den Händen der Heiler berichtet.

Wechselwirkungen

Nicht bekannt

Indirekte Risiken

Der Zugang zu konventioneller Behandlung könnte behindert werden.

Bewertung

Ob die Geistheilung mit spezifischen therapeutischen Risiken verbunden ist, bleibt unklar. Das Heilen hat nur wenige Risiken. Die Evidenz reicht nicht aus, um klare Empfehlungen für oder gegen diese Art von Therapie auszusprechen.

Literatur

1. Hodges RD, Scofield AM (1995) Is spiritual healing a valid and effective therapy? J Roy Soc Med 88: 203–207
2. Astin J, Harkness E, Ernst E (2000) The efficacy of spiritual healing: a systematic review of randomised trials. Ann Intern Med 132: 903–910
3. Abbot NC (2000) Healing as a therapy for human disease: a systematic review. J Alt Compl Med 6: 159–169

Weiterführende Literatur

Benor DJ (1992) Healing research: holistic energy medicine and spirituality. Vol. 1, Research in healing. Helix Editions, Deddington, Oxford (Einführung in die Geistheilung, die von einem überzeugten Verfechter geschrieben wurde)

Homöopathie

Definition

Es handelt sich um ein therapeutisches System, das Präparationen von Substanzen benutzt, die bei gesunden Personen Reaktionen hervorrufen, die den Manifestationen (Symptome, klinische Zeichen und pathologische Stadien) der zu behandelnden Gesundheitsstörung des Patienten entsprechen.

Vergleichbare Verfahren

- Autoisopathie
- Homotoxikologie
- Isopathie
- Tautopathie

Hintergrundinformationen

In der 2. Hälfte des 19. Jahrhunderts wurde die Homöopathie zunächst in Europa, später auch in den USA populär. Als aber zu Beginn des 20. Jahrhunderts mehr und mehr andere wirksame Medikamente entwickelt wurden, verringerte sich die Bedeutung der Homöopathie in den meisten Ländern beträchtlich. Heute ist sie im Zuge des allgemeinen Trends hin zur komplementären Medizin wieder weiter verbreitet und allgemeiner zugänglich. Inzwischen gibt es viele Schulen für Homöopathie.

Die Homöopathie gründet sich auf 2 voneinander unabhängige Annahmen. Eine davon ist das Ähnlichkeitsgesetz – »Ähnliches heilt Ähnliches« (»Similia similibus curentur«) –, demzufolge ein Mittel, das bei gesunden Freiwilligen ein bestimmtes Symptom hervorruft (z. B. Kopfschmerzen), dieses bei an solchen Symptomen leidenden Personen heilen kann (also von den Kopfschmerzen befreit). Der 2. Annahme zufolge wird die Wirkung homöopathischer Mittel durch »Potenzierung« stärker und nicht schwächer. Mit diesem Begriff ist die schrittweise Verdünnung und kräftige »Verschüttelung« der Mischung gemeint. So wird angenommen, dass Mittel medizinisch wirksam sind, selbst wenn sie soweit verdünnt sind, dass sie statistischer Wahrscheinlichkeit nach kein einziges Molekül der Ausgangssubstanz enthalten.

Traditionelle Vorstellungen

Obgleich es Beispiele gibt, bei denen das Prinzip der Heilung durch Ähnliches zutrifft (z. B. bei Digitalis), ist es kein allgemein gültiges Prinzip oder Naturgesetz. Es gibt keine wissenschaftliche Erklärung für die Annahme, dass Heilmittel, die keine pharmakologisch aktiven Substanzen mehr enthalten, klinische Effekte hervorrufen können. Darüber hinaus fehlt es »homöopathischen Arzneimittelprüfungen«, die die Grundlage der therapeutischen Auswahl bilden, oft an wissenschaftlicher Stringenz, sodass sie nicht überzeugen.

Wissenschaftliche Erklärung

Homöopathie wird von medizinisch qualifizierten und nicht qualifizierten Personen praktiziert.

Anwender

Homöopathen verwenden in der Regel nicht die üblichen Krankheitskategorien. Ihr Ziel ist es, die individuellen Symptome des Patienten mit einem bestimmten »Arzneimittelbild« (d. h. der Gesamtheit an Symptomen, die das entsprechende Mittel bei gesunden Freiwilligen hervorruft) in Einklang zu bringen. Homöopathen werden häufig von Patienten mit gutartigen chronischen Symptomen aufgesucht.

Häufige Indikationen

Das Erstgespräch kann 90 min oder länger dauern. Homöopathen nehmen eine überaus ausführliche Anamnese auf und erfragen die Probleme des Patienten sehr detailliert, um das am besten passende Mittel (»Simile«) zu finden. Sie legen deutlich weniger Gewicht auf die physische Untersuchung des Patienten als konventionell arbeitende Ärzte.

Behandlungsszene

Homöopathen glauben, dass die Behandlung eines lang andauernden Problems zwangsläufig lange dauert. Daher werden sie in aller Regel auf einer ganzen Reihe von Konsultationen bestehen, in deren Verlauf die Verschreibungen geändert werden können, in Abhängigkeit von der Änderung der Symptome.

Behandlungsverlauf

Klinische Evidenz

Die Homöopathie (wie übrigens auch andere Formen der KAM) wurde von den Behörden des NS-Regimes in Deutschland stark gefördert. In dieser Zeit wurde ihre gründliche wissenschaftliche Untersuchung initiiert. Die Ergebnisse wurden nie publiziert, aber ein umfassender Augenzeugenbericht lässt vermuten, dass keine Evidenz zugunsten der Homöopathie gewonnen wurde [1]. Eine neuere Metaanalyse [2] aller placebokontrollierten RKS zur Homöopathie ergab, dass das Risikoverhältnis für eine klinische Verbesserung durch homöopathische Behandlung 2,45fach über Placebo liegt. Dieses insgesamt für die Homöopathie positive Ergebnis hat viel Kritik auf sich gezogen. Ähnliche Analysen der Wirksamkeit bestimmter Heilmittel [3] oder der Behandlung bestimmter Krankheitsbilder [4, 5] ergaben keine überzeugenden Beweise für die klinische Effektivität.

Risiken

Gegenanzeigen

Lebensbedrohliche Krankheiten

Anwendungsbeschränkungen/Warnhinweise

Die Heilmittel sind keinesfalls hellem Licht oder Strahlung auszusetzen.

Nebenwirkungen

In etwa 20% aller Fälle beobachten Homöopathen eine Verschlimmerung der Symptome (»Erstverschlimmerung«, der Lehrmeinung nach ein Beweis für die Wahl des richtigen Mittels). In niedrigen Verdünnungsstufen können homöopathische Mittel Nebenwirkungen wie allergische Reaktionen hervorrufen.

Wechselwirkungen

Verschiedene Arzneimittel (z. B. Kortikosteroide, Antibiotika) sollen die Wirkung homöopathischer Mittel blockieren, überzeugende Evidenz steht hierfür nicht zur Verfügung.

Indirekte Risiken

Der Zugang zu konventionellen Behandlungsformen könnte behindert werden. So raten z. B. viele nicht medizinisch ausgebildete Homöopathen ihren Klienten davon ab, ihre Kinder impfen zu lassen.

Bewertung

Aufgrund der derzeit vorliegenden Evidenz aus Studien kann die Effektivität homöopathischer Mittel weder bejaht noch verneint werden. Homöopathie ist nur mit wenigen Risiken verbunden. Somit ist die Beweislage für klare Empfehlungen unzureichend. Der zusätzliche Einsatz homöopathischer Mittel bei stabilen, chronischen Zuständen kann toleriert werden, wenn der Patient die homöopathische Behandlung wünscht.

Literatur

1. Donner F (1995) Bemerkungen zu der Überprüfung der Homöopathie durch das Reichsgesundheitsamt 1936–1939. Perfusion 8: 3–7 (Teil 1), 35–40 (Teil 2), 84–88 (Teil 3), 124–129 (Teil 4), 164–166 (Teil 5)
2. Linde K, Clausius N, Ramirez G et al. (1997) Are the clinical effects of homeopathy placebo effects? A meta-analysis of placebo-controlled trials. Lancet 350: 834–843
3. Ernst E, Pittler MH (1998) Efficacy of homeopathic arnica. A systematic review of placebo-controlled clinical trials. Arch Surg 133: 1187–1190
4. Ernst E, Barnes J (1998) Are homeopathic remedies effective for delayed-onset muscle soreness? A systematic review of placebo-controlled trials. Perfusion 11: 4–8
5. Ernst E (1999) Homeopathic prophylaxis of headaches and migraine? A systematic review. J Pain Sympt Manage 18: 353–357

Weiterführende Literatur

Bellavite P, Signorini A (1995) Homeopathy, a frontier in medical science. North Atlantic Books, Berkeley, CA (gründliche Rechtfertigung der homöopathischen Konzepte aus Sicht von Homöopathen)
Ernst E, Hahn EG (Hrsg) (1998) Homeopathy. A critical appraisal. Butterworth Heinemann, Oxford (Einführung in verschiedene Aspekte der Homöopathie für professionelle Mediziner)
Swayne J (2000) International dictionary of homeopathy. Churchill Livingstone, Edinburgh (deutliche Klärung von Begriffen und Konzepten)

Hypnotherapie

Definition

Es handelt sich um das Herbeiführen eines tranceähnlichen Zustands, mit dessen Hilfe der bewusste Geist in einen Zustand der Entspannung und gesteigerter Empfänglichkeit für die Behandlung psychologischer und medizinischer Indikationen versetzt werden und Verhaltensänderungen herbeigeführt werden sollen.

Vergleichbare Verfahren

- Selbsthypnose
- Imagination
- Autogenes Training
- Meditation
- Entspannungstechniken

Hintergrundinformationen

Hypnosepraktiken lassen sich mindestens bis in das antike Ägypten zurückverfolgen; die erste therapeutische Nutzung im Jahre 1778 wird aber dem charismatischen österreichischen Arzt Franz Anton Mesmer zugeschrieben, von dessen Namen der Begriff »Mesmerismus« (im Englischen ist »mesmerisieren« noch immer ein Synonym für »hypnotisieren«!) abgeleitet ist. Er entwickelte eine Behandlung, die auf der praktischen Anwendung von Magnetfeldern basierte und überaus erfolgreich war, bis eine Kommission in England sie untersuchte und zu dem Schluss kam, dass ihre Effekte ausschließlich auf Einbildungen beruhten. Um 1800 wurde der Mesmerismus wiederbelebt, als der englische Chirurg James Esdaille die Hypnose in Indien als alleiniges Anästhetikum bei schweren Operationen benutzte. Ein weiterer britischer Arzt, James Braid, kann sich das Verdienst zuschreiben, für die Anerkennung der Hypnose durch die allgemeine ärztliche Gemeinschaft gesorgt zu haben. Im Jahre 1950 wurde das Verfahren von den britischen und amerikanischen Gesellschaften der Medizin (British bzw. American Medical Associations) als legitime medizinische Methode anerkannt.

Traditionelle Vorstellungen

Ziel der Hypnotherapie ist es, Selbstkontrolle über Verhalten, Emotionen oder physiologische Prozesse zu erlangen. Dies wird durch Induktion der hypnotischen Trance (die häufig als »geänderter Bewusstseinszustand« bezeichnet wird) erreicht. In diesem Zustand ist das Wachbewusstsein unterdrückt, sodass ein leichterer Zugang zum unkritischen Unterbewusstsein, das empfänglicher für Suggestionen ist, möglich wird. Ein guter Rapport zwischen Therapeut und Patient bzw. Klient ist unerlässlich; es gehört aber zu den grundlegenden Prinzipien hypnotischer Phänomene, dass die hypnotisierte Person unter ihrer eigenen Kontrolle steht und nicht unter derjenigen des Therapeuten oder einer anderen Person. Darauf bezogen wird argumentiert, dass jede Hypnose letztlich eine Selbsthypnose ist und dass man den Therapeuten also eigentlich als Vermittler bezeichnen sollte.

Wissenschaftliche Erklärung

Hypnose ist mit einem tiefen Entspannungszustand verbunden. Ob dies einen besonderen veränderten Bewusstseinszustand darstellt, ist Gegenstand heftiger wissenschaftlicher Debatten gewesen. Es wurde wiederholt gezeigt, dass Schmerzfreiheit und viele andere hypnotische Phänomene allein durch Suggestion herbeigeführt werden können, ohne die Person zu hypnotisieren. Um die Echtheit und Wichtigkeit der hypnotischen Trance zu verteidigen, wurde dagegen argumentiert, dass Personen, die leicht durch Suggestionen gelenkt (oder leicht hypnotisiert) werden können, auch leicht von allein in einen hypnotischen Zustand eintreten können, ohne formelle Induktion. Es ist bislang nicht vollständig geklärt, auf welche Weise unter hypnotischer Suggestion unwillkürliche Prozesse – wie Hauttemperaturregelung, Herzfrequenz oder Eingeweidesekretion – willentlich kontrolliert werden können. Es ist möglich, dass die Hypnose im Kern nichts anderes als eine spezifische Art von Entspannungstechnik ist.

Anwender

Die Zulassungsvoraussetzungen und die Ausbildungsdauer von Hypnotherapeuten variieren sehr. Die Anzahl der geforderten Trainingsstunden kann zwischen 300 und 1600 liegen. Die meisten Therapeuten sind nicht medizinisch qualifiziert. Andererseits sind viele Ärzte, Zahnärzte und Psychologen als klinische Hypnotherapeuten ausgebildet und nutzen Hypnosetechniken in ihrer Praxis.

- Psychosomatische Krankheitsbilder
- Angstzustände
- Stress
- Schmerzen
- Suchterkrankungen
- Phobien

Die Sitzungen dauern typischerweise 30–90 min. Bei einem Erstbesuch wird eine Anamnese erhoben und über Hypnose, Suggestion und die Erwartungen des Patients an die Therapie gesprochen. Es können auch Versuche zur hypnotischen Empfänglichkeit des Patienten durchgeführt werden. Eine Induktion von Hypnose kann, muss aber nicht Teil des Erstbesuchs sein. Der hypnotische Zustand wird erreicht, indem zunächst der Körper entspannt wird; dann wird die Aufmerksamkeit von der äußeren Umgebung weg auf einen kleinen Ausschnitt von Gegenständen oder Vorstellungen gelenkt, die der Therapeut vorschlägt. Gelegentlich wird Hypnotherapie in Gruppensitzungen angeboten, z. B. in Geburtsvorbereitungskursen als Vorbereitung auf die Wehen.

Der Behandlungsverlauf ist individuell unterschiedlich, die durchschnittliche Dauer liegt bei 6–12 wöchentlichen Sitzungen.

Eine Metaanalyse über 18 kontrollierte Studien ließ vermuten, dass Hypnotherapie die Effekte von kognitiver Verhaltenspsychotherapie bei verschiedenen Krankheitsbildern verstärkt, so bei Angstzuständen, Schlaflosigkeit, Schmerzen, Bluthochdruck und Fettsucht [1]. In einem anschließenden Review wurden ebenfalls positive Ergebnisse festgestellt, jedoch kam der Artikel zu dem Schluss, dass die Effektivität aufgrund von methodischen Limitationen noch unklar ist [2]. Ein systematischer Übersichtsartikel über 9 RKS zum Thema »Raucherentwöhnung« kam zu dem Ergebnis, dass Hypnotherapie nicht wirksamer war als gar keine Behandlung oder andere Therapien [3]. Ein weiterer Review über 59 Studien mit unterschiedlichem Design legt ebenfalls den Schluss nahe, dass Hypnose für diese Indikation nicht effektiv ist [4].

Eine Metaanalyse über 18 Studien zur analgetischen Wirkung von Hypnose fand mittelstarke bis starke positive Effekte im Schmerzmanagement [5]. Ein Review über den Einsatz von Hypnose bei vielen verschiedenen Krankheitsbildern kam zu dem Ergebnis, dass es vernünftige Evidenz aus klinischen Studien für die Verwendung des Verfahrens zur Operationsvorbereitung sowie zur Behandlung von Asthma, Hautkrankheiten, Reizdarmsyndrom, Hämophilie sowie Übelkeit und Erbrechen in der Onkologie gibt [6]. Ein systematischer Review über Studien von Hypnotherapie bei posttraumatischen Zuständen [7] fand nur eine einzige RKS [8], was eine endgültige Schlussfolgerung bezüglich der Wirksamkeit nicht zulässt. Ein Übersichtsartikel über 15 kontrollierte Studien zur Hypnose bei Kindern kam zu vielversprechenden Ergebnissen in Bezug auf Schmerzen, Harninkontinenz und chemotherapiegekoppelte Beschwerden, aber nicht zu zwingend überzeugenden Beweisen [9].

Risiken

Gegenanzeigen

- Psychosen
- Persönlichkeitsstörungen
- Epilepsie
- Kinder unter 5 Jahren

Anwendungsbeschränkungen/Warnhinweise

Unter Hypnose erfragte Informationen können auf Konfabulation beruhen.

Nebenwirkungen

Das Wiedergewinnen unterdrückter Erinnerungen kann schmerzhaft sein, psychologische Probleme können hervorgerufen werden. Es wurde über das Entstehen falscher Erinnerungen berichtet. Studien, die sich mit den Risiken von Hypnose beschäftigten, kamen zu dem Schluss, dass Hypnose sicher ist, wenn sie von einem klinisch ausgebildeten Therapeuten durchgeführt wird.

Indirekte Risiken

Wird ein Hypnotherapeut anstelle eines Arztes bei einer medizinischen Indikation aufgesucht, kann dies eine angemessene Behandlung verzögern.

Bewertung

Obgleich die Evidenz zugunsten der Hypnotherapie nicht überzeugend ist und es Risiken gibt, erscheint sie insgesamt als nützliches Mittel bei der Schmerzbekämpfung und verschiedenen anderen Indikationen mit psychosomatischen Anteilen, wenn sie von einem qualifizierten und verantwortungsbewussten Therapeuten durchgeführt wird. Sie kann insbesondere bei Kindern sehr effektiv sein.

Literatur

1. Kirsch I, Montgomery G, Sapirstein G (1995) Hypnosis as an adjunct to cognitive-behavioural psychotherapy: a meta-analysis. J Consult Clin Psychol 63: 214–220
2. Schoenberger NE (2000) Research on hypnosis as an adjunct to cognitive-behavioural psychotherapy. Int J Clin Exp Hypn 48: 154–169
3. Abbot NC, Stead LF, White AR, Barnes J, Ernst E (1998) Hypnotherapy for smoking cessation (Cochrane Review). In: Cochrane Library. Update Software, Oxford
4. Green JP, Lynn SJ (2000) Hypnosis and suggestion-based approaches to smoking cessation: an examination of the evidence. Int J Clin Exp Hypn 48: 195–224
5. Montgomery GH, Du Hamel KN, Redd WH (2000) A meta-analysis of hypnotically induced analgesia: how effective is hypnosis? Int J Clin Exp Hypn 48: 138–153
6. Pinnell CM, Covino NA (2000) Empirical findings on the use of hypnosis in medicine: a critical review. Int J Clin Exp Hypn 48: 170–194

7. Cardeña E (2000) Hypnosis in the treatment of trauma: a promising, but not fully supported, efficacious intervention. Int J Clin Exp Hypn 48: 125–138
8. Brom D, Kleber RJ, Defares PB (1989) Brief psychotherapy for posttraumatic stress disorders. J Consult Clin Psychol 57: 607–612
9. Milling LS, Costantino CA (2000) Clinical hypnosis with children: first steps toward empirical support. Int J Clin Exp Hypn 48: 113–137

Weiterführende Literatur

Lynn SJ, Kirsch I, Barabasz A, Cardeña E, Patterson D (2000) Hypnosis as an empirically supported clinical intervention: the state of the evidence and a look to the future. Int J Clin Exp Hypn 48: 239–259 (Eine Zusammenfassung der derzeit vorliegenden Evidenz aufgrund neuerer systematischer Übersichtsartikel und von Metaanalysen)

Kraniosakraltherapie

— CST — Kraniosakrale Osteopathie	**Synonyme/ Untergruppen**
Es handelt sich um eine gesetzlich geschützte Form therapeutischer Manipulationen, welche »gewebe-, flüssigkeits-, membran- und energieorientiert arbeitet und subtiler ist als jede andere Art kranieller Manipulation«.	**Definition**
Osteopathie	**Vergleichbare Verfahren**

Hintergrundinformationen

Die Technik wurde 1970 von J.E. Upledger entwickelt, und zwar als Verfeinerung eines Konzepts, das um 1930 von W.G. Sutherland (»kraniosakrale Osteopathie«) vorgestellt worden war. Das Verfahren wurde zuerst in den USA, später auch in Europa populär.

Traditionelle Vorstellungen

Die Kraniosakraltherapie basiert auf der Annahme, dass Bewegungseinschränkungen entlang der Schädelnähte die durch den Liquor cerebrospinalis ausgelösten rhythmischen Impulse, die sich vom Kranium bis zum Sakrum fortpflanzen, beeinträchtigen. Durch sanfte Manipulationen am Schädel versuchen die Therapeuten, diese Bewegungseinschränkungen zu normalisieren. Damit wiederum soll eine Vielzahl von Symptomen gelindert werden. Nach Upledger, der als osteopathisch arbeitender Arzt Gründer der Kraniosakraltherapie ist, kann man das Zirkulieren der zerebrospinalen Flüssigkeit in ähnlicher Weise fühlen wie einen peripheren Puls. Die Behandlung besteht in leichten Berührungen an verschiedenen Pulsationspunkten, welche die zerebrospinale Zirkulation normalisieren und damit die Funktion des Nervensystems verbessern sollen [1].

Wissenschaftliche Erklärung

Obgleich kleine Bewegungen zwischen den Schädelknochen möglich sind [2], gibt es keine schlüssigen Beweise für die Annahme, dass Bewegungseinschränkungen in diesen Bereichen für die Gesundheit relevant sind.

Anwender

Kraniosakraltherapie wird von Chiropraktikern, Osteopathen, naturheilkundlich tätigen Ärzten, Physiotherapeuten, Zahnärzten, Allgemeinärzten und weiteren (unter staatlichen Regelungen stehenden und freien) Fachkräften des Gesundheitswesens praktiziert.

Häufige Indikationen

Nach Upledger sprechen folgende Krankheitsbilder auf Kraniosakraltherapie an: Geburtstraumata, chronische Schmerzen, zerebrale Dysfunktion, Zerebralparalyse, Kolik, Depressionen, Lesestörung, Ohrinfektionen, Kopfschmerzen, Lernschwierigkeiten, M. Menière, muskuloskelettale Probleme, Migräne, Sinusitis, Strabismus, Schlaganfall und Trigeminusneuralgie. Insbesondere kleinere Kinder sollen sehr gut auf die Behandlung reagieren.

Behandlungsszene

In der ersten diagnostischen Sitzung ist der Kraniosakraltherapeut um Abklärung des zugrunde liegenden Problems bemüht. Der Patient kann sitzen oder liegen. Das Verfahren besteht im Wesentlichen aus Berührungen des Schädels und/oder des Sakrums mit leichtem Druck. Diese erste Sitzung kann etwa eine halbe Stunde dauern. Folgebehandlungen sind in der Regel kürzer.

Behandlungsverlauf

Die Zahl der erforderlichen Behandlungen ist extrem variabel und hängt von Art und Schwere des behandelten Krankheitsbildes ab. Upledger stellt fest, dass die Methode unter Umständen nicht effektiv ist, wenn nach 6 Sitzungen noch kein Effekt zu beobachten ist.

Klinische Evidenz

Upledger erklärt, dass das Verfahren bei mindestens 90% der Patienten hilfreich sei [1]. Ein gründlicher Review der vorliegenden Evidenz, den das Kanadische Amt zur Bewertung medizinischer Verfahren (Canadian Office of Health Technology Assessment) durchführte, kam jedoch zu dem Schluss, dass es keine ausreichenden Beweise zur Stützung der Kraniosakraltherapie gibt [2]. Es scheinen keine kontrollierten Studien vorzuliegen, auch Upledger selbst zitiert keine [1].

Risiken

Gegenanzeigen
- Intrakranielles Aneurysma
- Zerebralblutungen
- Subdurale oder subarachnoidale Blutungen
- Verstärkter intrakranieller Druck

Anwendungsbeschränkungen/Warnhinweise
Nicht bekannt

Nebenwirkungen

Unerwünschte Wirkungen wurden bei Patienten mit traumatischem Hirnsyndrom beobachtet [3]. Auch kann es zu einer vorübergehenden Verschlechterung der Symptome und leichtem Unwohlsein kommen [1].

Wechselwirkungen

Nach Aussagen der Vertreter des Verfahrens besteht die Möglichkeit, dass die Wirkung antidiabetischer, antiepileptischer oder psychoaktiver Arzneimittel verstärkt wird [1].

Indirekte Risiken

Die Inanspruchnahme konventioneller Behandlungsmethoden könnte behindert werden.

Bewertung

Es gibt keinen gut dokumentierten Nutzen der Therapie, der über unspezifische Effekte (z. B. Placeboeffekt) hinausgeht; verschiedene direkte und indirekte Risiken sind aber mit ihr verknüpft. Insgesamt kann die Kraniosakraltherapie daher für keine Indikation empfohlen werden.

Literatur

1. Upledger JE (2000) Craniosacral therapy. In: Novey DW (ed) The complete reference to complementary and alternative medicine. Mosby, St Louis
2. Green C, Martin CW, Bassett K, Kazanjian A (1999) A systematic review of craniosacral therapy: biological plausibility, assessment reliability and clinical effectiveness. Compl Ther Med 7: 201–207
3. Greenman PE, McPartland JM (1995) Cranial findings and iatrogenesis from craniosacral manipulation in patients with traumatic brain syndrome. J Am Osteopath Assoc 95: 182–188

Weiterführende Literatur

Hollenberg S, Dennis M (1994) An introduction to craniosacral therapy. Physiotherapy 80: 528–532 (knappe Einführung in das Thema)

Kräutermedizin

Synonyme/ Untergruppen

- Ayurveda
- Botanische Medizin
- Chinesische Kräutermedizin
- Europäische Kräutermedizin
- Kampo
- Pflanzliche Therapie
- Phytotherapie

Definition

Medizinischer Gebrauch von Zubereitungen, die ausschließlich pflanzliches Material enthalten

Hintergrund-informationen

Pflanzen wurden schon von Anbeginn der Menschheitsgeschichte an medizinisch genutzt und bilden auch den Grundstock für viele Anwendungen der modernen Medizin (z. B. Digoxin aus Digitalis purpurea oder Artemisinin aus Artemisia annua bei schwerer Malaria). Die moderne westliche Kräuterkunde oder Phytomedizin, wie sie in vielen europäischen Ländern (z. B. Deutschland) praktiziert wird, ist verpflichtender Bestandteil der Ausbildung in der konventionellen Medizin und Pharmazie. Andere, traditionellere Systeme umfassen z. B. die chinesische Kräutermedizin, die auf den Konzepten von Yang und Yin sowie der Qi-»Energie« (s. oben, »Akupunktur«) beruht. Gesundheitsstörungen werden in diesem Zusammenhang als Erscheinungsform von Ungleichgewichten oder Disharmonien betrachtet, die von den chinesischen Kräutermitteln wieder ausgeglichen werden, wodurch letztendlich die Gesundheit wiederhergestellt wird. In Japan entwickelte sich aus diesem System traditioneller Kräutermedizin die Kampo-Medizin. Auch im Ayurveda, dem traditionellen Medizinsystem Indiens, werden Pflanzenmischungen häufig gebraucht.

Charakteristisch für all diese Systeme ist eine hochgradige Individualisierung der Behandlung, so können z. B. zwei Patienten, die nach westlichen Maßstäben an der gleichen Krankheit leiden, mit unterschiedlichen Pflanzenpräparaten behandelt werden. Im Gegensatz zu den Mitteln der modernen Phytotherapie werden bei all diesen traditionellen Medizinsystemen überwiegend komplexe Mischungen verschiedener Pflanzen verwendet.

Traditionelle Vorstellungen

Es werden ganze Pflanzen, Pflanzenteile oder Extrakte benutzt. Die verschiedenen Bestandteile einer Pflanze oder der Mischungen sollen dabei synergistisch wirken und so einen größeren Effekt haben als die Summe der Effekte der einzelnen Bestandteile. Weiterhin wird postuliert, dass die vereinten Wirkungen der verschiedenen Bestandteile die Toxizität der Extrakte verringern, verglichen mit der Wirkung der einzelnen Bestandteile. Diese Vorstellungen von Synergien und Abmilderung erstrecken sich auch auf die Verwendung verschiedener Pflanzenextrakte in Kombinationspräparaten. Die in der traditionellen Kräutermedizin verwendeten diagnostischen Prinzipien unterscheiden sich erheblich von denen der konventionellen Medizin. Sie legen weniger Gewicht auf die gängigen Kategorisierungen von Krankheiten und moderne Diagnoseverfahren. Die moderne Kräutermedizin, die in den meisten europäischen Ländern praktiziert wird, folgt allerdings den Prinzipien der konventionellen Medizin.

Wissenschaftliche Erklärung

Pflanzenextrakte enthalten pharmakologisch aktive Bestandteile von Pflanzen. Das aktive Prinzip des Extrakts, das in vielen Fällen unbekannt ist, kann auf molekularer Ebene, z. B. enzyminhibierend, wirken (z. B. Escin). Ein einzelner Hauptbestandteil kann aktiv sein, häufiger beruht der Effekt aber auf der Wirkung einer komplexen Mischung strukturverwandter Verbindungen. Bekannte aktive Bestandteile oder Leitsubstanzen können benutzt werden, um die Präparationen zu standardisieren.

Die meisten traditionell orientierten Kräuterheiler in England und den USA haben keine medizinische Ausbildung. Im Gegensatz zur Situation in Kontinentaleuropa sind sie nur wenig in das konventionelle Gesundheitssystem integriert. In Ländern wie Deutschland und Frankreich wird die Kräutermedizin, v. a. die moderne westliche Phytotherapie, von konventionell ausgebildeten Ärzten praktiziert und ist Teil der medizinischen Routineversorgung.

Anwender

Eine Vielzahl unterschiedlicher Indikationen wird mit Kräutermedizin behandelt, so etwa Angstzustände, Depression, gutartige Prostatahypertrophie, Claudicatio intermittens u. v. a.

Häufige Indikationen

In der ersten Behandlung wird der Therapeut zunächst die medizinische Vorgeschichte des Patienten erfragen, um einen Überblick über den Gesundheitszustand zu erhalten und mögliche Kontraindikationen herauszufinden. Herbalisten der chinesischen, japanischen oder Ayurveda-Tradition werden auch nach Informationen über die Persönlichkeit und den Lebenshintergrund des Patienten fragen, welche die Auswahl der Pflanzen beeinflussen können. Es werden individualisierte Kombinationen von Pflanzen verschrieben, die als Extrakte, Tinkturen, Infusionen oder Dekokte genutzt werden können. Folgetermine werden nach Notwendigkeit vereinbart, in denen die verschriebenen Präparate und das Therapieregime überprüft und ggf. angepasst werden. Die Therapeuten geben unter Umständen auch Ratschläge zu Fragen der Lebensführung wie Ernährung und Sport. Auf dem europäischen Kontinent erfolgen Konsultation und Behandlung in der Regel nach den Prinzipien der konventionellen Medizin.

Behandlungsszene

Der Behandlungsverlauf hängt weitestgehend von Art und Schwere des Krankheitsbildes ab, im Allgemeinen mit 1–2 Terminen pro Woche über einen Zeitraum von einer bis zu mehreren Wochen.

Behandlungsverlauf

Die klinische Evidenz muss für jedes Pflanzenpräparat (▶ s. Kap. 4) bzw. für jeden traditionellen Ansatz gesondert gewertet werden. Es gibt gute klinische Beweise für eine ganze Reihe von pflanzlichen Monopräparaten, z. B. zur Behandlung von Angstzuständen [1], gutartiger Prostatahypertrophie [2], Depressionen [3–5] und Claudicatio intermittens [6]. Traditionelle chinesische Kräutermischungen wurden in einigen Studien überprüft, von denen aber viele nur von geringer methodologischer Qualität sind [7]. So gibt es etwa nur wenig Evidenz für die Behandlung

Klinische Evidenz

von Ekzemen [8], wohingegen für das Reizdarmsyndrom einige positive Daten vorliegen [9]. Die letztgenannte Studie zählt zu den wenigen, in denen individualisierte Verschreibungen mit einem nicht individualisierten Ansatz verglichen wurden. Es konnte keine Überlegenheit der erstgenannten gefunden werden [9]. Es gibt auch nur begrenzte Evidenz für die Effektivität von Ayurveda-Kräuterbehandlungen [10]. Allgemein muss man einen Mangel an vergleichenden Studien zu jeder Form der Kräutermedizin im Vergleich zu konventionellen Verschreibungen konstatieren.

Risiken

Gegenanzeigen

Die Gegenanzeigen und Vorsichtsmaßnahmen sind für die einzelnen Pflanzenpräparate unterschiedlich (▶ s. Kap. 4), umfassen aber in aller Regel Schwangerschaft und Laktationsperiode.

Anwendungsbeschränkungen/Warnhinweise

Die Anwendungsbeschränkungen unterscheiden sich für die einzelnen Pflanzenpräparationen (▶ s. Kap. 4).

Nebenwirkungen

Pflanzenextrakte können starke pharmakologische Wirkungen haben, daher ist das Risiko von Nebenwirkungen vermutlich größer als bei jeder anderen KAM-Therapie. Der Leser wird auf die entsprechenden Informationen in den Abschnitten zu den einzelnen Pflanzen in Kap. 4 verwiesen.

Wechselwirkungen

Wechselwirkungen zwischen unterschiedlichen Pflanzenpräparaten oder zwischen diesen und konventionellen Arzneimitteln sollten generell als möglich eingeschätzt und entsprechende Patienten sorgfältig überwacht werden. Patienten sollten auch nach etwaiger Einnahme von frei zugänglichen Arzneimitteln gefragt werden.

Qualitätshinweis

Der Gehalt an aktiven Inhaltsstoffen kann variieren und hängt von mehreren verschiedenen Faktoren ab, wie etwa Erntezeit, Bodentyp, Menge des eingestrahlten Sonnenlichts oder des Regens während des Wachstums. Die Produkte können mit anderem Pflanzenmaterial verunreinigt oder verfälscht sein, die Pflanzen können auch fehlerhaft bestimmt worden sein.

Indirekte Risiken

Wenn der Therapeut keine medizinische Ausbildung hat, kann eine angemessene ärztliche Behandlung verzögert werden.

Bewertung

Die überzeugendste Evidenz, die es auf dem Gebiet der komplementären Medizin überhaupt gibt, liegt für eine Reihe von Pflanzenextrakten (Monopräparate) vor. Sie demonstriert die Wirksamkeit für unterschiedliche Krankheitsbilder. Die Möglichkeit von Nebenwirkungen muss in Betracht gezogen und das Risiko-Nutzen-Verhältnis für jedes Pflanzenpräparat individuell abgewogen werden. Es gibt eine Reihe von Krankheitsbildern, für die es keine zufriedenstellende konventionelle Behandlung gibt und bei denen die Kräutermedizin eine mögliche Therapieform sein kann.

Literatur

1. Pittler MH, Ernst E (2000) Efficacy of kava for treating anxiety: systematic review and meta-analysis. J Clin Psychopharmacol 20: 84–89
2. Wilt TJ, Ishani A, Stark G, MacDonald R, Lau J, Mulrow C (1998) Saw palmetto extracts for treatment of benign prostatic hyperplasia. JAMA 280: 1604–1609
3. Linde K, Ramirez G, Mulrow C D, Pauls A et al. (1996) St John's wort for depression – an overview and meta-analysis of randomised clinical trials. Br Med J 313: 253–258
4. Stevinson C, Ernst E (1999) Hypericum for depression. An update of the clinical evidence. Eur Neuropsychopharmacol 9: 501–505
5. Gaster B, Holroyd J (2000) St John's wort for depression. Arch Intern Med 160: 152–156
6. Pittler MH, Ernst E (2000) The efficacy of Ginkgo biloba extract for the treatment of intermittent claudication. A meta-analysis of randomized clinical trials. Am J Med 108: 276–281
7. Kaptchuk TJ (2000) The state of clinical research in traditional Chinese medicine in China. Focus Compl Alt Ther 5: 26–27
8. Armstrong NC, Ernst E (1999) The treatment of eczema with Chinese herbs: a systematic review of randomized clinical trials. Br J Clin Pharmacol 48: 262–264
9. Bensousson A, Talley NJ, Hing M et al. (1998) Treatment of irritable bowel syndrome with Chinese herbal medicine. A randomized controlled trial. JAMA 280: 1585–1589
10. Lodha R, Bagga A (2000) Traditional Indian systems of medicine. Ann Acad Med Singapore 29: 37–41

Weiterführende Literatur

Ernst E (ed) (2000) Herbal medicine. Butterworth Heinemann, Oxford (knapper Überblick für Fachkräfte)
Boon H, Smith M (1999) The botanical pharmacy. Quarry Press, Canada (evidenzbasierter Ansatz zu Pharmakologie und therapeutischem Gebrauch von 47 verbreiteten Pflanzen)

Massage

Es handelt sich um ein Verfahren, mit dem das weiche Gewebe von ganzen Körperbereichen mit Druck und Zug manipuliert wird (dieser Abschnitt behandelt hauptsächlich die »schwedische Massage«).

Definition

Aromatherapie, Reflexzonentherapie

Vergleichbare Verfahren

Massage gehört zu den ältesten Behandlungsformen. Die Entwicklung der modernen Form der Massage wird dem Schweden Per Hendrik Ling zugeschrieben, der ein integratives System von Massage und körperlichen

Hintergrundinformationen

Übungen entwickelte, das später als »schwedische Massage« bezeichnet wurde. In der Mitte des 19. Jahrhunderts wurde es in den USA eingeführt und dort bis in das frühe 20. Jahrhundert hauptsächlich von Ärzten praktiziert. Danach nahm das Interesse an dem Verfahren allmählich ab, stieg aber um 1970 wieder an. Heute wird Massage in vielen Ländern als komplementäre Therapie betrachtet, und es werden häufig sanftere Methoden genutzt als die rigorose Behandlung, die Ling empfahl. In einigen europäischen Ländern, darunter Deutschland, ist die Massage weiterhin Teil der konventionellen Medizin.

Traditionelle Vorstellungen

Massage wird mit unterschiedlichen manuellen Techniken praktiziert, wobei die Weichteile durch manuellen Druck und Zug manipuliert werden. Berührungen sind grundlegend für alle Massagetechniken, sie erlauben es dem Therapeuten, Regionen mit verspannten Muskeln zu lokalisieren. Diese Körperregionen können behandelt werden, wobei durch die Berührung mit der für den jeweiligen Patienten richtigen Stärke des Drucks zugleich ein Gefühl der Zuwendung vermittelt wird.

Wissenschaftliche Erklärung

Die Reibung durch die Hände und der mechanische Druck, der auf kutane und subkutane Strukturen ausgeübt wird, beeinflussen den Körper. Blut- und Lymphzirkulation werden generell verstärkt, was zu einer verbesserten Sauerstoffversorgung führt und angeblich auch zu einem verbesserten Abtransport von Abfallprodukten. Direkter mechanischer Druck und Effekte, die durch das Nervensystem vermittelt werden, wirken positiv auf verspannte Muskulatur.

Anwender

In den USA wird Massage v. a. von Krankenschwestern praktiziert, und es stehen eine Vielzahl an Kursen zur Auswahl, die sich spezifisch an Krankenschwestern, aber auch an andere Fachkräfte des Gesundheitssystems richten. Wie viele Trainingsstunden verlangt werden, variiert beträchtlich, allgemein am anerkanntesten sind Prüfungen durch das International Therapy Examinations Council. Die Zahl professioneller Massagetherapeuten, die in Krankenhäusern und Allgemeinpraxen angestellt sind, nimmt zu. In anderen Ländern, wie etwa in Deutschland, ist die Massagepraxis gesetzlich geschützt und Masseur ein anerkannter Beruf.

Häufige Indikationen

Rückenschmerzen und andere muskuloskelettale Störungen, Verstopfung, Angstzustände, Depressionen, Stress und viele andere Krankheitsbilder.

Behandlungsszene

Während einer ersten Behandlung wird der Therapeut in der Regel die Krankengeschichte erfragen, um einen Gesamteindruck vom Gesundheitszustand des Patienten zu erhalten und mögliche Kontraindikationen aufzudecken. Die Dauer der individuellen Behandlungen variiert je nach Krankheitsbild, liegt aber in der Regel bei etwa 30 min. Die Patienten müssen sich normalerweise zumindest teilweise ausziehen, ein Laken oder Handtuch wird zur Verfügung gestellt.

Massage wird i. Allg. auf einer speziell gefertigten Massageliege durchgeführt. Oft verwenden die Therapeuten Öle, um die Bewegung ihrer Hände auf dem Körper des Patienten zu erleichtern. Die 5 grundlegenden Massagetechniken werden als »Klopfen«, »Kneten« (»pétrissage«), »Reiben« (»Friktion«), »Abklatschen« (»tapotement«) und »Vibration« bezeichnet. Gelegentlich folgen auf die Behandlung andere Therapieformen, wie z. B. externe Wärmezufuhr. Den meisten Patienten wird geraten, für etwa 20 min nach der Behandlung zu ruhen.

Für die Erstbehandlung werden i. Allg. 1–2 Sitzungen pro Woche für einen Zeitraum von 4–8 Wochen empfohlen.

Behandlungsverlauf

Ein systematischer Review befasste sich mit der Evidenz für Abdominalmassagen bei Verstopfung [1]. Gestützt auf 4 KKS wurde vorsichtig gefolgert, dass die Abdominalmassage eine vielversprechende Behandlungsform dieser Indikation sein könnte. Ein weiterer Übersichtsartikel über 4 KKS zur Indikation »Kreuzschmerzen« kam zu dem Schluss, dass die Massage ein gewisses Potenzial aufweist [2]. Ein Cochrane-Review ergab, dass die Evidenz für Massage als Behandlung zur Entwicklungsförderung von Frühgeborenen und/oder Kindern mit niedrigem Geburtsgewicht nur schwach ist [3]. Einige Beweise aus RKS sprechen für positive Effekte von Massage bei Angstzuständen, z. B. bei adoleszenten Müttern mit Depression [4], Frauen mit prämenstruellem Syndrom [5] und bei älteren Patienten in stationärer Betreuung [6]. Bei Fibromyalgiepatienten soll das Verfahren Schmerzen und Depression lindern und damit die Lebensqualität verbessern [7].

Klinische Evidenz

Gegenanzeigen

Risiken

- Phlebitis
- tiefe Venenthrombose (TVT)
- Verbrennungen
- Hautinfektionen
- Ekzem
- Offene Wunden
- Knochenbrüche
- Fortgeschrittene Osteoporose

Anwendungsbeschränkungen/Warnhinweise

- Krebserkrankungen
- Myokardinfarkt
- Osteoporose
- Schwangerschaft
- Personen, die Probleme mit engem körperlichem Kontakt haben

Nebenwirkungen

Nebenwirkungen sind extrem selten. Es wurde jedoch schon über Knochenbrüche und Leberrisse berichtet.

Wechselwirkungen

Wechsel- und Nebenwirkungen, die auf den möglicherweise verwendeten Ölen beruhen, werden bei der Risikoabschätzung der Massage nicht berücksichtigt. Bei der Anamnese sollten aber Fragen zu einer möglichen allergischen Prädisposition gestellt werden.

Indirekte Risiken

Massage sollte generell als Begleitbehandlung betrachtet werden und nicht als Alternative zu konventioneller Therapie.

Bewertung

Massage scheint bei einigen Krankheitsbildern positive Effekte zu haben, so z. B. bei Verstopfung, Rückenschmerzen, Angstzuständen, Depression und Stress. Betrachtet man weiterhin das geringe mit der durch einen erfahrenen Therapeuten ausgeführten Massage verbundene Risiko, verdient das Verfahren unbedingt Beachtung. Seine Effektivität im Vergleich mit anderen komplementären oder konventionellen Behandlungsformen ist unklar. In Anbetracht ihrer entspannenden Wirkung sollte die Massage durchaus, wenn auch nur unspezifische, positive Wirkungen auf die meisten Patienten haben.

Literatur

1. Ernst E (1999) Abdominal massage therapy for chronic constipation: a systematic review of controlled clinical trials. Forsch Komplementärmed 6: 149–151
2. Ernst E (1999) Massage therapy for low back pain: a systematic review. J Pain Symptom Manage 17: 65–69
3. Vickers A, Ohlsson A, Lacey JB, Horsley A (1998) Massage therapy for premature and/or low birth weight infants to improve weight gain and/or decrease hospital length of stay. Cochrane Library. Update Software, Oxford
4. Field T, Grizzle N, Scafidi F, Schanberg S (1996) Massage relaxation therapies' effects on depressed adolescent mothers. Adolescence 31: 903–911
5. Hernandez-Reif M, Martinez A, Field T et al. (2000) Premenstrual symptoms are relieved by massage therapy. J Psychosom Obstet Gynecol 21: 9–15
6. Fraser J, Kerr JR (1993) Psychophysiological effects of back massage on elderly institutionalised patients. Nursing 18: 238–245
7. Brattberg G (1999) Connective tissue massage in the treatment of fibromyalgia. Eur J Pain 3: 235–245

Weiterführende Literatur

Vickers A (1998) Massage and aromatherapy: a guide for health professionals. Stanley Thornes, Cheltenham (gründlicher Überblick über Hintergründe und klinische Literatur, der allerdings die nicht in Englisch publizierte Evidenz weitgehend außer Acht lässt)

Naturheilkunde

Es handelt sich um ein eklektisches System der Gesundheitspflege, das Elemente der komplementären und der konventionellen Medizin vereinigt, um Selbstheilungsprozesse zu unterstützen und zu verstärken.

Definition

Hydrotherapie, Kneipp-Kur (in Deutschland), physikalische Medizin, Physiotherapie, Naturheilverfahren (in Deutschland)

Vergleichbare Verfahren

Die Philosophie der Naturheilkunde kann bis zu Hippokrates (etwa 460–377 v. Chr.) zurück verfolgt werden. Im 18. und 19. Jahrhundert wuchs das Interesse an der Möglichkeit, mit natürlichen Mitteln Krankheiten heilen zu können, als die Deutschen Vinzenz Prießnietz (1799–1851) und ganz besonders Sebastian Kneipp (1821–1897) komplexe hydrotherapeutische Interventionen zur Heilung vieler Beschwerden entwickelten. Ein Schüler von Kneipp, Benedikt Lust (1870–1945), führte die Hydrotherapie in den USA ein und benutzte später den Begriff »Naturheilkunde«, um das von ihm entwickelte Konzept zu bezeichnen. In England wurde um 1930 einer der frühen naturheilkundlich orientierten Kurorte in Champneys in der Nähe von Tring in Hertfordshire eingerichtet.

Hintergrund-informationen

Die Naturheilkunde gründet auf der Vorstellung, dass die Gesundheit von der natürlichen Heilkraft (vis medicatrix naturae) beeinflusst wird, die als allen lebenden Organismen inhärente Eigenschaft verstanden wird. Krankheit wird als direktes Ergebnis des Ignorierens oder Missachtens der generellen Prinzipien einer gesunden Lebensweise betrachtet. Diese Prinzipien sollen durch die interne und externe Umgebung, die den Gesundheitszustand des Individuums optimieren, determiniert werden. Die Naturheilkunde will den Zustand dieser internen und externen Umgebung korrigieren und stabilisieren.

Traditionelle Vorstellungen

Die grundsätzlichen Prinzipien einer gesunden Lebensführung mit einer Ernährung, die reichlich frische Früchte und Gemüse enthält, und einem ausreichenden Maß an körperlicher Betätigung, sind inzwischen in der konventionellen Medizin allgemein anerkannt. Die therapeutischen Interventionen und Techniken, die darüber hinaus in der Naturheilkunde Anwendung finden, sind etwa bestimmte Pflanzentherapeutika, Hydrotherapie und Irisdiagnostik, aber auch physikalische Behandlungen (z. B. Wirbelsäulenmanipulationen). Die wissenschaftliche Begründung ist von Verfahren zu Verfahren unterschiedlich. Für einige Methoden fehlt eine plausible wissenschaftliche Erklärung, andere werden von wissenschaftlichen Untersuchungsergebnissen gestützt.

Wissenschaftliche Erklärung

Anwender

In den USA haben lizenzierte naturheilkundlich tätige Therapeuten eine recht umfangreiche Ausbildung absolviert, die grundlegende Kenntnisse der Medizin und konventioneller Diagnoseverfahren umfasst. Mehrere akkreditierte Schulen der naturheilkundlichen Medizin bieten 4-Jahres-Kurse an, die zur Erlangung der Lizenz führen. In einigen US-Bundesstaaten erhalten naturheilkundlich ausgebildete Therapeuten Zulassungen als Hausärzte.

Häufige Indikationen

Naturheilkundler behandeln jedes Krankheitsbild, sind aber angewiesen, Patienten mit ernsten Erkrankungen zur konventionellen Behandlung zu überweisen.

Behandlungsszene

Bei der ersten Konsultation wird der naturheilkundlich arbeitende Therapeut zunächst die detaillierte Krankengeschichte des Patienten erfragen, um einen Gesamteindruck über dessen Gesundheitszustand zu erhalten und nach ernsten Beschwerden zu suchen. Dabei werden auch Fragen nach Lebensweise und Ernährung gestellt, eine konventionelle Diagnoseerhebung, einschließlich Laboruntersuchungen, kann sich anschließen. Je nach Art der festgestellten Erkrankung kann die Therapie unterschiedlich sein, häufig ist aber eine Änderung der Lebensweise Teil des Behandlungsplans. Die Behandlung bestimmter Indikationen kann von Therapeut zu Therapeut unterschiedlich sein. Nachfolgende Termine werden nach Notwendigkeit vereinbart; Medikation und Behandlungsführung werden nach Bedarf überprüft und ggf. angepasst.

Behandlungsverlauf

Der Behandlungsverlauf ist weitgehend von Art und Schwere der Krankheit abhängig, in der Regel werden aber 1–2 Termine pro Woche während einer ein- bis mehrwöchigen Behandlungsperiode wahrgenommen. Eine Änderung der Lebensweise sollte langfristig beibehalten werden.

Klinische Evidenz

Die klinische Evidenz muss für jedes Verfahren gesondert bewertet werden (s. dazu die entsprechenden Kapitel). Es gibt sie aus RKS und systematischen Reviews für verschiedene komplementäre Therapien, wie z. B. für bestimmte Pflanzenextrakte [1, 2] und für die Hydrotherapie [3]. Andere Elemente werden kaum von Beweisen gestützt (z.B. [4]). Die Spa-Therapie, die ebenfalls einige verschiedene Behandlungsformen beinhaltet, wurde in RKS untersucht, positive Effekte waren nachzuweisen [5]. Die Effektivität des gesamten naturheilkundlichen Ansatzes wurde jedoch bislang nicht in RKS evaluiert.

Risiken

Gegenanzeigen

Gegenanzeigen und Vorsichtsmaßnahmen sind für die einzelnen Therapien unterschiedlich (s. dazu die entsprechenden Kapitel). Häufig gehören Schwangerschaft und Laktationsperiode dazu.

Anwendungsbeschränkungen/Warnhinweise

Die Anwendungsbeschränkungen sind für die einzelnen Therapien unterschiedlich (s. dazu die entsprechenden Kapitel).

Nebenwirkungen

Das Risiko von Nebenwirkungen besteht. Der Leser wird auf die entsprechenden Kapitel in diesem Buch und die konventionelle medizinische Literatur verwiesen.

Wechselwirkungen

Mögliche Wechselwirkungen, z. B. zwischen verschiedenen Pflanzenpräparaten oder mit konventionellen Medikamenten oder anderen Behandlungsformen, sollten in Betracht gezogen (s. dazu die entsprechenden Kapitel) und relevante Patienten genau überwacht werden. Die Patienten müssen nach der Einnahme nicht verschreibungspflichtiger Medikamente gefragt werden.

Indirekte Risiken

Wenn sich der Therapeut nicht über die Grenzen bestimmter Behandlungsformen im Klaren ist, kann eine angemessene Therapie verzögert werden.

Nebenwirkungen können auftreten, und das Risiko-Nutzen-Verhältnis muss für jede Therapie getrennt abgeschätzt werden (s. dazu die entsprechenden Kapitel). Betrachtet man aber Art und relative Geringfügigkeit von Risiken, die mit vielen Interventionen der Naturheilkunde verbunden sind, sollten die Naturheilverfahren durchaus in Betracht gezogen werden, wenn sie von einem gut ausgebildeten, verantwortungsbewussten, zugelassenen Therapeuten ausgeübt werden.

Bewertung

Literatur

1. Pittler MH, Vogler BK, Ernst E (2000) Efficacy of feverfew for the prevention of migraine. Cochrane Library. Update Software, Oxford
2. Stevinson C, Pittler MH, Ernst E (2000) Garlic for treating hypercholesterolemia. A meta-analysis of randomized clinical trials. Ann Intern Med 133: 420–429
3. Hartmann BR, Bassenge E, Hartmann M (1997) Effects of serial percutaneous application of carbon dioxide in intermittent claudication: results of a controlled trial. Angiology 48: 957–963
4. Ernst E (2000) Iridology. Arch Ophthalmol 118: 120–121
5. Ernst E, Pittler MH (1998) How efficacious is spa treatment? A systematic review of randomized studies. Dtsch Med Wochenschr 123: 273–277

Weiterführende Literatur

Pizzorno JE, Murray MT (eds) (1999) Textbook of natural medicine. Churchill Livingstone, Edinburgh (gut verständliches, aber häufig irreführendes Standardwerk)

Osteopathie

Definition	Es handelt sich um eine Form der manuellen Therapie mit Massagen, Mobilisierung und Wirbelsäulenmanipulation.
Vergleichbare Verfahren	Kraniosakraltherapie, Chiropraktik, manuelle Therapie, Spinaltherapie und -mobilisierung
Hintergrund-informationen	Die Osteopathie wurde 1874 in den USA gegründet, und zwar von Dr. Andrew Taylor Still, und erlebte seit damals eine turbulente Geschichte. In Amerika ist sie inzwischen eine anerkannte Methode im allgemeinen Gesundheitswesen, in England und manchen anderen Ländern zählt sie zu den etablierten Verfahren der KAM.
Traditionelle Vorstellungen	Osteopathen glauben, dass es die Hauptaufgabe eines Arztes ist, die Selbstheilung des Körpers zu erleichtern, ferner dass Struktur und Funktion des Körpers in engem Zusammenhang stehen und dass Probleme an einem Organ andere Körperteile beeinflussen [1]. Für Osteopathen eliminiert eine perfekte Ausrichtung des muskuloskelettalen Systems Hindernisse in Blut- und Lymphfluss, was wiederum zu einem optimalen Gesundheitszustand führt. Um diese ideale Ausrichtung zu erreichen, haben Osteopathen eine Reihe manipulativer Techniken entwickelt, die in 6 Hauptkategorien eingeteilt werden können:

- Stöße mit hoher Geschwindigkeit und geringer Amplitude,
- Muskelenergietechniken,
- Gegendruck,
- myofasziale Entspannung,
- Kraniosakraltechniken (s. Kapitel, »Kraniosakraltherapie«),
- lymphatische Pumptechniken [1].

Wissenschaftliche Erklärung	Einige der traditionellen osteopathischen Konzepte klingen intuitiv richtig, ihre wissenschaftliche Erklärung ist aber nicht vollständig überzeugend. Insbesondere der Theorie von der übergeordneten Bedeutung einer perfekten Ausrichtung fehlt die wissenschaftliche Begründung.
Anwender	In den USA ist die Osteopathie heute die kleinere von 2 Hauptschulrichtungen der Medizin. Amerikanische Osteopathen (Doktor der Osteopathie, DO) nutzen zusätzlich zu den osteopathischen manipulativen Techniken die meisten allopathischen Therapieoptionen und werden als konventionelle »Schulmediziner« angesehen. Außerhalb der USA nutzen Osteopathen hauptsächlich Wirbelsäulenmanipulation und Mobilisierung und werden in der Regel als Therapeuten der komplementären Medizin angesehen.

Typischerweise behandeln Osteopathen muskuloskelettale Probleme, insbesondere Rücken- und Nackenschmerzen. Osteopathen in den USA behandeln auch sehr viele andere Krankheitsbilder, wobei allopathische und osteopathische manuelle Behandlungsmethoden zusammen genutzt werden. Die Mehrzahl amerikanischer Osteopathen nutzt aber manipulative Techniken nicht routinemäßig.

Häufige Indikationen

Der Besuch eines US-amerikanischen DO verläuft normalerweise ganz ähnlich wie die Konsultation eines konventionellen Arztes. In anderen Ländern nimmt der Osteopath die Krankengeschichte auf und führt eine gründliche physikalische Untersuchung des muskuloskelettalen Systems durch, insbesondere der Wirbelsäule. In den meisten Fällen folgt hierauf die Behandlung, die aus Wirbelsäulenmanipulation und Mobilisierung besteht.

Behandlungsszene

Nur selten wird eine Einzelbehandlung als ausreichend angesehen. Je nach Krankheitsbild und klinischem Fortschritt bilden 6–12 (oder mehr) Behandlungen einen Behandlungszyklus.

Behandlungsverlauf

Es gibt einige Evidenz dafür, dass die Osteopathie bei Kreuzschmerzen, besonders in akuten und subakuten Stadien, hilfreich ist [1, 2]. Eine neuere große RKS verglich Osteopathie der amerikanischen Schule mit Standardbehandlungen bei Patienten mit Kreuzschmerzen. Sie kam zu dem Schluss, dass das klinische Ergebnis für beide Gruppen ähnlich ist [3]. Die Evidenz aus klinischen Studien für andere Indikationen ist nur spärlich vorhanden und nicht zwingend [1, 2].

Klinische Evidenz

Gegenanzeigen

Risiken

- Osteoporose
- Neoplasien
- Infektionen
- Blutgerinnungsstörungen

Anwendungsbeschränkungen/Warnhinweise

Nicht bekannt

Nebenwirkungen

- Wirbelsäulentrauma nach Stößen mit hoher Geschwindigkeit
- Dissektion vertebraler Arterien
- Schlaganfall

Wechselwirkungen

Nicht bekannt

Indirekte Risiken

Der Zugang zu konventionellen Therapien kann behindert werden.

Bewertung

Bei Kreuzschmerzen können osteopathische Wirbelsäulenmanipulation und Mobilisierung hilfreich sein. Da die verwendeten Techniken häufig sanfter sind als die von Chiropraktikern verwendeten Methoden, sollte das Risiko von Wirbelsäulenverletzungen geringer sein. Insgesamt verdienen es diese Techniken also, zur Behandlung von Patienten mit Kreuzschmerzen genutzt zu werden. Für alle anderen Indikationen ist die Datenlage nicht ausreichend, um stichhaltige Empfehlungen abgeben zu können.

Literatur

1. Lesho EP (1999) An overview of osteopathic medicine. Arch Fam Med 8: 477–483
2. Schwerla F, Hass-Degg K, Schwerla B (1999) Evaluierung und kritische Bewertung von in der europäischen Literatur veröffentlichten, osteopathischen Studien im klinischen Bereich und im Bereich der Grundlagenforschung. Forsch Komplementärmed 6: 302–310
3. Andersson GBJ, Lucente T, Davis AM et al. (1999) A comparison of osteopathic spinal manipulation with standard care for patients with low back pain. New Engl J Med 341: 1426–1431

Reflexzonentherapie

Synonyme

Reflextherapie, Reflexologie (der Begriff »Reflexologie« wird gelegentlich auch benutzt, um die Behandlung segmentaler Nervenreflexe mit Nadeln zu beschreiben; in der früheren Sowjetunion war »Reflextherapie« aus historischen Gründen gleichbedeutend mit Akupunktur; s. Kapitel »Akupunktur«)

Definition

Es handelt sich um eine therapeutische Methode, bei der manueller Druck auf bestimmte Regionen oder Zonen der Füße (manchmal auch der Hände und der Ohren) ausgeübt wird, die zu bestimmten Regionen des Körpers korrespondieren sollen. Die Methode dient dazu, Stress abzubauen und physischen Störungen vorzubeugen bzw. sie zu behandeln.

Vergleichbare Verfahren

Die Reflexzonentherapie kann von manuellen Therapeuten unterschiedlicher Schulen mit anderen Verfahren kombiniert werden. Andere Therapieformen, die sich auf das Konzept korrespondierender Körperteile stützen, umfassen Akupunkturtechniken wie die Aurikuloakupunktur und die koreanische Handakupunktur.

Hintergrundinformationen

Ägyptische Papyri aus den Jahren um 2500 v. Chr. zeigen die manuelle Behandlung der Füße, und es gibt Beweise, dass eine vergleichbare Behandlungsform Teil der chinesischen Kultur war. Die Reflexzonentherapie wird in verschiedenen antiken europäischen Medizinsystemen beschrieben, ebenso von nordamerikanischen Indianern. Von jenen lernte Anfang des 20. Jahrhunderts Dr. William Fitzgerald die Technik. Er untersuchte die Wirkung von Druck zur Analgesie an anderen Körperstellen und kam zu dem Schluss, dass der Körper in 10 vertikale Zonen aufgeteilt ist, von denen jede durch einen Teil des Fußes, einschließlich der Zehen, repräsentiert wird. Aus dieser Beobachtung wurden die Karten körperlicher Reflexzonen entwickelt, die zuerst von Eunice Ingham gezeichnet und von 1930 an publiziert wurden.

Organe, Drüsen und andere Teile jeder Körperhälfte sollen am Fuß der gleichen Seite repräsentiert sein, v. a. auf der Sohle, aber auch auf dem Dorsum, an der Ferse und den Zehen. Der körperliche Gesundheitszustand kann durch die Untersuchung der Füße ermittelt werden, welche Ungleichgewichte oder Hemmungen des Energieflusses aufdecken soll. Diese zeigen sich in Empfindlichkeiten oder durch tastbare körnige oder kristalline Ablagerungen an der jeweiligen Stelle. Die Körperfunktionen können dann durch Stimulation dieser Zonen mit Hilfe von Druck oder Massage, die die nerven- oder meridianvermittelten Reflexmechanismen aktivieren, beeinflusst werden. Die Reflexzonentherapie soll Stress abbauen, Kreislauffunktionen verbessern, Toxine eliminieren und die metabolische Homöostase vermitteln.

Traditionelle Vorstellungen

Es ist keine neurophysiologische Basis für Verbindungen zwischen Organen oder Drüsen und bestimmten Regionen der Füße bekannt. Drei Untersuchungen über die postulierte Korrespondenz sind bekannt. In einer verblindeten Studie lag die Richtigkeit medizinischer Diagnosen von Reflexzonentherapeuten nicht über Zufallsniveau [1], in einer weiteren Studie war die Diagnosestellung der Therapeuten zwar erfolgreicher als rein zufallsbedingt, aber der Wert war dennoch nicht klinisch relevant [2]. Druck auf die Nierenreflexzone soll Änderungen in der Durchblutung der Nieren bewirken [3]. Fußreflexzonenmassage kann generell positive Effekte auf die Gesundheit haben – unabhängig davon, ob die Reflexkorrespondenzen zu bestimmten Organen wirklich stichhaltig sind.

Wissenschaftliche Erklärung

Es gibt Anwender der Methode, die sich selbst aus Büchern unterrichtet haben, aber auch Therapeuten, die Kurse besucht haben und Berufsverbänden beitreten. Es gibt keine Regulatorien, da es derzeit keine staatliche Zulassung oder vorgeschriebenen Ausbildungswege gibt. Die Reflexzonentherapie wird weitgehend von anderen medizinischen Fachkräften praktiziert, auch von konventionell ausgebildeten Krankenschwestern.

Anwender

Häufige Indikationen sind funktionelle Störungen wie Asthma, Rücken- und Nackenschmerzen, Migräne und Kopfschmerzen, chronische Müdig-

Häufige Indikationen

3

keit, Sinusitis, Arthritis, Schlaflosigkeit, Verdauungsprobleme – wie das Reizdarmsyndrom und Verstopfung – stressassoziierte Störungen und postmenopausale Symptome.

Behandlungsszene

Der Reflexzonentherapeut erfragt in der Regel zunächst die vollständige Krankengeschichte, bevor die bloßen Füße systematisch untersucht werden, wobei der Patient auf einer Liege oder in einem Sessel ruht. Empfindliche Bereiche oder Stellen mit körnigen Ablagerungen werden massiert, sobald sie gefunden wurden. Die Intensität des angewendeten Drucks ist je nach Therapeut sehr unterschiedlich. Um ein besseres Gleiten zu ermöglichen, benutzen einige Therapeuten Öle, die spezifische Produkte der Aromatherapie enthalten können. Oft unterhalten sich Patient und Therapeut während der Behandlung fortwährend, obgleich manche Patienten eine Behandlung in Ruhe bevorzugen. Eine Sitzung dauert 45–60 min. Manche Therapeuten verwenden Stöcke oder andere Instrumente zur Behandlung der Füße.

Behandlungsverlauf

Der Behandlungsverlauf hängt stark vom Therapeuten und vom behandelten Krankheitsbild ab. In westlichen Ländern werden häufig wöchentliche Behandlungen über einen Zeitraum von 6–8 Wochen angeboten. Bei chronischen Krankheitsbildern können Folgebehandlungen angeraten werden.

Klinische Evidenz

In einer RKS wurde eine Überlegenheit der Reflexzonentherapie über eine Placeboreflexzonentherapie bei der Behandlung des prämenstruellen Syndroms festgestellt; da das Protokoll aber Fuß-, Hand- und Ohrbehandlungen gleichermaßen enthielt, sind keine Aussagen über diese Therapieformen im Einzelnen möglich [4]. In einer RKS wurden positive Effekte auf den Blutzuckerspiegel bei Diabetikern gezeigt, aber die Details sind so spärlich dargestellt, dass das Ergebnis nicht überzeugen kann [5]. Bei einer weiteren RKS an Patienten mit multipler Sklerose konnten symptomatische Verbesserungen nachgewiesen werden, jedoch war hier die Abbruchsrate hoch [6]. Eine große Beobachtungsstudie zeigte, dass bei einer Nachbefragung nach 3 Monaten 81% der Patienten ihre Kopfschmerzen als geheilt oder deutlich gebessert bezeichneten [7], und eine RKS fand bei der gleichen Indikation einen nichtsignifikanten Trend. In der letztgenannten Studie fehlen aber wichtige Detailangaben [8]. Andere RKS ergaben keinen Effekt bei Asthma [9] oder auf die Kortisolkonzentration im Blut während einer Operation [10].

Risiken

Gegenanzeigen

Relevante Krankheitsbilder der Füße, wie Gicht, Geschwüre oder Gefäßkrankheiten

Anwendungsbeschränkungen/Warnhinweise

Personen mit Erkrankungen der Knochen oder Gelenke der Füße oder der Unterschenkel sollten mit erhöhter Vorsicht behandelt werden.

Nebenwirkungen

- Müdigkeit
- Beschwerden in den Füßen
- Veränderungen von Miktion und Darmfunktion
- Allergische Reaktionen auf Aromatherapieöle, wenn solche benutzt werden

Wechselwirkungen

Interaktionen mit der Wirkung bestimmter Medikamente, wie z. B. Insulin, sind möglich.

Indirekte Risiken

Obgleich die Berufsvereinigungen der Reflexzonentherapeuten darauf bestehen, dass ihre Mitglieder keine Diagnosen stellen dürfen, sind Fälle bekannt, in denen Therapeuten zu falsch-positiven oder falsch-negativen Diagnosen kamen und damit zum Schaden des Patienten dessen medizinische Behandlung störten.

Bewertung

In den Händen von verantwortungsbewussten Therapeuten scheint die Reflexzonentherapie wenig zu schaden und möglicherweise einigen Nutzen bei der Behandlung vieler funktioneller Störungen aufzuweisen. Die Reflexzonentherapie sollte jedoch niemals zur Stellung oder zum Vorschlag einer Diagnose genutzt werden.

Literatur

1. White AR, Williamson J, Hart A, Ernst E (2000) A blinded investigation into the accuracy of reflexology charts. Compl Ther Med 8: 166–172
2. Baerheim A, Algroy R, Skogedal KR, Stephansen R, Sandvik H (1998) Fottene – et diagnostisk hjelpemiddel? Tidsskr Nor Laegeforen 5: 753–755
3. Sudmeier I, Bodner G, Egger I (1999) Änderung der Nierendurchblutung durch organassoziierte Reflexzonentherapie am Fuß gemessen mit farbkodierter Doppler-Sonographie. Forsch Komplementärmed 6: 129–134
4. Oleson T, Flocco W (1993) Randomised controlled study of premenstrual symptoms treated with ear, hand and foot reflexology. Obstet Gynaecol 82: 906–911
5. Wang XM (1993) Treating type II diabetes mellitus with foot reflexotherapy [Chinese]. Chung-Kuo Chung Hsi i Chieh Ho Tsa Chih 13: 536–538
6. Siev-Ner I, Gamus D, Lerner-Geva L et al. (1997) Reflexology treatment relieves symptoms of multiple sclerosis: a randomized controlled study. Focus Alt Compl Ther 2: 196
7. Launso L, Brendstrup E, Arnberg S (1999) An exploratory study of reflexological treatment for headache. Alt Ther Health Med 5: 57–65
8. Lafuente A, Noguera M, Puy C et al. (1990) Effekt der Reflexzonenbehandlung am Fuß bezüglich der prophylaktischen Behandlung mit Funarizin bei an Cephalea-Kopfschmerzen leidenden Patienten. Erfahrungsheilkunde 39: 713–715

9. Peterson LN, Faurschou P, Olsen OT, Svendsen UG (1992) Reflexology and bronchial asthma. Ugeskr Laeger 154: 2065–2068
10. Engquist A, Vibe-Hansen H (1997) Zone therapy and plasma cortisol during surgical stress. Ugeskr Laeger 139: 460–462

Weiterführende Literatur

Ernst E, Koeder K (1977) An overview of reflexology. Eur J Gen Pract 3: 52–57 (systematischer Review klinischer Studien in Verbindung mit einigen Hintergrundinformationen)

Tai-Ji-Quan

Definition

Es handelt sich um ein System von Bewegungen und Stellungen, das in der antiken chinesischen Philosophie und Kriegskunst wurzelt und zur Stärkung der geistigen und körperlichen Gesundheit verwendet wird.

Vergleichbare Verfahren

Qi-Gong

Hintergrundinformationen

Tai-Ji-Quan hat in China eine lange Tradition und wird dort heute weit verbreitet praktiziert. Es ist auch in vielen westlichen Ländern zunehmend populär geworden. Aus den ursprünglich 13 verschiedenen Stellungen, die im 12. Jahrhundert entstanden sein sollen, sind im Lauf der Zeit mehrere verschiedene Stile und Formen entwickelt worden. Die verschiedenen Formen des Tai-Ji-Quan umfassen eine Reihe verschiedener Stellungen; der Übergang von einer zur nächsten geschieht mittels sanfter und anmutiger Bewegungen.

Traditionelle Vorstellungen

Unter dem Einfluss der konfuzianischen und buddhistischen Philosophie gründet das Tai-Ji-Quan auf dem Prinzip des Gegensatzpaares der Lebenskräfte, Yin und Yang. Ein schlechter Gesundheitszustand wird als Ungleichgewicht zwischen Yin – dem weiblichen, empfangenden Prinzip – und Yang – dem männlichen, kreativen Prinzip – angesehen. Durch die alternierenden Bewegungen und Stellungen sollen diese fließenden Energien stabilisiert, weiterhin innere und äußere Harmonie sowie ein emotionales Gleichgewicht hergestellt werden.

Wissenschaftliche Erklärung

Die langsamen Bewegungen zwischen den verschiedenen Stellungen, die dann normalerweise für eine kurze Zeitspanne gehalten werden, sind physikalische Reize mit Wirkungen auf kardiovaskuläres und muskuläres System. Diese Reize führen, weitgehend wie bei anderen physischen Übungen, zu einer muskulären Anpassung, die schließlich bei regelmäßiger Übung eine Kräftigung der Muskulatur zur Folge hat. Ergänzend zu Anpassungsprozessen auf nervaler Ebene können diese Effekte eine verbesserte kardiovaskuläre Funktion sowie verbesserte Koordination und Gleichgewichtskontrolle bewirken.

Die Lehrer sollten ein grundlegendes Verständnis der menschlichen Anatomie und Physiologie haben sowie einige Kenntnisse der Philosophie und historischen Bezüge des Tai-Ji-Quan. Im Idealfall hat ein Tai-Ji-Lehrer mindestens 5 Jahre Praxis und Unterweisung durch einen Tai-Ji-Meister durchlaufen, bevor er selbstständig Kurse anbietet. Es gibt allerdings keine generell anerkannten Mindestanforderungen.

Anwender

Stressbedingte Krankheiten, Depression, Osteoporose, niedriger oder hoher Blutdruck

Häufige Indikationen

Tai-Ji-Quan wird normalerweise in Gruppen von 5–10 oder mehr Personen unterrichtet. Die Atmosphäre während der Übungen ist in der Regel ruhig und entspannt, aber intensiv. Der Schüler sollte einen gewissen Grad an Konzentration durchgängig aufrechterhalten und nicht von äußeren Einflüssen abgelenkt werden. Die Bewegungen werden von allen Gruppenmitgliedern gleichzeitig unter Korrektur und Anleitung durch den Lehrer durchgeführt. Tai-Ji-Quan ist ein System für lebenslange Übung, und nur regelmäßige Praxis führt zu positiven Effekten.

Behandlungsszene

Die verschiedenen Formen benötigen etwa 5–30 min für ihre vollständige Durchführung. Tägliche Übung ist am besten, die optimale Zeit dafür soll der frühe Morgen sein. Mindestens 2 Übungseinheiten pro Woche sollten eingehalten werden.

Behandlungsverlauf

Evidenz aus RKS weist auf positive Effekte des Tai-Ji zur Verbesserung von Gleichgewicht und Kraft hin [1] sowie zur Reduktion des Sturzrisikos bei älteren Personen [2]. Die Ergebnisse einer weiteren RKS ergaben positive Effekte bei Depression, Wut und Erschöpfung [3]. Kontrollierte klinische Studien ließen auf positive Effekte auf die kardiorespiratorische Funktion bei Älteren schließen [4, 5].

Klinische Evidenz

Gegenanzeigen

Risiken

Kontraindikationen und Vorsichtsmaßnahmen beruhen weitgehend auf dem gesunden Menschenverstand (z. B. schwere Osteoporose, akute Rückenschmerzen, Knieprobleme, Verrenkungen und Brüche). Normalerweise kann Tai-Ji auch während Schwangerschaft und Laktationsperiode bedenkenlos praktiziert werden.

Anwendungsbeschränkungen/Warnhinweise

Bevor sie mit Tai-Ji beginnen, sollten ältere Personen in Hinblick auf die oben genannten oder andere Beeinträchtigungen sorgfältig untersucht werden. Die Lehrer sollten zertifizierte Kenntnisse in erster Hilfe bei medizinischen Notfällen haben.

Nebenwirkungen

Nebenwirkungen sind selten, sie können verzögert auftretende Muskelschmerzen, Bänderzerrungen und Knöchelverstauchung umfassen.

Wechselwirkungen

Nicht bekannt

Indirekte Risiken

Tai-Ji-Quan sollte als Begleitbehandlung betrachtet werden, nicht als Alternative zu konventioneller medizinischer Behandlung.

Bewertung

Es gibt nur begrenzte Evidenz aus strengen klinischen Studien, aber Tai-Ji scheint die kardiovaskuläre Funktion zu verbessern sowie Muskelkraft und Balance zu steigern. Hierdurch kann Tai-Ji das Sturzrisiko senken, was bei älteren Personen von besonderer Bedeutung ist. Tai-Ji kann noch weitere positive Effekte auf die Gesundheit haben, etwa bei Depressionen und Angstzuständen, wie dies auch für körperliches Training allgemein vermutet wird. Betrachtet man ferner Art und Häufigkeit der potenziellen Risiken, wenn Tai-Ji von einem verantwortungsbewussten Lehrer unterrichtet wird, sollte es als allgemeine Maßnahme zur Förderung einer gesunden Lebensweise betrachtet werden und dürfte für die meisten Personen von Nutzen sein.

Literatur

1. Wolfson L, Whipple R, Derby C et al. (1996) Balance and strength in older adults: intervention gains and tai chi maintenance. J Am Geriatr Soc 44: 498–506
2. Wolf SL, Barnhart HX, Kutner NG et al. (1996) Reducing frailty and falls in older persons: an investigation of tai chi and computerized balance training, Atlanta FISCSIT Group. J Am Geriatr Soc 44: 489–497
3. Putai Jin (1989) Changes in heart rate, noradrenaline, cortisol and mood during tai chi. J Psychosom Res 33: 197–206
4. Lai J-S, Wong M-K, Lan C, Chong C-K, Lien I-N (1993) Cardiorespiratory responses of tai chi chuan practitioners and sedentary subjects during cycle ergometry. J Formos Med Assoc 92: 894–899
5. Lai J-S, Lan C, Wong M-K, Teng S-H (1995) Two-year trends in cardiorespiratory function among older tai chi chuan practitioners and sedentary subjects. J Am Geriatr Soc 43: 1222–1227

Yoga

Definition

Es handelt sich um ein System aus sanftem Dehnen, Übungen zur Atemkontrolle und Meditation als Maßnahme für Körper und Geist.

Tai-Ji-Quan, Qi-Gong

Vergleichbare
Verfahren

Der Begriff »Yoga« ist von dem Sanskritwort »yuj« abgeleitet, das »paaren, zusammenspannen« bedeutet und mit dem deutschen Begriff »Joch« verwandt ist. Es soll den Zweck der Technik widerspiegeln, Körper und Geist in harmonischer Entspannung zu vereinigen. Indische Symbole aus der Zeit um 3000 v. Chr. sollen belegen, dass Yoga bereits damals existierte. Aufzeichnungen der Yoga-Sutras, der 8 Aspekte spiritueller Erleuchtung, sind 2300 Jahre alt und umfassen auch ethische Verhaltensregeln. Die 3 im Westen am häufigsten verwendeten Yoga-Praktiken, »Hatha Yoga« genannt, sind die Stellungen (Asanas), Atemkontrolle (Pranayama) und Meditation, durch welche ein erhöhtes Körperbewusstsein und geistige Ruhe erreicht werden sollen. Anhänger des Yoga üben regelmäßig und verbessern lebenslang ihre Fähigkeiten. Yoga wird weit verbreitet in östlichen und westlichen Ländern praktiziert, aber Yoga-Meister aus Indien werden immer noch mit großer Verehrung betrachtet. Obgleich sich Yoga in der indischen Kultur und Religion entwickelte, erfordert seine Praxis keine speziellen Glaubensvorstellungen oder religiösen Übungen.

Hintergrund-informationen

Yoga soll den Vorrat des Körpers an Prana, vitaler Energie, erhöhen und ihren Fluss durch verbesserte Stellungen erleichtern. Der Körper soll zu einem »geeigneten Gefäß für die Seele« werden. Schlechte Ernährung, Stress und andere Faktoren können den natürlichen Fluss der Prana hemmen und damit den Körper verletzlich machen.

**Traditionelle
Vorstellungen**

Regelmäßige Yoga-Übungen rufen ein Gefühl tiefer Entspannung hervor, das bereits für sich genommen wenigstens vorübergehend von Nutzen ist. Zu den beschriebenen physischen Effekten gehören körperliche Gelenkigkeit und Muskelkraft. Mentale Vorteile umfassen allgemeines Wohlgefühl und möglicherweise eine Reduktion des sympathischen Antriebs. Yoga-Atemübungen begegnen der hastigen Atmung, die Stressreaktionen begleitet, und können evtl. muskuläre Verspannungen verringern sowie die Lungenkapazität erweitern.

**Wissenschaftliche
Erklärung**

Obgleich man Yoga im Selbstunterricht mit Hilfe verschiedener Medien erlernen kann, ist der Besuch von beaufsichtigten Kursen besser. Die Anwender (üblicherweise als »Yoga-Lehrer« bezeichnet) sollten die notwendigen Kenntnisse und Erfahrung haben, um positive Effekte erzielen zu können und ein Überdehnen von Gelenken und Muskeln zu vermeiden. Es gibt kein einheitliches Zulassungsverfahren und keine Lizenzen, die die Anerkennung als Yoga-Lehrer regeln.

Anwender

- Stress
- Schlaflosigkeit
- Kopfschmerzen

Häufige Indikationen

━ Angstzustände
━ Prämenstruelles Syndrom
━ Arthritis
━ Rückenschmerzen
━ Gastrointestinale und kardiovaskuläre Störungen
━ Atembeschwerden

Yoga wird auch in der Schwangerschaft zur Geburtsvorbereitung genutzt. Es kann auch von gesunden Personen erlernt werden, um eine gesteigerte Selbstkontrolle zu erreichen.

Behandlungsszene

Die Gruppenstunden dauern eine Stunde und beinhalten eine theoretische Einführung. Das Erlernen von Stellungen unter Aufsicht und die Atemübungen führen in der Regel zu einer Phase tiefer Entspannung und gelegentlich zur Meditation. Der genaue Inhalt und die Form des Unterrichts variieren beträchtlich.

Behandlungsverlauf

Yoga wird von enthusiastischen Anhängern täglich genutzt und zur Erzielung eines maximalen Nutzens wahrscheinlich am besten mehr als einmal in der Woche durchgeführt. Es sollte als langfristiges Programm angesehen werden.

Klinische Evidenz

Viele unkontrollierte Beobachtungsstudien hatten zum Ergebnis, dass Yoga bei gesunden Personen positiv auf Stimmung, das emotionale Wohlbefinden und Indikatoren der Lebensqualität wirkt, wie auch auf physiologische Parameter wie das autonome Erwachen [1]. Es gibt einige kontrollierte Studien, die vermuten lassen, dass Yoga bei der Behandlung von Bluthochdruck einen positiven Langzeiteffekt hat (z. B. [2]) und ebenso – zweifelhafter – bei Asthma [3]. Yoga könnte zur Reduktion der Gelenksteifheit bei Arthrose eine Rolle spielen [4].

Risiken

Gegenanzeigen

Es gibt keine absoluten Gegenanzeigen, einzelne Stellungen sind aber in der Schwangerschaft kontraindiziert. Meditation kann Gefühle der Unwirklichkeit und Depersonalisierung auslösen und sollte deshalb nicht von Personen mit psychotischen Erkrankungen oder Persönlichkeitsstörungen in der Vorgeschichte angewandt werden.

Anwendungsbeschränkungen/Warnhinweise

Es können physische Schäden entstehen, und zwar durch ein Überdehnen gesunder bzw. insbesondere erkrankter Gelenke und Bänder. Wird Yoga zur Krankheitsbehandlung eingesetzt, sollte besonders die Aufsicht eines erfahrenen und kenntnisreichen Lehrers gesucht werden, der die Stellungen in erforderlicher Weise anpassen kann.

Nebenwirkungen

Es kann zu Schläfrigkeit kommen.

Wechselwirkungen

Wechselwirkungen sind nicht bekannt. Möglicherweise muss die Dosis etwa einer antihypertensiven Medikation angepasst werden.

Indirekte Risiken

Yoga-Lehrer haben in der Regel keine medizinische Ausbildung, und formeller medizinischer Rat sollte im Krankheitsfall in der üblichen Art eingeholt werden.

Die regelmäßige Praktizierung von Yoga ist eine weitgehend sichere **Bewertung** Methode, um generell den Gesundheitszustand und das Wohlbefinden zu verbessern, ihre Rolle bei der begleitenden Behandlung von Krankheitsbildern ist aber in keinem Fall sicher belegt.

Literatur

1. Collins C (1998) Yoga: intuition, preventive medicine, and treatment. J Obstet Gynecol Neonatal Nurs September/October: 563–568
2. Patel C (1975) Twelve month follow-up of yoga and bio-feedback in the management of hypertension. Lancet 1: 62–64
3. Vedanthan PK, Kesavalu LN, Murthy KC et al. (1998) Clinical study of yoga techniques in university students with asthma: a controlled study. Allergy Asthma Proc 19: 3–9
4. Garfinkel MS, Schumacher HR, Husain A, Levy M, Reshetar RA (1994) Evaluation of a yoga based regimen for treatment of osteoarthritis of the hands. J Rheumatol 21: 2341–2343

In Tabelle 3.2 sind Therapien dargestellt, für die kein ausreichender Effektivitätsnachweis vorliegt.

☐ Tabelle 3.2. Therapien, für die die Effektivität nicht ausreichend nachgewiesen ist

Therapie	Beschreibung	Häufige Indikationen	Sicherheitsbedenken
Anthroposophische Medizin	Ansatz, bei dem die konventionelle Medizin mit der Erkundung innerer Zustände und der Bedeutung von Krankheit verbunden wird; zur Behandlung können konventionelle und KAM-Therapien gehören	Jedes Krankheitsbild	Keine anderen als die mit der jeweiligen Therapie verbundenen
Bowen-Technik	Sanfte Weichteilmobilisierung durch Druck mit Daumen und Fingern	Muskuloskelettale Beschwerden, stressbedingte Störungen, Symptome bei chronischen Krankheitsbildern	Nicht bekannt
Edelsteintherapie	Verwendung von Kristallen, die individuell entsprechend ihrer Wellenlänge ausgewählt werden und das »Energiefeld« des Körpers beeinflussen sollen	Eine Vielzahl von seelischen und physischen Krankheitsbildern	Nicht bekannt
Eigenbluttherapie	Entnahme einer kleinen Blutmenge, normalerweise aus antekubitalen Venen, mit anschließender muskulärer Reinjektion	Asthma, Ekzem, Psoriasis, Pemphigus, Urtikaria und viele andere chronische Krankheitsbilder	Schmerzen im Bereich der Injektionsstelle, Blutergüsse, Infektionen
Enzymtherapie	Pflanzen- und pankreatische Enzyme werden oral verabreicht, um das Verdauungs- und das Immunsystem zu stärken	Eine Vielzahl verschiedener Krankheitsbilder, darunter chronische Verdauungsstörungen, entzündliche und virale Erkrankungen, multiple Sklerose und Krebs	Erhöhtes Blutungsrisiko
Farb- (Licht-, Photo-) Therapie	der gesamte Körper oder spezifische Bereiche (z. B. Chakras) werden mit Einzel- oder Mischfarben (auch Laser) bestrahlt	psychologische Probleme, darunter saisonal abhängige Depressionen (SAD), Aufmerksamkeitsdefizitsyndrom, Sehstörungen; konventionelle Verwendung bei Hautkrankheiten und Hyperbilirubinämie	direkte Augenverletzungen; strobisches Licht kann Anfälle auslösen; Photosensitivität
Feldenkrais-Therapie	Eine Methode zur Umerziehung dysfunktioneller Bewegungsmuster; beruht auf Kursen zu »Aufmerksamkeit durch Bewegung« und »funktioneller Integration«	Behinderungen aufgrund von Verletzungen, Krankheiten oder Degeneration; Angstzustände, andere psychiatrische und stressbedingte Krankheitsbilder	Mögliche Verschlimmerung der Symptome
Flotationstherapie	Eine Art des Ausschaltens sensorischer Empfindungen, indem der Patient in einem mit	Stresszustände, zur Entspannung, bei Arthritis und Kreuzschmerzen,	Hygieneprobleme durch die Wiederverwendung von Wasser;

▶

◻ **Tabelle 3.2. Fortsetzung**

Therapie	Beschreibung	Häufige Indikationen	Sicherheitsbedenken
	Saline gefüllten Behälter gelagert wird, um der Gravitationsbelastung entgegenzuwirken, im Dunkeln bzw. bei geringem Licht und ohne Geräusche	Drogenabhängigkeit und zur Raucherentwöhnung	angsterregend für Personen mit Klaustrophobie
Hellerwork (strukturelle Integration)	Tiefe Gewebemassagen, Bewegungstraining und Gespräche zur Haltungsverbesserung (s. Rolfing)	Haltungsstörungen und muskuloskelettale Probleme, Kopfschmerzen, Stress	Mögliche Verschlimmerung der Symptome
Imagination, gelenkte Imagination, Visualisierung	Kontrollierter Einsatz mentaler Bilder für therapeutische Zwecke	Psychiatrische Symptome, besonders Angstzustände, stressbedingte Störungen, Depression; physische Symptome, besonders Schmerzen; Krebserkrankungen	Nicht bekannt (exzessive Innenfokussierung kann jedoch latente Psychosen oder Persönlichkeitsstörungen auslösen)
Kolonhydrotherapie, Hydrokolontherapie	Für den rektosigmoidalen Bereich werden Standardeinläufe genutzt, für das obere Kolon Apparaturen für längere Spülungen; in der Regel wird Wasser verwendet, dem manchmal Enzyme, Kräuter oder Kaffee zugesetzt wird	Verstopfung, Durchfall, gastrointestinale Störungen; Entfernen von »Toxinen« bei einer Vielzahl von Indikationen, z. B. bei Abhängigkeit oder Allergien	Es wurde über Infektionen, Perforation, Elektrolytungleichgewichte und Todesfälle berichtet
Kunsttherapie	Nutzung der kreativen Kunst als Ausdrucksmittel zur Rehabilitation und Persönlichkeitsentwicklung	Begleitend zu Psychotherapie bei vielen psychologischen und psychiatrischen Indikationen	Verwendung potenziell schädlicher Substanzen, z. B. Lösungsmittel; Probleme mit Verhaltensstörungen
Magnetfeldtherapie	Anlegen eines permanenten oder gepulsten Magnetfeldes am Kopf oder an anderen Körperteilen; häufig in Verbindung mit Akupunktur genutzt	Nichtheilende Brüche (von der FDA anerkannt); viele verschiedene Indikationen (auch in Selbstbehandlung)	Kontraindiziert in der Schwangerschaft sowie bei Herzschrittmachern, Myasthenia gravis und Blutungsstörungen
Meditation, transzendentale Meditation	Eigenregulation der Aufmerksamkeit, kann außerhalb ihres ursprünglichen religiösen und kulturellen Zusammenhangs verwendet werden	Stress und stressbedingte Störungen, funktionelle Störungen des Körpers	Risiken bei latenten Psychosen oder Persönlichkeitsstörungen; exzessive Meditation kann zu mentalen Störungen führen
Musiktherapie	Zu therapeutischen Zwecken Musik machen oder hören	Kommunikationsstörungen, Stress und andere psychologische Probleme, Schmerzen, neurologische Ausfälle	Die Musik sollte nicht lauter als 90 dB sein, da sie sonst zu Hörschäden führen kann
Neuraltherapie	Injektion von in der Regel Lokalanästhetika in »Triggerpunkte«	Chronische Krankheitsbilder, insbesondere Schmerz	Allergien gegen das Lokalanästhetikum

▸

◻ Tabelle 3.2. Fortsetzung

Therapie	Beschreibung	Häufige Indikationen	Sicherheitsbedenken
Neurolinguistische Programmierung	Nutzung mentaler Strategien und der Änderung von Denkmustern zur Lösung von Problemen	Angstzustände, Stress, andere psychologische Störungen; Persönlichkeitsentwicklung	Es wurde über Abreaktionen berichtet
Ozontherapie	Injektion von Ozon (oder Wasserstoffperoxid) oder Reinjektion des eigenen, mit Ozon angereicherten Blutes	Degenerative Erkrankungen; HIV-Infektion/AIDS; Krebserkrankungen	Es wurde über schwerwiegende Komplikationen berichtet, darunter Infektionen und Embolien
Polaritätstherapie	Der Fluss der Körperenergie soll mit den Händen beeinflusst werden; auch körperliche Übungen und Änderungen der Lebensweise können Teil der Therapie sein	Angstzustände, Stress, andere psychiatrische und funktionelle physische Krankheitsbilder	Nicht bekannt
Qi-Gong	Zweig der traditionellen chinesischen Medizin, der Meditation zur Stärkung des eigenen Qi einsetzt (s. Kapitel »Akupunktur«), darüber hinaus körperliche Übungen und Selbstmassage; es gibt viele verschiedene Stile; Qi-Gong-Meister nutzen »ausgeschüttete Energie« zur Heilung	Gesundheitsförderung; ein weites Feld funktioneller Störungen; Symptomkontrolle	Es wurde über Psychosen berichtet, wahrscheinlich bei Personen mit latentem Krankheitsbild
Reiki	Form spirituellen Heilens (s. Kapitel »Geistheilung«)	Chronische Schmerzen, emotionale Probleme	Nicht bekannt
Rolfing, strukturelle Integration	Verbessert die Körperhaltung durch Weichgewebetechniken, darunter kräftige Massagen, häufig in festgelegter Reihenfolge, um »verklebte« Faszien zu lösen	Schlechte Körperhaltung, muskuloskelettale Indikationen, Kopfschmerzen, Stress	Mögliche Verschlimmerung der Symptome, Risiko von Knochenbrüchen bei Osteoporose
Sauerstofftherapie	Sauerstoffinjektionen; Nutzung hyperbaren Sauerstoffs für unkonventionelle Indikationen (manchmal für Ozontherapie verwendet)	Schlaganfall und andere Hirnschäden; viele Krankheitsbilder, besonders chronische; Steigerung der körperlichen Leistungsfähigkeit	Überschuss an freien Radikalen, Peroxidation; Embolierisiko, Infektionsgefahr bei i.v.-Injektion
Shiatsu	Japanische Form der Massage an Akupressurpunkten (s. Kapitel »Akupunktur«)	Zahlreiche, besonders chronische Krankheitsbilder, allgemein schlechter Gesundheitszustand	Gewebetraumen durch extreme Krafteinwirkung
Tanz-(Bewegungs-)Therapie	Nutzung des Tanzes für therapeutische Zwecke, um Emotionen auszudrücken	Kommunikationsstörungen; physische und Lernstörungen; Stress und andere psychiatrische Probleme	Nicht bekannt

◻ Tabelle 3.2. Fortsetzung

Therapie	Beschreibung	Häufige Indikationen	Sicherheitsbedenken
Trager-Arbeit, Tragerwork	Hände und Geist des Therapeuten sollen Leichtig-keit vermitteln und zu »Verspieltheit« ermutigen	Viele chronische physische und psychische Krankheitsbilder	Nicht bekannt
Wasserinjektion	Subkutane Injektion sterilen Wassers über Triggerpunkten	Schmerzhafte Krankheitsbilder, die insbesondere mit myofaszialen Triggerpunkten verknüpft sind	Lokale Schmerzen, Blutergüsse, Infektionen

Pflanzliche
und nichtpflanzliche Heilmittel

Aloe vera (Aloe barbadensis Miller)

▬ Echte Aloe

Synonyme

▬ **Englisch:** »aloe vera«, »medicinal aloe«, »sempervivum«, »sinkle bible«, »unguentine cactus«

▬ **Französisch:** »laloi«, »sempervive«

▬ **Chinesisch:** »lu wei«

▬ A. chinensis, A. elongata, A. indica, A. officinalis, u. a.

Dr. Janssen's Teebohnen, Kräuterlax Dragees, Rheogen Dragees

Fertigarzneimittel (Beispiele)

Aloe-vera-Gel wird aus schleimigem Gewebe im Blattinneren hergestellt. Aloe-vera-Saft wird aus den peripheren Gefäßbündelscheidezellen gewonnen.

Quelle

Aloe-vera-Gel enthält verschiedene Polysaccharide. Aloe-vera-Saft enthält Aloin, Anthrachinone und Barbaloin.

Hauptwirkstoffe

Aloe barbadensis, eine kaktusähnliche Pflanze, die in heißen, trockenen Klimazonen wächst, wurde von den meisten antiken Kulturen medizinisch genutzt. Insbesondere in den USA wird Aloe derzeit für zahlreiche Anwendungen intensiv beworben, wobei das Spektrum von Diabetes bis zur Wundheilung reicht.

Hintergrund-informationen

Wundheilung, verschiedene Hauterkrankungen, als Abführmittel

Traditionelle Anwendung

▬ **Gel:** antimikrobiell, entzündungshemmend, feuchtigkeitsspendend, juckreizlindernd

Pharmakologie

▬ **Saft:** laxativ, hypoglykämisch, hypolipoproteinämisch
Der am besten dokumentierte Mechanismus ist die Reizung des Dickdarms durch einen Metaboliten des Aloins, der für die abführende Wirkung des Aloe-vera-Saftes verantwortlich ist.

Verschiedene Hautkrankheiten, Verstopfung u. v. a.

Häufige Indikationen

In einem systematischen Review wurden 10 KKS betrachtet, von denen 7 die topische, 3 die orale Applikation untersuchten [1]. Die orale Einnahme von Aloe-vera-Saft könnte – diesen Studien zufolge – den Blutglukosespiegel und die Blutfettwerte senken. Die topische Applikation von Aloe-vera-Gel könnte bei Genitalherpes und Psoriasis wirksam sein. Die beobachteten Effekte bei der Wundheilung widersprechen einander, in 2 Studien konnte keine Schutzwirkung von Aloe-vera-Gel gegen bestrah-

Klinische Evidenz

lungsinduzierte Hautverletzungen nachgewiesen werden. Für keine der genannten Indikationen ist die vorliegende Evidenz wirklich überzeugend.

**Dosierungs-
empfehlung**

- Gel: großzügig nach Bedarf auf der Haut verteilen
- Saft: 50–100 mg täglich (oral)

Risiken

Gegenanzeigen

- Schwangerschaft
- Laktationsperiode
- Bekannte Allergie gegen Pflanzen aus der Familie der Liliaceae (z. B. Knoblauch, Zwiebeln, Tulpen)
- Darmverschluss

Anwendungsbeschränkungen/Warnhinweise

Eine reflexive Stimulation des Uterus könnte theoretisch bei Schwangeren zum Abort führen. Aloe-vera-Produkte sollten nicht injiziert werden; hierbei wurden bereits ernsthafte Komplikationen und Todesfälle registriert.

Nebenwirkungen

- Allergische Reaktionen
- Schäden der Darmschleimhaut
- Verzögerte Heilung tiefer Wunden (bei topischer Anwendung)
- Rote Verfärbung des Urins
- Eingeweideschmerzen
- Flüssigkeits- oder Elektrolytverlust (bei häufiger oraler Anwendung)

Überdosierung

Lebensbedrohliche hämorrhagische Diarrhö und Nierenschäden bei oraler Anwendung

Wechselwirkungen

Verstärkte Wirkung von Antiarrhythmika, Herzglykosiden, Diuretika und Steroiden

Arzneiqualität

Die Stabilität der Präparate ist nicht nachgewiesen.

Bewertung

Die topische Anwendung ist risikoarm, ihr Nutzen ist jedoch nur spärlich dokumentiert. Die orale Applikation des Aloe-vera-Saftes ist mit erheblichen Risiken verbunden und hat keine Vorteile gegenüber einer konventionellen Behandlung. Seine Verwendung sollte also abgelehnt werden, bis überzeugende gegenteilige Evidenz vorgelegt wird.

Literatur

1. Vogler BK, Ernst E (1999) Aloe vera: a systematic review of its clinical effectiveness. Br J Gen Pract 49: 823–828

Weiterführende Literatur

Atherton P (1998) Aloe vera revisited. Br J Phytother 4: 176–183
Shelton RM (1991) Aloe vera: its chemical and therapeutic properties. Int J Dermatol 30: 679–683

Artischocke (Cynara scolymus L.)

▬ Französische Artischocke, grüne Artischocke, Kugelartischocke ▬ **Englisch:** »artichoke«, »artichoke globe«, »bur artichoke«, »garden artichoke« ▬ **Französisch:** »artichaut commun« ▬ **Italienisch:** »carciofo«, »carciofolo« ▬ Cynara cardunculus ssp. scolymus, C. cardunculus var. sativa	**Synonyme**
Artischocken-ratiopharm Dragees, Artischocken-Tropfen V Flüssigkeit, cynara aar Dragees, cynara AL Hartkapseln, Hepar SL forte Kapseln, Heparstad Artischocken-Kapseln, Hewechol Artischocken-Dragees	**Fertigarzneimittel (Beispiele)**
Blätter	**Quelle**
Phenolcarbonsäuren, Sesquiterpenlactone, Flavonoide, Phytosterole, Zucker und Inulin	**Hauptwirkstoffe**
Cynara scolymus ist eine mehrjährige, krautige Pflanze, deren Stängel bis zu 2 m hoch werden können. Sie stammt aus Südeuropa und Nordafrika sowie von den kanarischen Inseln. Ihre Kultivierung geht bereits auf die griechische und römische Antike zurück. Galen (129–199 v. Chr.) kannte ihren angenehmen Geschmack, und Plinius bezeichnete die Artischocke als ein »Nahrungsmittel für die Reichen«. Für pharmakologische Zwecke wird die einjährige Blattrosette bevorzugt, die von ausschließlich für medizinale Zwecke angebauten Pflanzen geerntet wird.	**Hintergrundinformationen**
Als galletreibendes Mittel und als Diuretikum	**Traditionelle Anwendung**
▬ Leberschützend und -anregend ▬ Diuretisch ▬ Lipidsenkend ▬ Karminativ	**Pharmakologie**

- Antiemetisch
- Choleretisch

Als möglicher Wirkmechanismus wurde ein indirekter inhibitorischer Effekt auf der Ebene der HMG-CoA-Reduktase vorgeschlagen [1]. Cynarin (1,5-Dicaffeoyl-D-chininsäure) könnte einer der Hauptwirkstoffe des Artischockenextrakts sein. Anderen Untersuchungen zufolge könnte das Flavonoid Luteolin für die Wirkungen verantwortlich sein.

Häufige Indikationen   Verdauungsstörungen, Hyperlipidämie

Klinische Evidenz   Artischockenextrakt wurde in einigen wenigen klinischen Studien auf seinen potenziellen cholesterinspiegelsenkenden Effekt hin untersucht. Ein systematischer Review [1] identifizierte eine doppelblinde RKS, bei der 44 gesunde Freiwillige 3-mal täglich über einen Zeitraum von 12 Wochen entweder 640 mg Artischockenextrakt oder Placebo erhielten. Es wurden keine signifikanten Effekte auf den Serumcholesterinspiegel beobachtet. Die Analyse von Untergruppen deutete auf positive Effekte bei Personen mit Cholesterinspiegeln ab 210 mg/dl hin. Eine doppelblinde RKS (n=143), die nach dem systematischen Review erschien, erhärtete diese Beobachtung und zeigte eine Senkung des Cholesterinspiegels um 18,5% in der mit Artischocke behandelten Gruppe gegenüber 8,6% in derPlacebogruppe [2]. Ein Bericht über eine weitere kleine doppelblinde RKS (n=20) scheint eine Zunahme der Gallesekretion nach einer Einmaldosis von 1,92 g Artischockenextrakt zu belegen [3].

Dosierungsempfehlung   0,5–1,92 g Trockenextrakt täglich in mehreren Dosen

Risiken

Gegenanzeigen

- Bekannte Allergien gegen Artischocken oder verwandte Pflanzen (Asteraceae oder Compositae)
- Obstruktionen des Gallengangs

Anwendungsbeschränkungen/Warnhinweise

Gallensteine

Nebenwirkungen

Blähungen, allergische Reaktionen

Wechselwirkungen

Nicht bekannt

Arzneiqualität

Standardisierte Extrakte enthalten Artischockenextrakt im Verhältnis 3,8–5,5:1, was etwa 1500 mg an getrockneten Artischockenblättern in einer Kapsel (320 mg) entspricht.

Die klinische Evidenz für den medizinischen Einsatz von Artischocken-extrakt ist für keine Indikation wirklich überzeugend. Betrachtet man aber Art und Häufigkeit der Nebenwirkungen, können die potenziellen positiven Effekte bei der Senkung des Cholesterinspiegels und bei Verdauungsbeschwerden die möglichen negativen Folgen überwiegen.

Bewertung

Literatur

1. Pittler MH, Ernst E (1998) Artichoke leaf extract for serum cholesterol reduction. Perfusion 11: 338–340
2. Englisch W, Beckers C, Unkauf M, Ruepp M, Zinserling V (2000) Efficacy of artichoke dry extract in patients with hyperlipoproteinemia. Arzneim-Forsch/Drug Res 50: 260–265
3. Kirchhoff R, Beckers CH, Kirchhoff GM et al. (1994) Increase in choleresis by means of artichoke extract. Phytomedicine 1: 107–115

Baldrian (Valeriana officinalis L.)

— Arzneibaldrian, Balderbracken, Balderjan, Bullerjan, gebräuchlicher Baldrian, gemeiner Baldrian, Katzenbaldrian, Katzenkraut, Stinkbaltes
— **Englisch:** »allheal«, »cat's valerian«, »common valerian«, »cutheal«, »great wild valerian«, »setwell«, »St. George's herb«
— **Französisch:** »guérit tout«, »herbe aux chats«, »valériane«
— **Italienisch:** »amantilla«, »nardo silvatico«, »valeriana«, »valeriana silvestre«

Synonyme

Baldrian-Dispert Dragees, Baldrian-Phyton Dragees, Baldriantinktur »Hetterich«, Baldriparan, Recvalysat Bürger Lösung, Sedonium Tabletten, Valdispert Dragees

Fertigarzneimittel (Beispiele)

Rhizome

Quelle

Aminosäuren (γ-Aminobuttersäure, GABA), Alkaloide, Iridoide/Valepotriate, ätherische Öle, Phenylpropanoide, Sesquiterpenoide

Hauptwirkstoffe

Valeriana officinalis ist eines von 200 Mitgliedern der Familie der Valerianaceae. Die mehrjährige Staude wächst in fast ganz Europa und Asien in feuchten Sumpfgebieten. Der Name »Valeriana« stammt aus dem Lateinischen von dem Wort »valere« («sich wohl befinden«). Seine Verwendung als Heilpflanze geht zurück bis zu der Zeit von **Hippokrates** und **Dioscorides.**

Hintergrundinformationen

Verdauungsbeschwerden, Blähungen, Beschwerden der Harnwege

Traditionelle Anwendung

Pharmakologie	▬ Sedativ
	▬ Angstlösend
	Der Mechanismus ist unklar, GABA-Rezeptoren könnten beteiligt sein.

Häufige Indikationen Schlaflosigkeit, Angstzustände

Klinische Evidenz Die hypnotischen Effekte von Baldrian wurden in mehreren doppelblinden, placebokontrollierten Studien untersucht. Verbesserungen, die durch Einzeldosen (z. B. [1]) ebenso wie durch wiederholte Anwendung (z. B. [2]) hervorgerufen wurden, waren zu beobachten. Ein systematischer Review zu dem Thema kam zu dem Schluss, dass die Evidenz aufgrund nicht konsistenter Ergebnisse und methodischer Schwächen vielversprechend, aber nicht schlüssig ist [3]. Eine RKS, die später publiziert wurde, beurteilte Baldrian als genauso effektiv wie Oxazepam hinsichtlich der Verbesserung der Schlafqualität bei Schlaflosigkeit nach 4 Wochen [4]. Eine RKS (n=48) deutet darauf hin, dass Baldrian Situationsangst bei gesunden Erwachsenen reduzieren kann [5].

Dosierungsempfehlung 400–900 mg Extrakt 30–60 min vor der Schlafenszeit

Risiken

Gegenanzeigen
▬ Schwangerschaft
▬ Laktationsperiode
▬ Bekannte Allergie
▬ Leberfunktionsstörungen

Anwendungsbeschränkungen/Warnhinweise
Nach der Einnahme von Baldrian ist Vorsicht beim Fahren und Bedienen von Maschinen angebracht.

Nebenwirkungen
Es wurde gelegentlich über Kopfschmerzen und gastrointestinale Symptome berichtet. Manchmal wurde auch ein morgendlicher »Kater« beobachtet, obgleich RKS, die Sicherheitsfaktoren untersuchten, keine Verschlechterung der Reaktionszeit oder Wachheit am Morgen nach der Einnahme fanden. Hepatotoxizität wurde bei Präparaten beobachtet, in denen Baldrian in Kombination mit anderen Pflanzen, darunter Sumpfhelmkraut (Scutellaria galericulata), vorlag.

Überdosierung
Symptome wie Tachykardie, Übelkeit, Erbrechen, erweiterte Pupillen, Schläfrigkeit, Verwirrung, visuelle Halluzinationen, verschwommenes Sehen, Herzrhythmusstörungen, Erregbarkeit, Kopfschmerzen, Überempfindlichkeitsreaktionen und Schlaflosigkeit wurden als Folge akuter

Überdosierung beobachtet, in allen Fällen kam es zu einer vollständigen Erholung.

Wechselwirkungen

Theoretisch kann bei hohen Dosen der Effekt von Beruhigungsmitteln, Hypnotika und anderen auf das Zentralnervensystem wirkenden Sedativa verstärkt werden. RKS haben keine Verstärkung der Wirkung von Alkohol gezeigt.

Arzneiqualität

Zusammensetzung und Reinheit des Extrakts unterliegen beträchtlichen Schwankungen. Standardisierte Extrakte nutzen häufig Valepotriate als Markersubstanzen, obgleich Valerensäure aufgrund ihrer Stabilität für zuverlässiger gehalten wird. Wässrige Extrakte enthalten keine Valepotriate.

Weder Effektivität noch Sicherheit des Baldians sind zweifelsfrei belegt. Die vorläufige Evidenz ist aber für beides vielversprechend, und es mag sich lohnen, Baldrian als Monotherapie zur Schlafförderung in Betracht zu ziehen.

Bewertung

Literatur

1. Leathwood PD, Chauffard F, Heck E, Munoz-Box R (1982) Aqueous extract of valerian root (Valeriana officinalis L) improves sleep quality in man. Pharmacol Biochem Behav 17: 65–71
2. Vorbach EU, Gortelmeyer R, Bruning J (1996) Therapie von Insomnien: Wirksamkeit und Verträglichkeit eines Baldrianpräparats. Psychopharmakotherapie 3: 109–115
3. Stevinson C, Ernst E (2000) Valerian for insomnia: systematic review of randomized placebo-controlled trials. Sleep Med 1: 91–99
4. Dorn M (2000) Baldrian versus oxazepam: efficacy and tolerability in non-organic and non-psychiatric insomniacs: a randomized, double-blind, clinical comparative study. Forsch Komplementärmed Klass Naturheilkd 7: 79–84
5. Kohnen R, Oswald WD (1988) The effects of valerian, propranolol and their combination on activation, performance and mood of healthy volunteers under social stress conditions. Pharmacopsychiatry 21: 447–448

Weiterführende Literatur

Bos R, Woerdenbag HJ, De Smet PAGM, Scheffer JJC (1997) Valeriana species. In: De Smet PAGM, Keller K, Hänsel R, Chandler RF (eds) Adverse effects of herbal drugs, vol 3. Springer, Berlin (gründlicher Überblick über Sicherheitsinformationen zu Baldrian)

Brennnessel (Urtica dioica)

Synonyme	▬ Große Brennessel, Haarnessel, Hanfnessel, Scharfnessel, Tausend-nessel ▬ **Englisch:** »common nettle«, »great nettle«, »stinging nettle« ▬ **Französisch:** »grande ortie piquante«, »ortie brulante«, »ortie dioique«, »ortie mechante« ▬ **Italienisch:** »ortica maschio«, »orticone« ▬ Urtica major, Urtica urens maxima
Fertigarzneimittel (Beispiele)	Bazoton Kapseln und Filmtabletten, Pro-Sabona uno Filmtabletten, Prostaforton Kapseln, Prostaherb N Dragees, Prostata STADA Filmtabletten, utk Kapseln, Winar Dragees
Quelle	Blätter und Wurzeln
Hauptwirkstoffe	▬ **Blätter:** Mineralien, Amine, Flavonoide, Sterine, Tannine, Vitamine, ätherische Öle ▬ **Wurzeln:** Polysaccharide, Sterine, Lektine, Lignane, Fettsäuren, Tannine, Terpene, Cumarine
Hintergrund-informationen	Die Brennnessel ist eine mehrjährige Staude, die eine Höhe von bis zu 1,5 m erreicht. Sie wächst in den meisten Gebieten mit gemäßigten Temperaturen beider Hemisphären. Der Gattungsname »Urtica« stammt von dem lateinischen Verb »urere« (»brennen«), während der Artname »dioica« (»2 Häuser«) darauf Bezug nimmt, dass männliche und weibliche Blüten von verschiedenen Pflanzen hervorgebracht werden. Brennnesseln werden als Unkraut betrachtet und verursachen bei Hautkontakt einen charakteristischen juckenden Ausschlag. Brennnesseln haben eine lange Geschichte der medizinischen Nutzung. **Galen** (129–199 v. Chr.) berichtete über positive therapeutische Effekte für eine Reihe von Indikationen, darunter Asthma und Erkrankungen der Milz.
Traditionelle Anwendung	Rheuma, Asthma, Nierenerkrankungen, Blutungen, infantiles und psychogenes Ekzem; zur Muskelentspannung während der Geburt
Pharmakologie	Diuretisch, antihypertensiv, immunstimulierend und entzündungshemmend
Häufige Indikationen	▬ **Blätter:** Rheuma, entzündliche Erkrankungen der unteren Harnwege, Nierensteine ▬ **Wurzeln:** Miktionsstörungen bei gutartiger Prostatahypertrophie

Eine Reihe von RKS haben Brennnesselwurzelextrakt zur Behandlung der gutartigen Prostatahypertrophie untersucht [1–4]. Sie berichten über Verbesserungen in Symptomskalen und Urinfluss im Vergleich zu Placebo. Andere positive Evidenz stammt aus doppelblinden RKS, die Präparate aus Brennnesselwurzel in Kombination mit Extrakten von Pygeum africanum (afrikanischer Pflaumenbaum) [5] oder Sägepalmenextrakt [6] untersuchten. Auch Brennnesselkraut wurde in RKS betrachtet, die über positive Effekte bei Patienten mit allergischer Rhinitis [7] und akuter Arthritis [8] berichteten. Eine RKS untersuchte die Effekte von Brennnesselblättern gegen osteoarthritische Schmerzen an der Daumen- oder Zeigefingerbasis und fand positive Wirkungen in Bezug auf Schmerz und Behinderungsskalen im Vergleich zur Taubnessel (Lamium album) [9].

Klinische Evidenz

- **Blätter:** 0,6–2,1 g Trockenextrakt täglich, aufgeteilt in mehrere Dosen
- **Wurzeln:** 0,7–1,3 g Trockenextrakt täglich, aufgeteilt in mehrere Dosen.

Dosierungsempfehlung

Gegenanzeigen
Schwangerschaft, Laktationsperiode

Risiken

Anwendungsbeschränkungen/Warnhinweise
Kinder unter 2 Jahren

Nebenwirkungen
Gastrointestinale Beschwerden, allergische Reaktionen, Urtikaria, Juckreiz, Ödeme, vermindertes Urinvolumen

Wechselwirkungen
Brennnessel kann die Effekte von diuretischen und antihypertensiven Agenzien potenzieren.

Die Evidenz für Brennnesselwurzelextrakt bei gutartiger Prostatahypertrophie ist ermutigend, aber nicht zwingend überzeugend. Die verfügbaren Daten zu Art und Häufigkeit der Nebenwirkungen lassen jedoch den Schluss zu, dass Brennnesselwurzelextrakt verdient in Betracht gezogen zu werden. Für andere Interventionen, wie etwa Sägepalmenextrakt, ist die Evidenz verhältnismäßig überzeugender. Für andere Indikationen gibt es nur wenig Evidenz über Brennnesselwurzelextrakt. Für Brennnesselblätter liegen ermutigende Ergebnisse zu ihrer Verwendung bei Arthritis vor, die Beweise sind aber nicht stark genug, um eine eindeutige Empfehlung zu ermöglichen.

Bewertung

Literatur

1. Engelmann U, Boos G, Kres H (1996) Therapie der benignen Prostatahyperplasie mit Bazoton Liquidum. Urologe B 36: 287–291
2. Fischer M, Wilbert D (1992) Wirkprüfung eines Phytopharmakons zur Behandlung der benignen Prostatahyperplasie. In: Rutishauser G (Hrsg) Benigne Prostatahyperplasie III. Zuckerschwerdt, München, S. 79
3. Dathe G, Schmid H (1987) Phytotherapie der benignen Prostatahyperplasie (BPH). Doppelblindstudie mit Extraktum Radicis Urticae (ERU). Urologe B 27: 223–226
4. Vontobel HP, Herzog R, Rutishauser G, Kres H (1985) Ergebnisse einer Doppelblindstudie über die Wirksamkeit von ERU-Kapseln in der konservativen Behandlung der benignen Prostatahyperplasie. Urologe A 24: 49–51
5. Krzeski T, Kazon M, Borkowski A, Witeska A, Kuczera J (1993) Combined extract of Urtica dioica and Pygeum africanum in the treatment of benign prostatic hyperplasia: double-blind comparison of two doses. Clin Therapeut 15: 1011–1020
6. Sökeland J, Albrecht J (1997) Combined sabal and urtica extract versus finasteride in BPH (Aiken stage I–II). Urologe A 36: 327–333
7. Mittman P (1990) Randomized, double-blind study of freeze-dried Urtica dioica in the treatment of allergic rhinitis. Planta Med 56: 44–47
8. Chrubasik S, Enderlein W, Bauer R, Grabner W (1997) Evidence of antirheumatic effectiveness of Herba Urticae dioicae in acute arthritis. A pilot study. Phytomedicine 4: 105–108
9. Randall C, Randall H, Dobbs F, Hutton C, Sanders H (2000) Randomised controlled trial of nettle sting for treatment of base-of-thumb pain. J Roy Soc Med 93: 305–309

Weiterführende Literatur
Bombardelli E, Morazzoni P (1997) Urtica dioica L. – review. Fitoterapia 68: 387–401 (umfassender Übersichtsartikel zu Brennnessel mit einer Betonung der botanischen Aspekte)

Chitosan

Quelle	Crustaceenpanzer und verschiedene Pilze
Hauptwirkstoff	Chitosan ist ein hydrophiles, positiv geladenes Polysaccharid.
Hintergrundinformationen	Chitosan, ein Kopolymer von Glukosamin und N-Acetylglukosamin, wird i. Allg. aus der Krebsindustrie gewonnen. Die Panzer werden gesammelt und sofort zur Isolierung von Chitin prozessiert. Chitosan wird in der Kosmetik- und Textilindustrie eingesetzt, aber auch als Bestandteil frei verkäuflicher Mittel in England, den USA und anderen Ländern.
Traditionelle Anwendung	Chitosan wird erst seit kurzem medizinisch genutzt.
Pharmakologie	Hypocholesterinämisch, hypolipidämisch, fettbindend (in vitro und – nach den Angaben der Hersteller – im menschlichen Darm)
Häufige Indikationen	Hypercholesterinämie, Übergewicht, Adipositas

Eine Metaanalyse umfasste 5 doppelblinde RKS über Chitosan zur Gewichtsreduktion bei 386 Patienten [1]. Obwohl einige positive Evidenz vorliegt, konnte aufgrund der methodischen Schwächen nur die Schlussfolgerung gezogen werden, dass die Verwendung von Chitosan zur Gewichtsreduktion nicht zweifelsfrei bewiesen worden ist. Zwei doppelblinde RKS, die nach Erscheinen der Metaanalyse durchgeführt wurden, lassen vermuten, dass Chitosan keine Senkung des Körpergewichts herbeiführt [2, 3]. Insgesamt betrachtet gibt es keine überzeugenden Hinweise darauf, dass es diesem Zweck dienen kann [4].

Mehrere klinische Studien, in denen niedrigkalorische Diäten (1000–1200 kcal/Tag) verabreicht wurden, stützten Ergebnisse aus Tierversuchen und legten die Vermutung nahe, dass Chitosan cholesterinspiegelsenkende Effekte bei hypercholesterinämischen Patienten hat [5, 6]. Zwei doppelblinde RKS, bei denen Chitosan ohne Änderung der Ernährungsweise verabreicht wurde, fanden im Gegensatz dazu aber keine relevanten Effekte auf den Cholesterinspiegel [2, 3]. Es wurden jedoch einige positive Auswirkungen auf den LDL-Cholesterinspiegel bei einer Untergruppe adipöser Patienten beobachtet [3]. Kein Bericht nennt signifikante Effekte auf fettlösliche Vitamine.

2 g deazeteyliertes Chitinbiopolymer täglich in mehreren Dosen

Gegenanzeigen
Schwangerschaft, Laktationsperiode

Anwendungsbeschränkungen/Warnhinweise
Es gibt keine ausreichenden Daten zu den sicherheitsrelevanten Effekten bei Frauen, die orale Kontrazeptiva einnehmen.

Nebenwirkung
Verstopfung

Wechselwirkungen
Chitosan kann die Absorption oraler Kontrazeptiva verlangsamen.

Arzneiqualität
Die Produkte können sich in ihrem Gehalt an deacetyliertem Chitin unterscheiden.

In den wenigen verfügbaren klinischen Studien wird über unterschiedliche Ergebnisse zur Senkung des Cholesterinspiegels mit Hilfe von Chitosan berichtet. Die Effektivität von Chitosan bei Hypercholesterinämie ist daher nicht zweifelsfrei gesichert. Gleichermaßen gibt es keine überzeugenden Beweise dafür, dass Chitosan das Körpergewicht senkt, sodass eher zu konventionelleren Ansätzen, wie Änderung der

Ernährungsweise und der körperlichen Aktivität, geraten werden sollte. Chitosan ist offenbar recht sicher, aber teuer.

Literatur

1. Ernst E, Pittler MH (1998) Chitosan as a treatment for body weight reduction? A meta-analysis. Perfusion 11: 461–465
2. Pittler MH, Abbot NC, Harkness EF, Ernst E (1999) Randomised, double blind trial of chitosan for body weight reduction. Eur J Clin Nutr 53: 379–381
3. Wuolijoki E, Hirvela T, Ylitalo P (1999) Decrease in serum LDL cholesterol with microcrystalline chitosan. Methods Find Exp Clin Pharmacol 21: 357–361
4. Egger G, Cameron-Smith D, Stanton R (1999) The effectiveness of popular, non-prescription weight loss supplements. Med J Aust 171: 604–608
5. Veneroni G, Veneroni F, Contos S et al. (1996) Effect of a new chitosan dietary integrator and hypocaloric diet on hyperlipidemia and overweight in obese patients. Acta Toxicol Ther 17: 53–70
6. Sciutto AM, Colombo P (1995) Lipid-lowering effect of chitosan dietary integrator and hypocaloric diet in obese patients. Acta Toxicol Ther 16: 215–230

Chondroitin

Synonym	Chondroitinsulfat
Fertigarzneimittel (Beispiel)	ChondroFlex Kapseln
Quelle	Rindertracheaknorpel
Hauptwirkstoffe	Glykosaminoglykane (GAGS), im Prinzip Chondroitin-4-sulfat (CSA) und Chondroitin-6-sulfat (CSC) sowie Disaccharidpolymere, die aus äquimolaren Mengen an D-Glukuronsäure, N-Galaktosylamin und Sulfaten in 30er- oder 100er-Disaccharideinheiten bestehen.
Hintergrundinformationen	Chondroitin soll Knorpel regenerieren können und wird als Mittel zur Behandlung von Erkrankungen mit Gelenkdegeneration beworben. Es gibt eine Kontroverse über das Ausmaß, indem große Moleküle wie das Glykosaminoglykan nach oraler Einnahme absorbiert werden können.
Traditionelle Anwendung	Arthrose, Gelenkschmerzen
Pharmakologie	Chondroitin wirkt entzündungshemmend, kontrolliert die Neubildung von Knorpelmatrix und inhibiert die Leukozytenelastase sowie die Hyaluronidase. Es regt auch die Produktion von hochpolymerer Hyaluronsäure in den Schleimbeutelzellen an, wodurch die Viskosität der Sy-

novia erhöht und damit möglicherweise zu einem »Gleitmitteleffekt« beigetragen wird. Weiterhin reduziert Chondroitin die Entzündungsaktivität, indem es die Erkennung durch Komplementfaktoren inhibiert. Diese Effekte sollen zusammen für die komplexe Wirkung von Chondroitin verantwortlich sein.

Arthrose

Häufige Indikation

Mehrere Studien von guter Qualität zeigen eine symptomatische Besserung der Beschwerden bei Patienten mit Arthrose (z. B. [1]). Eine Metaanalyse über 7 RKS mit insgesamt 372 Patienten kam ebenfalls zu einem vorsichtig positiven Ergebnis; sie wies aber auch auf fehlende Langzeiterfahrungen hin. Eine weitere Metaanalyse vereinigte 15 RKS über Chondroitin und Glukosamin zur Arthrosebehandlung [3]. Sie deckte verschiedene methodische Schwächen der Ausgangsstudien auf und ließ den Verdacht auf möglicherweise nicht publizierte Studien mit negativem Ergebnis zu (»publication bias«). Trotzdem kam sie zu einer insgesamt positiven Beurteilung und folgerte, dass »mäßige bis starke Effekte« dieser Supplemente erwartet werden können.

Klinische Evidenz

800–1200 mg Chondroitinsulfat täglich, aufgeteilt in mehrere Dosen

Dosierungs-empfehlung

Gegenanzeigen
- Schwangerschaft,
- Laktationsperiode

Risiken

Anwendungsbeschränkungen/Warnhinweise
Blutgerinnungsstörungen

Nebenwirkungen
Dyspepsie, Kopfschmerzen, Euphorie, Übelkeit

Wechselwirkungen
Potenzierung der Wirkung von Antikoagulanzien theoretisch möglich

Arzneiqualität
Viele der kommerziell erhältlichen Produkte enthalten nicht die angegebene Dosis.

Die Effektivität scheint wahrscheinlich, Risiken sind gering. Die Effektgröße ist in der Regel so niedrig, dass Chondroitin wohl am besten als Adjuvans bei anderen Arthrosetherapien geeignet ist.

Bewertung

Literatur

1. Morreale P, Manopulo R, Galati M et al. (1996) Comparison of the anti-inflammatory efficacy of chondroitin sulfate and diclofenac sodium in patients with knee osteoarthritis. J Rheumatol 23: 1385–1391
2. Leeb BF, Scweitzer H, Montag K, Smolen JS (2000) A metaanalysis of chondroitin sulfate in the treatment of osteoarthritis. J Rheumatol 27: 1
3. McAlindon TE, LaValley MP, Gulin JP, Felson DT (2000) Glucosamine and chondroitin for treatment of osteoarthritis. A systematic quality assessment and meta-analysis. JAMA 283: 1469–1475

Coenzym Q10

Synonyme	Ubichinon; 2,3-Dimethoxy-5-methyl-6-decaprenyl-benzochinon
Fertigarzneimittel (Beispiel)	Q10
Quelle	Coenzym Q10 kommt in den meisten Zellen vor, mit den höchsten Konzentrationen in Herz, Leber, Nieren und Pankreas. Es wird heute in großen Mengen für den Nahrungsergänzungsmittelmarkt produziert.
Hauptwirkstoffe	Ubichinone
Hintergrund-informationen	Die Verbindung soll die Zellfunktion verbessern. Patienten mit kongestiver Herzinsuffizienz weisen niedrige Coenzym-Q10-Werte auf. Es wird kommerziell nach einem japanischen Patent produziert und für ein weites Spektrum von Indikationen vermarktet.
Traditionelle Anwendung	Die orale Supplementation von Coenzym Q10 wurde für viele verschiedene Erkrankungen beworben – vom Herzversagen bis zum Einsatz als generelles Tonikum.
Pharmakologie	Auf der zellulären Ebene nimmt Coenzym Q10 am Elektronentransfer der Atmungskette in den Mitochondrien teil, wo es die ATP-Erschöpfung verhindert sowie oxidative und ischämische Zellschäden verhindert. Es wirkt außerdem als Membranstabilisator und Radikalfänger (»scavenger«).
Häufige Indikationen	Kongestive Herzinsuffizienz und – zunehmend – neurologische Störungen
Klinische Evidenz	Verschiedene RKS wurden publiziert, aber ihre Ergebnisse sind höchst widersprüchlich. Einige Studien umfassten Patienten mit kongestiver Herzinsuffizienz der NYHA-Stadien III–IV und zeigten eine Überlegenheit gegenüber Placebo (z. B. [1]). Eine rigorose »Crossover«-Studie be-

trachtete 30 Patienten, die an ischämischer oder idiopathischer dilatativer Kardiomyopathie und chronischer Dysfunktion des linken Ventrikels litten. Die Ergebnisse zeigten weder subjektive noch objektive Verbesserungen im Zuge einer 3-monatigen Coenzym-Q10-Therapie [2]. In einer größeren RKS (n=55) erhielten Patienten mit kongestiver Herzinsuffizienz der NYHA-Stadien III–IV über einen Zeitraum von 6 Monaten entweder 200 mg Koenzym Q10/Tag oder Placebo [3]. In Bezug auf Ejektionsfraktion, Spitzensauerstoffverbrauch oder Ausdauerleistung ergaben sich dabei keine Verbesserungen gegenüber Placebo. Darüber hinaus gab es auch bezüglich der Verbesserung der subjektiven Befindlichkeit keine Unterschiede zwischen den Gruppen. Es gibt keine überzeugende Evidenz für die Effektivität von Koenzym Q10 bei irgendeiner anderen Indikation.

50–300 mg Coenzym Q10 täglich

Dosierungs-empfehlung

Gegenanzeigen
Schwangerschaft, Laktationsperiode, bekannte Allergie (vermutlich selten)

Risiken

Anwendungsbeschränkungen/Warnhinweise
Exzessives Training sollte vermieden werden, solange Coenzym Q10 eingenommen wird.

Nebenwirkungen
Anorexie, Durchfall, weitere gastrointestinale Symptome, Übelkeit

Wechselwirkungen
Theoretisch könnte die Wirkung von Warfarin verringert werden; HMG-CoA-Reduktase-Hemmer könnten die Menge an Coenzym Q10 senken.

Arzneiqualität
Auf den Produkten sollten Konzentration und Reinheitsgrad angegeben sein.

Die Effektivität von Coenzym Q10 bei kongestiver Herzinsuffizienz ist nicht gesichert, jedoch sind die Risiken gering. Da aber mehrere konventionelle Behandlungsmöglichkeiten für diese Erkrankung existieren, kann Coenzym Q10 nicht als Therapie empfohlen werden. Es liegt keine schlüssige Evidenz für andere Indikationen vor.

Bewertung

Literatur

1. Morisco C, Trimarco B, Condorelli M (1993) Effect of coenzyme Q10 therapy in patients with congestive heart failure. A long-term multicenter, randomized study. Clin Invest 71: 134–136
2. Watson PS, Scalia GM, Galbraith A, Burstow DJ, Bett N (1999) Lack of effect of Coenzyme Q10 on left ventricular function in patients with congestive heart failure. J Am Coll Cardiol 33: 1549–1552
3. Khatta M, Alexander BS, Krichten CM et al. (2000) The effect of Coenzyme Q10 in patients with congestive heart failure. Ann Intern Med 132: 636–640

Weiterführende Literatur

Sinatra ST (1997) Co-enzyme Q10: a vital therapeutic nutrient for the heart with special application in congestive heart failure. Conn Med 65: 707–711

Echinacea (Echinacea spp.)

Synonyme

■ Echinacea angustifolia:
  – schmalblättrige Kegelblume, schmalblättriger Igelkopf, schmalblättriger Sonnenhut
  – **englisch:** »black sampson«, »narrow leaved coneflower«, »niggerhead«, »rattle snake weed«
  – Brauneria angustifolia
■ Echinacea pallida:
  – blasse Kegelblume, blasser Igelkopf, blasser Sonnenhut
  – **englisch:** »niggerhead«, »pale coneflower«
  – Brauneria pallida, Echinacea angustifolia, Rudbeckia pallida
■ Echinacea purpurea:
  – purpurfarbene Kegelblume, purpurfarbener Igelkopf, purpurfarbener Sonnenhut, roter Sonnenhut, rote Sonnenblume
  – **englisch:** »comb flower«, »hedgehog«, »niggerhead«, »purple coneflower«, »red sunflower«
  – Brauneria purpurea, Echinacea intermedia, E. speciosa, Rudbeckia hispida u. a.

Fertigarzneimittel (Beispiele)

Echinacea Hevert purp. forte, Echinacea-ratiopharm Tabletten, Echinacea Urtinktur-Hevert, Echinacin(Capsetten, Tabletten, Salbe) Madaus

Quelle

Wurzeln von E. angustifolia und E. pallida, Wurzeln und andere Pflanzenteile von E. purpurea

Hauptwirkstoffe

Polysaccharide, Glykoproteine, Alkamide, Flavonoide

Hintergrundinformationen

Echinacea wurde von den amerikanischen Indianern für medizinische Zwecke verwendet. Im späten 19. Jahrhundert begann – v. a. in Deutschland – die wissenschaftliche Erforschung, und inzwischen ist Echinacea zu einem der populärsten Pflanzenheilmittel in den USA und in Europa geworden. Drei verschiedene Arten werden medizinisch genutzt.

- Extern: zur Wundheilung sowie bei Wunden im Mund, Zahnschmerzen, Verbrennungen, Ekzem
- Innerlich: bei Ulcus varicosum, zur Infektionsverhütung sowie bei Schlangenbissen, Fieber, Harnwegsinfektionen

Traditionelle Anwendung

- Stimulation der zellulären und hormonellen Immunabwehr
- Lokalanästhetikum
- Entzündungshemmung
- Aktivierung der Nebennierenrinde
- Antivirale Wirkung
- Radikalfänger

Die Hauptwirkung soll die Stimulierung der Makrophagen zur Produktion von Interleukinen und Tumornekrosefaktor sein.

Pharmakologie

Vorbeugung und Behandlung banaler Infektionen, etwa von Atemwegsinfekten

Häufige Indikationen

In einem Cochrane-Review [1] wurden 16 KKS über Echinacea zur Behandlung von banalen Erkältungen zusammengefasst. In 5 verschiedenen plazebokontrollierten Studien zur Vorbeugung wurden 5 verschiedene Echinacea-Präparate getestet. Insgesamt gesehen waren die Ergebnisse nicht schlüssig. Drei Präventionsstudien mit nicht behandelten Kontrollgruppen ließen auf positive Effekte schließen. Von den 8 Behandlungsstudien (alle plazebokontrolliert) zeigten nur 2 keine signifikanten positiven Effekte von Echinacea. Die Autoren schließen insgesamt, dass es derzeit nur unzureichende Evidenz gibt, um ein bestimmtes Echinacea-Präparat empfehlen zu können.

Klinische Evidenz

- 1 g getrocknete Pflanze oder deren Äquivalent 3-mal täglich
- 0,5–1,0 ml Flüssigextrakt (1:1, 45% Ethanol) 3-mal täglich

Dosierungsempfehlung

Gegenanzeigen

Risiken

Schwangerschaft, Laktationsperiode

Anwendungsbeschränkungen/Warnhinweise

Patienten, die an fortschreitenden systemischen Krankheiten – wie AIDS, multiple Sklerose, Kollagen- oder Autoimmunkrankheiten, Leukose – leiden, sollten Echinacea nicht über längere Zeiträume anwenden (theoretische Bedenken).

Nebenwirkungen

Allergische Reaktionen (selten)

Wechselwirkungen

Echinacea könnte theoretisch den Effekt von Immunsuppressiva verringern.

Arzneiqualität

Kaltgepresster Saft von E. purpurea scheint die aktivste Präparation zur Vorbeugung von Infekten der oberen Atemwege zu sein. Die Kontroverse darüber, welche Pflanzenteile am besten für medizinische Zwecke geeignet sind, dauert an.

Bewertung

Es gibt einige ermutigende Evidenz in Bezug auf Behandlung und Vorbeugung der banalen Erkältung. Die Behandlung scheint am vielversprechendsten in den sehr frühen Stadien der Erkrankung zu sein. Von ernsthaften Nebenwirkungen wurde nicht berichtet. Also können Echinacea-Produkte für solche Patienten in Betracht gezogen werden.

Literatur

1. Melchart D, Linde K, Fischer P, Kaesmayr J (1999) Echinacea for the prevention and treatment of the common cold. Cochrane Library. Oxford: Update Software

Weiterführende Literatur

Hobbs C (l994) The chemistry and pharmacology of Echinacea species. Herbalgram 30 (Suppl): 1–7
Bauer R, Wagner H (1991) Echinacea species as potential immunostimulatory drugs. Economic Med Plant Res 5: 253–321

Ginkgo (Ginkgo biloba L.)

Synonyme

- Elefantenohrbaum, Entenfußbaum, Fächerblattbaum, Mädchenhaarbaum, Tempelbaum
- **Englisch:** »maidenhair tree«, »ginkgo«
- **Französisch:** »arbre aux quarante ecus«, »noyer du Japon«
- **Chinesisch:** »bai guo«, »kung sun shu« (»Großvater-Enkel-Baum«), »pei kuo« (»weiße Frucht«), »pinyin«, »ya chio« (»Entenfuß«)
- **Japanisch:** »gin kyo« (»Silberaprikose«), »ginnan« (»Frucht«), »Icho«
- Pterophyllus salisburiensis, Salisburia adiantifolia, Salisburia macrophylla

Fertigarzneimittel (Beispiele)

Ginkgo 405 Duopharm, Ginkgo Arteva, Ginkgobakehl, Kaveri Tropfen und Tabletten, Rökan Tabletten, Tebonin Tabletten und Lösung

Blätter Quelle

Ginkgolide A, B, C, J; Bilobalid, Flavonoide **Hauptwirkstoffe**

Der Ginkgobaum, der aus China, Japan und Korea stammt, wo seine Nüsse auch häufig gegessen werden, soll zu den ältesten bekannten Bäumen gehören. Er ist das letzte noch existierende Mitglied der Familie der Ginkgoaceae und hat in nahezu unveränderter Form die evolutionäre Lebensspanne von ungefähr 200 Mio. Jahren überdauert. Häufig wird er als »lebendes Fossil« bezeichnet. Einzelne Bäume können bis zu 1000 Jahre alt werden und erreichen eine Höhe von 40–50 m. Die einzigartige Botanik des Ginkgo wird begleitet von einer ebenso einzigartigen Chemie. Die Strukturen seiner Hauptwirkstoffe, die Flavonoide und Terpentrilaktone sein sollen, darunter Bilobalid und Ginkgolide, sind komplex, und ihre großtechnische industrielle Produktion ist immer noch nicht möglich. Der Baum ist ihre einzige Quelle und wird z. B. in Südfrankreich und den südöstlichen Teilen der USA kultiviert. Er gehört zu den bestuntersuchten Heilpflanzen und ist das am meisten verkaufte pflanzliche Heilmittel in den USA.

**Hintergrund-
informationen**

Asthma, Bluthochdruck, Tinnitus, Angina **Traditionelle
Anwendung**

Ginkgo erhöht die Mikrozirkulation des Blutes und inhibiert die Erythrozytenaggregation, zudem ist er Antagonist des thrombozytenaktivierenden Faktors und Radikalfänger und wirkt als Ödemschutz. Diese Wirkungen lassen vermuten, dass es sich nicht um einen einzelnen Wirkmechanismus, sondern um komplexe Wechselbeziehungen verschiedener Effekte handelt.

Pharmakologie

Claudicatio intermittens, Demenz, Gedächtnisstörungen, Tinnitus **Häufige Indikationen**

Eine Metaanalyse über Ginkgo bei Claudicatio intermittens umfasste 8 doppelblinde RKS und zeigte eine bescheidene, aber signifikante Zunahme der schmerzfreien Laufdistanz im Vergleich zu Placebo [1]. Die Mehrzahl dieser Studien ließ auch auf eine signifikante Zunahme der maximalen Laufdistanz schließen. In einem weiteren systematischen Review wurden 9 doppelblinde, placebokontrollierte RKS über Ginkgo zur Behandlung von Demenz betrachtet. Dieser Übersichtsartikel kam zu dem Schluss, dass die klinische Zustandsverschlechterung der Patienten effektiv verzögert bzw. dass eine symptomatische Verbesserung hervorgerufen wird [2]. Dies wird von 3 weiteren Studien gestützt [3–5], zu denen auch eine Metaanalyse gehört, die sich mit Patienten mit Alzheimer-Krankheit befasst [5].

Auch der Einsatz von Ginkgo-Extrakt zur Tinnitusbehandlung wurde untersucht. Ein systematischer Review betrachtete 5 RKS und kam zu

Klinische Evidenz

dem Schluss, dass die Evidenz positiv ist; methodologische Schwächen lassen aber keinen gesicherten Schluss zu [6]. Eine doppelblinde RKS untersuchte die Effekte von Ginkgo-Extrakt bei gesunden Personen mit kognitiven Beeinträchtigungen [7]. Nach 6 Behandlungswochen mit täglich 180 mg Extrakt oder Placebo berichteten die Teilnehmer der Ginkgo-Gruppe über signifikante Verbesserungen der kognitiven Funktion im Vergleich zur Placebogruppe.

Dosierungs-empfehlung

- Demenz und Gedächtnisstörungen: 120–240 mg standardisierter Extrakt täglich, aufgeteilt in mehrere Dosen
- Claudicatio intermittens, Schwindel, Tinnitus: 120–160 mg standardisierter Extrakt täglich, aufgeteilt in mehrere Dosen

Risiken

Gegenanzeigen
- Schwangerschaft
- Laktationsperiode
- Überempfindlichkeit gegen Ginkgo-Präparate

Anwendungsbeschränkungen/Warnhinweise
Die Effekte bei Kindern unter 12 Jahren sind weitgehend unbekannt.

Nebenwirkungen
Gastrointestinale Störungen, Durchfall, Erbrechen, allergische Reaktionen, Pruritus, Kopfschmerzen, Benommenheit, Nasenbluten

Überdosierung
Die exzessive Aufnahme von Ginkgosamen (>50) durch Kinder kann Krampfanfälle hervorrufen.

Wechselwirkungen
Potenzierung der Wirkung von Antikoagulanzien

Arzneiqualität
Die Evidenz in der wissenschaftlichen Literatur bezieht sich überwiegend auf EGb761 (Schwabe, Deutschland), standardisiert auf 24% Ginkgo-Flavonolglykoside und 6% Terpenlaktone (3,1% Ginkgolide A, B, C und 2,9% Bilobalid).

Bewertung

Die vorliegende Evidenz lässt vermuten, dass Ginkgo-Extrakt eine effektive Behandlungsmöglichkeit bei Claudicatio intermittens darstellt. Die Effektgröße ist aber moderat. Im Hinblick auf die relative Sicherheit und die schlechte Compliance bei konventioneller Behandlung, wie regelmäßiges körperliches Training, und die gleichermaßen moderaten Effekte konventioneller oraler Arzneimittel scheint Ginkgoextrakt der Beachtung wert zu sein. Zur Behandlung von Demenz bietet Ginkgo – der Evidenz nach zu schließen – eine effektive Option. Art und Häufigkeit der Nebenwirkungen machen Ginkgo zu einer vernünftigen therapeutischen Möglichkeit für Patienten mit diesem Krankheitsbild. Obgleich die Evidenz zur Tinnitusbehandlung vielversprechend ist, ist sie zu schwach, um eine eindeutige Beurteilung zu ermöglichen.

Literatur

1. Pittler MH, Ernst E (2000) The efficacy of Ginkgo biloba extract for the treatment of intermittent claudication. A meta-analysis of randomized clinical trials. Am J Med 108: 276–281
2. Ernst E, Pittler MH (1999) Ginkgo biloba for dementia. A systematic review of double-blind, placebo-controlled trials. Clin Drug Invest 17: 301–308
3. Wettstein A (2000) Cholinesterase inhibitors and Ginkgo extracts – are they comparable in the treatment of dementia? Phytomedicine 6: 393–401
4. Kleijnen J, Knipschild P (1992) Gingko biloba for cerebral insufficiency. Br J Clin Pharmacol 34: 352–358
5. Oken BS, Storzbach DM, Kaye JA (1998) The efficacy of ginkgo biloba on cognitive function in Alzheimer's disease. Arch Neurol 55: 1409–1415
6. Ernst E, Stevinson C (1999) Ginkgo biloba for tinnitus: a review. Clin Otolaryngol 24: 164–167
7. Mix JA, Crews WD (2000) An examination of the efficacy of Ginkgo biloba extract EGb 761 on the neurophysiologic functioning of cognitively intact older adults. J Alt Compl Med 6: 219–229

Weiterführende Literatur

DeFeudis FV (1998) Ginkgo biloba extract (EGb 761): from chemistry to the clinic. Ullstein Medical, Wiesbaden (gründlicher Bericht über Ginkgo-biloba-Extrakt)
Loew D, Blume H, Dingermann T (Hrsg) (1999) Phytopharmaka V: Forschung und klinische Anwendung. Steinkopff, Darmstadt (evidenzbasierter Ansatz in der Phytomedizin, in dem auch mehrere Kapitel zu Ginkgo zu finden sind)

Ginseng (Panax ginseng C.A. Meyer)

▬ Allheilkraut, koreanischer Ginseng ▬ **Englisch:** »asian ginseng«, »five-fingers«, »red berry« ▬ Aralia ginseng, Panax pseudoginseng, P. schinseng u. a.	**Synonyme**
Ginsana G115 Weichkapseln, GINSENG ARKOCAPS Kapseln, Ginseng-Complex »Schuh« Saft, Ginseng Curarina Kapseln, Ginseng Tee von Gintec, Ginseng-Tinktur N Gelfert Tropfen, Ginseng Twardypharm Kapseln	**Fertigarzneimittel (Beispiele)**
Wurzeln	**Quelle**
Triterpensaponine, die als »Ginsenoside« oder »Panaxoside« bezeichnet werden	**Hauptwirkstoffe**
Panax ginseng ist eine mehrjährige Staude, die 60–80 cm hoch wird. Sie kommt in den Bergwäldern Chinas und Koreas vor und wächst in Hö-	**Hintergrundinformationen**

henlagen von etwa 1000 m. Heute findet man sie allerdings nur noch selten wild wachsend. Der Name »Ginseng« leitet sich von den chinesischen Wörtern »gin« («Mensch«) und »seng« («Essenz«) ab und steht für das Idiogramm »Kristallisierung der Essenz der Erde in Gestalt eines Menschen«. Der Name der Gattung Panax kommt aus dem Griechischen von »pan« («alles«) und »akos« («heilen«), was sich auf die Wirkung als Allheilmittel («panacea«) bezieht, die dem Ginseng häufig zugeschrieben wird.

Die Gattung umfasst mehrere verschiedene Arten, die alle zu der gleichen Familie gehören, den Araliaceae. Panax umfasst den koreanischen, den japanischen und den amerikanischen Ginseng; der sibirische Ginseng gehört der Gattung Eleutherococcus an (s. unten, »Sibirischer Ginseng«). Ginseng ist in den Arzneimittelverzeichnissen mehrerer Länder aufgeführt, darunter China, Deutschland und England. Die deutsche Kommission E empfiehlt die Verwendung als Tonikum. Es ist freiverkäuflich und allgemein erhältlich.

Traditionelle Anwendung	Verringerung der Krankheitsanfälligkeit, Gesundheitsförderung, Langlebigkeit, Unterstützung bei der Rekonvaleszenz
Pharmakologie	Immunmodulierend, entzündungshemmend, tumorhemmend, Entspannung der glatten Muskulatur, stimulierend, hypoglykämisch
Häufige Indikationen	Neuere therapeutische Wirksamkeitsforderungen beziehen sich auf Vitalität, Immunfunktion, Krebs, Herz-Kreislauf-Erkrankungen, sexuelle Funktionen und Diabetes.
Klinische Evidenz	Ein systematischer Review überprüfte die klinische Evidenz aus allen doppelblinden RKS zur Anwendung von Ginseng bei sämtlichen Indikationen [1]. Die relevante Literatur wurde aus verschiedenen Sprachen übersetzt, darunter Chinesisch, Japanisch, Koreanisch und Russisch. Die begrenzte Zahl von rigoros durchgeführten klinischen Studien, die dabei identifiziert werden konnte, betraf physische und psychomotorische Leistungsfähigkeit, kognitive Funktion, Immunmodulation, Typ-II-Diabetes-mellitus und Herpes-simplex-Typ-II-Infektionen. Der Übersichtsartikel kam zu dem Schluss, dass der Beweis für die Effektivität von Ginsengwurzelextrakt für keine einzige der genannten Indikationen zweifelsfrei erbracht wurde.

In Bezug auf die Verbesserung der physischen Leistungfähigkeit wird diese Schlussfolgerung von einem nicht systematischen, aber einigermaßen umfassenden Review weitgehend gestützt [2]. Eine placebokontrollierte RKS ohne Angaben zum Doppelblinddesign, untersuchte 90 Patienten mit erektiler Dysfunktion, die entweder mit Ginseng oder mit Trazodon behandelt wurden [3]. Dem Bericht nach war Ginseng für Penisrigidität, Penisumfang, Libido und Zufriedenheit der Patienten von Vorteil, allerdings wurden beispielsweise bei der Häufigkeit der sexuellen Kontakte keine Unterschiede zwischen den Gruppen gefunden. Eine weitere kleine RKS (n=15) berichtet über positive Effekte auf die psychomotorische Leistungsfähigkeit bei jungen Athleten [4].

- 100 mg standardisierten Extraktes (4% Gesamtginsenoside) 2- bis 3-mal täglich
- 0,5–2,0 g der getrockneten Wurzel täglich, aufgeteilt in mehrere Dosen

Gegenanzeigen

- Schwangerschaft,
- Laktationsperiode

Anwendungsbeschränkungen/Warnhinweise

Bluthochdruck, Herz-Kreislauf-Erkrankungen, Hypotonie, Diabetes, Patienten unter Steroidtherapie

Nebenwirkungen

Schlaflosigkeit, Durchfall, vaginale Blutungen, Mastalgie, Mastodynie, vermehrte Libido, manische Episoden; eine mögliche Ursache des Stevens-Johnson-Syndroms

Überdosierung

»Ginseng-Missbrauch-Syndrom« (bei Dosen von etwa 3 g täglich) mit Symptomen wie Bluthochdruck, Schlaflosigkeit, Hautirritationen, morgendlicher Durchfall, Ruhelosigkeit; bei Dosen von >15 g täglich Beobachtungen von Depersonalisierungsstörungen, Verwirrung und Depression

Wechselwirkungen

MAO-Inhibitoren, wie Phenelzine (Nardil), steigerten den Hypoglykämieeffekt.

Arzneiqualität

Die Evidenz aus der wissenschaftlichen Literatur bezieht sich in der Regel auf G115-standardisierten Ginseng-Extrakt (mit 100 mg einer 4%igen Ginsenosidkonzentration aus koreanischem Panax ginseng) und G115S-standardisierten Ginseng-Extrakt (mit 100 mg einer 7%igen Ginsenosidkonzentration aus koreanischem Panax ginseng). Es gibt beträchtliche Unterschiede in Bezug auf die aktiven Inhaltsstoffe in den kommerziellen Präparationen.

Die Daten aus rigorosen klinischen Studien deuten darauf hin, dass die Wirksamkeit des Ginsengwurzelextraktes aus Panax ginseng für keine der Indikationen zweifelsfrei belegt ist. Die Gefahr ernsthafter Nebenwirkungen besteht und kann den möglichen therapeutischen Nutzen überwiegen. Daher (und dies widerspricht dem Urteil der deutschen Kommission E) kann die Verwendung von Ginseng zur therapeutischen Intervention im Augenblick nicht empfohlen werden.

Literatur

1. Vogler BK, Pittler MH, Ernst E (1999) The efficacy of ginseng. A systematic review of randomised clinical trials. Eur J Clin Pharmacol 55: 567–575
2. Bahrke MS, Morgan WP (2000) Evaluation of the ergogenic properties of ginseng. Sports Med 29: 113–133
3. Choi HK, Seong DH, Rha KH (1995) Clinical efficacy of Korean red ginseng for erectile dysfunction. Int J Impot Res 7: 181–186
4. Ziemba AW, Chmura J, Kaciuba-Uscilko H et al. (1999) Ginseng treatment improves psychomotor performance in young athletes. Int J Sports Nutr 9: 371–377

Glukosamin

Synonym	▬ Englisch: »glucosamine«
Fertigarzneimittel (Beispiele)	Dona Dragees, Bio-Glukosamin, Glucosamine Complex (Joint Formula)
Quelle	Die Substanz Glukosamin kommt natürlicherweise im Knorpel vor. Sie wird für den Markt an Nahrungsergänzungsmitteln synthetisch produziert.
Hintergrundinformationen	Glukosaminsulfat ist das Sulfatsalz von 2-Amino-2-desoxy-D-chitin-Glukopyranose, welche ein Bestandteil des Gelenkknorpels ist. Daher wurde vermutet, dass seine orale Supplementation die Reparatur geschädigten Knorpels verbessern könnte. Glukosamin ist seither zu einem beliebten »natürlichen« Mittel zur Arthritisbehandlung geworden.
Traditionelle Anwendung	Arthrose, Gelenkschmerzen
Pharmakologie	In vitro beobachtet man eine vermehrte Mukopolysaccharid- und Kollagenproduktion bei Fibroblasten, eine Inhibierung knorpelabbauender Enzyme (z.B. Elastase) sowie eine insgesamt ähnliche Wirkweise wie Chondroitin (s. oben).
Häufige Indikationen	Arthrose
Klinische Evidenz	Mehrere RKS wurden durchgeführt, die meisten kamen zu positiven Ergebnissen. Ein neuerer systematischer Review [1] umfasste 15 RKS zu Glukosamin und Chondroitin. Das Ergebnis war vorsichtig positiv. Insgesamt lag die Größe des Effekts bei 0,44; sie wurde dadurch verringert, dass nur Studien der höchsten methodischen Qualität betrachtet wur-

den. Allerdings wiesen die Autoren auf etliche methodische Schwächen der Primärstudien hin und äußerten den Verdacht auf einen gewissen Grad an Publikationsbias. Einige vergleichende RKS wurden veröffentlicht. So wurden z. B. 200 Patienten mit Gonarthrose mit 500 mg Glukosamin oder 400 mg Ibuprofen [2] behandelt. Das klinische Ergebnis war in beiden Gruppen gleich, während der Ibuprofentherapie wurden mehr Nebenwirkungen beobachtet.

500 mg Glukosaminsulfat, 3-mal täglich

Dosierungs-empfehlung

Risiken

Gegenanzeigen
- Schwangerschaft,
- Laktationsperiode

Anwendungsbeschränkungen/Warnhinweise
Die Anwendung bei Kindern und diabetischen Patienten sollte vermieden werden.

Nebenwirkungen
Verstopfung, Durchfall, Benommenheit, Dyspepsie, Kopfschmerzen, Sodbrennen, Übelkeit, Exanthem

Wechselwirkungen
Nicht bekannt

Arzneiqualität
Es werden sowohl Glukosaminsulfat als auch -hydrochlorid verwendet. Es ist nicht klar, welches von beiden besser ist.

Glukosamin scheint Placebo in der Behandlung der Arthrose überlegen zu sein. Einige Studien lassen vermuten, dass es ebenso effektiv ist wie Ibuprofen. Jedoch werden längere Behandlungszeiträume (z. B. 2 Wochen und länger) benötigt, bis ein klinischer Effekt manifest wird. Das Ausmaß des klinischen Effekts ist normalerweise moderat. Es sind keine ernsteren Sicherheitsbedenken bekannt. Somit kann Glukosamin als adjuvante Therapie bei Arthrose empfohlen werden.

Bewertung

Literatur

1. McAlindon TE, La Valley MP, Gulin JP, Felson DT (2000) Glucosamine and chondroitin for treatment of osteoarthritis. A systematic quality assessment and meta-analysis. JAMA 283: 1469–1475
2. Miller-Fabbender H, Bach GL, Haase W, Rovati LC, Setnikar I (1994) Glucosamine sulfate compared to Ibuprofen in osteoarthritis of the knee. Osteoarthritis Cartilage 2: 61–69

Weiterführende Literatur

Rapport L, Lockwood B (2000) Glucosamine. Pharm J 265: 134–135 (knapper Überblick für Fachkräfte des Gesundheitswesens)

Grüner Tee (Camellia sinensis)

Synonyme	▬ Teestrauch ▬ **Englisch:** »tea plant«, »green tea« ▬ **Französisch:** »théier« ▬ Camellia assamica, Thea bohea u. a.
Quelle	Blätter
Hauptwirkstoffe	Polyphenole (z. B. Epigallokatechin und Epigallokatechin-3-gallat), Koffein
Hintergrund-informationen	Der Teestrauch stammt aus Ostasien. Tee wird schon seit Jahrtausenden als erfrischendes Getränk genutzt. Schwarzer und grüner Tee stammen von der gleichen Pflanze und unterscheiden sich lediglich in der Weiterbehandlung der Blätter. Grüner Tee soll die bedeutenderen medizinischen Effekte haben. Epidemiologische Forschungen lassen vermuten, dass der regelmäßige Genuss eine protektive Wirkung gegen eine Reihe von Erkrankungen hat: Krebs, Herz-Kreislauf-Erkrankungen, Nierensteine, bakterielle Infektionen und Zahnkaries.
Traditionelle Anwendung	Stimulans und Getränk
Pharmakologie	▬ Antibakteriell ▬ Antimutagen ▬ Antioxidativ ▬ Senkung des Cholesterinspiegels ▬ Inhibierung der Zellproliferation und der Tumorpromotion ▬ Stimulans des zentralen Nervensystems
Häufige Indikationen	Krebsprävention, Tumorprogression, Herz-Kreislauf-Erkrankungen, Adjuvans in der AIDS-Behandlung
Klinische Evidenz	Ein systematischer Review zum antikanzerogenen Effekt basierte hauptsächlich auf epidemiologischen Daten und umfasste 31 Humanstudien. Die Ergebnisse waren vorsichtig positiv [1]. Neuere epidemiologische Studien zeigen starke inverse Assoziationen des Teekonsums mit einer Arteriosklerose der Aorta [2] und kardiovaskulären Risikofaktoren [3]. Ähnliche Beobachtungen wurden wiederholt publiziert [4]. Es ist von Rele-

vanz, dass die Mehrzahl dieser Daten aus Untersuchungen zum Teetrinken und nicht zur Einnahme von Teeblattsupplementen stammt. Die Vermutung, dass grüner Tee ein effektives Hilfsmittel in der AIDS-Behandlung sein könnte, ist bislang rein hypothetisch [5].

- 6–10 Tassen täglich
- 3 Kps. standardisierten Extrakts täglich in Einzeldosen

Dosierungsempfehlung

Gegenanzeigen

Schwangerschaft, Laktationsperiode, bekannte Allergien

Risiken

Anwendungsbeschränkungen/Warnhinweise

Nicht bekannt

Nebenwirkungen

Schlaflosigkeit

Wechselwirkungen

Nicht bekannt

Arzneiqualität

Es sollten standardisierte Extrakte oder Teezubereitungen verwendet werden.

Die Idee, dass grüner Tee ein effektives Präventionsmittel gegen Krebs und Herz-Kreislauf-Erkrankungen ist, basiert hauptsächlich auf indirekter Evidenz aus epidemiologischen Daten und ist nicht unwidersprochen geblieben. Es gibt keine ernsthaften Sicherheitsbedenken. Somit braucht Patienten, die gerne Supplemente von grünem Tee einnehmen möchten, zumindest nicht davon abgeraten zu werden. Es ist jedoch wichtig, darauf hinzuweisen, dass es keine gute klinische Evidenz dafür gibt, dass grüner Tee den Verlauf einer bestehenden Erkrankung ändern kann.

Bewertung

Literatur

1. Bushman JL (1998) Green tea and cancer in humans: a review of the literature. Nutr Cancer 31: 151–159
2. Geleijnse JM, Launer LJ, Hofman A, Pols HAP, Witterman JCM (1999) Tea flavonoids may protect against atherosclerosis. Arch Intern Med 159: 2170–2174
3. Imai K, Nakachi K (1995) Cross sectional study of effects of drinking green tea on cardiovascular and liver diseases. Br Med J 310: 693–695
4. Trevisanato SI, Kim Y-I (2000) Tea and health. Nutr Rev 58: 1–10
5. McCarthy MF (1997) Natural antimutagenic agents may prolong efficacy of human immunodeficiency virus drug therapy. Med Hypotheses 48: 215–220

Guar (Cyamopsis tetragonolobus L.)

Synonyme	▬ Büschelbohne, indische Büschelbohne ▬ **Englisch:** »aconite bean«, »Calcutta lucerne«, »cluster bean«, »field vetch«, »four-angled bean«, »guar«, »Siam bean« ▬ **Französisch:** »guar«, »gouaré«, »guara« ▬ Cyamopsis psoraloides, Dolichos fabaeformis, D. psoraloides, Psoralea tetragonoloba, Lupinus trifoliatus
Fertigarzneimittel (Beispiele)	GUARANA-ratiopharm Kapseln, Guar Verlan Granulat
Quelle	Samen
Hauptwirkstoffe	Galaktomannane, Proteine, Lipide, Saponine
Hintergrund-informationen	Guar-Gummi ist ein nicht resorbierbarer Ballaststoff, der aus den Samen der indischen Büschelbohne (Cyamopsis tetragonolobus L.) gewonnen wird. Er wird durch Mahlen des Samenendosperms erhalten. Es handelt sich um ein weißes bis gelbliches Pulver. Die Büschelbohne wird v. a. in Indien und Pakistan während der Monate Juli bis Dezember kultiviert. Sie wird auch in Australien, Südafrika und den USA angebaut und in der Nahrungsmittelindustrie weit verbreitet als Verdickungsmittel eingesetzt.
Traditionelle Anwendung	Diabetes, Hyperlipidämie, Gewichtsreduktion
Pharmakologie	Antihyperglykämisch, Senkung des Lipidspiegels
Häufige Indikationen	Diabetes, Hypercholesterinämie, Adipositas
Klinische Evidenz	Guar-Gummi wurde in einer Vielzahl von RKS untersucht. Eine Metaanalyse über RKS, die die hypolipidämischen Effekte von Guar-Gummi analysierten, kam zu dem Schluss, dass es den Gesamt- und den LDL-Cholesterin-Gehalt um einen relativ kleinen Betrag senkt [1]. Guar wurde auch als Behandlung zur Reduktion des Körpergewichts vorgeschlagen. Ein systematischer Review und eine Metaanalyse kamen jedoch zu dem Schluss, dass die Evidenz die Verwendung von Guar-Gummi für diese Indikation nicht stützt [2]. Mehrere relativ kleine doppelblinde RKS ließen positive Effekte von Guar-Gummi auf den Blutzuckerspiegel von Typ-II-Diabetikern vermuten [3–6]. RKS berichteten auch über positive Ergebnisse bei Typ-I-Diabetes, unkompliziertem Zwölffingerdarmgeschwür und Dumping-Syndrom [7–9].

5–30 g von pulverisiertem oder granuliertem Guar-Gummi täglich, aufgeteilt in mehrere Dosen

Gegenanzeigen

Schwangerschaft, Laktationsperiode, Darmverschluss, Erkrankungen der
Speiseröhre

Anwendungsbeschränkungen/Warnhinweise

Guar sollte mit einer ausreichenden Menge an Flüssigkeit eingenommen
werden.

Nebenwirkungen

Blähungen, Durchfall und Aufblähung des Abdomens, Übelkeit, hypogly-
kämische Symptome

Wechselwirkungen

Guar kann den Effekt von Insulin potenzieren, die Absorption von Acetaminophen (Paracetamol), Nitrofurantoin, Digoxin und Penicillin reduzieren sowie die Resorption oraler Kontrazeptiva verlangsamen.

Arzneiqualität

Zusammensetzung und Reinheit des Extrakts können Schwankungen unterliegen.

Guar-Gummi ist hilfreich zur Senkung des Gesamtcholesterin- und LDL-
Cholesterinspiegels. Der Effekt ist aber gering, und Nebenwirkungen bzw.
Arzneimittelwechselwirkungen können auftreten, die den bescheidenen
Nutzen überwiegen können. Die klinischen Daten für Typ-II-Diabetes
sind ermutigend, reichen aber für eine definitive Empfehlung nicht aus.
Für Typ-I-Diabetes, Zwölffingerdarmgeschwür und Dumping-Syndrom
ist die vorliegende Evidenz nicht überzeugend. Es konnte nicht gezeigt
werden, dass Guar-Gummi zur Senkung des Körpergewichts effektiv ist,
es kann also nicht als Alternative zu konventionelleren Formen der Gewichtsabnahme, wie Einhalten einer Diät oder regelmäßiges körperliches
Training, empfohlen werden.

Literatur

1. Brown L, Rosner B, Willet WW, Sacks FM (1999) Cholesterol-lowering effects of dietary
   fiber: a meta-analysis. Am J Clin Nutr 69: 30–42
2. Pittler MH, Ernst E (2001) Guar gum for body weight reduction. Meta-analysis of randomized trials. Am J Med 110 (9): 724–730
3. Fuessl HS, Williams G, Adrian TE, Bloom SR (1987) Guar sprinkled on food: effect on glycae-
   mic control, plasma lipids and gut hormones in non-insulin-dependent diabetic patients.
   Diabet Med 4: 463–468
4. Uusitupa M, Tuomilehto J, Karttunen P, Wolf E (1984) Long term effects of guar gum on
   metabolic control, serum cholesterol and blood pressure levels in type 2 (non-insulin-

dependent) diabetic patients with high blood pressure. Ann Clin Res 16 (Suppl 43): 126–131

5. Uusitupa M, Siitonen O, Savolainen K et al. (1989) Metabolic and nutritional effects of long-term use of guar gum in the treatment of noninsulin-dependent diabetes of poor metabolic control. Am J Clin Nutr 49: 345–351

6. Uusitupa M, Södervik H, Sivasti M, Karttunen P (1990) Effects of a gel forming dietary fiber, guar gum, on the absorption of glibenclamide and metabolic control and serum lipids in patients with non-insulin dependent (type 2) diabetes. Int J Clin Pharmacol Ther Toxicol 28: 153–157

7. Ebeling P, Yki-Järvinen H, Aro A et al. (1988) Glucose and lipid metabolism and insulin sensitivity in type 1 diabetes: the effect of guar gum. Am J Clin Nutr 48: 98–103

8. Harju EJ, Larmi TK (1985) Effect of guar gum added to the diet of patients with duodenal ulcer. J Parenteral Enteral Nutr 9: 496–500

9. Harju EJ, Larmi TK (1983) Efficacy of guar gum in preventing the dumping syndrome. J Parenteral Enteral Nutr 7: 470–472

Haifischknorpel

Synonyme	▬ **Englisch:** »shark cartilage«
Fertigarzneimittel (Beispiele)	Arthrelan, Haifischknorpel Kapseln
Quelle	Knorpel aus der Rückenflosse des Hammerhais (Sphyrna lewini) und des Dornhais (Squalus acanthias)
Hauptwirkstoffe	Sphyrastatin 1 und 2 (Glykoproteine)
Hintergrund-informationen	Ausgehend von der Prämisse, dass Haie niemals an Krebs erkranken, wurde die Hypothese formuliert, dass Haifischknorpel beim Menschen antikanzerogene Wirkungen entfalten könnte. Dank reichlicher Werbung und klugen Marketings wurde um 1990 Haifischknorpel als Nahrungs-ergänzungsstoff populär. Die Diskussion darüber, ob Haifischknorpel mit gesundheitlichem Nutzen verbunden ist oder nicht, hat sich zu einer anhaltenden, teils emotional geführten Kontroverse entwickelt [1–3].
Pharmakologie	Antiangiogene (»Aushungern« von Tumoren um essenzielle Nährstoffe) Effekte sind in verschiedenen Modellsystemen gut dokumentiert worden und stellen den postulierten Wirkmechanismus dar. Es scheint jedoch fraglich, ob dies auf die orale Zufuhr beim Menschen übertragbar ist, da große Makromoleküle wie Sphyrastatin in der Regel nicht in ausreichen-der Menge durch den Verdauungstrakt resorbiert werden.
Häufige Indikationen	Krebserkrankungen, Arthritis
Klinische Evidenz	Frühe Berichte darüber, dass Haifischknorpel Krebs heile, das Leben von Patienten verlängere oder ihre Lebensqualität verbessere, waren anekdo-tischer Art oder beruhten auf unkontrollierten Studien [4]. In einer sol-

chen Studie wurde berichtet, dass 10 von 20 Patienten ein partielles oder vollständiges Ansprechen auf eine 8-wöchige Behandlung mit Haifischknorpel zeigten [2]. Interpretierbare Studien fanden aber keine zuverlässige Evidenz dafür, dass Haifischknorpel eine positive Wirkung auf Krebspatienten hat [5]. Für andere Indikationen gibt es keine strengen Studien. Die Diskussion über die Verfügbarkeit der großen Glykoproteine aus Haifischknorpel bei oraler Einnahme hält an.

Je nach Reinheit des Supplements 500–4500 mg täglich, aufgeteilt in mehrere Dosen

Dosierungsempfehlung

Gegenanzeigen

Risiken

Schwangerschaft, Laktationsperiode

Anwendungsbeschränkungen/Warnhinweise

Lebererkrankungen

Nebenwirkungen

Hepatitis

Wechselwirkungen

Nicht bekannt

Arzneiqualität

Es gibt große Schwankungen in der Reinheit der kommerziell erhältlichen Präparate.

Entsprechend der derzeit zuverlässigsten Evidenz ist Haifischknorpel kein effektives Mittel gegen Krebs. Ernsthafte Sicherheitsbedenken wurden mehrfach benannt (z. B. [5, 6]). Für alle anderen, dem Haifischknorpel zugeschriebenen Indikationen fehlen verlässliche klinische Daten völlig. Bis Ergebnisse, die dem widersprechen, vorliegen, sollte von seiner Verwendung abgeraten werden.

Bewertung

Literatur

1. Lane IW, Comac L (1992) Sharks don't get cancer. How shark cartilage can save your life. Avery, New York
2. Mathews J (1993) Media feeds frenzy over shark cartilage as a cancer treatment. J Natl Cancer Inst 85: 1190–1191
3. Folkman J (1990) What is the evidence that tumors are angiogenesis dependent? J Natl Cancer Inst 82 :2–4
4. Miller DR (1998) Phase I/II trial of the safety and efficacy of shark cartilage in the treatment of advanced cancer. J Clin Oncol 16: 3649–3655
5. Ashar B, Vargo E (1996) Shark cartilage-induced hepatitis. Ann Intern Med 125: 780–781
6. Hunt TJ, Conelly JF (1995) Shark cartilage for cancer treatment. Am J Health-Syst Pharm 52: 1756–1760

Hopfen (Humulus lupulus L.)

Synonyme	▪ Englisch: »hop« ▪ Französisch: »houblon«, »vigne du nord« ▪ Italienisch: »luppulo« ▪ Humulus cordifolius, Humulus americanus, Cannabis lupulus, Lupulus communis u. a.
Fertigarzneimittel (Beispiele)	Zahlreiche Kombinations-, keine Monopräparate: Avedorm N Tropfen, Baldrian-Hopfen Kapseln, Lomasleep Tabletten, NERVENDRAGEES-ratiopharm, Valverde Baldrian Hopfen
Quelle	Hopfenzapfen (getrocknete Fruchtstände)
Hauptwirkstoffe	Flavonoide, Chalkone, Harze (z. B. α-Bittersäuren, darunter Humulon, und β-Bittersäuren, darunter Lupulon), Tannine, ätherische Öle
Hintergrund-informationen	Es handelt sich um eine mehrjährige Kletterpflanze, die zur Familie der Cannabaceae gehört und in sumpfigen Gebieten Asiens sowie in den USA und in Europa vorkommt. Hopfen ist nicht nur von entscheidender Bedeutung für die Brauereiindustrie, sondern hat auch schon eine lange Geschichte als Beruhigungsmittel. Diesen potenziellen Verwendungszweck erkannte man zuerst aus der Beobachtung, dass Hopfenpflücker schnell ermüdeten, vermutlich weil sie die leicht flüchtigen ätherischen Öle der Pflanze einatmeten. Hopfenkissen wurden weit verbreitet in der Volksmedizin eingesetzt.
Traditionelle Anwendung	Neuralgien, Schlaflosigkeit, Übererregbarkeit, Unruhe, Verdauungsstörungen
Pharmakologie	Sedativ, antimikrobiell
Häufige Indikationen	Schlaflosigkeit, nervöse Anspannung
Klinische Evidenz	Eine placebokontrollierte RKS (n=40) über eine Hopfen-Baldrian-Kombination berichtete über eine Verbesserung des Schlafs gesunder Freiwilliger [1]. Der Beitrag, den der Hopfen zu diesem Effekt leistete, ist aber nicht bekannt. Hopfen wird auch in pflanzlichen Kombinationsmitteln für verschiedene Indikationen eingesetzt, es konnten aber keine klinischen Studien über Hopfen als Monotherapie gefunden werden.
Dosierungs-empfehlung	▪ 0,5–1 g getrockneten Extrakts 3-mal täglich ▪ 0,5–1 ml flüssigen Extrakts (1:1, 45% Alkohol) 3-mal täglich

Gegenanzeigen

Schwangerschaft, Laktationsperiode, Depression

Anwendungsbeschränkungen/Warnhinweise

Eine Unterbrechung des menstruellen Zyklus wird für möglich gehalten.

Nebenwirkungen

Allergische Dermatitis, Atemwegsallergie und Anaphylaxie sind infolge des Einatmens oder des externen Kontakts mit dem Kraut oder seinem Öl beobachtet worden.

Überdosierung

Es liegen keine Informationen zur Situation beim Menschen vor. Bei Tieren wurde als Folge hoher parenteraler Dosen ein einschläfernder Effekt beobachtet, bis hin zum Tod; die chronische Einnahme führte zu einem Gewichtsverlust vor dem Tod.

Wechselwirkungen

Theoretisch sind Wechselwirkungen mit auf das Zentralnervensystem wirkenden Sedativa, Antipsychotika, hormonellen Mitteln und allen Arzneimitteln, die vom Cytochrom-P450-System verstoffwechselt werden (z. B. Warfarin, krampflösende Mittel, Digoxin, Theophyllin, HIV-Protease-Inhibitoren), zu erwarten, ebenso mit Alkohol, obgleich eine Studie zu einer Kombination aus Hopfen und Baldrian keine Potenzierung des Alkoholeffekts feststellte.

Arzneiqualität

Einige Wirkstoffe zerfallen bei der Lagerung.

Risiken

Es gibt nur ungenügende klinische Daten über spezifische therapeutische Effekte des Hopfens. Auch fehlen Sicherheitsinformationen; einige Risiken sind aber identifiziert worden. Die Bewertung kann daher die Anwendung von Hopfen für keine Indikation unterstützen.

Bewertung

Literatur

1. Gerhard U, Linnenbrink N, Georghiadou CH, Hobi V (1996) Effects of two plant-based remedies on vigilance. Schweizerische Rundschau für Medizin 85: 473–481

Ingwer (Zingiber officinale Roscoe)

Synonyme	▬ **Englisch:** »ginger« ▬ **Französisch:** »gingembre« ▬ **Italienisch:** »zenzero« ▬ Amomum zingiber
Fertigarzneimittel (Beispiel)	▬ Zintona Kapseln
Quelle	Rhizom
Hauptwirkstoffe	Nicht flüchtige scharfe Bestandteile, unscharfe Substanzen, ätherische Öle, Triglyzeride, Niacin und Vitamine
Hintergrund-informationen	Ingwer ist eine mehrjährige Pflanze, die aus Südasien stammt. Er wird bereits seit antiker Zeit als Nahrungsmittel und für medizinische Zwecke, insbesondere zur Behandlung von Beschwerden wie Magenschmerzen, Durchfall und Übelkeit genutzt. Im 16. Jahrhundert wurde der Ingwer durch die Spanier in die Karibik und nach Zentralamerika eingeführt und später für den Export kultiviert. Heute führen die Arzneimittelbücher verschiedener Länder Ingwerextrakt für verschiedene Indikationen auf. Deutsche und europäische Monographien stehen zur Verfügung, und 1997 erhielten Monographien zu Ingwer und pulverisiertem Ingwer die Anerkennung durch die amerikanische Pharmakopöe zur Aufnahme in die »National Formulary«.
Traditionelle Anwendung	Gastrointestinale Beschwerden, Dyspepsie, Durchfall, Übelkeit, Erbrechen, Atembeschwerden
Pharmakologie	Antiemetisch, positiv inotrop, karminativ, fördert Speichel- und Magensaftsekretion, cholagog
Häufige Indikationen	Prävention der Kinetose, Dyspepsie, Appetitverlust
Klinische Evidenz	Ein systematischer Review betrachtete 6 doppelblinde RKS über Ingwer zur Behandlung von Übelkeit und Erbrechen [1]. Einzelne Studien zu Seekrankheit, morgendlicher Schwangerschaftsübelkeit und durch Chemotherapie induzierte Übelkeit fanden alle eine Überlegenheit von Ingwer gegenüber Placebo. Zwei von 3 Studien zu postoperativer Übelkeit und Erbrechen befanden Ingwer als dem Placebo überlegen und gleich effektiv wie Metoclopramid. Eine weitere Studie widerspricht diesen Ergebnissen jedoch [2]. Eine doppelblinde RKS verglich Ingwer und Placebo zur Behandlung der Arthrose und fand Indizien dafür, dass er zu positiven

Behandlungseffekten bei Schmerzen führt [3]. Für weitere Indikationen scheint keine Evidenz aus strengen klinischen Studien vorzuliegen.

0,75–4,0 g pulverisierter Extrakt 3-mal täglich

**Dosierungs-
empfehlung**

Gegenanzeigen

Risiken

Gegenanzeigen sind Schwangerschaft und Laktationsperiode. Ein klinischer Review fand keine wissenschaftliche oder medizinische Evidenz dafür, dass Ingwer in der Schwangerschaft kontraindiziert ist [4]. Es gibt aber ein theoretisches Risiko für kongenitale Missbildungen beim Neugeborenen.

Anwendungsbeschränkungen/Warnhinweise

Kinder unter 6 Jahren; Gallensteine

Nebenwirkungen

Es kann zu Sodbrennen kommen. Ein durch In-vitro-Studien gezeigtes mutagenes Potenzial muss weiter systematisch untersucht werden.

Wechselwirkungen

Zunahme der Wirkung von Antikoagulanzien, kann antidiabetische und kardiologische Therapie beeinflussen

Arzneiqualität

Die Hauptwirkstoffe in Ingwer variieren beträchtlich – je nachdem, aus welchem Land er stammt.

Die vorliegende Evidenz lässt vermuten, dass Ingwer zur Behandlung von Übelkeit und Erbrechen aus unterschiedlichen Ursachen potenziell geeignet und effektiv ist. Für genaue Empfehlungen sind die vorliegenden Daten aber nicht ausreichend überzeugend. Betrachtet man die bislang berichteten geringen Risiken, so ist Ingwer aber dennoch eine lohnende Behandlungsoption außer in der frühen Schwangerschaft.

Bewertung

Literatur

1. Ernst E, Pittler MH (2000) Efficacy of ginger for nausea and vomiting: a systematic review of randomised clinical trials. Br J Anaesth 84: 367–371
2. Visalyaputra S, Petchpaisit N, Somcharoen K, Choavaratana R (1998) The efficacy of ginger root in the prevention of postoperative nausea and vomiting after outpatient gynaecological laparoscopy. Anaesthesia 53: 506–510
3. Bliddal H, Rosetzky A, Schlichting P et al. (2000) A randomized, placebo-controlled, crossover study of ginger extract and Ibuprofen in osteoarthritis. Osteoarthritis Cartilage 8: 9–12
4. Fulder S, Tenne M (1996) Ginger as an anti-nausea remedy in pregnancy: the issue of safety. Herbalgram 38: 47–50

Weiterführende Literatur

Kommission E (1988) Monographie Zingiberis rhizoma. Bundesanzeiger Nr 85, 5.5

Johanniskraut (Hypericum perforatum L.)

Synonyme	- Echtes Johanniskraut, Herrgottsblut, Hexenkraut, Jageteufel, Johannisblut, Konradskraut, Mannskraft, Tüpfelhartheu - **Englisch:** »devil's scourge«, »goatweed«, »hardhay«, »St. John's wort« - **Französisch:** »herbe à mille trous«, »herbe de millepertuis« - **Italienisch:** »erba di San Giovanni«, »iperico« - Hypericum officinarum, H. officinale, H. vulgare
Fertigarzneimittel (Beispiele)	Hyperforat Dragees sowie Tropfen und Injektionslösung; Hypericaps Kapseln, Hypericum 300 Dragees, Hypermerck Filmtabletten, Hyperpur Hartkapseln, Jarsin Dragees und Tabletten, Psychotonin Kapseln und M Tinktur
Quelle	Oberirdische Pflanzenteile
Hauptwirkstoffe	Naphthodianthrone (z. B. Hypericin, Pseudohypericin), Flavonoide, Bioflavonoide, Phloroglucine (z. B. Adhyperforin, Hyperforin), Tannine, ätherische Öle, Xanthone
Hintergrundinformationen	Johanniskraut, ein Mitglied der Familie der Hyperiaceae, ist eine gelb blühende mehrjährige Staude, die im Wald, auf Heiden und an Wegrändern wächst. Sie kommt in fast ganz Europa, Asien und Nordafrika vor und ist in den USA und in Australien durch europäische Siedler eingebürgert worden. Der lateinische Name »Hypericum« stammt von den griechischen Wörtern »hyper« und »eikon«, was »über« und »Ikone« bedeutet, wie in »über einer Erscheinung«. Dies bezieht sich auf den Glauben, dass Johanniskraut böse Geister vertreiben könne. Der volkstümliche Name »Johanniskraut« soll sich auf eine Verbindung zu Johannes dem Täufer beziehen – das Johanniskraut blüht um den Zeitpunkt seines Namenstages (24. Juni), und die roten Pigmente in seinen Knospen und Blüten wurden mit seinem Blut assoziiert. Johanniskraut wird schon seit der Antike für medizinische Zwecke genutzt. Die Texte von Hippokrates, Plinius, Dioscorides und Galen erwähnen es alle als Tonikum bei unterschiedlichsten Krankheiten.
Traditionelle Anwendung	Wundheilung, als Diuretikum, Melancholie, Schmerzstillung und viele andere Indikationen, die sehr verschieden sind: Schlangenbisse, Bettnässen von Kindern, Malaria und Geisteskrankheit.

Johanniskraut wirkt antiretroviral und antidepressiv. Der Mechanismus ist nicht klar, zu den Möglichkeiten zählen die Inhibierung der Wiederaufnahme von Serotonin, Noradrenalin und Dopamin sowie die Beeinflussung der Interleukin-6-Aktivität und der Bindung an GABA-Rezeptoren. Die Vermutung, dass eine MAO-Inhibierung die Effekte vermittelt, wurde widerlegt.

Pharmakologie

Depression, gedrückte Stimmung

Häufige Indikationen

Die Effektivität von Johanniskraut für die Behandlung leichter bis mittelschwerer Depressionen wurde in einer Reihe doppelblinder, placebokontrollierten RKS gezeigt und durch Metaanalysen bestätigt [1]. Es gibt mehrere vergleichende RKS (z. B. [2–5]), darunter eine mit stark depressiven Patienten [6], die darauf schließen lassen, dass es ebenso effektiv ist wie konventionelle Antidepressiva. Die Ergebnisse zweier Studien legen nahe, dass Johanniskraut zur Behandlung der saisonalen Depression genauso effektiv ist wie eine Lichttherapie [7, 8]. Eine offene, dosiskontrollierte Studie über i.v. verabreichtes Hypericin fand keine antiretroviralen Effekte bei HIV-infizierten Patienten [9]. Es gibt positive Ergebnisse aus unkontrollierten Studien für das prämenstruelle Syndrom [10], Symptome der Menopause [11] und Erschöpfung [12].

Klinische Evidenz

300–900 mg standardisierten Trockenextrakts (0,3% Hypericin-Gehalt) täglich, aufgeteilt in mehrere Dosen

Dosierungsempfehlung

Risiken

Gegenanzeigen
Schwangerschaft, Laktationsperiode

Anwendungsbeschränkungen/Warnhinweise
Photosensibilisierung ist möglich, v. a. bei hellhäutigen Personen

Nebenwirkungen
Die häufigsten Berichte beschreiben gastrointestinale Symptome, allergische Reaktionen, Erschöpfung und Angst. Mehrere Fälle von Manien und ein Fall einer subakuten toxischen Neuropathie wurden bekannt.

Überdosierung
Bislang wurde nicht über Überdosierung beim Menschen berichtet, sodass die Folgen unbekannt sind. Daten aus Tier- und präklinischen Studien lassen darauf schließen, dass die üblichen therapeutischen Dosen um das 30- bis 40fache unter der phototoxischen Dosis liegen.

Wechselwirkungen
Die gleichzeitige Einnahme von Inhibitoren der Serotoninwiederaufnahme hat zu Fällen eines Serotoninsyndroms geführt. Durchbruchblutungen wurden in Verbindung mit oralen Kontrazeptiva beobachtet. Akute

Abstoßungsreaktionen traten in Zusammenhang mit Cyclosporin bei Transplantationspatienten auf. Weitere Fallstudien und klinische Untersuchungen lassen auf reduzierte Plasmaspiegel von Medikamenten schließen, die von hepatischen Cytochrom-P450-mikrosomalen Oxidaseenzymen metabolisiert werden (z. B. Warfarin, krampflösende Medikamente, Digoxin, Theophyllin, HIV-Protease-Inhibitoren). Eine RKS zeigte keine Wechselwirkungen mit Alkohol.

Arzneiqualität

Da die Wirkstoffe nicht bekannt sind, muss der Gesamtextrakt als für die therapeutische Wirkung notwendig erachtet werden. Hypericin wird in den meisten standardisierten Präparationen als Markersubstanz verwendet, einige Produkte sind aber auf Hyperforin standardisiert.

Bewertung

Es gibt Evidenz, die zeigt, dass Johanniskraut zur Behandlung leichter bis mittelschwerer Depressionen ebenso effektiv ist wie konventionelle Antidepressiva und geringere Nebenwirkungen aufweist. Als Monotherapie kann es daher eine angemessene Alternative zu synthetischen Medikamenten bei leicht bis mittelschwer depressiven Patienten sein. Für schwere Depressionen und andere Indikationen reicht die Evidenz für eine Empfehlung nicht aus.

Literatur

1. Linde K, Ramirez G, Mulrow CD, Pauls A, Weidenhammer W, Melchart D (1996) St John's wort for depression – an overview and meta-analysis of randomised clinical trials. Br Med J 313: 253–258
2. Harrer G, Schmidt U, Kuhn U, Biller A (1999) Comparison of equivalence between the St. John's wort extract LoHyp-57 and fluoxetine. Drug Res 49: 289–296
3. Philipp M, Kohnen R, Hiller KO (1999) Hypericum extract versus imipramine or placebo in patients with moderate depression: randomised multicentre study of treatment for eight weeks. Br Med J 319: 1534–1538
4. Schrader E (2000) Equivalence of St. John's wort extract (Ze 117) and fluoxetine: a randomized, controlled study in mild-moderate depression. Int Clin Psychopharm 15: 61–68
5. Woelk H (2000) Comparison of St. John's wort and imipramine for treating depression: randomised controlled trial. Br Med J 421: 536–539
6. Vorbach EU, Arnoldt KH, Hubner WD (1997) Efficacy and tolerability of St. John's wort extract LI 160 versus imipramine in patients with severe depressive episodes according to ICD-10. Pharmacopsychiatr 30 (Suppl): 81–85
7. Wheatley D (1999) Hypericum in seasonal affective disorder (SAD). Cur Med Res Opin 15: 33–37
8. Kasper S (1997) Treatment of seasonal affective disorder (SAD) with Hypericum extract. Pharmacopsychiatr 30: 89–93
9. Gulick RM, McAuliffe V, Holden-Wiltse J et al. (1999) Phase 1 studies of hypericin, the active compound in St. John's wort, as an antiretroviral agent in HIV-infected adults. Ann Intern Med 130: 510–514
10. Stevinson C, Ernst E (2000) Hypericum for premenstrual syndrome: a pilot study. Br J Obst Gynecol 107: 870–876
11. Grube B, Walper A, Wheatley D (1999) St. John's wort extract: efficacy for menopausal symptoms of psychological origin. Adv Ther 16: 177–186

12. Stevinson C, Dixon M, Ernst E (1998) Hypericum for fatigue – a pilot study. Phytomedicine 5: 443–447

Weiterführende Literatur
Bombardelli E, Morazzoni P (1995) Hypericum perforatum. Fitoterapia LXVI: 43–68 (gründliche Beschreibung von Geschichte, Botanik, Chemie und Pharmakologie des Johanniskrauts)

Kamille (Matricaria recutita L.)

▬ Deutsche Kamille, echte Kamille, Feldkamille, Hermel, kleine Kamille, Mägdeblume ▬ **Englisch:** »common chamomile«, »German chamomile«, »Hungarian chamomile«, »small chamomile«, »true chamomile«, »wild chamomile« ▬ **Französisch:** »camomille« (»chamomille«), »camomille allemande«, »camomille commune«, »chamomille d'Allemagne«, »matricaire«, »matricaire camomille« ▬ **Italienisch:** »camomilla comune«, »capomilla« ▬ Chamomilla recutita, Chamomilla meridionalis, Chrysanthemum suaveolens, Matricaria chamomilla u. a.	**Synonyme**
Eukamillat Lösung, Kamille Madaus, Kamillenbad Intradermi, Kamillencreme-ratiopharm N, Kamillosan	**Fertigarzneimittel (Beispiele)**
Blütenköpfe	**Quelle**
Caprinsäure, Cumarine, Flavonoide (Apigenin), Polysaccharide, Spiroether, Tannine, terpenoide ätherische Öle (Chamazulen, α-Bisabolol)	**Hauptwirkstoffe**
Kamille ist eine einjährige Pflanze der Asteraceae-Familie. Sie wuchs ursprünglich in fast ganz Europa und Westasien und kommt inzwischen auch in ganz Nordamerika und Australien vor. Neben der römischen Kamille (Chamaemelum nobile) wird sie bereits seit der Antike wegen ihrer vermuteten entzündungshemmenden und krampflösenden Eigenschaften medizinisch genutzt. Hippokrates, Dioscurides und Galen erwähnen alle die Kamille in ihren Werken. Sie wird allgemein als Tee getrunken.	**Hintergrundinformationen**
Gastrointestinale Beschwerden, Schlaflosigkeit, Angstzustände, Zahnungsbeschwerden und Koliken bei Babys, Hautreizungen, Zahnfleischirritationen	**Traditionelle Anwendung**
Entzündungshemmend, krampflösend, antibakteriell	**Pharmakologie**

Häufige Indikationen   Gastrointestinale Beschwerden, Hautentzündungen, Angstzustände, Schlaflosigkeit

Klinische Evidenz   Eine kommerzielle topische Präparation von Kamille wurde in einer nichtrandomisierten Studie (n=161) zur Ekzembehandlung als genauso wirksam befunden wie Hydrokortison, allerdings wurde keine statistische Analyse durchgeführt [1]. In einer folgenden RKS (n=72) war die Kamillecreme dem Hydrokortison leicht überlegen, mit nur geringem Unterschied gegenüber Placebo [2]. Abermals gab es keine statistische Analyse. In einer weiteren nichtrandomisierten Studie wurde keine Überlegenheit des gleichen Präparats im Vergleich zu Mandelöl bei der Behandlung von bestrahlungsinduzierten Hautschäden nach Brustkrebsbehandlung festgestellt [3]. Eine placebokontrollierte RKS (n=164) befand Kamillemundspülungen zur Behandlung einer 5-Fluorouracil-induzierten Stomatitis als ineffektiv [4]. In einer RKS (n=79) konnte gezeigt werden, dass ein aus Kamilleextrakt und Apfelpektin bestehendes Präparat die Dauer von kindlichen Durchfällen eher verkürzt als Placebo [5]. In einer placebokontrollierten Studie wurde ein dosisabhängiger Effekt von Kamilleextraktdampfinhalationen auf die Symptome von Erkältungen beobachtet [6].

Dosierungs-empfehlung
- 1–4 ml des flüssigen Extrakts (1:1, 45% Alkohol) 3-mal täglich
- 3 g der getrockneten Blüten in 150 ml heißem Wasser (Kamilletee) 3-mal täglich

Risiken   **Gegenanzeigen**
Schwangerschaft, Laktationsperiode

Anwendungsbeschränkungen/Warnhinweise
Bekannte Empfindlichkeit gegenüber anderen Mitgliedern der Familie der Asteraceae (z. B. Astern, Chrysanthemen, Sonnenblumen), Asthma oder andere allergische Krankheitsbilder

Nebenwirkungen
Es sind Allergien gegenüber Kamillearten dokumentiert (v. a. Hautreaktionen); mindestens 2 Fälle einer anaphylaktischen Reaktion wurden berichtet.

Überdosierung
Es wurde über Erbrechen nach der Einnahme hoher Dosen berichtet.

Wechselwirkungen
Theoretisch könnte der Effekt von Antikoagulanzien potenziert werden.

Arzneiqualität

Präparationen sollten standardisiert und authentiziert sein, da Verfälschungen häufig sind. Als Markersubstanzen werden in der Regel Chamazulen und α-Bisabolol genutzt.

Es gibt nur wenig klinische Evidenz, die die therapeutischen Forderungen, die für Kamille erhoben werden, stützt. Zieht man weiter das Risiko allergischer Reaktionen in Betracht, so scheint der potenzielle Nutzen die möglichen Risiken nicht übertreffen zu können.

Bewertung

Literatur

1. Aertgeerts P, Albring M, Klaschka F et al. (1985) Comparative testing of Kamillosan cream and steroidal (0.25% hydrocortisone, 0.75% fluocortin butyl ester) and non-steroidal (5% bufexamac) dermatologic agents in maintenance therapy of eczematous diseases. Zeitschr für Hautkrankheiten 60: 270–277
2. Patzelt-Wenczler R, Ponce-Pöschl E (2000) Proof of efficacy of Kamillosan cream in atopic eczema. Eur J Med Res 5: 171–175
3. Maiche AG, Grohn P, Maki-Hokkonen H (1991) Effect of chamomile cream and almond ointment on acute radiation skin reaction. Acta Oncol 30: 395–396
4. Fidler P, Loprinzi C, O'Fallon J et al. (1996) Prospective evaluation of a chamomile mouthwash for prevention of 5 FU induced oral mucositis. Cancer 77: 522–525
5. De La Motte S, O'Reilly S, Heinisch M, Harrison F (1997) Double-blind comparison of an apple pectin-chamomile extract preparation with placebo in children with diarrhoea. Arzeim-Forsch/Drug Res 47: 1247–1249
6. Saller R, Beschomer M, Hellenbrecht D, Bühring M (1990) Dose dependency of symptomatic relief of complaints by chamomile steam inhalation in patients with common cold. Eur J Pharmacol 183: 728–729

Weiterführende Literatur

Hörmann HP, Korting HC (1994) Evidence for the efficacy and safety of topical herbal drugs in dermatology: part I: anti-inflammatory agents. Phytomedicine 1 (2): 161–171 (enthält nützliche Informationen zu pharmakologischen und klinischen Forschungsarbeiten über Kamillepräparate)

Kava-Kava (Piper methysticum Forster) in Deutschland nicht zugelassen

- Kawapfeffer, Rauschpfeffer
- **Englisch:** »kawa pepper«, »kava kava«
- Macropiper latifolium, M. methysticum, Piper inebrians

Synonyme

Hevertoval bei Nervosität

Fertigarzneimittel (Beispiele)

Rhizom

Quelle

Hauptwirkstoffe

Kavapyrone, einschließlich Kavain, Methysticin, Desmethoxyyangonin, Yangonin, Dihydrokavain, Dihydromethysticin

Hintergrund-informationen

Kava ist ein Getränk, das aus dem Rhizom der Kavapflanze (Piper methysticum Forster) bereitet wird. Diese kommt auf den südpazifischen Inseln vor und wird schon seit langem für medizinische Zwecke und zur Erholung genutzt. Der Name »Kava-Kava« stammt von dem polynesischen Wort »awa« oder »kava« für »bitter«, was sich auf den charakteristischen Geschmack des Getränks bezieht. Die ersten Europäer, die mit Kava in Kontakt kamen, segelten vermutlich bei Kapitän James Cooks erster Reise in den Südpazifik (1768–1771) mit. Die erste detaillierte botanische Beschreibung der Pflanze stammt jedoch aus dem Jahre 1777 von Johann Georg Forster, der bei Cooks zweiter Reise dabei war.

Zu Beginn des 19. Jahrhunderts verbreitete sich das Wissen um Kava als Heilpflanze bis nach Europa. Dies führte zu seiner Verwendung zur Behandlung insbesondere von Geschlechtskrankheiten. Zu Beginn des 20. Jahrhunderts isolierten Wissenschaftler eine Reihe von Verbindungen, die als »Kavapyrone« bezeichnet wurden und nun für die Wirkstoffe des Kava gehalten werden.

Traditionelle Anwendung

Gonorrhö, Syphilis, chronische Zystitis, Gewichtsreduktion, Muskelentspannung, Schlafmittel

Pharmakologie

Kava wirkt anxiolytisch, sedierend, anästhesierend und muskelentspannend. Studien lassen darauf schließen, dass die Kavapyrone – die pharmakologisch aktiven Substanzen – auf das zentrale Nervensystem wirken. Kavapyrone sollen Effekte auf $GABA_A$-Rezeptoren ausüben, besonders in Hippokampus und Amygdalakomplex. Zentralnervöse Wirkungen von Kavain und Kava-Extrakt wurden auch in Studien mit Freiwilligen durch EEG-Messungen gezeigt.

Häufige Indikationen

Angstzustände, Schlaflosigkeit

Klinische Evidenz

Ein systematischer Review und eine Metaanalyse [1] betrachteten 7 randomisierte, doppelblinde Studien über Kava bei Angstzuständen. Diese Untersuchung wies im Vergleich zu Placebo auf signifikante positive Effekte hin. Vergleichende Studien lassen keinen signifikanten Unterschied zwischen Benzodiazepinen und Kavain bzw. Kava-Extrakt erkennen [2, 3]. Zur Behandlung von Schlaflosigkeit gibt es nur begrenzt Evidenz. Der vermutete Wirkmechanismus sowie Daten aus Tierexperimenten stützen jedoch die Annahme, dass der Extrakt bei dieser Indikation hilfreich sein kann. Ein RKS berichtet über verbesserte Schlafqualität nach einer Einmaldosis von 300 mg Kava-Extrakt [4].

Dosierungs-empfehlung

300 mg standardisierter Extrakt (210 mg Kavapyrone) täglich, aufgeteilt in mehrere Dosen

Gegenanzeigen

Schwangerschaft, Laktationsperiode, endogene Depression

Anwendungsbeschränkungen/Warnhinweise

Der Extrakt kann Sehstörungen hervorrufen und die Reaktionszeit beeinflussen. Vorsicht ist geboten bei der Teilnahme am Straßenverkehr und der Bedienung von Maschinen. Eine Langzeitanwendung sollte vermieden werden.

Nebenwirkungen

Magenbeschwerden, Unruhe, Mydriasis, allergische Hauterscheinungen, Dermatomyositis, Hepatitis

Wechselwirkungen

Verstärkung von Arzneimittelwirkungen auf das zentrale Nervensystem, etwa von Alkohol, Benzodiazepinen und Barbituraten. Kava kann den Effekt von Levodopa verringern.

Arzneiqualität

Der Extrakt wird generell auf den Gehalt an Kavapyron standardisiert. Die Qualität des Extrakts kann zwischen einzelnen Präparationen unterschiedlich sein.

Risiken

Die vorliegende Evidenz lässt darauf schließen, dass Kava-Extrakt Placebo in der Behandlung von Angstzuständen überlegen ist. Im Licht dieser vermuteten Wirksamkeit im Vergleich zu konventionellen angstlösenden Medikamenten sowie unter Berücksichtigung von Art und Häufigkeit der bisher erkannten Nebenwirkungen verdient Kava, in Betracht gezogen zu werden. Es mag bei bestimmten Patienten zur Behandlung von Schlaflosigkeit nützlich sein, die Evidenz hierfür reicht jedoch noch nicht aus. **Cave:** Kava ist in Deutschland wegen vermuteter Hepatotoxizität derzeit nicht zugelassen!

Bewertung

Literatur

1. Pittler MH, Ernst E (2000) Efficacy of kava for treating anxiety: systematic review and meta-analysis. J Clin Psychopharmacol 20: 84–89
2. Lindenberg D, Pitule-Schödel H (1990) D,L-Kavain im Vergleich zu Oxazepam bei Angstzuständen. Fortschr Med 108: 31–34
3. Woelk H, Kapoula O, Lehrl S, Schröter K, Weinholz P (1993) Behandlung von Angst-Patienten. Z Allg Med 69: 271–277
4. Emser W, Bartylla K (1991) Verbesserung der Schlafqualität. Zur Wirkung von Kava-Extrakt WS1490 auf das Schlafmuster bei Gesunden. TW Neurologie Psychiatrie 5: 636–642

Weiterführende Literatur

Singh YN, Blumenthal M (1998) Kava, an overview. Herbalgram 39: 33–55 (Übersichtsartikel, der ethnobotanische Aspekte von Kava sowie Pharmakologie und medizinische Verwendung beschreibt)

Knoblauch (Allium sativum L.)

Synonyme
- Gartenknoblauch, Knobloch, Knofel
- **Englisch:** »common garlic«, »garlic«
- **Französisch:** »ail«, »ail blanc«
- **Italienisch:** »aglio«, »aglioti«
- Porrum sativum

Fertigarzneimittel (Beispiele)
Kwai Dragees und forte Tabletten, Sapec Dragees

Quelle
Zwiebel und Öl der Zwiebel

Hauptwirkstoffe
Alliin, Allinase, Diallyldisulfid, Ajoene und viele andere; Alliin wird enzymatisch in Allicin umgewandelt, welches einer der Hauptwirkstoffe sein soll und für den charakteristischen, schwefligen Geruch verantwortlich ist.

Hintergrundinformationen
Knoblauch wird in vielen Ländern seit Jahrtausenden als Nahrungsmittel und Gewürz verwendet. In den meisten Kulturen wurde er auch für verschiedene medizinische Zwecke eingesetzt. Seine wissenschaftliche Untersuchung begann erst vor kurzem, aber heute ist er eines der am besten untersuchten (und meist verkauften) pflanzlichen Heilmittel.

Traditionelle Anwendung
Knoblauch wurde sowohl oral als auch topisch für viele Zwecke eingesetzt, am konsistentesten ist vermutlich seine Verwendung zur Vorbeugung und Behandlung von Infektionen und als generelles Mittel zur Gesunderhaltung.

Pharmakologie
Antibakteriell, antiviral, antifungal, antihypertensiv, blutzuckerspiegelsenkend, antithrombotisch, antimutagen, antithrombozytär; am besten untersucht ist seine Fähigkeit, den Gesamtcholesterinspiegel im Serum zu senken; der Hauptwirkmechanismus ist dabei vermutlich die Inhibierung der hepatischen Cholesterinsynthese.

Häufige Indikationen
Hypercholesterinämie, Vorbeugung der Arteriosklerose

Klinische Evidenz
Zahlreiche, in den späten 1980er und frühen 1990er Jahren publizierte Studien zeigten die signifikante Reduktion des Gesamtcholesterin- und des LDL-Cholesterin-Spiegels. Mehrere systematische Übersichtsarbeiten zu diesen Daten kamen daher zu positiven Ergebnissen. In neuerer Zeit wurde aber eine Reihe negativer RKS publiziert. Eine auf den neuesten Stand gebrachte Metaanalyse aller strengen RKS kam zu einem marginal positiven Ergebnis bei Betrachtung aller RKS (durchschnittliche Reduktion: 0,41 mmol/l), aber zu einem nicht signifikanten Effekt auf den

Gesamtcholesterinwert, wenn nur qualitativ hochwertige RKS betrachtet wurden [1].

Die kumulierten Studienergebnisse zum blutdrucksenkenden Effekt zeigen eine signifikante, wenn auch geringe antihypertensive Wirkung [2]. Einige interessante, wenn auch nicht zwingend überzeugende Daten (z. B. [3]) lassen vermuten, dass aufgrund der weitgespannten Wirkungen auf die oben genannten sowie auf andere Herz-Kreislauf-Risikofaktoren die regelmäßige Einnahme von Knoblauch die Entwicklung einer Arteriosklerose verzögern oder verhindern kann. Epidemiologische Daten sprechen dafür, dass der regelmäßige Verzehr von Knoblauch protektiv gegen maligne Erkrankungen wirken kann, insbesondere gegen Darmkrebs (z. B. [4]). Eine neue RKS (n=100) lässt vermuten, dass hochdosierter Knoblauchverzehr vor Zeckenbissen in endemischen Gebieten schützt [5]. Alle anderen postulierten Wirkungen auf die Gesundheit, insbesondere die mit der antibakteriellen Aktivität des Knoblauchs verbundenen, werden nicht von überzeugender Evidenz aus fundierten klinischen Studien gestützt.

Dosierungsempfehlung

- 4 g frischer Knoblauch täglich
- 8 mg Knoblauchöl täglich
- 600–900 mg standardisierter Extrakt (1,3% Alliingehalt) täglich, aufgeteilt in mehrere Dosen

Risiken

Gegenanzeigen
Schwangerschaft, Laktationsperiode, Ulcus pepticum, Allergien gegen Pflanzen der Familie der Liliaceae

Anwendungsbeschränkungen/Warnhinweise
Bei Patienten mit Blutgerinnungsstörungen; vor größeren Operationen sollte eine Knoblauchsupplementation eingestellt werden

Nebenwirkungen
Atem- und Körpergeruch, allergische Reaktionen, Übelkeit, Sodbrennen, Blähungen

Überdosierung
Übelkeit, Erbrechen, Blutungsrisiken

Wechselwirkungen
Knoblauch kann die Wirkung von Antikoagulanzien verstärken, zudem könnte es theoretisch den hypoglykämischen Effekt antidiabetischer Medikamente verstärken.

Arzneiqualität
Kommerzielle Produkte unterscheiden sich im Hinblick auf die Konzentration der aktiven Wirkstoffe deutlich.

Bewertung

Knoblauch senkt vermutlich den Cholesterinspiegel, jedoch nur in geringem Maß. Mit der gebotenen Zurückhaltung kann er als begleitendes Mittel zu diätetischen und die allgemeine Lebensführung betreffenden Maßnahmen bei ausgewählten Patienten mit Hypercholesterinämie angesehen werden. Der regelmäßige Verzehr von frischem Knoblauch mit der Nahrung hat vermutlich eine protektive Wirkung gegen Darmkrebs.

Literatur

1. Stevinson C, Pittler MH, Ernst E (2000) Garlic for treating hypercholesterolemia: a meta-analysis of randomized clinical trials. Ann Intern Med 133: 420–429
2. Silagy C, Neil A (1994) A meta-analysis of the effect of garlic on blood pressure. J. Hypertension 12: 463–468
3. Breithaupt-Grogler K, Ling M, Boudoulas H, Belz GG (1997) Protective effects of chronic garlic intake on elastic properties of aorta in the elderly. Circulation 96: 2649–2655
4. Ernst E (1997) Can allium vegetables prevent cancer? Phytomedicine 4: 79–83
5. Stjernberg L, Berglund J (2000) Garlic as insect repellent. JAMA 284: 831

Weiterführende Literatur

Koch HP, Lawson LD (1996) Garlic, 2nd edn. Williams and Wilkins, Baltimore (gut verständliche Einführung für Fachkräfte des Gesundheitswesens)

Lavendel (Lavandula angustifolia Miller)

Synonyme

- Echter Lavendel, kleiner Speik, Lavander
- **Englisch:** »common lavender«, »true lavender«
- **Französisch:** «lavande femelle», «lavande véritable»
- **Italienisch:** »lavanda«
- Lavandula officinalis, L. spica, L. vera, L. vulgaris

Quelle

Blütenstände

Hauptwirkstoffe

Ätherische Öle (Linalylacetat, Linalool), Tannine, Hydroxykumarine

Hintergrund-informationen

Aus dem Mittelmeerraum stammend und in Südeuropa weit verbreitet, wird Lavendel vielfach in heimischen Gärten und zur Verwendung in Parfüms und der Kosmetikindustrie kultiviert. Er wird schon seit Jahrhunderten zur Behandlung verschiedener Beschwerden eingesetzt.

Traditionelle Anwendung

Schlaflosigkeit, Migräne, Neuralgien, funktionelle Unterleibsbeschwerden, Schnittwunden, Prellungen, Verbrennungen, als Appetitanreger

Pharmakologie

Adstringierend, beruhigend, krampflösend

Schlaflosigkeit, Kopfschmerzen

Eine große RKS (n=635) über postnatale Dammbeschwerden fand keinen Unterschied zwischen ätherischem Lavendelöl, synthetischem Lavendelöl und einer inerten Substanz als Badezusatz [1]. Eine kleine RKS (n=20) beobachtete keinen Effekt einer Lavendelölaromatherapie zur Erholung nach körperlichem Training im Vergleich zu keiner Behandlung [2]. Eine sehr kleine RKS (n=10) berichtete, dass der Zusatz von ätherischem Lavendelöl zu einem Fußbad im Vergleich zu Fußbädern ohne ätherische Öle mit verzögerten Änderungen der autonomen Aktivität verbunden war, was auf größere Entspannung hindeutet [3]. Eine Beobachtungsstudie an 4 geriatrischen Patienten mit Schlafstörungen aufgrund des Absetzens von Benzodiazepinen fand eine verlängerte Schlafdauer durch Lavendel-ölaromatherapie [4]. Eine Studie mit gesunden Freiwilligen (n=40) be-richtete über verbesserte Entspannung, Verringerung depressiver Stim-mung sowie schnellere und verbesserte Rechenfähigkeit nach Lavendel-ölaromatherapie [5].

- 1–2 Teelöffel getrocknete Blüten in 150 ml heißem Wasser (Lavendel-tee)
- 1–2 Trpf. Lavendelöl auf einem Zuckerwürfel

Gegenanzeigen
Schwangerschaft, Laktationsperiode

Anwendungsbeschränkungen/Warnhinweise
Das ätherische Öl sollte als potenziell giftig betrachtet werden, wenn mehr als wenige Tropfen eingenommen werden.

Nebenwirkungen
Es wurde über Übelkeit, Erbrechen, Kopfschmerzen und Kältegefühl nach der Inhalation oder der Absorption durch die Haut berichtet. Kontaktal-lergien und Phototoxizität sind möglich.

Überdosierung
Große Dosen sollen »narkotisierende« Effekte haben.

Wechselwirkungen
Theoretisch könnte die Wirkung von auf das Zentralnervensystem wir-kenden Sedativa verstärkt werden.

Arzneiqualität
Standardisierte Präparationen der Pflanze sind selten, aber Lavendelöl ist vielfach in äußerlich anwendbaren Einreibemitteln oder Massageölen enthalten, und das ätherische Öl ist verbreitet erhältlich.

Bewertung

Die Evidenz aus klinischen Studien ist begrenzt und deutet nicht auf spezifische therapeutische Effekte des Lavendels hin. In Zusammenhang mit den möglichen Risiken sollte Lavendel nicht für medizinische Zwecke empfohlen werden.

Literatur

1. Dale A, Cornwell S (1994) The role of lavender oil in relieving perineal discomfort following childbirth: a blind randomised clinical trial. J Adv Nurs 19: 89–96
2. Romine IJ, Bush AM, Geist CR (1999) Lavender aromatherapy in recovery from exercise. Percept Mot Skills 88: 756–758
3. Saeki Y (2000) The effect of foot-bath with or without the essential oil of lavender on the autonomic nervous system: a randomised trial. Compl Ther Med 8: 2–7
4. Hardy M, Kirk-Smith MD, Stretch DD (1995) Replacement of drug treatment for insomnia by ambient odour. Lancet 346: 701
5. Diego MA, Jones NA, Field T et al. (1998) Aromatherapy positively affects mood, EEG patterns of alertness and math computations. Int J Neurosci 96: 217–224

Mariendistel (Silybum marianum L.)

Synonyme

- Silberdistel
- **Englisch:** »holy thistle«, »lady's milk«, »milk thistle«, »St. Mary's thistle«
- **Französisch:** «artichaut sauvage», «chardon argenté», «chardon Marie», «épine blanche», «lait de Notre Dame», «silybe»
- **Italienisch:** »carduo mariano«
- Carduus marianus, Carthamus maculatus, Cirsium maculatum, Mariana mariana, Silybum maculatum

Fertigarzneimittel (Beispiele)

Alepa forte Kapseln, Cefasilymarin Filmtabletten, Legalon SIL Trockensubstanz, Mariendistel Curarina Tropfen

Quelle

Früchte

Hauptwirkstoffe

Flavonolignane: Silybinine A und B, Silychristin, Silydianin

Hintergrundinformationen

Die Mariendistel gehört zur Pflanzenfamilie der Korbblütler (Asteraceae). Ihr volkstümlicher Name bezieht sich auf eine Legende, der zufolge die weißen Blattadern von einem Tropfen Muttermilch der Jungfrau Maria herrühren (vgl. auch die englischen Namen: «milk thistle», «lady´s thistle», «holy thistle» etc. sowie die französischen Namen, u. a. «lait de Notre Dame»). Die Pflanze stammt aus dem Mittelmeergebiet, kommt aber auch in Nord- und Südamerika vor. Bereits im antiken Griechenland wurde sie in der Heilkunde genutzt.

Stärkungsmittel für stillende Mütter, Gegengift bei Pilzvergiftungen, Psoriasis, «leberreinigendes» Mittel

Die Inhaltsstoffe bewirken eine Änderung der Membranstruktur der Leberzellen und stärken ihre Regenerationsfähigkeit. Toxine können nicht mehr in die Hepatozyten eindringen. Die Mariendistelwirkstoffe binden kompetitiv an Rezeptoren für Leberzelltoxine, wirken als Radikalfänger und senken möglicherweise den Cholesterinspiegel.

Lebererkrankungen, insbesondere Hepatitis und (Alkohol-)Zirrhose

In einer systematischen Übersichtsarbeit wurden 14 placebokontrollierte, doppelblinde RKS und 15 randomisierte klinische Studien ohne Placebokontrolle zu unterschiedlichen Lebererkrankungen betrachtet. Von diesen Studien wurden 12 mit dem standardisierten deutschen Präparat Legalon durchgeführt. Insgesamt 7 Studien befassten sich mit der chronischen alkoholbedingten Leberkrankheit. Fünf davon fanden unter der Behandlung signifikante Verbesserungen in mindestens einer der Zielgrößen. In Bezug auf virale Hepatitis (4 Studien) waren die Daten dagegen höchst widersprüchlich. Bei Leberzirrhose (4 Studien) ergaben 2 Versuchsreihen einen positiven Trend, 2 konnten einen signifikanten Effekt zeigen.

200 mg standardisierter Extrakt (70% Silymarin) 3-mal täglich

Gegenanzeigen

- Schwangerschaft,
- Laktationsperiode

Anwendungsbeschränkungen/Warnhinweise
Die Einnahme von Mariendistelpräparaten darf nicht als Rechtfertigung für weiter andauernden Alkoholmissbrauch angesehen werden.

Nebenwirkungen
Durchfall

Wechselwirkungen
Theoretisch kann eine verbesserte Leberfunktion den Umsatz bestimmter in der Leber verstoffwechselter Medikamente erhöhen.

Arzneiqualität
Die Präparate werden allgemein auf 70%igen Silymaringehalt standardisiert.

Bewertung

Wahrscheinlich können insbesondere Patienten mit chronischer alkohol-bedingter Leberkrankheit von Mariendistelpräparaten profitieren. Zum jetzigen Zeitpunkt ist die vorliegende medizinische Evidenz jedoch noch nicht schlüssig. Ernsthafte Risiken gibt es nicht. Insgesamt sollte die Mariendistel also in Betracht gezogen werden, wenn andere wirksame Behandlungsmöglichkeiten nicht zur Verfügung stehen oder in Kombination mit konventionellen Behandlungsstrategien.

Literatur

1. Mulrow C, Lawrence V (2000) Report on milk thistle: effects on liver disease and cirrhosis and clinical adverse effects. Evidence Report/Technology Assessment (unveröffentlicht)

Melatonin

Synonyme

━ N-Acetyl-5-methoxytryptamin

Quelle

Melatonin findet sich in der Epiphyse, der Retina und dem Darm, ebenso wie in einigen Pflanzen und Lebensmitteln. Kommerziell erhältliches Melatonin wird in der Regel synthetisch produziert.

Hintergrund-informationen

Melatonin ist ein Neurohormon, das aus Tryptophan synthetisiert und von der Epiphyse sezerniert wird. Die Freisetzung wird von Dunkelheit stimuliert und von Licht gehemmt. Melatonin ist an der Regulierung rhythmischer Körperprozesse, wie Temperatur und Schlaf, beteiligt. Die Serumkonzentration steigt 1–2 h vor der Schlafenszeit um das 10- bis 50fache an und erreicht gegen Mitternacht einen Höchstwert. Melatonin hat eine Halbwertszeit von 20–50 min.

Pharmakologie

Synchronisiert die Hormonsekretion, beruhigend, antioxidativ, immunstimulierend, antiproliferativ, Radikalfänger

Häufige Indikationen

Schlaflosigkeit, Jetlag

Klinische Evidenz

Mehrere kleine placebokontrollierte RKS lassen vermuten, dass Melatonin bei Schlaflosigkeit hilfreich sein könnte [1–3], aber es sind auch negative Ergebnisse publiziert worden [4, 5]. Ebenso haben bei nachtschicht-bedingten Störungen neuere RKS mit negativen Ergebnissen [6, 7] früheren Aussagen [8, 9] widersprochen. Gegen Jetlag haben mehrere Studien positive Effekte gezeigt (z. B. [10, 11]), ein negatives Ergebnis wurde publiziert [12]. In dieser Studie an Ärzten, die nach 5 Tagen Aufenthalt in New York nach Norwegen zurückkehrten, waren möglicherweise die zirkadianen Rhythmen noch nicht vollständig auf New Yorker Zeit umgestellt.

Eine kleine RKS fand einen prophylaktischen Effekt von Melatonin gegen Migräne [13]. Studien mit Krebspatienten kamen nicht zu überzeugenden Ergebnissen [14, 15].

Dosierungs-
empfehlung

- Schlaflosigkeit: 0,3–10 mg (zu Beginn 0,3–1 mg) 2 h vor der Schlafenszeit
- Jetlag: 5 mg um 22–23 Uhr Ortszeit nach der Ankunft für 4 Tage

Risiken

Gegenanzeigen

Schwangerschaft, Laktationsperiode, Kinder vor der Pubertät, Autoimmunerkrankungen, Leberinsuffizienz, zerebrovaskuläre oder neurologische Störungen, Patienten unter Immunsuppression oder Kortikosteroidtherapie

Anwendungsbeschränkungen/Warnhinweise

Nach Melatonineinnahme sollten für 4–5 h kein Fahrzeug geführt und keine Maschinen bedient werden.

Nebenwirkungen

Abdominelle Krämpfe, Müdigkeit, Benommenheit, Kopfschmerzen, Reizbarkeit; »katerähnliche« Effekte sind aufgrund der kurzen Halbwertszeit von Melatonin unwahrscheinlich.

Überdosierung

Hohe Dosen (1200 mg) wurden mit Depressionen assoziiert.

Wechselwirkungen

Melatonin kann die anxiolytischen Effekte von Benzodiazepinen verstärken.

Arzneiqualität

Das meiste kommerziell erhältliche Melatonin ist synthetisch hergestellt. Extrakte aus Tierpräparationen sollten aufgrund möglicher Kontaminationen nicht verwendet werden. In England und Deutschland ist Melatonin nicht frei verkäuflich.

Bewertung

Die Effektivität von Melatonin ist für keine Indikation bewiesen. Es scheint aber in physiologischen Dosen nur geringe Risiken aufzuweisen, sodass es für Schlaflosigkeit und Jetlag in Betracht gezogen werden kann.

Literatur

1. Garfinkel D, Laudon M, Zisapel N (1997) Improvement of sleep quality by controlled-release melatonin in benzodiazepine-treated elderly insomniacs. Arch Gerontol Geriat 24: 223–231
2. Garfinkel D, Laudon M, Nof D, Zisapel N (1995) Improvement of sleep quality in elderly people by controlled-release melatonin. Lancet 346: 541–544
3. Haimov I, Lavie P, Laudon M, Herer P, Vigder C, Zisapel N (1995) Melatonin replacement therapy of elderly insomniacs. Sleep 18: 598–599
4. Dawson D, Rogers NL, Van Den Heuvel C, Kennaway DJ, Lushington K (1998) Effect of sustained nocturnal transbuccal melatonin administration on sleep and temperature in elderly insomniacs. J Biol Rhythms 13: 532–538
5. Ellis CM, Lemmens G, Parkes JD (1996) Melatonin and insomnia. J Sleep Res 5: 61–65
6. Wright SW, Lawrence LM, Wrenn KD et al. (1998) Randomized clinical trial of melatonin after night-shift work: efficacy and neuropsychologic effects. Ann Emerg Med 32: 334–340
7. James M, Tremea MO, Jones JS, Krohmer JR (1998) Can melatonin improve adaption to night shift? Am J Emerg Med 16: 367–370
8. Folkard S, Arendt J, Clark M (1993) Can melatonin improve shift workers' tolerance of the night shift? Some preliminary findings. Chronobiol Int 10: 315–320
9. Dawson D, Encel N, Lushington K (1995) Improving adaptation to simulated night shift: timed exposure to bright light versus daytime melatonin administration. Sleep 18: 11–21
10. Petrie K, Conaglen JV, Thompson L, Chamberlain K (1989) Effect of melatonin on jet lag after long haul flights. Br Med J 298: 705–707
11. Suhner A, Schlagenhauf P, Johnson R, Tschopp A, Steffen R (1998) Comparative study to determine the optimal melatonin dosage form for the alleviation of jet lag. Chronobiol Int 15: 655–666
12. Spitzer RL, Terman M, Williams JB et al. (1999) Jet lag: clinical features, validation of a new syndrome-specific scale and lack of response to melatonin in a randomized, double-blind trial. Am J Psychiatr 156: 1392–1396
13. Leone M, D'Amico D, Moschiano F, Fraschini F, Bussone G (1996) Melatonin versus placebo in the prophylaxis of cluster headache: a double-blind pilot study with parallel groups. Cephalalgia 16: 494–496
14. Lissoni P, Paolorossi F, Tancini G et al. (1996) Is there a role for melatonin in the treatment of neoplastic cachexia? Eur J Cancer 32 A: 1340–1343
15. Lissoni P, Giani L, Zerbini S, Trabattoni P, Rovelli F (1998) Biotherapy with the pineal immunomodulating hormone melatonin versus melatonin plus aloe vera in untreatable advanced solid neoplasms. Nat Immun 16: 27–33

Weiterführende Literatur

Avery D, Lenz M, Landis C (1998) Guidelines for prescribing melatonin. Ann Med 30: 122–130 (Übersichtsartikel über pharmakologische und klinische Forschungsergebnisse zu Melatonin)

Mistel (Viscum album L.)

Synonyme

- Laubholzmistel
- **Volkstümlich:** Affolter, Bocksfutter, Drudenfuß, Elfklatte, Geißkrut, Guomol, Hexenbesen, Hexenkrut, Hexennest, Immergrüne, Kluster, Leimmistel, Marenklatte, Marentaken, Mischgle, Mischgelt, Misple, Mistele, Mistelsenker, Nistle, Uomol, Vogelchrut, Vogelkläb, Vogellim, Vogelmistel, Wespe, Wintergrün, Wispel, Wispen, Wösp

- Englisch: »all-heal«, »bird lime«, »devil's fuge«, »golden bough«, »masslin«, »mistletoe«, »viscum«
- Französisch: »gui«, »gui commun«, »gui de druides«
- Italienisch: »guatrice«, »pania«, »scoaggine«, »vescovaggine«, »vischio«, »visco«
- Viscum stellatum

Eurixor Injektionslösung, Helixor Injektionslösung, Iscador Injektionslösung, Mistel Curarina Tropfen, Mistel-Kräutertabletten, Misteltropfen BIO-DIÄT Tinktur, Misteltropfen Hofmann's Tinktur, Viscum aar Tabletten	**Fertigarzneimittel (Beispiele)**
Blätter, Zweige und Beeren	**Quelle**
Mistellektine, Phoratoxine und Viscotoxine, Amine, Cholin, Histamin, Flavonoide, Terpenoide, Alkaloide und Tannine	**Hauptwirkstoffe**

Viscum album (und verwandte Arten, wie die in Europa und Asien nativ vorkommenden V. abietis und V. austriacum) ist eine semiparasitische Pflanze, die auf Baumarten wie Eiche, Kiefer, Ulme und Apfel lebt. Die medizinische Verwendung der Mistel geht bis auf die frühe keltische Zeit zurück. Rudolf Steiner (1861–1925), der Begründer der Anthroposophie, glaubte, dass die parasitische Natur der Mistel der Art einer malignen Geschwulst gleiche und formulierte daher die Hypothese, dass die Mistel therapeutisch gegen Krebs verwendet werden könne. Basierend auf anekdotischen Berichten über Heilungserfolge wurden Mistelpräparate zu einem populären anthroposophischen »Krebsmittel« in Europa. Inzwischen wird es auch in den USA und darüber hinaus verwendet. Anthroposophische Produkte werden in der Regel fermentiert, während es sich bei phytotherapeutischen Präparaten um konventionelle Extrakte handelt. Darüber hinaus steht seit neuestem ein reines Mistellektin zur Verfügung.

Hintergrundinformationen

Wegen ihrer Toxizität gibt es nur wenige traditionelle Verwendungen für Mistel, sie umfassen Bluthochdruck, Epilepsie, Schlaflosigkeit und Depression.

Traditionelle Anwendung

Zytotoxisch, immunmodulierend

Pharmakologie

Alle Arten von Krebserkrankungen. Die Behandlung wird sowohl zur Reduktion der Tumorlast eingesetzt als auch zur Verbesserung der Lebensqualität in der palliativen Krebstherapie. Aufgrund des immunmodulatorischen Effekts wurde auch die Verwendung zur AIDS-Behandlung propagiert.

Häufige Indikationen

Verschiedene klinische Studien haben Verbesserungen der Immunfunktion, der Lebensqualität und der Überlebensrate von Krebspatienten ver-

Klinische Evidenz

4

muten lassen [1], aber die Evidenz ist weit davon entfernt, einheitlich zu sein. Ein unabhängiger und zuverlässiger systematischer Review [2] umfasste 11 KKS (Bronchialkarzinom, kolorektales Karzinom, Brustkrebs, Magenkrebs und Ovarialkarzinom). Bis auf eine (die strengste) lieferten alle dieser Studien Ergebnisse oder Trends, die für die Mistel sprachen. Aufgrund der methodischen Schwächen dieser Studien schließen die Autoren des Reviews dennoch, dass Mistelpräparate – mit Ausnahme von klinischen Studien – nicht zur Behandlung von Krebspatienten empfohlen werden können [2]. Die neueste Studie [3] ist vermutlich auch die bislang strengste; 477 Patienten mit operiertem Kopf- und Halskrebs wurden randomisiert, entweder für die ausschließliche Standardbehandlung oder für zusätzliche subkutane Mistelinjektionen. Nach einer durchschnittlichen Nachbeobachtung von 4 Jahren wurden keine Unterschiede zwischen den Gruppen bezüglich krankheitsfreiem Überleben oder irgendeinem anderen Parameter gefunden.

Dosierungs-empfehlung

- 2–6 g getrocknete Blätter oral 3-mal täglich
- 1–3 ml Flüssigextrakt (1:1-Lösung in 25% Alkohol) 3-mal täglich
- 0,5 ml Tinktur (1:5-Lösung in 45% Alkohol) 3-mal täglich
- Injektionslösungen: nach Angaben des Herstellers

Risiken

Gegenanzeigen

Schwangerschaft, Laktationsperiode

Anwendungsbeschränkungen/Warnhinweise

Patienten sollten auf Dehydratation und Elektrolytungleichgewicht hin kontrolliert und vor der Giftigkeit der Mistel gewarnt werden; Krebspatienten sollten davor gewarnt werden, ihre konventionelle Therapie zu unterbrechen.

Nebenwirkungen

Bradykardie, Dehydratation, Delirium, Durchfall, Gastroenteritis, Halluzinationen, Hepatitis, Hypo- und Hypertension, Fieber, Leukozytose, Mydriasis, Myosis, Übelkeit, Krämpfe, Erbrechen; mehrere Todesfälle sind bekannt geworden. Lokalreaktionen an der Injektionsstelle treten häufig auf.

Überdosierung

Nebenwirkungen, wie zuvor beschrieben

Wechselwirkungen

Mistel kann den Effekt von antihypertensiven Medikamenten sowie von herzwirksamen und auf das Zentralnervensystem wirkenden Sedativa verstärken oder potenzieren.

Arzneiqualität

Nur standardisierte Präparationen mit standardisiertem Lektingehalt sollten verwendet werden.

Möglicherweise wird sich herausstellen, dass Mistelpräparate positive Effekte (z. B. auf die Lebensqualität) bei der Krebsbehandlung haben. Die Effektgröße ist aber fast mit Bestimmtheit klein. Weiterhin sind Mistelpräparate mit beträchtlichen Risiken verbunden. Somit sollten sie – basierend auf der jetzt verfügbaren Evidenz – zur alleinigen Krebsbehandlung als obsolet betrachtet und als adjuvantes Mittel mit Vorsicht eingesetzt werden.

Bewertung

Literatur

1. Kaegi E (1998) Unconventional therapies for cancer: 3. Iscador Canad Med Assoc J 158: 1157–1159
2. Kleijnen J, Knipschild P (1994) Mistletoe treatment for cancer. Review of controlled trials in humans. Phytomedicine 1: 255–260
3. Steuer Vogt MK, Bonkowsky V, Ambrosch P et al. (2001) The effect of an adjuvant mistletoe treatment programme in resected neck cancer patients. Eur J Cancer 37 (1): 23–31

Mönchspfeffer (Vitex agnus-castus L.)

- Abrahamstrauch, Keuschbaum, Keuschlamm, Müllen
- **Englisch:** »chaste tree«, »hemp tree«, »monk's pepper tree«, »wild lavender«
- **Französisch:** «gattilier commun», «poivre sauvage»
- Agnus-castus vulgaris (Carr.), Vitex verticillata (Lam.)

Synonyme

Agnolyt Kapseln und Lösung, Agnucaston Filmtabletten und Lösung, Agnus castus AL Filmtabletten, Agnus castus STADA Filmtabletten, Femicur N Kapseln, Mastodynon Tabletten und Tropfen

Fertigarzneimittel (Beispiele)

Wurzelrinde und Früchte

Quelle

Flavonoide, Iridoide, ätherisches Öl, Linolsäure

Hauptwirkstoffe

Der Mönchspfeffer gehört zur Familie der Verbenaceae und ist ein laubabwerfender Strauch, der aus dem mediterranen Europa und dem westlichen Asien stammt. Im alten Griechenland und zur römischen Zeit wurde die Pflanze genutzt, um bei Frauen die Keuschheit und bei Mönchen die Einhaltung des Zölibats zu fördern. Ein weites Spektrum medizinischer Anwendungen wurde von **Hippokrates, Dioscorides** und **Plinius** beschrieben. Die hauptsächlichen Verwendungszwecke, die bis in unsere Zeit überdauert haben, betreffen die Frauenheilkunde.

Hintergrundinformationen

Traditionelle Anwendung	Wunden, Entzündungen, Schlangenbiss, Durchfall, Epilepsie; Frauenheilkunde, z. B. ungenügende Laktation, Dysmenorrhö, Amenorrhö, Unfruchtbarkeit, prämenstruelle und menopausale Symptome
Pharmakologie	Hypoprolaktinämisch, dopaminerg, entzündungshemmend, antiandrogen, antimikrobiell
Häufige Indikationen	Prämenstruelles Syndrom, menopausale Beschwerden, weibliche Unfruchtbarkeit
Klinische Evidenz	Mehrere doppelblinde RKS lassen vermuten, dass Mönchspfefferextrakt bei zyklischer Mastalgie [1–3], Gelbkörperphaseninsuffizienz [4] und weiblicher Unfruchtbarkeit, die auf sekundärer Amenorrhö oder Gelbkörperinsuffizienz beruht [5], effektiv ist. Beim prämenstruellen Syndrom haben unkontrollierte Studien positive Ergebnisse erbracht [6], eine placebokontrollierte RKS war jedoch negativ [7]. Eine RKS, in der Mönchspfeffer und Vitamin B6 verglichen wurden, erbrachte widersprüchliche Ergebnisse [8].
Dosierungsempfehlung	40 mg standardisierter Extrakt täglich, aufgeteilt in mehrere Dosen

Risiken

Gegenanzeigen
Schwangerschaft, Laktationsperiode

Anwendungsbeschränkungen/Warnhinweise
Eine Zunahme des Menstruationsflusses und Zyklusänderungen sind möglich.

Nebenwirkungen
Über Nebenwirkungen wurde nur selten berichtet, sie betreffen allergische Reaktionen, Mundtrockenheit, Kopfschmerzen und Übelkeit.

Überdosierung
Studien mit männlichen Freiwilligen ergaben keine Nebenwirkungen bei Dosen, die 12-mal so hoch waren wie die empfohlene Dosierung. Routinetoxikologieversuche an Tieren haben keine spezifischen Risiken für hohe Dosen ergeben.

Wechselwirkungen
Theoretisch kann Mönchspfeffer mit oralen Kontrazeptiva, einer Hormonersatztherapie sowie Dopaminagonisten und -antagonisten in Wechselwirkung treten.

Arzneiqualität

Für die therapeutische Wirkung wird der Gesamtpflanzenextrakt als notwendig erachtet. Die Authentizität wird in der Regel am Agnusidgehalt gemessen.

Obgleich insgesamt nur wenig klinische Evidenz für den Mönchspfeffer vorliegt, gibt es vielversprechende Ergebnisse, und das Sicherheitsprofil ist ermutigend. Als Monotherapie überwiegen daher die potenziellen Vorteile dieser Pflanze vermutlich die Risiken.

Bewertung

Literatur

1. Wuttke W, Splitt G, Gorkow C, Sieder C (1997) Behandlung zyklusabhängiger Brustschmerzen mit einem Agnus castus-haltigen Arzneimittel. Ergebnisse einer randomisierten, plazebokontrollierten Doppelblindstudie. Geb Fra 57: 569–574
2. Kubista E, Müller G, Spona J (1986) Behandlung der Mastopathie mit zyklischer Mastodynie. Klinische Ergebnisse und Hormonprofile. Gynäk Rdsch 26: 65–79
3. Halaska M, Beles P, Gorkow C, Sieder C (1999) Treatment of cyclical mastalgia with a solution containing an extract of Vitex agnus castus: recent results of a placebo-controlled double-blind study. Breast 8: 175–181
4. Milewicz A, Gejdel E, Sworen H et al. (1993) Vitex agnus castus extract in the treatment of luteal phase defects due to latent hyperprolactinemia: results of a randomised, placebo-controlled, double-blind study. Arzneim-Forsch/Drug Res 43: 752–756
5. Gerhard I, Patek A, Monga B, Blank A, Gorkow C (1998) Mastodynon bei weiblicher Sterilität. Randomisierte, plazebokontrollierte klinische Doppelblindstudie. Forsch Komplementärmed 20: 272–278
6. Loch EG, Selle H, Boblitz N (2000) Treatment of premenstrual syndrome with a phytopharmaceutical formulation containing Vitex agnus castus. J Wom Health Gender-Based Med 9: 315–320
7. Turner S, Mills S (1993) A double blind clinical trial on a herbal remedy for premenstrual syndrome: a case study. Compl Ther Med 1: 73–77
8. Lauritzen CH, Reuter HD, Repges R, Bohnert KJ, Schmidt U (1997) Treatment of premenstrual tension syndrome with Vitex agnus castus. Controlled, double-blind study versus pyrodoxine. Phytomedicine 4: 183–189

Weiterführende Literatur

Christie S, Walker AF (1997–98) Vitex agnus castus L. (1) A review of its traditional and modern therapeutic use; (2) current use from a survey of practitioners. Eur J Herbal Med 3 (3): 29–45 (Überblick über einige klinische Studien zum Thema »Mönchspfeffer« und eine Beleuchtung seines Einsatzes durch Phytotherapeuten)

Mutterkraut (Tanacetum parthenium Schultz-Bip)

Bertram, falsche Kamille, Fieberkraut, Goldfederich, Jungfernkraut, Knopfkamille, Mägdeblumenkraut, Matram, Matronenkraut, Metra, Metram, Mettram, Mutterkamille, römische Kamille, Schneebälleli, Sonnenauge

Synonyme

■ **Englisch:** »bachelor's buttons«, »featherfew«, »featherfoil«, »feverfew«, »feverfew-chrysanthemum«, »flirtwort«, »midsummer-daisy«, »mother-wort«, »nose-bleed«, »pellitory«, »Spanish pellitory«, »wild chamomile«

■ **Französisch:** «bouton d'argent», «camomille», «chrysanthème matricaire», «espargoute», «herbe à vers», «herbe d'espargoutte», «herbe vierge», «malherbe», «matricaire», «matricaire commune», «matricaire odorante», «oeil du soleil»

■ **Italienisch:** »amareggiola«, »amarella«, »crespola«, »crisantemo partenio«, »erba amara«, »matricale«, »matricalia«, »partenio«

■ Anthemis colala, Chrysanthemum parthenioides hort., Leucanthemum odoratum, Matricaria capensis u. a.

Quelle	Blätter
Hauptwirkstoffe	Kampfer, Chrysanthenylacetat und Flavonoide; das Sesquiterpenlakton Parthenolid wird als Hauptwirkstoff angesehen.
Hintergrund-informationen	Mutterkraut ist eine mehrjährige Pflanze, die ursprünglich aus Kleinasien stammt. Sie wird 15–60 cm hoch und ist heute weit verbreitet in Europa, Nordamerika und Kanada. Ihre Nutzung als Heilpflanze reicht in antike Zeit zurück, wo sie für viele Beschwerden und Schmerzzustände eingesetzt wurde, insbesondere für Fieber aller Art und für Beschwerden der Frau. Heute wird Mutterkrautextrakt v. a. zur Vorbeugung von Migräneattacken und zur Linderung der begleitenden Symptome verwendet.
Traditionelle Anwendung	Erkältung, Fieber, Kopfschmerzen, Rheuma, generelle Beschwerden, Beschwerden der Frau.
Pharmakologie	Gegen Migräne, spasmolytisch, entzündungshemmend, antithrombotisch; es wurde vermutet, dass Parthenolid in vitro die Freisetzung von Serotonin aus menschlichen Blutplättchen verhindert. Andere Evidenz weist darauf hin, dass das Chrysanthenylacetat von Bedeutung sein könnte. Dieser Wirkstoff kann – wie gezeigt wurde – die Prostaglandinsynthese in vitro inhibieren und besitzt analgetische Eigenschaften.
Häufige Indikationen	Migräne, rheumatoide Arthritis
Klinische Evidenz	Ein systematischer Review umfasste 5 doppelblinde RKS über Mutterkraut bei Migräne [1]. Drei von 4 klinischen Studien berichten, dass Mutterkraut bei der Vorbeugung von Migräneattacken in Bezug auf die Häufigkeit der Anfälle und begleitende Symptome, wie Schmerz und Intensität der Übelkeit und des Erbrechens von Nutzen ist [2]. Bei einer doppelblinden RKS zur Behandlung rheumatoider Arthritis mit Mutterkraut wurden zwar keine relevanten Unterschiede in klinischen und Laborpa-

rametern im Vergleich zu Placebo gefunden, jedoch wird von einer positiven Wirkung auf die Griffkraft berichtet [3].

50–140 mg pulverisierter oder granulierter Extrakt täglich, aufgeteilt in mehrere Dosen

Gegenanzeigen

Schwangerschaft, Laktationsperiode, Hypersensitivität gegen Mitglieder der Familie der Asteraceae

Anwendungsbeschränkungen/Warnhinweise

Mutterkraut sollte aufgrund fehlender Langzeittoxizitätsdaten nicht länger als 4 Monate eingenommen werden.

Nebenwirkungen

Kontaktdermatitis, Ulzerationen und wunde Stellen im Mund, Magenbeschwerden, »Post-Mutterkraut-Syndrom« mit wiederkehrenden Migränesymptomen, Angstzuständen, Schlaflosigkeit, Muskel- und Gelenksteifheit.

Wechselwirkungen

Kann die Wirkung von Antikoagulanzien verstärken

Arzneiqualität

Aufgrund fehlender Standardisierung kann der Gehalt an aktiven Bestandteilen innerhalb einer und zwischen verschiedenen Präparationen unterschiedlich sein.

Die vorliegende Evidenz ist vielversprechend, aber momentan nicht wirklich überzeugend. Betrachtet man aber die begrenzte Zahl verfügbarer Optionen zur Migräneprävention, den Schweregrad dieses Krankheitsbildes in vielen Fällen und die relative Sicherheit des Mutterkrauts, lohnt es sich, diese Heilpflanze bei sorgfältiger Überwachung des Patienten in Betracht zu ziehen. Für eine sichere Beurteilung der Wirksamkeit bei rheumatoider Arthritis liegen keine ausreichenden Studien vor.

Bewertung

Literatur

1. Vogler BK, Pittler MH, Ernst E (1998) Feverfew as a preventive treatment for migraine: a systematic review. Cephalalgia 18: 704–708
2. Pittler MH, Vogler BK, Ernst E (2000) Efficacy of feverfew for the prevention of migraine. Cochrane Library. Oxford: Update Software
3. Pattrick M, Heptinstall S, Doherty M (1989) Feverfew in rheumatoid arthritis: a double-blind, placebo-controlled study. Ann Rheum Dis 48: 547–549

Nachtkerze (Oenothera biennis L.)

Synonyme	▬ Eierblume, gelbe Rapunzel, gelber Nachtschatten, gemeine Nachtkerze, Härekraut, Nachtschlüsselblume, Rübenwurzel, Schinkenkraut, stolzer Heinrich, Weinblume
	▬ **Englisch:** »broad-leaved Oenothera«, »evening primrose«, »scabish«, »sundrop«, »tree primrose«
	▬ **Französisch:** »herbe aux ânes«, »jambon des jardiniers«, »onagre«
	▬ **Italienisch:** »blattaria virginiana«
	▬ Oenothera communis, O. graveolens, Onagra biennis, O. vulgaris.

Fertigarzneimittel (Beispiele)

Epogam Weichkapseln

Quelle

Samenöl

Hauptwirkstoffe

Die Samen enthalten 14% fettes Öl, das zu ungefähr 70% aus cis-Linolsäure (LS), 9% cis-γ-Linolensäure (GLS), 2–16% Ölsäure, 7% Palmitinsäure und 3% Stearinsäure besteht.

Hintergrundinformationen

Die Nachtkerze gehört zur Familie der Fuchsien (Onagraceae). Sie stammt aus Nordamerika und ist in Westeuropa sowie in Teilen Asiens eingebürgert. Sie blüht im Frühsommer mit großen gelben Blüten, die sich gegen Abend öffnen – daher der Name. Ursprünglich wurden die Wurzeln als Gemüse gegessen, die ganze Pflanze wurde wegen ihrer pharmakologischen Eigenschaften zur Behandlung eines weiten Spektrums unterschiedlicher Indikationen verwendet. Heute wird hauptsächlich das Öl für therapeutische Zwecke eingesetzt.

Traditionelle Anwendung

Gastrointestinale Beschwerden, Neuralgien, Asthma, Keuchhusten

Pharmakologie

Bei Personen mit einem Stoffwechseldefekt der δ-6-Desaturase, die die Umwandlung von Lino- in Linolensäure katalysiert, gleicht der hohe Gehalt an Linolensäure im Nachtkerzenöl dieses Defizit aus.

Häufige Indikationen

Dermatologische Indikationen (atopisches Ekzem, Psoriasis), Entzündungen und Autoimmunkrankheiten (rheumatoide Arthritis, multiple Sklerose), Herz-Kreislauf-Erkrankungen, psychiatrische Krankheitsbilder (Schizophrenie, Hyperaktivität, Demenz), gynäkologische Krankheiten (prämenstruelles Syndrom, menopausale Beschwerden, Mastalgie)

Klinische Evidenz

Positiven Ergebnissen einer Metaanalyse von 9 kontrollierten Studien zum atopischen Ekzem im Jahre 1989 [1] wurde durch spätere RKS widersprochen [2–4]. Ein systematischer Review zu Studien über das prämenstruelle Syndrom ließ vermuten, dass Nachtkerzenöl zur Behandlung dieser Indikation nur von geringem Wert ist [5]. Eine Vielzahl anderer Indikationen wurde untersucht, darunter Asthma [6, 7], Psoriasis [8, 9], Hyperaktivität [10, 11], multiple Sklerose [12, 13], menopausale Hitzewallungen [14], Schizophrenie [15], Adipositas [16, 17], chronisches Müdigkeitssyndrom [18, 19], rheumatoide Arthritis [20–22] und Mastalgie [23–25]. Die Ergebnisse waren weitgehend negativ oder zweideutig. Bei der diabetischen Neuropathie aber sind die Ergebnisse vielversprechend [26, 27].

- Mastalgie: 3–4 g (8% GLS) täglich, aufgeteilt in mehrere Dosen
- Atopisches Ekzem: 6–8 g (Erwachsene), 2–4 g (Kinder) täglich, aufgeteilt in mehrere Dosen

Dosierungs-empfehlung

Gegenanzeigen

Risiken

Schwangerschaft, Laktationsperiode, Manien, Epilepsie

Anwendungsbeschränkungen/Warnhinweise

Es besteht das Risiko, dass eine nicht diagnostizierte Epilepsie des Schläfenlappens bei schizophrenen oder anderen Patienten, die epileptogene Agenzien einnehmen, manifest wird.

Nebenwirkungen

Gastrointestinale Symptome, Kopfschmerzen

Überdosierung

Bei hohen Dosen wurden gastrointestinale Symptome beobachtet.

Wechselwirkungen

Theoretisch sind Wechselwirkungen mit entzündungshemmenden Medikamenten, Kortikosteroiden, β-Blockern, Antipsychotika und Antikoagulanzien denkbar. Der gleichzeitige Einsatz von epileptogenen Agenzien, wie etwa Phenothiazin, kann das Risiko von Anfällen steigern.

Arzneiqualität

Standardisierte Präparationen enthalten in der Regel 8% GLS. Einige Produkte enthalten ein Gemisch aus Nachtkerzen- und Fischöl (Omega-3-Fettsäuren).

Obgleich Nachtkerzenöl einer großen Zahl klinischer Prüfungen unterzogen wurde, konnte es nicht als effektives Therapeutikum für irgendeine Indikation etabliert werden. Generell scheint es jedoch sicher zu sein, sodass es für Indikationen, bei denen wenigstens vorläufige positive Ergebnisse vorliegen (z. B. diabetische Neuropathie), in Betracht gezogen werden kann.

Bewertung

Literatur

1. Morse PF, Horrobin DF, Manku MS et al. (1989) Meta-analysis of placebo-controlled studies of the efficacy of Epogam in the treatment of atopic eczema. Relationship between plasma essential fatty acid changes and clinical response. Br J Dermatol 121: 75–90
2. Whitaker DK, Cilliers J, De Beer C (1996) Evening primrose oil (Epogam) in the treatment of chronic hand dermatitis: disappointing therapeutic results. Dermatology 193: 115–120
3. Berth-Jones J, Brown G (1993) Placebo-controlled trial of essential fatty acid supplementation in atopic dermatitis. Lancet 341: 1557–1560
4. Hederos CA, Berg A (1996) Epogam evening primrose oil treatment in atopic dermatitis and asthma. Arch Dis Child 75: 494–497
5. Budeiri D, Li Won Po D, Dornan JC (1996) Is evening primrose oil of value in the treatment of premenstrual syndrome? Controlled Clin Trials 17: 60–68
6. Ebden P, Bevan C, Banks J, Fennerty A, Walters EH (1989) A study of evening primrose seed oil in atopic asthma. Prostagland. Leukot. Essent Fatty Acids 35: 69–72
7. Stenius-Aarniala B, Aro A, Hakulinen A, Ahola I, Seppala E, Vapaatalo H (1989) Evening primrose oil and fish oil are ineffective as supplementary treatment of bronchial asthma. Ann Allergy 62: 534–537
8. Strong AMM, Hamill E (1993) The effect of combined fish oil and evening primrose oil (Efamol Marine) on the remission phase of psoriasis: a 7-month double-blind randomized placebo-controlled trial. J Dermatol Treat 4: 33–36
9. Oliwiecki S, Burton JL (1994) Evening primrose oil and marine oil in the treatment of psoriasis. Clin Exp Dermatol 19: 127–129
10. Arnold LE, Kleykamp D, Votolato NA et al. (1989) Gamma-linolenic acid for attention-deficit hyperactivity disorder: placebo-controlled comparison to D-amphetamine. Biol Psychiatr 25: 222–228
11. Aman MG, Mitchell EA, Turbott SH (1987) The effects of essential fatty acid supplementation by Efamol in hyperactive children. J Abnorm Child Psychol 15: 75–90
12. Bates D, Fawcett PRW, Shaw DA, Weightman D (1977) Trial of polyunsaturated fatty acids in non-relapsing multiple sclerosis. Br Med J 2: 932–933
13. Bates D, Fawcett PRW, Shaw DA, Weightman D (1978) Polyunsaturated fatty acids in treatment of acute remitting multiple sclerosis. Br Med J 2: 404–405
14. Chenoy R, Hussain S, Tayob T et al. (1994) Effect of oral gamolenic acid from evening primrose oil on menopausal flushing. Br Med J 308: 501–503
15. Joy CB, Mumby-Croft R, Joy LA (2000) Polyunsaturated fatty acid supplementation (fish or evening primrose oil) for schizophrenia. Cochrane Library, Oxford: Update Software
16. Haslett C, Douglas JG, Chalmers SR, Weighhill A, Munro JF (1983) A double-blind evaluation of evening primrose oil as an antiobesity agent. Int J Obes 7: 549–553
17. Garcia C, Carter J, Chou A (1986) Gamma linolenic acid causes weight loss and lower blood pressure in overweight patients with family history of obesity. Swed J Biol Med 4: 8–11
18. Behan PO, Behan WMH, Horrobin D (1990) Effect of high doses of essential fatty acids on the postviral fatigue syndrome. Acta Neurol Scand 82: 209–216
19. Warren G, McKendrick M, Peet M (1999) The role of essential fatty acids in chronic fatigue syndrome. Acta Neurol Scand 99: 112–116
20. Veale DJ, Torley HI, Richards IM et al. (1994) A double-blind placebo-controlled trial of Efamol Marine on skin and joint symptoms of psoriatic arthritis. Br J Rheumatol 33: 954–958
21. Brzeski M, Madhok R, Capell HA (1991) Evening primrose oil in patients with rheumatoid arthritis and side effects of non-steroidal anti-inflammatory drugs. Br J Rheumatol 30: 370–372
22. Belch JJ, Ansell D, Madhok R, O'Dowd A, Sturrock RD (1988) Effects of altering dietary essential fatty acids on requirements for non-steroidal anti-inflammatory drugs in patients with rheumatoid arthritis: a double-blind placebo-controlled study. Ann Rheum Dis 47: 96–104
23. Gateley CA, Miers M, Mansel RE, Hughes LE (1992) Drug treatments for mastalgia: 17 years experience in the Cardiff mastalgia clinic. J Roy Soc Med 85: 12–15
24. Gately CA, Maddox PR, Pritchard GA et al. (1992) Plasma fatty acid profiles in benign breast disorders. Br J Surg 79: 407–409

25. Mansel RE, Harrison BJ, Melhuish J et al. (1990) A randomized trial of dietary intervention with essential fatty acids in patients with categorised cysts. Ann NY Acad Sci 586:
288–294
26. Jamal GA, Carmichael H, Weir AI (1986) Gamma-linolenic acid in diabetic neuropathy.
Lancet 1: 1098
27. Keen H, Payan J, Allawi J et al. (1993) Treatment of diabetic neuropathy with gamma-linolenic acid. Diabetes Care 16: 8–15

Weiterführende Literatur

Horrobin DF (1990) Gamma linolenic acid: an intermediate in essential fatty acid metabolism
with potential as an ethical pharmaceutical and as a food. Rev Contemp Pharmacother 1:
1–41 (detaillierter und gründlich belegter Bericht über den Wirkmechanismus von GLS
und die Effekte des Nachtkerzenöls)

Passionsblume (Passiflora incarnata L.)

▬ Fleischfarbene Passionsblume ▬ **Englisch:** »apricot vine«, »may apple«, »may flower«, »may pop«, »passion flower«, »rose colored passion flower«, »white passion flower«, »wild passion flower« ▬ **Französisch:** «fleur de la passion», «grenadille», «passiflore» ▬ **Italienisch:** »fiore della passione«, »passiflora« ▬ Granadilla incarnata, Passiflora edulis, Passiflora kerii	**Synonyme**
Passiflora Curarina Tropfen; Kombinationspräparate: Halstal-Nerv N, NERV infant N Sirup, Nervogeninforte Dragees, Passin Tabletten, Phytonoctin Filmtabletten und Fluidextrakt, Pronervon Phyto Dragees	**Fertigarzneimittel (Beispiele)**
Oberirdische Pflanzenteile, insbesondere Blätter	**Quelle**
Alkaloide, Flavonoide, Maltol, Fettsäuren	**Hauptwirkstoffe**
Die zur Familie der Passifloraceae gehörende Passionsblume ist eine mehrjährige Kletterpflanze, die aus den südlichen Landesteilen der USA stammt. Ihr lateinischer Artname nimmt Bezug auf Christus, »passio« bedeutet »leiden«, und »incarnata« bedeutet »fleischgeworden«. Die Blütenkronblätter sollen die Dornenkrone repräsentieren, die 5 Antheren den 5 Stigmata entsprechen. In der Geschichte ist die Passionsblume mindestens seit der Zeit der Azteken als Beruhigungsmittel genutzt worden.	**Hintergrund-informationen**
Neuralgien, generalisierte Krämpfe, Hysterie, Schlaflosigkeit	**Traditionelle Anwendung**
Sedativ, angstlösend	**Pharmakologie**

4

Häufige Indikationen   Schlaflosigkeit, Anspannung

Klinische Evidenz   Es konnten keine Studien über Passionsblume als Monotherapie gefunden werden. In Kombination mit Weißdorn fand man in einer doppelblinden, placebokontrollierten RKS [1] Verbesserungen der Ausdauer bei körperlichem Training bei Patienten (n=40) mit Atemnot. Zwei RKS zu pflanzlichen Kombinationspräparaten berichteten über eine Verringerung der Angst bei Patienten mit Anpassungsstörungen in Verbindung mit Ängstlichkeit [2] und beruhigende Effekte bei gesunden Freiwilligen [3]. Die Rolle der Passionsblume bei diesen Wirkungen ist aber unbekannt.

Dosierungs-   0,5–1 ml Flüssigextrakt (1:1 in 25 % Alkohol) 3-mal täglich
empfehlung

Risiken   **Gegenanzeigen**
- Schwangerschaft,
- Laktationsperiode

Anwendungsbeschränkungen/Warnhinweise
Die Fähigkeit, Auto zu fahren oder Maschinen zu bedienen, kann nach Einnahme von Passionsblume beeinträchtigt sein.

Nebenwirkungen
Übelkeit, Erbrechen, Benommenheit und ventrikuläre Tachykardie wurden beobachtet.

Überdosierung
Exzessive Dosen haben eine sedierende Wirkung.

Wechselwirkungen
Theoretisch ist die Potenzierung der Wirkung von auf das Zentralnervensystem wirkenden Sedativa möglich.

Arzneiqualität
Passionsblume wird in kommerziellen Präparaten gegen Schlaflosigkeit häufig mit anderen Pflanzen kombiniert. Ihre Wirkstoffe sind bislang nicht identifiziert, aber zur Standardisierung werden i. Allg. Flavonoide genutzt.

Bewertung   Es gibt nur wenige klinische Daten, die den Gebrauch der Passionsblume stützen. Auch Sicherheitsinformationen fehlen. Ihre Verwendung als Monopräparat kann daher nicht empfohlen werden, da die vorliegende Evidenz zur vergleichenden Bewertung des Nutzens und der Risiken nicht ausreicht.

Literatur

1. Von EM, Brunner H, Haegeli A et al. (1994) Hawthorne/passion flower extract and improvement in physical exercise capacity of patients with dyspnoea class II of the NYHA functional classification. Acta Ther 20: 47–66
2. Boutin RN, Bouhrtol T, Guitton B, Broutin E (1997) A combination of plant extracts in the treatment of outpatients with adjustment disorder with anxious mood: controlled study versus placebo. Fundament Clin Pharmacol 11: 127–132
3. Gerhard U, Hobi V, Kocher R, Konig C (1991) Acute sedative effect of a herbal relaxation tablet as compared to that of bromazepam. Schweiz Rundsch Med Prax 80: 1481–1486

Pfefferminze (Mentha x piperita L.)

Synonyme

- **Englisch:** »peppermint«
- **Französisch:** »menthe anglaise«, »menthe poivrée«
- **Italienisch:** »menta pepe«, »menta peperina«

Fertigarzneimittel (Beispiele)

Chiana-Kapseln, MentacurKapseln

Quelle

Blätter und ätherisches Öl

Hauptwirkstoffe

- Blätter: Luteolin, Hesperidin, Rutin, Kaffeesäure, Chlorogen- und Rosmarinsäure, ätherisches Öl
- Ätherisches Öl: Menthol, Menthon, Menthylacetat, Cineol, Isomenthon, Menthofuran, Limonen

Hintergrundinformationen

Die Pfefferminze ist eine mehrjährige Gewürzstaude, die bis zu 1 m hoch werden kann. Sie wächst am Rand von Fließgewässern und auf feuchtem Ödland in ganz Europa sowie in Nordamerika und ist durch ihren Geruch sowie ihren viereckigen Stängel, der typisch für Mitglieder der Minzfamilie ist, charakterisiert. Sie ist ein natürliches Hybrid der Bachminze (Mentha aquatica) und der Krauseminze (Mentha spicata). Wie durch Aufzeichnungen aus griechischer und römischer Zeit belegt ist, hat die Pfefferminze eine lange Geschichte der medizinischen Nutzung. Der Gattungsname »Mentha« kommt aus dem Griechischen vom Namen der mythischen Nymphe Mintha, die sich durch Metamorphose in diese Pflanze verwandelte. Heute wird die Pfefferminze in den nationalen Arzneimittelbüchern Englands, Österreichs, Frankreichs, Ungarns, Russlands und Deutschlands aufgeführt. Der führende Produzent von Pfefferminzöl sind die USA.

Traditionelle Anwendung

- Blätter: gastrointestinale Beschwerden, Beschwerden der Gallenblase und -gänge, Blähungen

> ▬ Ätherisches Öl: Reizdarmsyndrom, Erkältung, Entzündungen der Mundschleimhaut, Myalgien, Neuralgien

Pharmakologie

Krampflösend, karminativ, choleretisch, antiseptisch, kühlend; der Hauptwirkstoff in Pfefferminzöl soll das Menthol sein, ein zyklisches Monoterpen mit kalziumkanalblockierender Wirkung.

Häufige Indikationen

> ▬ Blätter: Beschwerden des Gastrointestinaltrakts
> ▬ Ätherisches Öl: Reizdarmsyndrom, Erkältung, Myalgien

Klinische Evidenz

Ein systematischer Review und eine Metaanalyse [1] über 8 RKS, die sich mit Pfefferminzöl (hauptsächlich magensaftresistente Kapseln) bei Reizdarmsyndrom befassten, fanden zwar positive Effekte bei der Mehrzahl der Studien, kamen aber zu dem Schluss, dass methodische Schwächen eindeutige Aussagen verhindern. Zwei RKS der gleichen Arbeitsgruppe ließen auf positive Effekte äußerlich angewandten Pfefferminzöls bei gesunden Freiwilligen und bei Migränepatienten schließen [2, 3]. Positive Effekte wurden auch für Pfefferminzöl in einem Kombinationspräparat für Patienten mit funktioneller Dyspepsie gefunden [4]. Eine RKS deutete auf Pfefferminztee als adjuvante Behandlung bei Harnwegsinfektionen hin [5].

Dosierungsempfehlung

> ▬ Blätter: 3–6 g täglich als Teezubereitung; 0,8–1,8 g Trockenextrakt täglich, aufgeteilt in mehrere Dosen
> ▬ Ätherisches Öl: 0,6–1,2 ml in magensaftresistenten Kapseln; 3–4 Trpf. in heißem Wasser (zur Inhalation); äußerliche Anwendung nach Bedarf

Risiken

Gegenanzeigen

Schwangerschaft und Laktationsperiode, Kinder unter 12 Jahren, Gallengangsobstruktion, Cholecystitis

Anwendungsbeschränkungen/Warnhinweise

Personen mit Glukose-6-Phosphat-Dehydrogenase-Defekt, Gallensteine, Hiatushernie

Nebenwirkungen

Allergische Reaktionen, Kehlkopf- oder Bronchialkrämpfe, Mundgeschwüre, Sodbrennen, perianales Brennen, gastrointestinale Beschwerden, Kopfschmerzen, Benommenheit, Juckreiz

Überdosierung

Die tödliche Dosis von Menthol beim Menschen soll 1 g/kg KG betragen.

Wechselwirkungen

Nicht bekannt

Obgleich RKS über Pfefferminzöl bei Reizdarmsyndrom über positive Effekte berichten, ist die Evidenz nicht überzeugend. Nebenwirkungen sind möglich, was eventuelle positive Wirkungen aufwiegen kann. Bei funktioneller Dyspepsie und Migräne ist die Effektivität von Pfefferminzöl vielversprechend, aber noch nicht zweifelsfrei belegt. Für die letztgenannte Indikation und die meisten anderen äußerlichen Applikationen kann Pfefferminzöl als sicher betrachtet werden. Die Verwendung von Pfefferminze in Tees und zur Inhalation wird nicht von Daten aus methodisch fundierten Studien gestützt, kann aber als sicher gewertet werden.

Bewertung

Literatur

1. Pittler MH, Ernst E (1998) Peppermint oil for irritable bowel syndrome: a critical review and meta-analysis. Am J Gastroenterol 93: 1131–1135
2. Göbel H, Schmidt G, Soyka D (1994) Effect of peppermint and eucalyptus oil preparations on neurophysiological and experimental algesimetric headache parameters. Cephalalgia 14: 228–234
3. Göbel H, Fresenius J, Heinze A, Dworschak M, Soyka D (1996) Effectiveness of peppermint oil and paracetamol in the treatment of tension type headache. Nervenarzt 67: 672–681
4. Madisch A, Heydenreich CJ, Wieland V, Hufnagel R, Hotz J (1999) Treatment of functional dyspepsia with a fixed peppermint oil and caraway oil combination preparation as compared to cisapride: a multicenter, reference-controlled double-blind equivalence study. Arzneim-Forsch/Drug Res 49: 925–932
5. Ebbinghaus KD (1985) A »tea« containing various plant products as adjuvant to chemotherapy of urinary tract infections. Therapiewoche 35: 2041–2051

Phytoöstrogene

Phytoestrol N Dragees

Fertigarzneimittel (Beispiel)

Pflanzen, Früchte, Gemüse, Getreide

Quelle

Cumestane (Cumöstrol), Lignane (Enterodiol, Enterolakton), Isoflavone (Genistein, Daidzein)

Hauptwirkstoffe

Phytoöstrogene sind nichtsteroidale pflanzliche Verbindungen mit unterschiedlichen chemischen Strukturen, die eine schwache östrogene Aktivität aufweisen. Es wurde vermutet, dass die hohe Aufnahme von Phytoöstrogenen mit der Nahrung bei asiatischen Populationen mit der geringen Inzidenz hormonassoziierter Erkrankungen verknüpft ist. Sojaisoflavone sind eine verbreitete Quelle von Phytoöstrogenen in der Nahrung.

Hintergrundinformationen

Östrogen, antiöstrogen, antikarzinogen, antimutagen, antiproliferativ, antioxidativ, leicht entzündungshemmend

Pharmakologie

Häufige Indikationen	Symptome der Menopause sowie zur Vorbeugung gegen Herzkrankheiten, Brustkrebs und Osteoporose bei Frauen in der Menopause

Klinische Evidenz

Einige Fall-Kontroll-Studien lassen eine Verbindung zwischen dem Konsum von Sojaphytoöstrogenen und einem verringerten Risiko für Brust- und andere Krebsarten vermuten (z. B. [1]). Eine Metaanalyse von 38 kontrollierten Studien berichtete, dass der Verzehr von Sojaprotein im Vergleich zu Tierprotein die Gesamtserumkonzentration von Cholesterin, LDL-Cholesterin und Triglyzeriden signifikant senkte [2]. Ob diese Wirkung auf die Lipidwerte allerdings auf dem Phytoöstrogengehalt von Soja beruht, wurde in Frage gestellt [3]. Mehrere RKS fanden eine Reduktion der menopausalen Symptome, insbesondere von Hitzewallungen, bei einer Diät mit Leinsamen und Weizen, Sojaprodukten und Isoflavonen aus Rotklee [4–11], aber diese Ergebnisse sind nicht vollständig überzeugend. In einer RKS über Osteoporose vergrößerte der 6-monatige Verzehr von Sojaprotein im Vergleich zu Kasein die Knochenmineraldichte und den Mineralgehalt in der Wirbelsäule, aber nicht in anderen Skelettbereichen [12]. Eine Crossover-RKS berichtete, dass der Konsum von Flachssamen über 6 Wochen im Vergleich zu Sonnenblumensamen die Knochenresorptionsrate bei postmenopausalen Frauen verringerte [13]. Einige Studien haben gezeigt, dass Ipriflavon, ein synthetisches Isoflavon, den postmenopausalen Knochenschwund verhindert (z. B. [14]).

Dosierungs-empfehlung

40–100 mg Isoflavone täglich

Risiken

Gegenanzeigen

Gegenanzeigen sind für Phytoöstrogene als Nahrungsbestandteile nicht bekannt. Konzentrierte Isoflavonsupplemente sollten nicht während Schwangerschaft und Laktationsperiode sowie von Kindern oder Patienten mit hormonabhängigen Tumoren eingenommen werden.

Anwendungsbeschränkungen/Warnhinweise

Die Dauer des Menstruationszyklus kann verändert werden.

Nebenwirkungen

Blähungen

Überdosierung

Es sind keine Effekte hoher Dosen an Phytoöstrogenen bekannt, wie sie von mit Sojamilch ernährten Kleinkindern oder von Personen, die konzentrierte Supplemente konsumieren, aufgenommen werden. Negative Wirkungen auf die Reproduktionsfähigkeit werden für möglich gehalten, wurden aber bislang nicht beobachtet.

Wechselwirkungen
Nicht bekannt

Arzneiqualität
Sojaprodukte können von genetisch veränderten Organismen stammen.

Die vorliegende Evidenz lässt vermuten, dass der Konsum von Phytoöstrogenen mit der Nahrung mit nur geringen Risiken behaftet ist und
mögliche positive Wirkungen auf die Gesundheit hat. Es scheint unwahrscheinlich, dass die Effekte, selbst wenn konzentrierte Supplemente eingenommen werden, denen einer Hormonersatztherapie gleichen. Das
Nebenwirkungsprofil mag sich dabei jedoch als günstiger erweisen.

Bewertung

Literatur

1. Ingram D, Sanders K, Kolybaba M, Lopez D (1997) Case-control study of phytoestrogens and breast cancer. Lancet 350: 990–994
2. Anderson JW, Johnstone BM, Cook-Newell ME (1995) Meta-analysis of the effects of soy protein intake on serum lipids. New Engl J Med 333: 276–282
3. Sirtori CR (2000) Dubious benefits and potential risk of soy phytoestrogens. Lancet 355: 849
4. Murkies AL, Lombard C, Strauss BJ et al. (1995) Dietary flour supplementation decreases post-menopausal hot flushes: effect of soy and wheat. Maturitas 21: 189–195
5. Dalais FS, Rice GE, Wahlqvist ML et al. (1998) Effects of dietary phytoestrogens in postmenopausal women. Climacteric l: 124–129
6. Washburn S, Burke G L, Morgan T, Anthony M (1999) Effect of soy protein supplementation on serum lipoproteins, blood pressure and menopausal symptoms in perimenopausal women. Menopause 69: 7–13
7. Albertazzi P, Pansini F, Bonaccorsi G et al. (1998) The effect of dietary soy supplementation on hot flushes. Obstet Gynecol 91: 6–11
8. Scambia G, Mango D, Signorile PG et al. (2000) Clinical effects of a standardized soy extract in postmenopausal women: a pilot study. Menopause 7: 105–111
9. Brezinski A, Adlercreutz H, Rosler A et al. (1997) Short term effects of phytoestrogen-rich diet on postmenopausal women. Menopause 4: 89–90
10. Baber RJ, Templeman C, Morton T, Kelly GE, West L (1999) Randomised placebo-controlled trial of an isoflavone supplement and menopausal symptoms in women. Climacteric 2: 85–92
11. Knight DC, Howes JB, Eden JA (1999) The effect of Promensil, an isoflavone extract, on menopausal symptoms. Climacteric 2: 79–84
12. Potter SM, Baum JA, Teng H, Stillman RJ, Shay NF, Erdman JW (1998) Soy protein and isoflavones: their effects on blood lipids and bone density in postmenopausal women. Am J Clin Nutr 68 (Suppl): 1375–1379
13. Arjmandi BH, Juma S, Lucas EA, Wei L, Venkatesh S, Khan DA (1998) Flaxseed supplementation positively influences bone metabolism in postmenopausal women. J Am Nutraceutical Assoc 1: 27–32
14. Gennari C, Agnusdei D, Crepaldi G et al. (1998) Effect of ipriflavone – a synthetic derivative of natural isoflavones – on bone mass loss in the early years after menopause. Menopause 5: 9–15

Weiterführende Literatur

Anderson JJB, Anthony MS, Cline JM, Washburn SA, Garner SC (1999) Health potential of soy isoflavones for menopausal women. Public Health Nutr 2: 489–504 (umfassender Review über In-vitro- und Tierstudien sowie Untersuchungen am Menschen über die positiven Effekte von Sojabohnenisoflavonen)

Preiselbeere[1] (Vaccinium vitis-idaea)

Synonyme	— Kronsbeere, Preiselbeere — **Englisch:** »cowberry«, »lingonberry«, »mountain-cranberry«, »red whortleberry«, »rock-cranberry« — **Französisch:** «airelle ponctuée», «airelle rouge», «canche», «myrtille rouge» — **Italienisch:** »mirtillo rosso«, »vigna d'orso«, »vite di monte«, »vite idea« — Myrtillus exigua, Vaccinium rubrum, Vitis idaea punctata, Vitis-idaea punctifolia
Quelle	Beeren
Hauptwirkstoffe	Katechin, Flavonglykoside, Fruktose, organische Säuren, Proanthocyanidine, Vitamin C
Hintergrund-informationen	Preiselbeeren sind immergrüne Sträucher, die in den meisten temperierten Klimazonen wachsen. In den USA sind die »cranberries« (Vaccinium marcocarpon) im Gebiet von Tennessee bis Alaska nativ. Im Jahre 1840 postulierten deutsche Wissenschaftler, dass Preiselbeersaft antibakterielle Aktivität hat. Seither wird er als Mittel gegen Harnwegsinfektionen dargestellt. Mehrere klinische Studien haben seine Effektivität nachgewiesen, dennoch bleiben einige Zweifel und Unsicherheiten. Insbesondere ist inzwischen deutlich geworden, dass Preiselbeersaft keine antibakterielle Aktivität hat.
Traditionelle Anwendung	Harnwegsinfektionen
Pharmakologie	Der Mechanismus (die Mechanismen), durch den (durch die) Preiselbeeren Harnwegsinfektionen vorbeugen, ist (sind) noch immer umstritten. Einer derzeit vertretenen Theorie zufolge beruht der Effekt darauf, dass die Adhäsion von Bakterien an die uroepitheliale Oberfläche verhindert wird.

---

[1] im Original: Cranberry (Vaccinium marcocarpon)

Verhinderung rezidivierender Harnwegsinfektionen

Häufige Indikationen

Die strengsten RKS zeigen, dass Preiselbeersaft (300 ml täglich), über einen Zeitraum von 6 Monaten regelmäßig getrunken, die Inzidenz wiederkehrender Harnwegsinfektionen im Vergleich zu Placebo senkt [1]. Ein neuerer Cochrane-Review [2] umfasst 4 RKS, von denen 3 zu positiven Ergebnissen kamen. Aufgrund der geringen Qualität dieser Studien stellen die Autoren jedoch die Zuverlässigkeit dieser Aussagen infrage. Preiselbeersaft ist keine effektive Therapie bei manifesten Infektionen [3]. Preiselbeeren werden auch als Antikrebsmittel empfohlen, für diese Aussage gibt es aber keine hinreichende Evidenz.

Klinische Evidenz

- 300–400 mg standardisierter Extrakt 2-mal täglich
- 150–600 ml Preiselbeersaft täglich

Dosierungsempfehlung

Gegenanzeigen

Risiken

Schwangerschaft, Laktationsperiode

Anwendungsbeschränkungen/Warnhinweise

Preiselbeeren sollten nicht als Ersatz für eine Antibiotikatherapie erachtet werden. Diabetiker müssen den Zuckergehalt des Saftes beachten.

Nebenwirkungen

Nicht bekannt

Überdosierung

Durchfall

Wechselwirkungen

Theoretisch könnte Preiselbeersaft die Eliminierung von mit dem Harn ausgeschiedenen Arzneimitteln bzw. den Effekt einiger Antibiotika in den Harnwegen verstärken.

Arzneiqualität

Für medizinische Zwecke sollte standardisierter Extrakt oder Saft verwendet werden. Diabetiker sollten zuckerfreie Präparationen nutzen.

Insgesamt ist die Evidenz für eine Effektivität von Preiselbeeren zur Verhinderung von Harnwegsinfektionen nur schwach. Das Sicherheitsprofil ist jedoch ausgezeichnet, sodass sie als Präventionsmittel bei Patienten, die häufig an solchen Infektionen leiden, in Betracht gezogen werden können, insbesondere da eine Langzeitantibiotikagabe signifikante Nebenwirkungen hat.

Bewertung

Literatur

1. Avorn J, Manone M, Gurwitz JH et al. (1994) Reduction of bacteriuria and pyuria after ingestion of cranberry juice. JAMA 272: 590
2. Jepson RG, Mihaljevic L, Craig J (2000) Cranberries for preventing urinary tract infections. Cochrane Library. Oxford: Update Software
3. Jepson RG, Mihaljevic L, Craig J (2000) Cranberries for treating urinary tract infections. Cochrane Library. Oxford: Update Software

Propolis

Synonyme

- Bienenharz
- **Englisch:** »propolis«, »bee glue«

Fertigarzneimittel (Beispiel)

Wittmann's Propolis

Quelle

Bienenstöcke

Hauptwirkstoffe

Flavonoidaglykone, Hyroxyzimtsäure

Hintergrund-informationen

Propolis ist ein harzförmiges Material, das von Bienen durch Kombination von Harzen aus den Knospen unterschiedlicher Bäume – v. a. Populusarten – mit anderen Substanzen, wie Speichelsekret und Bienenwachs, produziert wird. Es hat antimikrobielle Eigenschaften und wird von den Bienen in einer dünnen Schicht auf die inneren Wände des Bienenstocks aufgetragen, v. a. in den Brutkammern. Propolis ist die Ursache für den geringen Grad an bakterieller Kontamination und Schimmel im Stock und in anderen Höhlen, die die Bienen bewohnen. Das Material wird auch zur Desinfektion heimkehrender Bienen am Eingang in den Stock benutzt. Dies spiegelt sich in dem Namen »Propolis« wider, der aus dem Griechischen abgeleitet ist, und zwar von »pro« (»vor«) und »polis« (»Stadt«).

Traditionelle Anwendung

Laryngitis, Zwölffingerdarmgeschwür, Magenbeschwerden, Dermatitis; (Propolis wurde auch als Firnis für Stradivari-Violinen verwendet)

Pharmakologie

Antibakteriell, pilzhemmend, antiviral, entzündungshemmend

Häufige Indikationen

Propolis ist manchmal Bestandteil von Mundspülungen

Klinische Evidenz

Eine nichtrandomisierte, doppelblinde, placebokontrollierte Studie untersuchte den Effekt von Mundspülungen mit Propolis bei 100 Personen [1]. Sie berichtete über positive Effekte auf den Silness-und-Löe-Plaque-Index nach 4-wöchiger Behandlung. In einer folgenden doppelblinden RKS (n=42) wurden die Patienten angewiesen, 5 Tage lang 2-mal täglich den Mund mit 10% Propolis in Ethanol zu spülen. Hier gab es keine signifikanten Unterschiede im Palque-Index im Vergleich zu Placebo [2]. Propolis-enthaltende Zahnpasta wurde in einer nichtrandomisierten, doppelblinden Studie (n=103) untersucht, die keine positiven Effekte auf Karies- und Plaque-Bildung im Vergleich zu Placebozahncreme fand [3]. Doppelblinde, placebokontrollierte RKS für eitrige Kolitis und M. Crohn berichten über negative [4], für akute Gebärmutterhalsentzündung über positive Ergebnisse [5]. Positive Ergebnisse für rheumatische Beschwerden wurden in einer nichtrandomisierten, einfach verblindeten, placebokontrollierten Studie dargestellt (n=190) [6]. Eine Multicenter-RKS, welche sich mit Propolis bei Genitalherpes befasste [7], fand eine antivirale Aktivität, was die Ergebnisse einer anderen Studie [8] stützt, und kam zu dem Schluss, dass Propolis bei der Heilung der Läsionen und bei der Reduktion der lokalen Symptome effektiver wirkte als Aciclovir und Placebo.

Dosierungsempfehlung

Mundspülung mehrmals täglich anwenden

Risiken

Gegenanzeigen
Allergische Prädisposition gegen Bienenstiche

Anwendungsbeschränkungen/Warnhinweise
Andere allergische Prädispositionen

Nebenwirkungen
Nicht bekannt

Wechselwirkungen
Nicht bekannt

Arzneiqualität
Je nach Pflanzenquelle und geographischer Herkunft variiert die chemische Zusammensetzung.

Bewertung

Es gibt zu wenige methodisch fundierte klinische Studien über Propolis zu allen Indikationen, um endgültige Empfehlungen geben zu können. Positive Ergebnisse liegen für rheumatische Beschwerden, Gebärmutterhalsentzündung und Genitalherpes vor. Ob Propolis günstige Effekte in Mundspülungen hat, ist unklar. Propolis scheint relativ sicher zu sein, aufgrund der relativ hohen Kosten sollten aber die leicht zugänglichen konventionellen Behandlungsansätze bevorzugt werden.

Literatur

1. Schmidt H, Hampel C-M, Schmidt G, Riess E, Rödel C (1980) Doppelblindversuch über den Einfluß eines propolishaltigen Mundwassers auf die entzündete und gesunde Gingiva. Stomatol der DDR 30: 491–497
2. Murray MC, Worthington HV, Blinkhorn AS (1997) A study to investigate the effect of a propolis-containing mouthrinse on the inhibition of de novo plaque formation. J Clin Periodontol 24: 796–798
3. Poppe B, Michaelis H (1986) Ergebnisse einer zweimal jährlich kontrollierten Mundhygienaktion mit propolishaltiger Zahnpasta (Doppelblindstudie). Stomatol der DDR 36: 195–203
4. Danø AP, Hylander Møller E, Jarnum S (1979) Effekten af naturstoffet propolis ved colitis ulcerosa og Crohn's sygdom. Ugeskr Læg 141: 1888–1890
5. Santana Pérez E, Lugones Botell M, Pérez Stuart O, Castillo Brito B (1995) Parasitisimo vaginal y cervicitis aguda: tratamiento local con propoleo. Informe preliminar. Rev Cubana Enfermer 11: 51–56
6. Béla S, Sándor S, Béla L, György M, Ede S (1996) Local treatment of rheumatic disorders by propolis. Orvosi Hetilap 137: 1365–1370
7. Vynograd N, Vynograd I, Sosnowski Z (2000) A comparative multi-centre study of the efficacy of propolis, acyclovir and placebo in the treatment of genital herpes (HSV). Phytomedicine 7: 1–6
8. Szmeja Z, Sosnowski Z (1989) Therapeutic value of flavonoid in rhinovirus infections. Otolaryngol Pol 43: 180–184

Weiterführende Literatur

Bankova VS, De Castro SL, Marcucci MC (2000) Propolis: recent advances in chemistry and plant origin. Apidologie 31: 3–15 (Überblick über die seit 1995 publizierten Informationen zu den Propolisbestandteilen)
American Apitherapy Society. http://www.apitherapy.org (nützliche Website, die weitergehende Informationen zu Propolis bietet, auch mit Links zu anderen Organisationen, z. B. Deutscher Apitherapie Bund e. V.: http://www.apitherapie.de)

Rosskastanie (Aesculus hippocastanum L.)

Synonyme	▬ Gemeine oder weiße Rosskastanie, Jude(n)kest, Pferdekastanie, wilde Kastanie, Wildi Kest(ene) ▬ **Englisch:** »common horse chestnut«, »conqueror tree«, »horse chestnut« ▬ **Französisch:** «châtaignier de cheval», «châtaignier de mer», «marronier d'Inde» ▬ **Italienisch:** »castagna amare«, »castagna cavallina«, »castagna di cavalle«, »castagno d'India« ▬ Aesculus castanea, A. procera, Castanea equina, Hippocastanum vulgare
Fertigarzneimittel (Beispiele)	Aescorinforte Kapseln, Aescusan 20 Filmtabletten, Heweven Phyto Venendragees, Hoevenol Kapseln, Noricavennovo Dragees, Perivar Rosskaven Retardtabletten, Plissanum Dragees, Venalotmono Liniment und Depot Retardkapseln, Venostasin N-Salbe

Samen	**Quelle**
Triterpensaponine, Flavonoide, Tannine, Chinone, Sterine und Fettsäuren	**Hauptwirkstoffe**

Die Rosskastanie kommt nativ im südöstlichen Europa vor und wurde anscheinend in Nordeuropa im Jahre 1576 durch den Botaniker **Charles de l'Écluse** eingeführt, der Samen aus Konstantinopel mitbrachte. Um 1690 war sie bis nach Straßburg bekannt, und im 17. Jahrhundert verbreitete sie sich schnell über Europa. Heute kommt der Baum weit verbreitet auf der ganzen Welt vor. Der Gattungsname »Aesculus« kommt vom lateinischen »esca« für »Speise«, und »hippocastanum« soll von der Praxis herrühren, die Samen an Pferde mit Atemwegserkrankungen zu verfüttern.

Hintergrundinformationen

Krampfadern, Hämorrhoiden, Atemwegserkrankungen, Durchfall, Malaria

Traditionelle Anwendung

Antiexsudative, entzündungshemmende und immunmodulatorische Aktivität; der Hauptwirkstoff des Rosskastaniensamenextrakts (RKSE) ist das Saponin Escin, das – wie gezeigt werden konnte – die Aktivitäten von Elastase und Hyaluronidase inhibiert, die beide am enzymatischen Proteoglykanabbau beteiligt sind. Verschiedene Studien haben erhöhte Leukozytenkonzentrationen in betroffenen Körperteilen gezeigt, die auf eine mögliche nachfolgende Aktivierung unter Freisetzung solcher Enzyme schließen lassen. Andere Studien berichten über erhöhte Serumaktivitäten von Proteanhydrolasen bei Patienten mit chronischer Veneninsuffizienz (CVI), die durch RKSE reduziert wurden.

Pharmakologie

Symptome (Schmerzen, Müdigkeit, Juckreiz, Ödeme) oder trophische Veränderungen, die mit chronischer Veneninsuffizienz verbunden sind; Hämatome

Häufige Indikationen

Ein systematischer Review [1] umfasste 13 doppelblinde RKS über oral gegebenes RKSE zur Behandlung der chronischen Veneninsuffizienz. Die Ergebnisse von 8 placebokontrollierten Studien ließen vermuten, dass RKSE effektiv in der Linderung von subjektiven Symptomen und objektiven Zeichen der chronischen Veneninsuffizienz ist. Fünf komparative Studien deuteten darauf hin, dass RKSE genauso effektiv ist wie Referenzbehandlungen (z. B. Hydroxyethylrutosid). Eine in einen Review aufgenommene Studie (n=240) zeigte gleichwertige Effekte von RKSE und Kompressionstherapie [2]. Zur topischen Anwendung und für andere Indikationen gibt es offenbar keine Evidenz aus methodisch fundierten klinischen Studien.

Klinische Evidenz

- Innerliche Anwendung: standardisierter Extrakt mit 100–150 mg Escin täglich, aufgeteilt in mehrere Dosen
- Äußerliche Anwendung: mehrmals täglich auftragen

Dosierungsempfehlung

Risiken

Gegenanzeigen

Schwangerschaft, Laktationsperiode, Blutgerinnungsstörungen

Anwendungsbeschränkungen/Warnhinweise

Offene Wunden, nässende Ekzeme (äußerliche Anwendung)

Nebenwirkungen

Juckreiz, Übelkeit, Magenbeschwerden, Blutungen, Nephropathie, allergische Reaktionen

Wechselwirkungen

Verstärkte Wirkung von Aspirin und anderen Antikoagulanzien

Arzneiqualität

Präparate werden in der Regel auf 50–75 mg Escin pro Kapsel standardisiert. Die Qualität der Extrakte kann von Präparat zu Präparat Schwankungen unterliegen.

Bewertung

Die vorliegende Evidenz spricht dafür, dass Rosskastaniensamenextrakt zur Behandlung von Patienten mit chronischer Veneninsuffizienz effektiv ist. Betrachtet man Art und Häufigkeit der möglichen Nebenwirkungen von oral gegebenem RKSE und die schlechte Compliance bei konventioneller Behandlung, wie einer Kompressionstherapie, so lohnt es ernstlich, RKSE zur Behandlung von Patienten mit chronischer Veneninsuffizienz in Betracht zu ziehen.

Literatur

1. Pittler MH, Ernst E (1998) Horse-chestnut seed extract for chronic venous insufficiency. A criteria-based systematic review. Arch Dermatol 134: 1356–1360
2. Diehm C, Trampisch HJ, Lange S, Schmidt C (1996) Comparison of leg compression stocking and oral horse-chestnut seed extract therapy in patients with chronic venous insufficiency. Lancet 347: 292–294

Weiterführende Literatur

Bombardelli E, Morazzoni P, Griffini A (1996) Aesculus hippocastanum L. Fitoterapia 67: 483–511 (umfassende Übersicht über die Rosskastanie mit einem Schwergewicht auf den botanischen Aspekten)
Loew D, Blume H, Dingermann T (Hrsg) (1999) Phytopharmaka V: Forschung und klinische Anwendung. Steinkopff, Darmstadt (evidenzbasierter Ansatz in Phytomedizin mit mehreren Kapiteln zu Rosskastaniensamenextrakt)

Rotklee (Trifolium pratense L.)

▬ Ackerklee, Honigblume, Mattenklee, Wiesenklee ▬ **Englisch:** »broad clover«, »common clover«, »purple clover«, »red clover« ▬ **Französisch:** «trèfle des prés», «trèfle pourpre», «trèfle rouge» ▬ **Italienisch:** »capo-rosso«, »moscino«, »trifoglio rosso« ▬ Trifolium purpureum	**Synonyme**
Promensil-Tabletten	**Fertigarzneimittel (Beispiel)**
Blütenköpfe	**Quelle**
Flavonoide, Isoflavonoide, Cumarine, Kohlenhydrate, Saponine, ätherische Öle	**Hauptwirkstoffe**
Rotklee zählt zur Familie der Leguminosae und kommt ursprünglich in fast ganz Europa vor, ist aber inzwischen in den USA eingebürgert. Er blickt auf eine lange Geschichte in Landwirtschaft und Religion zurück und wurde im Mittelalter für ein Zaubermittel gegen Hexerei gehalten. Er wird schon lange in der traditionellen chinesischen Medizin und von russischen Volksheilern für unterschiedliche medizinische Zwecke verwendet.	**Hintergrundinformationen**
Chronische Hautkrankheiten, Keuchhusten, Krebs, Tuberkulose	**Traditionelle Anwendung**
Östrogen	**Pharmakologie**
Symptome der Menopause, Ekzem, Psoriasis, Husten	**Häufige Indikationen**
Zwei RKS über ein Isoflavonsupplement aus Rotklee konnten keine Überlegenheit gegenüber Placebo zur Behandlung von menopausalen Beschwerden und keine endometrischen Änderungen nachweisen [1, 2]. Jedoch vermerkten die Autoren beider Studien, dass die Isoflavonaufnahme mit der Nahrung in der Placebogruppe etwaige Effekte des Rotklees maskiert haben könnte. Klinische Studien zu anderen Indikationen wurden nicht gefunden.	**Klinische Evidenz**
▬ 500 mg Extrakt täglich, standardisiert auf 40 mg Isoflavon ▬ 1,5–3 ml Flüssigextrakt (1:1, 25% Alkohol) 3-mal täglich	**Dosierungsempfehlung**
Gegenanzeigen Schwangerschaft, Laktaionsperiode, Kleinkinder	**Risiken**

Anwendungsbeschränkungen/Warnhinweise

Blutgerinnungsstörungen

Nebenwirkungen

Empfindlichkeit der Brust, Menstruationsänderungen, Gewichtszunahme

Wechselwirkungen

Theoretisch kann Rotklee die Wirkung von Antikoagulanzien und Hormontherapien stören.

Arzneiqualität

Rotklee kann in Präparaten in Kombination mit anderen Pflanzen vorliegen.

Bewertung

Es gibt nur wenig klinische Evidenz, die den Einsatz von Rotklee stützt, und nur beschränkte Informationen zur Sicherheit, sodass das Verhältnis zwischen Risiko und Nutzen nur schwer zu bestimmen ist. Aus der vorliegenden Evidenz scheint nur ein geringes Risiko hervorzugehen, allerdings auch nur ein geringer spezifischer Nutzen.

Literatur

1. Baber RJ, Templeman C, Morton T, Kelly GE, West L (1999) Randomized, placebo-controlled trial of an isoflavone supplement and menopausal symptoms in women. Climacteric 2: 85–92
2. Knight DC, Howes JB, Eden JA (1999) The effect of Promensil™, an isoflavone extract, on menopausal symptoms. Climacteric 2: 79–84

Sägepalme (Serenoa repens Bartram)

Synonyme

- Sägezahnpalme, Zwergpalme
- **Englisch:** »cabbage palm«, »sabal«, »saw palmetto«, »shrub palmetto«
- **Französisch:** «palmiere de l'Amérique du Nord»
- Brahea serrulata, Chamaerops serrulata, Corypha repens, Sabal serrulata, Serenoa serrulata

Fertigarzneimittel (Beispiele)

Prostguttmono Kapseln, Prosta Urgenin Uno Kapseln, Strogen Weichkapseln, Sabal 2000 Kapseln, Sabal uno Apogepha Kapseln, Sabal STADA uno Weichkaspeln, Sabalvit Weichkaspeln

Quelle

Früchte

Hauptwirkstoffe

Fettsäuren, Phytosterole, Flavonoide und Polysaccharide

Die Sägepalme, das einzige überlebende Mitglied der Gattung Serenoa, ist eine Zwergpalme, die in den Küstenregionen der südlichen Staaten Nordamerikas, insbesondere von South Carolina und Florida vorkommt. In der traditionellen Medizin Amerikas wurde ihr Extrakt für
Krankheiten der Blase oder Harnwegsreizungen eingesetzt. Die Früchte
der Sägepalme wurden auch als Tonikum bei Schwindsucht oder Bronchitis verwendet. Zwischen 1906 und 1950 wurde Tee aus der Sägepalme
für urogenitale Beschwerden in das US-amerikanische Arzneimittelbuch
und das »National Formulary« aufgenommen. Heute enthalten kommerziell erhältliche Präparate die lipophile Fraktion, die mit Hexan oder flüs-
sigem Kohlendioxid extrahiert wird. Sägepalme ist ein beliebtes pflanzliches Heilmittel, insbesondere in Deutschland, wo sie häufig für die Harnwegssymptome der gutartigen Prostatahypertrophie eingesetzt wird.

**Hintergrund-
informationen**

Zystitis, Atrophie der Testis, zur Potenzsteigerung, Dysenterie, Hirsutis-
mus

**Traditionelle
Anwendung**

Inhibierung der 5α-Reduktase, inhibierende Wirkung auf die Bindung
von Dihydrotestosteron an die Androgenrezeptoren der Prostata, entzündungshemmend, prolaktininhibierend

Pharmakologie

Gutartige Prostatahypertrophie

Häufige Indikation

Ein systematischer Review [1] umfasste 18 RKS zur Behandlung der gutartigen Postatahypertrophie mit Sägepalme. Er kam zu dem Schluss, dass
Serenoa repens im Vergleich zu Placebo die urologischen Symptome und
die Flussrate signifikant verbessert. Im Vergleich zu Finasterid bewirkt
Serenoa repens vergleichbare Verbesserungen der Harnwegssymptome
und der Harnflussrate bei geringeren Nebenwirkungen. Diese Ergebnisse werden weitgehend gestützt von neueren doppelblinden RKS [2–5].
Eine doppelblinde RKS berichtet auch über positive Effekte von Sägepalme bei androgenem Haarausfall [6]. Es scheint aber keine Evidenz für die
Vermutung zu geben, dass sie das Prostatavolumen verringert.

Klinische Evidenz

320 mg des Liposterinextrakts täglich, aufgeteilt in mehrere Dosen

**Dosierungs-
empfehlung**

Gegenanzeigen
Schwangerschaft, Laktationsperiode

Risiken

Anwendungsbeschränkungen/Warnhinweise
Sägepalme sollte aufgrund der fehlenden Daten bei anderen Indikationen
als der gutartigen Prostatahypertrophie vorsichtig eingesetzt werden.

Nebenwirkungen

Gastrointestinale Beschwerden, Verstopfung, Durchfall, Dysurie, verringerte Libido

Wechselwirkungen

Kann mit einer Hormonersatztherapie und oralen Kontrazeptiva in Wechselwirkung treten

Arzneiqualität

Die Qualität des Extrakts kann zwischen verschiedenen Präparationen unterschiedlich sein.

Bewertung

Es gibt gute Evidenz für die Wirksamkeit der Sägepalme bei gutartiger Prostatahypertrophie. Sie scheint die Symptome und die objektiven Zeichen der gutartigen Prostatahypertrophie im gleichen Maß wie Finasterid zu verbessern. Das ermutigende Sicherheitsprofil des Sägepalmenextrakts macht es zu einer attraktiven Alternative für Patienten mit dieser Erkrankung. Daten aus klinischen Langzeitstudien liegen allerdings noch nicht vor. Für andere Indikationen gibt es keine überzeugenden Beweise.

Literatur

1. Wilt TJ, Ishani A, Stark G, MacDonald R, Lau J, Mulrow C (1998) Saw palmetto extracts for treatment of benign prostatic hyperplasia. JAMA 280: 1604–1609
2. Marks LS, Partin AW, Epstein JI et al. (2000) Effects of a saw palmetto herbal blend in men with symptomatic benign prostatic hyperplasia. J Urol 163: 1451–1456
3. Mohanty NK, Jha RJ, Dutt C (1999) Randomized double-blind controlled clinical trial of Serenoa repens versus placebo in the management of patients with symptomatic grade I to grade II benign prostatic hyperplasia. Indian J Urol 16: 26–31
4. Bauer HW, Casarosa C, Cosci M, Fratta M, Blessmann G (1999) Sabalfrucht Extrakt zur Behandlung der benignen Prostatahyperplasie. Münch Med Wochenschr 141 (25): 62
5. Stepanov VN, Siniakova LA, Sarrazin B, Raynaud JP (1999) Efficacy and tolerability of the lipidosterolic extract of Serenoa repens in benign prostatic hyperplasia. A double-blind comparison of two dosage regimens. Adv Ther 16: 231–241
6. Morganti P, Fabrizi G, James B, Bruno C (1998) Effect of gelatine-cystine and Serenoa repens extract on free radicals levels and hair growth. J Appl Cosmetol 16: 57–64

Weiterführende Literatur

Bombardelli E, Morazzoni P (1997) Serenoa repens (Bartram) J.K. Small Fitoterapia 68: 99–113 (umfassender Review über die Sägepalme mit Betonung der botanischen Aspekte)
Plosker GL, Brogden RN (1996) Serenoa repens (Permixon). Drugs Aging 9: 379–391 (gründlicher Übersichtsartikel, insbesondere über die Pharmakologie der Sägepalme)

Sibirischer Ginseng (Eleutherococcus senticosus Maxim)

- Stachelpanax, Taigawurzel/Teufelsbusch
- **Englisch:** »devil's bush«, »devil's shrub«, »eleuthero«, »eleutherococc«, »eleuthero-ginseng«, »Siberian ginseng«, »spiny eleutherococc«, »thorny ginseng«, »touch-me-not«, »wild pepper«
- **Französisch:** »eleuthérocoque«
- **Chinesisch:** »ciwujia«, »tsu-wu-cha«, »wu-chia-p'i« (»5 Blätter«)
- **Japanisch:** »ezoukogi«
- Acanthopanax senticosus, Hedera senticosa

Synonyme

Eleu-Kokk Dragees und Lösung, Eleutherococcus Lomapharm Tabletten, Eleutheroforce Kapseln, Eleu-Twardypharm Kapseln, Konstitutin Forte Kapseln, VITAL-KAPSELN-ratiopharm

Fertigarzneimittel (Beispiele)

Wurzeln

Quelle

Eleutheroside (A–G), Stärke, Vitamin A

Hauptwirkstoffe

Der sibirische Ginseng ist ein schlanker Strauch, der in Sibirien und Nordchina vorkommt und eine Höhe von 2–3 m erreicht. Er gehört zu der gleichen Familie (Araliaceae) wie der asiatische Ginseng (Panax ginseng), aber zu einer anderen Gattung und wird daher nicht als »echter« Ginseng gezählt. Er wurde um 1960 in der Sowjetunion als Ersatz für Ginseng geprüft. In pharmakologischen Studien wurden ähnliche Effekte wie von Panax ginseng gefunden. Daraufhin wurde es in das russische Arzneimittelbuch als Tonikum aufgenommen.

Hintergrundinformationen

Um Ausdauer und Stresstoleranz zu erhöhen, um Schwäche und Müdigkeit entgegenzuwirken, um generell Gesundheit, Appetit und die Gedächtnisleistung zu verbessern

Traditionelle Anwendung

Immunstimulierend, zytostatisch, hypoglykämisch, Inhibierung der Thrombozytenaggregation

Pharmakologie

Krebs, Herz-Kreislauf-Erkrankungen, sexuelle Funktion; häufig auch zur Stärkung von Vitalität, körperlicher Belastbarkeit und Immunfunktion eingesetzt

Häufige Indikationen

Ein systematischer Übersichtsartikel suchte sämtliche verfügbaren RKS über den Wurzelextrakt des sibirischen Ginsengs für alle Indikationen [1]. Nur 3 Studien, die sich mit der körperlichen, der psychomotorischen und der kognitiven Leistungsfähigkeit sowie Herpes-simplex-Typ II-Infektionen befassten, konnten identifiziert werden. Einzelne RKS berichteten über positive Effekte auf die psychomotorische und die kognitive

Klinische Evidenz

Leistungsfähigkeit sowie bei Herpes-simplex-Virus-Typ-II-Infektionen [2, 3]. In einer Studie wurden 3,4 ml einmal täglich über einen Zeitraum von 6 Wochen verabreicht. Hier wurden keine Unterschiede in den Parametern der physischen Leistungsfähigkeit zwischen den Gruppen gefunden [4]. Insgesamt kam der Review zu dem Schluss, dass die Effektivität des Wurzelextrakts von sibirischem Ginseng für keine Indikation zweifelsfrei etabliert ist. Dieses Ergebnis gilt weitgehend ebenso für die physische Leistungsfähigkeit [5].

Dosierungs-empfehlung

100–200 mg des festen (20:1) Extrakts täglich, aufgeteilt in mehrere Dosen

Risiken

Gegenanzeigen

Bluthochdruck, Schwangerschaft und Laktationsperiode, Kinder unter 12 Jahren

Anwendungsbeschränkungen/Warnhinweise

Frauen vor der Menopause, Fieber, Manien, Schizophrenie, Asthma, Diabetes, Herzerkrankungen

Nebenwirkungen

Durchfall, Benommenheit, Bluthochdruck, Perikardschmerzen, Tachykardie, Extrasystolen, Schlaflosigkeit, Kopfschmerzen

Überdosierung

Ein »Ginseng-Missbrauch-Syndrom« (ab Dosen von etwa 3 g täglich) wurde bei asiatischem Ginseng (Panax ginseng) beobachtet. Panax kann in Präparaten in Mischung mit sibirischem Ginseng vorliegen. Zu den Symptomen zählen Bluthochdruck, Schlaflosigkeit, Hautreizungen, morgendlicher Durchfall und Erregungszustände. Tägliche Dosen von 15 g und mehr waren mit Depersonalisierung, Verwirrung und Depressionen assoziiert.

Wechselwirkungen

Sibirischer Ginseng kann mit anxiolytischen und sedativen Arzneimitteln interagieren, ebenso mit Herzmedikamenten, hypo- und hypertensiven sowie hypoglykämischen Mitteln und mit Antikoagulanzien. Zudem kann es den Serumdigoxinspiegel erhöhen.

Arzneiqualität

Die in der wissenschaftlichen Literatur angegebene Evidenz bezieht sich meist auf einen elagenstandardisierten Ginseng-Extrakt von Eleutherococcus senticosus (Eleutheroside B, E) und ESML (Eleutherococcus senticosus Maxim L Extrakt; enthält die Eleutheroside B und E sowie 30–34% Ethanol).

Die verfügbare Evidenz aus Studien legt den Schluss nahe, dass die Effektivität des Wurzelextrakts von sibirischem Ginseng für keine Indikation zweifelsfrei belegt ist. Zieht man weiterhin die Möglichkeit potenziell ernsthafter Nebenwirkungen in Betracht, kann (im Gegensatz zur Meinung der Kommission E) die Verwendung von sibirischem Ginseng als Therapeutikum derzeit nicht empfohlen werden.

Bewertung

Literatur

1. Vogler BK, Pittler MH, Ernst E (1999) The efficacy of ginseng. A systematic review of randomised clinical trials. Eur J Clin Pharmacol 55: 567–575
2. Winther K, Ranløv C, Rein E, Mehlsen J (1997) Russian root (Siberian Ginseng) improves cognitive functions in middle-aged people, whereas Ginkgo biloba seems effective only in the elderly. J Neurol Sci 150: S90
3. Williams M (1995) Immuno-protection against herpes simplex type II infection by eleutherococcus root extract. Int J Alt Compl Med 13 (7): 9–12
4. Dowling EA, Redondo DR, Branch JD, Jones S, McNabb G, Williams MH (1996) Effect of Eleutherococcus senticosus on submaximal and maximal exercise performance. Med Sci Sports Exerc 28: 482–489
5. Bahrke MS, Morgan WP (2000) Evaluation of the ergogenic properties of ginseng. Sports Med. 29: 113–133

Teebaum (Melaleuca alternifolia)

━ **Englisch:** »snow-in-summer«, »tea-tree«
━ Melaleuca linariifolia

Synonyme

Ätherische Öle aus Blättern und Zweigen

Quelle

Terpene (Pinen, Terpinen, Cymen), Cineol und zahlreiche andere Komponenten

Hauptwirkstoffe

Der zu der Familie der Myrtengewächse (Myrtaceae) gehörende Teebaum wächst in den Küstenregionen Australiens. Allem Anschein nach bereiteten frühe europäische Siedler aus den Blättern einen Tee, worauf sich der Name bezieht. Teebaumöl ist als topisches Antiseptikum unglaublich populär geworden. Heute ist es in vielen kosmetischen Produkten enthalten, und die kommerzielle australische Produktion ist von 20 t im Jahre 1990 auf derzeit 140 t gestiegen.

Hintergrundinformationen

Die Aborigines nutzten den Teebaum bei Verbrennungen, Schnittwunden und Insektenstichen. Das Öl wird manchmal für Ekzeme, Läuseinfektion und Psoriasis beworben. Heute wird es überwiegend seiner antiseptischen Eigenschaften wegen verwendet.

Traditionelle Anwendung

Pharmakologie	Pilzhemmend, antibakteriell, antiviral
Häufige Indikationen	Hautinfektionen und damit assoziierte Erkrankungen
Klinische Evidenz	Ein neuerer systematischer Review fand nur 4 RKS [1]. Diese ergaben Einiges an Evidenz dafür, dass Teebaumöl zur Behandlung der nicht-entzündlichen Akne, der Tinea pedis und von Onychomykose effektiv ist. Diese Evidenz wurde als ermutigend, aber nicht endgültig schlüssig gewertet.
Dosierungs-empfehlung	5–100% Teebaumölpräparationen mehrmals täglich aufgetragen

Risiken

Gegenanzeigen

Schwangerschaft, Laktationsperiode, Allergie gegen Teebaumöl

Anwendungsbeschränkungen/Warnhinweise

Nicht für orale Anwendung; nicht für äußerliche Anwendung auf Schleimhäuten

Nebenwirkungen

Allergien (häufig), leichte Hautreizungen; bei oraler Einnahme toxisch

Wechselwirkungen

Nicht bekannt

Arzneiqualität

Entsprechend einem australischen Standard von 1995 sollte Teebaumöl mindestens 30% Terpinen-4-ol und weniger als 15% Cineol enthalten.

Bewertung

Mit der bestimmungsgemäßen Anwendung von Teebaumöl sind nur geringe Risiken verbunden. In-vitro-Experimente zeigen seine anti-mikrobielle Aktivität, aber es gibt nur wenige klinische Beweise. Somit spricht die Evidenz tendenziell eher für die Anwendung von Teebaumöl.

Literatur

1. Ernst E, Huntley A (2000) Tea tree oil: a systematic review of randomised clinical trials. Forsch Komplementärmed Klass Naturheilkd 7: 17–20

Teufelskralle (Harpagophytum procumbens Burchell)

- Afrikanische Teufelskralle, Trampelklette
- **Englisch:** »devils claw«, »grapple plant«, »wool spider«
- **Französisch:** »tubercule de griffe du diable«
- Harpagophytum burcherllii

Synonyme

HARPAGOPHYTUM ARKOCAPS Kapseln, Harpagophytum-Hevert Injektionslösung, Teufelskralle dura Filmtabletten, TEUFELSKRALLE-ratiopharm Tabletten, Teufelskralle STADA Tabletten

Fertigarzneimittel (Beispiele)

Wurzeln und Knollen

Quelle

Der Hauptinhaltsstoff ist Harpagosid. Weitere Komponenten sind Harpagid, Procumbid, Stigmasterol, β-Sitosterol, Triterpene und Flavonoide.

Hauptwirkstoffe

Der Name »Teufelskralle« bezieht sich auf die einzigartigen Früchte der Pflanze, die mit klauenartigen Haken bedeckt sind. Harpagophytum wächst wild in Südafrika, und die Popularität, die sie neuerdings erlangt, hat fast dazu geführt, dass sie zu den bedrohten Arten gerechnet werden muss.

Hintergrundinformationen

Verdauuungsprobleme, rheumatische Erkrankungen, Klimakteriumbeschwerden, Dysmenorrhö, gastrointestinale Probleme, Kopfschmerzen, Leber- und Nierenkrankheiten, Malaria, Nikotinvergiftung und Hautkrebs

Traditionelle Anwendung

Entzündungshemmend, negativ chronotrop, positiv inotrop, antiarrhythmisch

Pharmakologie

Muskuloskelettale und arthritische Schmerzen

Häufige Indikationen

Verschiedene RKS wurden bislang durchgeführt. Die strengsten klinischen Studien [1] lassen vermuten, dass Teufelskralle Placebo in der Bekämpfung muskuloskelettaler Schmerzen überlegen ist. Eine weitere RKS [2] zeigte einen dosisabhängigen analgetischen Effekt bei 183 Patienten mit Rückenschmerzen. Die Größe des Effekts ist jedoch mäßig. Eine neuere RKS umfasste 122 Patienten mit Arthrose und verglich die Effekte von 6-mal 435 mg pulverisierter Teufelskralle und 100 mg oralem Diacerhein bei einer täglichen Gabe über einen Zeitraum von 4 Monaten [3]. Beide Behandlungsmethoden waren mit einer vergleichbaren Abnahme der Schmerzen verbunden; bei der Gruppe, die Teufelskralle einnahm, wurden weniger Nebenwirkungen beobachtet.

Klinische Evidenz

400–500 mg getrockneter Extrakt 3-mal täglich

Dosierungsempfehlung

Risiken

Gegenanzeigen

Schwangerschaft, Laktationsperiode, Magen- oder Zwölffingerdarm-geschwür

Anwendungsbeschränkungen/Warnhinweise

Siehe oben

Nebenwirkungen

Gastrointestinale Symptome

Überdosierung

Herzbeschwerden

Wechselwirkungen

Teufelskralle kann den Antikoagulationseffekt von Warfarin verstärken; theoretisch ist eine Wechselwirkung mit Herzmedikamenten möglich.

Arzneiqualität

Der Harpagosidgehalt und das pharmakokinetische Profil können bei verschiedenen kommerziellen Präparationen erheblichen Schwankungen unterliegen.

Bewertung

Die Effektivität bei muskuloskelettalen Schmerzen ist recht gut belegt, und es wurde bislang nur über geringfügige Nebenwirkungen berichtet. Auf der Grundlage einer einzigen vergleichenden Studie [3] kann die Effektivität von Teufelskralle im Vergleich zu konventionellen Behandlungsformen (z. B. nichtsteroidale Antiphlogistika) nicht beurteilt werden. Somit kann Teufelskralle in ausgewählten Fällen versucht werden, jedoch sind mögliche Wechselwirkungen zu beachten.

Literatur

1. Ernst E, Chrubasik S (2000) Phyto-antiinflammatories. A systematic review of randomized, placebo-controlled, double-blind trials. Rheum Dis Clin North Am 1: 13–27
2. Chrubasik S, Junck H, Breitschwerdt H, Conradt CH, Zappe H (1999) Effectiveness of Harpagophytum extract WS 1531 in the treatment of exacerbation of low back pain: a randomized, placebo-controlled, double-blind study. Eur J Anaesthesiol 16: 118–129
3. Chantre P, Cappelaere A, Leblan D, Guedon D, Vandermander J, Fournie B (2000) Efficacy and tolerance of Harpagophytum procumbens versus diacerhein in treatment of osteoarthritis. Phytomedicine 7: 177–183

Thymian (Thymus vulgaris L.)

- Echter Thymian, Gartenthymian, gemeiner Thymian, römischer Thymian
- **Englisch:** »common thyme«, »garden thyme«
- **Französisch:** »farigoule«, »frigoule«, »thym«
- **Italienisch:** »timo«
- Thymus aestivus, T. durius, T. ilerdensis, T. odoratus u. a.

Synonyme

Aspecton Eukaps und Hustensaft, Bronchicum Pastillen, Bronchipret Thymian Pastillen, Pertussin Sirup, Thymipin Hustensaft sowie Tropfen und Zäpfchen, Thymiverlan Lösung

Fertigarzneimittel (Beispiele)

Blätter und Blüten

Quelle

Phenole (Thymol, Carvacrol), Camphen, Eugenol, Rosmarinsäure

Hauptwirkstoffe

Thymus vulgaris gehört zur gleichen Gattung wie die Minze. Er stammt aus Italien und Spanien und wird weltweit kultiviert. Thymian wird schon seit Jahrtausenden für kulinarische und medizinische Zwecke genutzt. Es gibt viele Unterarten; Thymus vulgaris und Thymus zygis (spanischer Thymian) werden gleichermaßen für den medizinischen Einsatz gebraucht.

Hintergrund-informationen

Desinfektion der Haut (topische Anwendung) und der Schleimhaut, (Keuch-)Husten, Dyspepsie, Infektionen der oberen Luftwege, Zahnhygiene (orale Anwendung)

Traditionelle Anwendung

Antimikrobiell, antiseptisch, karminativ, schleimlösend, hustenreizstillend, schweißtreibend, antimutagen, krampflösend, blähungslindernd, antihelmintisch, antioxidativ und entzündungshemmend

Pharmakologie

Husten, Infektionen der oberen Luftwege, Bronchitis und als Zahnantiseptikum

Häufige Indikationen

Es liegt keine zwingende Evidenz für Thymian an sich vor. Ermutigende Daten aus großen, vergleichenden klinischen Studien (n>3000; z. B. [1]) wurden für chronische Bronchitis bei Behandlung mit Thymian in Kombination mit weiteren Pflanzen publiziert.

Klinische Evidenz

1–2 g Extrakt täglich, aufgeteilt in mehrere Dosen

Dosierungs-empfehlung

Risiken

Gegenanzeigen

Schwangerschaft, Laktationsperiode, Gastritis, Enterokolitis, Allergien gegen Mitglieder der Familie der Labiatae, kongestive Herzinsuffizienz

Anwendungsbeschränkungen/Warnhinweise

Patienten mit gastrointestinalen Beschwerden

Nebenwirkungen

Übelkeit, Erbrechen, Durchfall, Kopfschmerzen, Benommenheit, Atemnot, Bradykardie, Dermatitis (bei topischer Anwendung)

Überdosierung

Effekte beim Menschen sind unbekannt, aber aus Tierstudien wurde über Reflexverlust berichtet.

Wechselwirkungen

Nicht bekannt

Arzneiqualität

Es sollte standardisierter Extrakt mit 0,6–1,2% ätherischem Öl und 0,5% Phenolgehalt verwendet werden.

Bewertung

Der Mangel an Daten zu Thymian als Monotherapie verhindert eine schlüssige Bewertung. Es konnte gezeigt werden, dass Kombinationspräparate mehr nutzen als schaden. Große vergleichende Studien lassen vermuten, dass sie bei Bronchitis besser sind als synthetische Präparate.

Literatur

1. Ernst E, März R, Sieder C (1997) A controlled multi-centre study of herbal versus synthetic secretolytic drugs for acute bronchitis. Phytomedicine 4:287–293

Weiterführende Literatur

Van Den Broucke CO, Lemli JA (1981) Pharmacological and chemical investigation of thyme liquid extracts. Planta Med 41: 129–135

Traubensilberkerze (Cimicifuga racemosa L.)

Synonyme

- Frauenwurzel, schwarze Schlangenwurzel, Wanzenkraut
- **Englisch:** »black cohosh«, »black snakeroot«, »bugbane«, »bugwort«, »rattleroot«, »rattletop«, »rattle-snakeroot«, »rattleweed«, »richweed«, »squawroot«
- **Französisch:** »actée à grappet«

- Italienisch: »cimicifuga«
- Actaea gyrostachya, Botrophis actaeoides, Christophoriana canadensis racemosa, Cimicifuga serpentaria, Macrotis octroides u. a.

Cimicifuga AL Filmtabletten, Cimicifuga STADA Filmtabletten, CIMI-CIFUGA-ratiopharm Filmtabletten, Cimisan Filmtabletten, Femilla N Tinktur, Klimadynon Filmtabletten und Lösung, Remifemin Lösung und Tabletten

Fertigarzneimittel (Beispiele)

Rhizom

Quelle

Steroidterpene, Cimifugosid, Actein, 27-Desoxyactein, Salicylsäure, Tannin

Hauptwirkstoffe

Die Traubensilberkerze ist eine mehrjährige Pflanze und gehört, wie die Sumpfdotterblume, zur Familie der Ranunculaceae. Sie stammt aus den östlichen Gebieten Nordamerikas. Die Pflanze erreicht eine Höhe von 2 m und kommt v. a. in schattigen Wäldern vor. Der Gattungsname »Cimicifuga« geht auf das lateinische »cimex« zurück, welches der Gattungsname für die Bettwanze (Cimex lectularius L.) ist, sowie das lateinische Verb »fugare« (»fliehen, meiden«). Dies weist darauf hin, dass der unangenehme Geruch der Pflanze als Insektenrepellens genutzt wurde, daher auch die Bezeichnungen »Wanzenkraut« und »bugbane«. Die Traubensilberkerze wurde von den frühen Siedlern in Nordamerika als Mittel gegen Rheuma und rheumatische Schmerzen häufig verwendet. Heute ist sie eines der am besten verkauften Mittel gegen menopausale Beschwerden in den USA.

Hintergrundinformationen

Entzündungen, Durchfall, Rheuma, Anregung der Laktation und der Menses

Traditionelle Anwendung

Vaskuläre und östrogene Aktivität, hypotensiv

Pharmakologie

Prämenstruelles Syndrom, Dysmenorrhö, klimakterische Symptome

Häufige Indikationen

Mehrere RKS wurden mir Traubensilberkerzenextrakt bei menopause-assoziierten Symptomen durchgeführt [1–3]. Eine doppelblinde RKS (n=80) berichtete über signifikante positive Effekte im Vergleich zu Placebo bei menopausalen Beschwerden, gemessen mit dem Kupperman-Index, nach 12 Behandlungswochen [1]. Zwei RKS stellten eine signifikante Reduktion des Kupperman-Index gegenüber dem Ausgangswert fest und fanden keinen Unterschied im Vergleich zur Referenzmedikation [2, 3]. Evidenz aus einer weiteren RKS (n=179) wies darauf hin, dass eine festgelegte Kombination aus Johanniskraut und Traubensilberkerze, die über einen Zeitraum von 6 Wochen angewendet wurde, psychovegetative Beschwerden im Vergleich zu Placebo signifikant reduzierte [4]. Für andere Indikationen liegt keine Evidenz aus strengen klinischen Studien vor.

Klinische Evidenz

Dosierungs-empfehlung

- 8 mg standardisierter Extrakt (1% 27-Desoxyactein) täglich, aufgeteilt in mehrere Dosen
- 40 mg getrocknetes Rhizom und Wurzeln täglich, aufgeteilt in mehrere Dosen

Risiken

Gegenanzeigen

- Schwangerschaft,
- Laktationsperiode,
- östrogenabhängige Tumoren

Anwendungsbeschränkungen/Warnhinweise

Patienten unter antihypertensiver Medikation

Nebenwirkungen

Gastrointestinale Beschwerden, Hypotension, Kopfschmerzen, Schwindelgefühle, Übelkeit, allergische Reaktionen

Überdosierung

In einem Review wurde bei einer Anwendung des Extrakts mit dem 90fachen der humanen Dosis über einen Zeitraum von 6 Monaten über keine toxischen oder mutagenen Effekte im Tierversuch berichtet [5].

Wechselwirkungen

Kann mit antihypertensiven Mitteln in Wechselwirkung treten

Arzneiqualität

Qualität und Reinheit können sich bei verschiedenen Präparationen unterscheiden. Die Mehrzahl der klinischen Studien wurden mit dem gleichen Handelspräparat durchgeführt (Remifemin).

Bewertung

Positive Ergebnisse aus einigen methodisch fundierten klinischen Studien deuten auf das Potenzial der Traubensilberkerze in der Behandlung von menopauseassoziierten Symptomen hin. Das Profil ihrer Nebenwirkungen ist ermutigend, und es scheint lohnend zu sein, das Medikament für menopausale Beschwerden zu berücksichtigen. Was die angebliche östrogenähnliche Wirkung und die Effekte auf östrogenassoziierte Tumoren betrifft, ist die Evidenz widersprüchlich. Daher scheint es ratsam, die letztgenannte Erkrankung als Kontraindikation anzusehen.

Literatur

1. Stoll W (1987) Phytopharmacon influences atrophic vaginal epithelium: double-blind study – Cimicifuga vs estrogenic substances. Therapeuticum 1: 23–31
2. Lehmann-Willenbrock E, Riedel HH (1988) Clinical and endocrinological examinations concerning therapy of climacteric symptoms following hysterectomy with remaining ovaries. Zentralbl Gynäkol 110: 611–618

3. Warnecke G (1985) Influence of a phytopharmaceutical on climacteric complaints. Med Welt 36: 871–874
4. Boblitz N, Schrader E, Hennicke-von Zeppelin H-H, Wüstenberg P (2000) Benefit of a drug containing St John's wort and black cohosh for climacteric patients – results of a randomised clinical trial. Focus Alt Compl Ther 5: 85–86
5. Beuscher N (1995) Cimicifuga racemosa L. – Die Traubensilberkerze. Zeitschr für Phytotherapie 16: 301–310

Weide (Salis spp.)

▬ Salix alba:
  – Falber, Silberweide, weiße Weide
  – englisch: »white willow«
▬ Salix fragilis:
  – Bruchweide, Knackweide, zerbrechliche Weide
  – englisch: »brittle willow«, »crack willow«, »white welsh willow«
  – Salix fragilior, Salix persicifolia
▬ Salix purpurea:
  – Purpurweide, Steinweide
  – englisch: »bitter willow«, »purple willow«, »red willow«
  – Salix monandra, Salix pratensis
▬ u. a.
	Synonyme

Assalix Dragees, Assplant Dragees, Lintia Kapseln, Rheumakaps Kapseln, Rheumatab Salicis Tabletten, Salix Bürger Lösung	**Fertigarzneimittel (Beispiele)**
Rinde	**Quelle**
Salicinderivate, hauptsächlich Salicortin, Tremulakin, Tannine	**Hauptwirkstoffe**
Dioscorides (50 v. Chr.) empfahl Weidenrinde als Mittel gegen entzündliche Gelenkerkrankungen und Gicht. Der englische Kleriker Edward Stone entdeckte den Weidenrindenextrakt als Arznei gegen Fieber und Schmerzen wieder. Salicin wurde von dem französischen Pharmazeuten Leroux als Wirkstoff isoliert, und 6 Jahre später wurde die Substanz von Löwing synthetisiert, einem deutschen Chemiker, der für Bayer arbeitete. Da er Extrakte aus Pflanzen der Gattung Spirea verwendet hatte, nannte er den Stoff Spirinsäure, was sich in dem Markennamen Aspirin (Acetylsalicylsäure) wiederfindet.	**Hintergrundinformationen**
Fieber, Schmerzen, rheumatische Beschwerden	**Traditionelle Anwendung**
Salicin wird in Salicylsäure umgewandelt, die fiebersenkend und schmerzlindernd wirkt.	**Pharmakologie**

Häufige Indikationen   Rheumatische Erkrankungen, Erkältung, Kopfschmerzen

Klinische Evidenz   Einige KKS wurden mit Weidenrindenpräparaten durchgeführt. Eine placebokontrollierte RKS an Patienten mit degenerativer Arthritis zeigte positive Ergebnisse nach 2-wöchiger Behandlung mit Weidenrindenextrakt (10:1) mit einem Gesamtgehalt von 17,6% Salicin [1]. Diese Ergebnisse wurden von einer doppelblinden RKS bestätigt, die 82 Patienten mit chronischen arthritischen Schmerzen in einem Behandlungszeitraum von 2 Monaten umfasste [2]. In einer RKS mit 210 Patienten mit Kreuzschmerzen wurden Placebo und Weidenrindenextrakte, die 120 mg Salicin/Tag bzw. 240 mg Salicin/Tag entsprachen, verabreicht. Hier zeigte sich ein signifikant positives Ergebnis. In der Hochdosisgruppe waren 27, in der Niedrigdosisgruppe 15 und in der Placebogruppe 4 Patienten in der letzten Woche der Studie schmerzfrei [3].

Dosierungs-empfehlung   120–240 mg Gesamtsalicin täglich, aufgeteilt in mehrere Dosen

Risiken   **Gegenanzeigen**

Schwangerschaft, Laktationsperiode, Patienten mit Salicylatintoleranz

Anwendungsbeschränkungen/Warnhinweise

Patienten unter Behandlung mit Antikoagulanzien; obgleich es Daten darüber gibt, dass Weidenrinde keinen Effekt auf die Koagulationszeit [4] hat, sollten Patienten, die solche Medikamente benötigen, Weidenrindenextrakt nur unter sorgfältiger Überwachung einnehmen.

Nebenwirkungen

Nicht bekannt

Wechselwirkungen

Antikoagulanzien

Arzneiqualität

Es sollten Präparate verwendet werden, die auf Salicin standardisiert sind.

Bewertung   Obgleich begrenzt, lässt die Evidenz vermuten, dass Weidenrinde bei chronischen Schmerzen effektiv ist. Ob sie genauso nützlich ist wie Aspirin (oder andere nichtsteroidale Antiphlogistika), ist zweifelhaft. Das Nebenwirkungsprofil scheint aber günstiger zu sein. Daher lohnt es sich, Weidenrindenextrakt für Patienten mit leichten Schmerzen, die auf einem pflanzlichen Präparat bestehen, in Betracht zu ziehen.

Literatur

1. Schmidt BM (1998) Behandlung von Cox- und Gonarthrosen mit einem Trockenextrakt aus Salix purpurea x daphnoides. Dissertation, Universität Tübingen
2. Mills SY, Jacoby RK, Chacksfield M, Willoughby M (1996) Effect of a proprietary herbal medicine on the relief of chronic arthritic pain: a double-blind study. Br J Rheumatol 35: 874–878
3. Chrubasik S, Eisenberg E, Balan E, Weinberger T, Luzzati R, Conradt C (2000) Treatment of low back pain exacerbations with willow bark extract: a randomised double-blind study. Am J Med 109: 9–14
4. Krivoy N, Pavlotzky F, Eisenberg E et al. (1999) Salix cortex (willow bark dry extract) effect on platelet aggregation. Drug Monit 21: 202

Wein (Vitis vinifera)

▬ Europäische Weinrebe, Weinstock ▬ **Englisch:** »grape«, »grapeseed« ▬ **Französisch:** »vigne« ▬ Italienisch: »vigne comune«	**Synonyme**
Samen	**Quelle**
Polyphenole, Flavonoide, Tocopherole, Tannine, Fruchtsäuren	**Hauptwirkstoffe**
Eine wachsende Menge an (zumeist epidemiologischer) Evidenz legt die Vermutung nahe, dass Wein einen protektiven Effekt in Hinblick auf arteriosklerotische Erkrankungen hat. Dieser Effekt soll durch die Polyphenole bedingt sein, die in hoher Konzentration in Traubenkernen vorkommen. Das »französische Paradox«, d. h. die Tatsache, dass ungeachtet des hohen Konsums an gesättigten Fetten die kardiovaskuläre Morbidität und Mortalität in Frankreich verhältnismäßig niedrig sind, wurde durch das regelmäßige Trinken von Rotwein erklärt [1]. Andere Autoren haben jedoch vermutet, dass die kardioprotektiven Effekte nicht auf Rotwein beschränkt sind, sondern durch den regelmäßigen moderaten Alkoholkonsum zustande kommen (z. B. [2]). Nichtsdestoweniger wird Traubenkernextrakt für die ihm zugeschriebenen Gesundheitseffekte beworben.	**Hintergrund-informationen**
Kreislaufstörungen	**Traditionelle Anwendung**
Antioxidativ, antimutagen, entzündungshemmend	**Pharmakologie**
Vorbeugung arteriosklerotischer Erkrankungen, Krebs	**Häufige Indikationen**

Klinische Evidenz	Eine placebokontrollierte präklinische RKS zeigte kürzlich, dass die antioxidative Aktivität in Blutproben gesunder Freiwilliger durch Supplementation mit Traubenkernextrakt gesteigert werden kann [3]. Strenge Studien mit klinischen Endpunkten liegen noch nicht vor.
Dosierungs-empfehlung	40–80 mg Extrakt einmal täglich

Risiken

Gegenanzeigen
Schwangerschaft, Laktationsperiode

Anwendungsbeschränkungen/Warnhinweise
Nicht bekannt

Nebenwirkungen
Nicht bekannt

Wechselwirkungen
Nicht bekannt

Arzneiqualität
Extrakte mit standardisiertem Polyphenolgehalt sollten bevorzugt werden.

Bewertung

Unsere Erkenntnisse über Traubenkernextrakt reichen nicht aus, um eine Bewertung vornehmen zu können. In Ermangelung gesicherter klinischer Daten kann Traubenkernextrakt nicht empfohlen werden.

Literatur

1. Renaud SC, Gueguen R, Siest G, Salamon R (1999) Wine, beer and mortality in middle-age men from Eastern France. Arch Intern Med 159: 1865–1870
2. Rimm EB, Williams P, Fosher K, Griqui M, Stampfer MJ (1999) Moderate alcohol intake and lower risk of coronary heart disease: a meta-analysis of effects on lipids and haemostatic factors. Br Med J 319: 1523–1528
3. Nuttall SL, Kendall MJ, Bombardelli E, Morazzoni P (1998) An evaluation of the antioxidant activity of a standardized grape seed extract, Leucoselect®. J Clin Pharm Therapeut 23: 365–389

Weißdorn (Crataegus spp.)

Synonyme

— Crataegus laevigata:
  – Hag(e)dorn, Mehlbeerbaum, Mehldorn, stumpf gelappter Weißdorn, Weißheckdorn, zweigriffeliger Weißdorn, Zweikernweißdorn

- **englisch:** »harthorne«, »hawthorn«, »hedge thorn«, »may thorn«, »white thorn«
- **französisch:** »aubépine«
- **italienisch:** »bianco spino«
- Crataegus oxyacantha, Mespilus oxyacantha

▬ Crataegus monogyna:
- eingriffeliger Weißdorn, Einkernweißdorn
- C. apilfolia, C. oxyacantha, Mespilus elegans, M. monogyna

Crataegus injekt-Hevert N Injektionslösung, Crataegus STADA Dragees, Crataegutt Filmtabletten, Faros Tabletten, Weißdorn-Phyton Weichkapseln und Tropfen, WEISSDORN-ratiopharm Dragees, Weißdorn-Tropfen N BIO-DIÄT Tinktur	**Fertigarzneimittel (Beispiele)**
Beeren, Blüten und Blätter der Weißdornarten Crataegus laevigata und C. monogyna, seltener der Arten C. azarolus und C. pentagyna	**Quelle**
Proanthocyanide und Flavonoide (Quercetin, Hyperosid, Vitexin, Rutin), Katechin, Epikatechin	**Hauptwirkstoffe**
Es gibt etwa 300 Crataegus-Arten, die in den gemäßigten Klimazonen Nordamerikas, Asiens und Europas vorkommen. Dioscorides und Paracelsus lobten Crataegus für seine herzstärkenden Eigenschaften. Eine systematische Untersuchung der Pflanze begann im frühen 20. Jahrhundert. Heute ist sie besonders in Deutschland, wo Weißdornpräparate verschreibungspflichtig sind, ein populäres Herzmittel.	**Hintergrund-informationen**
»Stärkung« des Herzens und andere Herz-Kreislauf-Indikationen	**Traditionelle Anwendung**
Erweiterung der Koronararterien, positiv inotrop, dromotrope und bathmotrope Effekte, hypotensiv, β-blockierende und ACE-hemmende Aktivität, antioxidativ, kardioprotektiv, antiarrhythmisch, Dämpfung des Zentralnervensystems; der Wirkungsmechanismus gleicht – wie gezeigt werden konnte – demjenigen von Digitalis.	**Pharmakologie**
Kongestive Herzinsuffizienz (NYHA I und II, möglicherweise auch III)	**Häufige Indikation**

Ein systematischer Review [1] umfasste 8 placebokontrollierte, doppelblinde Studien, die zwischen 1983 und 1994 publiziert worden waren, mit insgesamt 433 Patienten, die an kongestiver Herzinsuffizienz (NYHA I–III, hauptsächlich II) litten. Alle diese Studien zeigten positive Effekte auf objektive Zeichen oder subjektive Symptome. Ein weiterer Review fasste neuere Ergebnisse aus klinischen, präklinischen und Tierstudien zusammen. Er kam zu dem Schluss, dass die Untersuchungen einen positiven Effekt von Weißdorn auf das Herz-Kreislauf-System über ver-   **Klinische Evidenz** schiedene Wirkmechanismen und mit nur geringen Nebenwirkungen zeigten [2]. Eine RKS verglich die tägliche Gabe von 900 mg Weißdornextrakt mit einer Dosis von 37,5 mg Captopril bei 132 Patienten mit Herzinsuffizienz im NYHA-Stadium II [3]. Die Resultate zeigten, dass beide Regimes in der Steigerung der Arbeitsfähigkeit dieser Patienten gleichermaßen effektiv waren. Eine große (n=3664) Beobachtungsstudie ließ vermuten, dass die Effekte zu einer etwa 10%igen Reduktion des Druck-Frequenz-Produkts bei Patienten in den Stadien I und II (NYHA) führen [4]. Eine Langzeitbeobachtungsstudie bestätigte dies und zeigte weiterhin eine Zunahme der Ejektionsfraktion sowie Zeichen verbesserter myokardialer Durchblutung, zudem eine ausgezeichnete Verträglichkeit [5].

Dosierungs-empfehlung

900 mg standardisierter Extrakt (2,2% Flavonoide oder 18,75% oligomere Procyanide) täglich

Risiken

Gegenanzeigen

Schwangerschaft, Laktationsperiode, Allergie gegen Pflanzen der Familie der Rosaceae

Anwendungsbeschränkungen/Warnhinweise

Unter hohen Dosen kommt es zu Sedierung, Hypotension oder Arrhythmien; Weißdorn sollte nur unter ärztlicher Überwachung eingenommen werden.

Nebenwirkungen

Übelkeit, Benommenheit, Müdigkeit, Schweißausbrüche

Überdosierung

Ateminsuffizienz

Wechselwirkungen

Additive Effekte mit antihypertensiven Arzneimitteln, Nitraten, Herzglykosiden und auf das Zentralnervensystem wirkenden Sedativa

Arzneiqualität

Es sollten nur standardisierte Produkte verwendet werden.

Bewertung

Der Wert von Weißdorn für die Behandlung der kongestiven Herzinsuffizienz (NYHA II) ist gut genug dokumentiert, und sein Sicherheitsprofil ist ermutigend. Es gibt darüber hinaus vorläufige Evidenz dafür, dass die Effektgröße derjenigen konventioneller Medikamente gleicht. Man kann den Weißdorn also vorsichtig für diese Indikation empfehlen, und zwar bei Patienten, die auf einem pflanzlichen Präparat als Alternative zu effektiven synthetischen Mitteln bestehen. Aufgrund der Art der Erkrankung ist strenge medizinische Überwachung geboten. Weißdorn kann nicht empfohlen werden für die NYHA-Stadien III und IV.

Literatur

1. Weihmayr T, Ernst E (1996) Die therapeutische Wirksamkeit von Crataegus. Fortschr Med 114: 27–29
2. Zapatero JM (1999) Selections from current literature: effects of hawthorn on the cardio-vascular system. Fam Pract 16: 534–538
3. Tauchert M, Ploch M, Hübner WD (1994) Wirksamkeit des Weißdorn-Extraktes LI 132 im Vergleich mit Captopril – Multizentrische Doppelblindstudie bei 132 Patienten mit Herz-insuffizienz im Stadium II nach NYHA. Münch Med Wschr 136 (Suppl 136/I Feb): 27–32
4. Schmidt U, Albrecht M, Podzuweit H, Ploch M, Maisenbacher J (1998) Hochdosierte Cra-taegus-Therapie bei herzinsuffizienten Patienten NYHA-Stadium I und II. Zeitschrift für Phytotherapie 19: 22–30
5. Tauchert M, Gildor A, Lipinski J (1999) Einsatz des hochdosierten Crataegusextraktes WS 1442 in der Therapie der Herzinsuffizienz Stadium. Herz 24: 465–474

Yohimbe (Pausinystalia yohimbe K. Schumann)

▬ Englisch: »aphrodien«, »johimbe«, »yohimbe« ▬ Corynanthe yohimbe	**Synonyme**
Plurivironmono Tabletten, Yocon-Glenwood Tabletten	**Fertigarzneimittel (Beispiele)**
Rinde	**Quelle**
Indolalkaloide, davon 10–15% Yohimbin	**Hauptwirkstoffe**
Yohimbe ist ein großer, immergrüner Baum aus Zentralafrika, der bis zu 30 m hoch wird. Die gemahlene Rinde wird traditionell als Aphrodisia-kum, insbesondere bei Erektionsstörungen des Mannes, genutzt. Inter-essanterweise wird es in den USA auch als Alternative zu anabolen Ste-roiden verwendet, um die Leistungsfähigkeit von Sportlern zu steigern. Yohimbin ist der Hauptwirkstoff von Pausinystalia yohimbe, kommt aber auch in anderen Pflanzen, wie Schlangenholz (Rauwolfia serpentina) und Quebracho (Aspidosperma quebracho-blanco), vor. Die meisten klini-schen Studien beziehen sich auf die Effekte dieses isolierten Bestandteils der Yohimbe-Rinde.	**Hintergrund-informationen**
Als Aphrodisiakum; bei Hautkrankheiten, Pruritus, Adipositas	**Traditionelle Anwendung**
Blockade des α_2-Adrenorezeptors; bewirkt Noradrenalinfreisetzung und damit positive Auswirkungen auf das sympathische Nervensystem und die Aktivität der noradrenergen Nuklei im Zentralnervensystem	**Pharmakologie**
Erektionsstörungen	**Häufige Indikation**

Klinische Evidenz

Es konnte keine Evidenz aus methodisch fundierten klinischen Studien über Extrakte von Yohimbe-Rinde gefunden werden. Ein systematischer Review und eine Metaanalyse über Yohimbe bei Erektionsstörungen umfasste 7 doppelblinde RKS [1]. Sie kamen zu dem Schluss, dass Yohimbe Placebo zur Behandlung von Erektionsstörungen mit organischen oder nichtorganischen Ursachen überlegen ist. Weitere doppelblinde RKS zeigen keine positiven Effekte zur Behandlung der Adipositas (z. B. [2]) oder auf die Rate der Magenentleerung bei adipösen Patienten [3]. Eine andere doppelblinde RKS lässt vermuten, dass Yohimbe keine positiven Effekte bei der Behandlung der orthostatischen Hypotension bei Patienten mit M. Parkinson hat [4]. Einzelne RKS berichten über positive Wirkungen bei Mundtrockenheit bei Patienten, die psychotrope Medikamente einnehmen, [5] und zur Behandlung von Entzugserscheinungen nach Drogenmissbrauch [6].

**Dosierungs-
empfehlung**

16–18 mg Yohimbinhydrochlorid täglich, aufgeteilt in mehrere Dosen

Risiken

Gegenanzeigen

Schwangerschaft, Laktationsperiode, Kinder, psychiatrische Indikationen, Angstzustände, Bluthochdruck; Herz-, Nieren- oder Leberkrankheiten

Anwendungsbeschränkungen/Warnhinweise

Patienten mit chronischer Entzündung der Prostata oder der reproduktiven Organe

Nebenwirkungen

Nervöse Erregung, Schlaflosigkeit, Angstzustände, Bluthochdruck, Tachykardie, Bronchospasmen, Übelkeit, Erbrechen

Überdosierung

Dosen von 20–30 mg Yohimbinhydrochlorid täglich können eine erhöhte Herzfrequenz und einen Blutdruckanstieg bewirken.

Wechselwirkungen

Verstärkte Wirkung von Antidepressiva, Stimulanzien des Zentralnervensystems, Phenothiazinen und anderen α_2-Adrenorezeptor-blockierenden Mitteln; verringerte Wirkung antihypertensiver Medikamente; Wechselwirkung mit Sildenafil theoretisch möglich

Arzneiqualität

Yohimbinhydrochloridpräparate können andere Wirkstoffe enthalten, darunter Strychnin und Methyltestosteron.

Bewertung

Es gibt eine positive Evidenz dafür, dass Yohimbe bei der Behandlung von Erektionsstörungen unterschiedlicher Ursache positive Effekte hat. Diese orale Behandlungsmethode bietet offensichtliche Vorteile gegenüber invasiven Eingriffen und ist im Verhältnis sicherer. Vergleichende Studien mit anderen oralen Medikationen, wie Sildenafil, das – wie gezeigt wurde – für diese Indikation effektiv ist, liegen nicht vor. Vergleicht man aber die aus systematischen Reviews ersichtlichen Effektgrößen, so scheint die Wirksamkeit ähnlich zu sein. Zur Behandlung anderer Krankheitsbilder gibt es keine überzeugende Evidenz.

Literatur

1. Ernst E, Pittler MH (1998) Yohimbine for erectile dysfunction: a systematic review and meta-analysis. J Urol 159: 433–436
2. Kucio C, Jonderko K, Piskorska D (1991) Does yohimbine act as a slimming agent? Israel J Med Sci 27: 550–556
3. Jonderko K, Kucio C (1991) Effect of anti-obesity drugs promoting energy expenditure, yohimbine and ephedrine, on gastric emptying in obese patients. Aliment Pharmacol Ther 5: 413–418
4. Senard JM, Rascol O, Raskol A, Montastruc JL (1993) Lack of yohimbine effect on ambulatory blood pressure recording: a double-blind cross-over trial in Parkinsonians with orthostatic hypotension. Fundament Clin Pharmacol 7: 465–470
5. Bagheri H, Schmitt L, Berlan M, Montastruc JL (1997) A comparative study of the effects of yohimbine and anetholtrithioneon salivary secretion in depressed patients treated with psychotropic drugs. Eur J Clin Pharmacol 52: 339–342
6. Hameedi FA, Woods SW, Rosen MI, Pearsall HR, Kosten TR (1997) Dose dependent effects of yohimbine on methadone maintained patients. Am J Drug Alcohol Abuse 23: 327–333

In den Tabellen 4.1–4.12 sind wichtige Informationen zu verschiedenen Pflanzen und Heilmitteln zusammengestellt.

◻ Tabelle 4.1. Heilpflanzen ohne ausreichende Evidenz für ihre Wirksamkeit

Name[a]	Beschreibung	Pharmakologie	Häufige Indikationen	Risiken
Ananas (Ananas comosus)	Medizinisch verwendet wird das proteolytische Enzym Bromelain aus der Frucht	Thrombozyteninhibierung, entzündungshemmend, fibrinolytisch	Verstauchungen, Blutergüsse und posttraumatische Ödeme	Könnte die Blutungszeit verlängern, Diarrhö
Andrographis paniculata	Staude heimisch in Asien; medizinische Verwendung der Blätter	Antimikrobiell	Bakterielle Dysenterie, hepatische und intestinale Störungen, banale Erkältung	Nesselsucht
Anis (Pimpinella anisum)	Samen medizinisch genutzt	Expektorans, krampflösend, antibakteriell	Dyspepsie, Katarrh	Allergische Reaktionen
Arnika (Arnica montana)	Staude heimisch in Europa und Nordamerika; medizinische Verwendung der Blüten	Entzündungshemmend, antimikrobiell	Verstauchungen, Blutergüsse (topisch)	Oral: sollte wegen der Toxizität nur in homöopathischen Dosen eingenommen werden; topisch: Allergien, Dermatitis
Asarum heterotropoides	Heimisch in China; medizinische Verwendung der ganzen Pflanze	Analgetisch, hustendämpfend, beruhigend	Banale Erkältung, Kopfschmerzen, andere Schmerzen	Nicht bekannt
Asiatischer Wassernabel (Centella asiatica)	Schlanke Staude, heimisch in wärmeren Regionen beider Hemisphären	Stimulation der Kollagensynthese, entzündungshemmend	Wundheilung (topisch), Lepra	Allergische Reaktionen
Astragalus mongholicus, A. membranaceus	Strauch heimisch in China, Korea, der Mongolei und Sibirien; medizinische Verwendung der Wurzeln	Immunstimulierend, allgemein als Tonikum	Banale Erkältung, Influenza	Nicht bekannt
Ballonblume (Platycodon grandiflorum)	Ausdauernde Staude, heimisch in Nordasien; medizinische Verwendung der Wurzeln	Expektorans, hustenlindernd, entzündungshemmend	Infektionen der oberen Atemwege	Nicht bekannt

Tabelle 4.1 Weitere Heilpflanzen

▢ Tabelle 4.1. Fortsetzung

Name[a]	Beschreibung	Pharmakologie	Häufige Indikationen	Risiken
Banxia (Pinellia ternata)	Staude heimisch in China; medizinische Verwendung der Rhizome	Expektorans, antiemetisch	Asthma, Husten	Könnte bei Schwangeren Abort auslösen
Beinwell (Symphytum officinale)	Alle oberirdischen Pflanzenteile werden medizinisch verwendet	Entzündungshemmend	Blutergüsse (topisch) und Verstauchungen	Die Staude enthält hepatotoxische Pyrrolizidinalkaloide, daher nicht zur innerlichen Anwendung geeignet
Bockshornklee (Trigonella foenum-graecum)	Einjährige, krautige Pflanze, die zur Familie der Leguminosen gehört; stammt vermutlich aus Indien oder dem mittleren Osten	Galletreibend, entzündungshemmend, milchtreibend	Diabetes mellitus, Hypercholesterinämie	Geringe gastrointestinale Symptome, allergische Reaktionen
Borretsch (Borago officinalis)	Einjährige Staude, heimisch in Europa und den USA; medizinische Verwendung der Blätter, Stängel, Blüten und Samen	Entzündungshemmend	Arthritis	Enthält hepatotoxische Pyrrolizidinalkaloide
Brucca amarissima	Kleiner Baum, heimisch in China; medizinische Verwendung der Früchte	Antimikrobiell	Amöbendysenterie, Malaria	Anaphylaxie
Cascara (amerikanischer Faulbaum, Rhamnus purshianus)	Baum heimisch in Nordamerika; medizinische Verwendung der Rinde	Erhöht die Kolonmotilität	Verstopfung	Frische Rinde ist toxisch und muss vor der Verwendung gelagert werden; nicht bei entzündlichen Darmerkrankungen anwenden; gastrointestinale Krämpfe
Chinesische Päonie (Pfingstrose, Paeonia lactiflora)	Mehrjährige Staude, heimisch in China, Indien und Japan; medizinische Verwendung der Wurzeln	Krampflösend, entzündungshemmend, analgetisch, Abortivmittel, antikoagulierend	Schmerzen (z. B. menstruelle)	Könnte die Wirkung von Antikoagulanzien verstärken

▶

◻ Tabelle 4.1. Fortsetzung

Name[a]	Beschreibung	Pharmakologie	Häufige Indikationen	Risiken
Chinesischer Limonenbaum (Schisandra chinensis)	Heimisch in China; medizinische Verwendung der Früchte	Entzündungshemmend, antihepatotoxisch	Schutz der Leber, Asthma	Nicht bekannt
Chinesischer Rhabarber (Rheum officinale)	Mehrjährige Staude, die dem gewöhnlichen Gartenrhabarber ähnelt und in China und Korea kultiviert wird; medizinische Verwendung der Rhizome	Stimuliert die Kolonaktivität, erhöht die parazelluläre Permeabilität	Verstopfung	Abdominale Krämpfe, Diarrhö, Flüssigkeitsverlust (bei Überdosierung)
Danggui (Angelica sinensis)	Heimisch in China; aus den Wurzeln werden flüchtige Öle extrahiert	Gefäßerweiternd, dem Chinidin ähnlich, beeinflusst die Uterusaktivität	Gynäkologische Krankheitsbilder, Kreislaufstörungen	Blutungen, Photosensibilisierung, Wechselwirkungen mit Antikoagulanzien
Dihuang (Rehmannia glutinosa)	Heimisch in China; medizinische Verwendung der Wurzeln	Fiebersenkend, antirheumatisch, diuretisch	Rheumatische Schmerzen	Nicht bekannt
Efeu (Hedera helix)	Kletterpflanze heimisch in Europa und Asien; medizinische Verwendung der Blätter	Expektorans, krampflösend, antimikrobiell, analgetisch	Chronische Entzündungen der Atemwege	Kontaktdermatitis
Eibisch (Althaea officinalis)	Staude heimisch in Europa und Asien; medizinische Verwendung der Blätter und Wurzeln	Linderungsmittel	Trockener Husten	Nicht bekannt
Engelwurz (Angelica archangelica)	Staude heimisch in Europa und Teilen Asiens; medizinische Verwendung von Wurzeln und Rhizomen	Relaxiert glatte Muskulatur	Appetitverlust, abdominelle Beschwerden, Blähungen	Photosensibilisierung
Enzian (Gentiana lutea)	Staude heimisch in Südeuropa und Westasien; medizinische Verwendung der Wurzel	Verdauungsfördernd	Appetitverlust, Blähungen	Kopfschmerzen

Tabelle 4.1   Weitere Heilpflanzen

◻ **Tabelle 4.1.** Fortsetzung

Name[a]	Beschreibung	Pharmakologie	Häufige Indikationen	Risiken
Eukalyptus (Eucalyptus globulus)	Immergrüner Baum, heimisch in Australien	Expektorans, schleimlösend, antiseptisch	Entzündungen der Atemwege	Übelkeit, Erbrechen, Diarrhö
Fenchel (Foeniculum vulgare)	Staude heimisch im Mittelmeerraum; das aus den Samen der Früchte gewonnene Öl wird medizinisch genutzt	Krampflösend, schleimlösend	Dyspepsie, Blähungen	Allergien
Gelbwurz (Curcuma longa)	Ausdauernde, krautige Pflanze, heimisch in Südasien; medizinische Verwendung der Wurzeln	Galletreibend, entzündungshemmend, antioxidativ, antimutagen	Funktionelle Störungen der Gallenblase	Nicht bekannt
Gemeines Süßholz (Glycyrrhiza glabra)	Staude heimisch im Mittelmeerraum, in Russland und in Kleinasien; die Gattung Glycyrrhiza umfasst rund 30 Arten; Süßholz ist Bestandteil vieler traditioneller chinesischer Kräutermischungen; medizinische Verwendung der Wurzeln	Expektorans, schleimlösend, krampflösend, entzündungshemmend, adrenokortikotrop, aldosteronähnliche Effekte	Magengeschwüre, Katarrh, Krebsprävention, Entgiftung, zur Entzündungshemmung, zur Antioxidation	Nebenwirkungen entsprechend der adrenokortikotropen Wirkung
Gewürznelkenbaum (Syzygium aromaticum)	Gewürznelken sind die getrockneten Blütenknospen des Gewürznelkenbaumes, aus denen ätherisches Öl gewonnen werden	Antiseptisch, antimikrobiell, anästhetisch, krampflösend	Haut- oder Schleimhautentzündungen, Schmerzen (topisch)	Haut- oder Schleimhautreizungen
Goldfaden (Coptis chinensis)	Mehrjährige Staude, heimisch in China, Japan und Indien; medizinische Verwendung der Rhizome	Antimikrobiell	Diarrhö, Konjunktivitis, Leishmaniose, Malaria	Gastrointestinale Symptome
Heidelbeere (Vaccinium myrtillus)	Strauch heimisch in Nordeuropa, Asien und Nordamerika; gehört zur Familie der Ericaceen	Antioxidativ	Diabetes mellitus, Krebsprävention	Nicht bekannt

◻ **Tabelle 4.1.** Fortsetzung

Name[a]	Beschreibung	Pharmakologie	Häufige Indikationen	Risiken
Indisches Psyllium, Flohsamen (Plantago ovata)	Medizinisch verwendet werden Blätter, Samen und Hülsen	Ballaststoffbildendes Abführmittel	Verstopfung	Allergische Reaktionen bis hin zum anaphylaktischen Schock
Isländisches Moos (Cetraria islandica)	Flechte heimisch in Skandinavien	Antimikrobiell, immunstimulierend	Appetitverlust, trockener Husten, Schleimhautirritationen	Nicht bekannt
Kanadische Gelbwurz (Hydrastis canadensis)	Heimisch in Nordamerika; medizinische Verwendung der Rhizome	Wehenanregend, laxativ, entzündungshemmend, gefäßverengend	Wundheilung, Herpes labialis	Verdauungsstörungen, Bluthochdruck, Halluzinationen
Kardamom (Elettaria cardamomum)	Aus den Samen wird ätherisches Öl gewonnen	Galletreibend, virustatisch	Dyspepsie	Vorsichtsmaßnahme: nicht bei Gallensteinen verwenden
Kümmel (Carum carvi)	Früchte werden zur Gewinnung ätherischen Öles genutzt	Krampflösend, antimikrobiell	Verdauungsstörungen, Blähungen	Nicht bekannt
Kürbis (Cucurbita pepo)	Einjährige Kletterpflanze, heimisch in Amerika; medizinische Verwendung der Samen	Antiandrogen, entzündungshemmend	Gutartige Prostatahypertrophie	Nicht bekannt
Lycopus lucidus	Heimisch in China; medizinische Verwendung der Blätter	Aktivierung des Blutkreislaufs, diuretisch	Menstruationsstörungen, postpartale Schmerzen	Nicht bekannt
Meerträubel, Ma huang, (Ephedra sinica)	Strauch heimisch in Asien	Ephedrinähnliche Effekte	Bronchospasmen	Als Stimulans missbräuchlich verwendet (z. B. pflanzliches „Ecstasy"), Nebenwirkungen entsprechend der ephedrinartigen Wirkung
Myrrhenbaum (Commiphora molmol)	Aus der Rinde des Myrrhenbaumes ausgetretenes Gummiharz	Adstringierend	Haut- oder Schleimhautentzündungen	Nicht bekannt

Tabelle 4.1   Weitere Heilpflanzen

◻ **Tabelle 4.1.** Fortsetzung

Name[a]	Beschreibung	Pharmakologie	Häufige Indikationen	Risiken
Pai-Shu (Atractylodis macrocephalus)	Staude heimisch in China; medizinische Verwendung der Rhizome	Verdauungsfördernd, diuretisch	Anorexie, Diarrhö	Nicht bekannt
Pei-Mu (Fritillaria cirrhosa)	Staude heimisch in China; medizinische Verwendung der Zwiebeln	Hustenlindernd, schleimlösend, Expektorans	Entzündungen der Atemwege	Nicht bekannt
Pappel (Populus alba)	Medizinisch verwendet wird normalerweise die Rinde von Populus alba	Salicylate wirken entzündungshemmend	Rheumatische Erkrankungen	Nierendysfunktion, gastrointestinale Symptome, Wechselwirkungen mit Antikoagulanzien
Quianghuo (Notopterygium incisum)	Heimisch in China; medizinische Verwendung der Rhizome	Analgetisch	Rheumatische Schmerzen, banale Erkältung	Nicht bekannt
Ringelblume (Calendula officinalis)	Staude heimisch im Mittelmeerraum; medizinische Verwendung der Blüten	Entzündungshemmend, immunstimulierend, antimikrobiell	Wundheilung, Magengeschwüre, Lymphödem nach Brustamputation	Nicht bekannt
Salbei (Salvia officinalis)	Halbstrauch heimisch im Mittelmeerraum; medizinische Verwendung der Blätter	Antimikrobiell, sekretionshemmend	Dyspepsie, anhaltende Schweißbildung	Epilepsieartige Krämpfe (bei Langzeitanwendung)
Schafgarbe (Achillea millefolium)	Medizinische Verwendung der oberirdischen Pflanzenteile	Galletreibend, antibakteriell, adstringierend, krampflösend	Appetitverlust, Dyspepsie	Allergische Reaktionen
Shegan (Belamcanda sinensis)	Heimisch in China; medizinische Verwendung der Rhizome	Antiphlogistisch, Expektorans	Asthma, Husten, Schmerzen	Nicht bekannt
Spargel (Asparagus officinalis)	Als Gemüse kultiviert; medizinische Verwendung der Wurzeln	Diuretisch	Entzündungen der Harnwege; Vorbeugung gegen Nierensteine	allergische Reaktionen

4

◻ **Tabelle 4.1.** Fortsetzung

Name[a]	Beschreibung	Pharmakologie	Häufige Indikationen	Risiken
Stechender Mäusedorn (Ruscus aculeatus)	Strauch heimisch im Mittelmeer-raum; medizinische Verwendung der Rhizome	Diuretisch, entzündungshemmend	Chronische Veneninsuffizienz	Gastrointestinale Beschwerden, Übelkeit
Stechwinde (Smilax spp.)	Medizinische Verwendung der getrockneten Wurzeln und Rhizome verschiedener Smilax-arten	Tonisierend, entzündungshemmend, leberschützend	Psoriasis, Lepra; Appetitanreger	Nierenschäden, Wechselwirkungen mit Hypnotika und Digitalis
Vaccinium angustifolium	Einheimischer Fruchtstrauch in Amerika; gehört zur Familie der Ericaceen	Antioxidativ	Diabetes mellitus, Krebsprävention	Nicht bekannt
Wacholder (Juniperus communis)	Strauch heimisch in Europa, Asien und den USA; aus den Beeren wird ein ätherisches Öl gewonnen	Diuretisch, karminativ, antirheumatisch	Dyspepsie	Nierenschäden (bei Langzeit-anwendung oder Überdosierung)
Yuxingcao (Houttuynia cordata)	Heimisch in China, Japan, Korea und Vietnam; medizinische Verwendung oberirdischer Pflanzenteile	Diuretisch, entzündungshemmend	Entzündungen der Atemwege, akute Dysenterie, akute Harnwegsinfektionen	Nicht bekannt
Zaubernuss (Hamamelis virginiana)	Kleiner Baum heimisch in Nord-amerika; medizinische Verwendung der Blätter und der Rinde	Adstringierend, entzündungshemmend	Kleinere Hautverletzungen, Hämorrhoiden, Krampfadern (äußerliche Anwendung)	Nicht bekannt
Zimtbaum (Cinnamomum verum)	Baum heimisch in Südindien; medizinische Verwendung der Rinde	Karminativum, antimikrobiell	Appetitverlust, Dyspepsie	Allergien
Zitronenmelisse (Melissa officinalis)	Staude heimisch im Mittelmeer-raum und in Asien; medizinische Verwendung der Blätter	Beruhigend, krampflösend, antimikrobiell	Schlaflosigkeit, Herpes labialis (zur äußerlichen Anwendung)	Keine ernsthaften Sicherheitsbedenken

▸

Tabelle 4.2 Weitere nichtpflanzliche Heilmittel

◻ Tabelle 4.1. Fortsetzung

Name[a]	Beschreibung	Pharmakologie	Häufige Indikationen	Risiken
Zwiebel (Allium cepa)	Allgemein bekannte mehrjährige Staude, die auch als Nahrungsmittel genutzt wird; heimisch vermutlich in Westasien	Antimikrobiell, diuretisch, Senkung des Glukosespiegels, allgemein tonisierend	Arteriosklerose, Appetitverlust, Wundheilung (topisch)	Allergische Reaktionen

[a] deutscher, englischer oder chinesischer Trivialname; lateinischer Artname in Klammern.

◻ Tabelle 4.2. Nichtpflanzliche Heilmittel ohne ausreichende Evidenz für ihre Wirksamkeit

Name	Beschreibung	Pharmakologie	Häufige Indikationen	Risiken
Acidophilus	Das Bakterium Lactobacillus acidophilus wird für die orale Einnahme kommerziell gewonnen (Probiotika)	Verdauungshilfe, Produktion von Vitaminen des B-Komplexes und Erzeugung einer „gesunden" Darmflora	Gastrointestinale Beschwerden, Infektionsprävention, nach Antibiotikabehandlung	Nicht bekannt
Agar	Wässriger Extrakt aus den Zellwänden roter Meeresalgen	Erhöhung der Stuhlmasse	Verstopfung	Darmverschluss, verminderte Resorption von Mineralstoffen im Darm
Bienenpollen	Blütenpollen und Nektar, gemischt mit Verdauungsenzymen der Honigbienen	Antioxidativ	Allergische Krankheitsbilder, inklusive Asthma; Impotenz, Krebsprävention und Herz-Kreislauf-Erkrankungen	Allergische Reaktionen bis zum anaphylaktischen Schock
Dehydroepiandrosteron (DHEA)	Vorläufer der Steroidhormone, der in einigen Pflanzen vorkommt (z. B. Jamswurzel)	Erhöht die Menge an Androgenen und Östrogenen; soll alterungsverzögernd wirken („anti-aging")	Krebsprävention, Herz-Kreislauf-Erkrankungen, Osteoporose	Hirsutismus, Schlaflosigkeit, Reizbarkeit; Wechselwirkungen mit Steroidhormonen
Gelée royale	Ausscheidungsprodukt von Arbeitsbienen, mit dem die Bienenkönigin gefüttert wird	Antibakteriell, antikanzerogen	Impotenz, Haarlosigkeit, Menopause, Krebsprävention, Herz-Kreislauf-Erkrankungen	Allergien bis zum anaphylaktischen Schock

4

❑ **Tabelle 4.2.** Fortsetzung

Name[a]	Beschreibung	Pharmakologie	Häufige Indikationen	Risiken
Karnitin	Quartäres Amin, Stoffwechsel-produkt u. a. in Muskelzellen	Teil der Zellenergieproduktion, Toxinentfernung, cholinerger Antagonist, membranstabili-sierend	Zahlreiche chronische Krankheits-bilder, darunter Herz-Kreislauf-Erkrankungen und M. Alzheimer	Nicht bekannt
Kelp	Produkt aus braunen Meeres-algen; wird in der japanischen Volksmedizin verwendet	Antikarzinogen	Krebsprävention, Fettsucht, Rheuma	Akne, Thrombozytopenie, Blutungen, Hypotonie; Arsenvergiftung; Wechsel-wirkungen mit Antikoagulanzien sind möglich
Kreatin	Aminosäure, die in rotem Fleisch, Milch und Fisch vorkommt; Kreatin wird auch in den Nieren, der Leber und der Bauchspeichel-drüse synthetisiert	Hält einen hohen Gehalt an Adenosintriphosphaten aufrecht (Hauptenergiequelle der Muskelkontraktion)	Verbesserung der physischen Leistungsfähigkeit	Dehydration, gastrointestinale Beschwerden, Muskelkrämpfe
Octacosanol	28 Kohlenstoffatome langer Alkohol aus Pflanzenwachs	Verstärkung der intramuskulären Lipolyse	Erhöhung der körperlichen Ausdauer	Reizbarkeit, orthostatische Hypotonie
Rot fermentierter Reis (Monascus purpureus)	Fermentationsprodukt aus Hefe und Reis, das traditionell in der chinesischen Medizin verwendet wird	Reduktion der Cholesterin-synthese in der Leber (enthält Lovastatin)	Hypercholesterinämie	Wie Lovastatin
Thymusextrakt	Extrakt aus Rinderthymuszellen, gewöhnlich zur Injektion	Stimulation des Immunsystems	Krebserkrankungen, AIDS	Allergische Reaktionen, Infektionen

Tabelle 4.3 Heilpflanzenterminologie

◻ Tabelle 4.3. Terminologie der Heilpflanzen

Trivialname	Lateinischer Name (Erstbeschreiber)	Synonyme
Aloe vera	Aloe vera (L.)	Echte Aloe; engl.: »aloe vera«; frz.: »lalois«; A. barbadensis (Mill.), A. elongata (Murray), A. indica (Royle), A. officinalis (Forsk) u. a.
Artischocke	Cynara scolymus (L.)	Französische Artischocke, grüne Artischocke, Kugelartischocke; engl.: »artichoke«; frz.: »artichaut commun«; ital.: »carciofo«; Cynara cardunculus (L.)
Asiatischer Wassernabel	Centella asiatica (L.)	Indischer Wassernabel, Wassernabel; engl.: »gota kolu indian hydrocotyle«; frz.: »hydrocotyle asiatique«; ital.: »idrocotile«; Centella cordifolia (Hooker Fil. Nannf.), C. coriacea (Nannf.), C. dusenii (Nannf.), Hydrocotyle asiatica (L.) u. a.
Baldrian	Valeriana officinalis (L.)	Arzneibaldrian, Balderbracken, Balderjan, Bullerjan, gemeiner Baldrian, Katzenbaldrian, Katzenkraut, Stinkbaltes; engl.: »valerian«; frz.: »valériane« ital.: »valeriana«
Bärentraube	Arctostaphylus uva-ursi (L.)	Mehlbeere, Moosbeere, Sandbeere, wilder Buchsbaum, Wolfstraube; engl.: »uva-ursi«, »bearsgrape«; frz.: »arbusier«; ital.: »uva d'orso«; Arbutus uva-ursi (L.), Arctostaphylos media (Greene), Mairania uva-ursi (Desv.), Uva-ursi buxifolia (SF Gray) u. a.
Beinwell	Symphytum officinale (L.)	Komfrey; engl.: »comfrey«
Bockshornklee	Trigonella foenum-graecum	Kuhhornklee, griechisch Heu; engl.: »fenugreek«; frz.: »fénugrec«; ital.: »fieno-greco«; Buceras foenum-graecum (L.) All., Foenum-graecum officinale (Moench), Folliculigera graveolens (Pasquale), Telis foenum-graeca (L.) Kuntze u. a.
Brennnessel	Urtica dioica (L.)	Große Brennessel, Haarnessel, Hanfnessel, Scharfnessel, Tausendnessel; engl.: »nettle«; frz.: »grande ortie piquante«; ital.: »ortica maschio«; Urtica major (Kanitz), Urtica urens maxima (Blackw.)
Echinacea	Echinacea angustifolia (DC.); E. pallida (Nutt.); E. purpurea (L.)	Schmalblättrige Kegelblume, schmalblättriger Igelkopf, schmalblättriger Sonnenhut; engl.: »echinacea«; Brauneria angustifolia (DC.), Echinacea pallida var. angustifolia (DC.)
Eibisch	Althaea officinale (L.)	Heilwurz, Sammetpappel, Ibischwurz; engl.: »marshmallow«; frz.: »guimauve«; ital.: »bismalva«
Fenchel	Foeniculum vulgare	Fennekel (Niederrhein), Fennichl (Egerland, Baden), Fennkol, Finkel (Niederdeutsch), gemeiner Fenchel; engl.: »fennel«; frz.: »fenouil«; ital.: »finocchio«; Anethum faeniculum (Clairv.), Feniculum commune (Bubani), Foeniculum azoricum (Miller), Meum foeniculum (L.) Spreng. in Schult u. a.

Tabelle 4.3. Fortsetzung

Trivialname	Lateinischer Name (Erstbeschreiber)	Synonyme
Gelbwurz	Curcuma longa (L.)	Kurkuma; engl.: »turmeric«; frz.: »curcuma«; ital.: »curcuma«; Amomum curcuma (Jacq.), C. domestica (Val.)
Gewürznelkenbaum	Syzygium aromaticum (L.)	Engl.: »cloves«; frz.: »girofliier«; Caryophyllus aromaticus L., Eugenia aromatica L, Eugenia caryophyllata (Thunberg), Jambosa carophyllus u. a.
Ginkgo	Ginkgo biloba (L.)	Elefantenohrbaum, Entenfußbaum, Fächerblattbaum, Mädchenhaarbaum, Tempelbaum; engl.: »ginkgo«, »maidenhair tree«; frz.: »noyer du Japon«; chinesisch: »bai guo«; Pterophyllus salisburiensis (Nelson), Salisburia adiantifolia (Smith), S. macrophylla (C Koch)
Ginseng	Panax ginseng (C.A. Meyer)	Allheilkraut, koreanischer Ginseng; engl.: »asian ginseng«, »five-fingers«; Aralia ginseng (CA Mey.) Baill., Panax pseudoginseng (Wall.), P. schinseng (Nees)
Goldrute	Solidago virgaurea (L.)	Engl.: »goldenrod«
Grüner Tee	Camellia sinensis	Teestrauch; engl.: »green tea«; frz.: »théier«; Camellia assamica (JW Masters) W Wight, C. bohea (L.) Sweet, Thea bohea (L.), Th. cantonensis (Lour.) u. a.
Guarbohne	Cyamopsis tetragonolobus (L.)	Büschelbohne, indische Büschelbohne; engl.: »guar gum«, »aconite bean«; frz.: »guar«; Cyamopsis psoraloides (DC.), Dolichos fabaeformis (L'Hérit.), Psoralea tetragonoloba (L.), Lupinus trifoliatus (Cav.) u. a.
Helmkraut	Scutellaria lateriflora (L.)	Engl.: »skullcap«
Hirtentäschel	Capsella bursa-pastoris (L.)	Bauernsenf, echtes Hirtentäschelkraut, Täschelkraut, Taschenknieper; engl.: »sheperd's purse«; frz.: »bourse a pasteur«; ital.: »borsacchina«; Bursa pastoris (Wigg.), Capsella polymorpha (Cav.), Iberis bursa-pastoris (Crantz), Lepidium bursa-pastoris (L.) Willd. u. a.
Hopfen	Humulus lupulus (L.)	Engl.: »hops«; frz.: »houblon«; ital.: »luppulo«; Humulus cordifolius (Miq.), Humulus americanus (Nutt.), Cannabis lupulus (L.) Scopoli, Lupulus communis (Gaertn.) u. a.
Ingwer	Zingiber officinale (Roscoe)	Engl.: »ginger«; frz.: »gingembre«; ital.: »zenzero«; Amomum zingiber (L.)
Johanniskraut	Hypericum perforatum (L.)	Echtes Johanniskraut, Herrgottsblut, Hexenkraut, Jageteufel, Johannisblut, Konradskraut, Mannskraft, Tüpfelhartheu; engl.: »St. John's wort«; frz.: »herbe à mille trous«; ital.: »erba di San Giovanni«; Hypericum officinarum (Crantz), H. officinale (Gater ex Steud.), H. vulgare (Lam.)

Tabelle 4.3   Heilpflanzenterminologie

◻ Tabelle 4.3. Fortsetzung

Trivialname	Lateinischer Name (Erstbeschreiber)	Synonyme
Kamille	Matricaria recutita (L.)	Deutsche Kamille, echte Kamille, Feldkamille, Hermel, kleine Kamille, Mägdeblume; engl.: »german chamomile«; frz.: »c(h)amomille«; ital.: »camomilla comune«; Chamomilla recutita (L.) Rauschert (heute gültige systematische Bezeichnung!) Chamomilla meridionalis (C Koch), Chamomilla vulgaris (SF Gray), Chrysanthemum suaveolens (L.) Cavan., Matricaria chamomilla (L. pro parte) u. a.
Kanadische Gelbwurz	Hydrastis canadensis (L.)	Kanadische Orangewurz; engl.: »goldenseal«; frz.: »sceau d'or«; ital.: »idraste«; Warneria canadensis (Lill.), W. diphylla (Raf.), W. tinctoria (Raf.)
Kardamom	Elettaria cardamomum (L.)	Malabarkardamome; engl.: »cardamon«; frz.: cardamomier; Alpinia cardamomum (Roxb.), Amomum cardamomum (L. non Roxb.)
Kava-Kava	Piper methysticum (G Forster)	Kawapfeffer, Rauschpfeffer; engl.: »kava kava«, »kawa pepper«; Macropiper latifolium (Miq.), M. methysticum (G Forst.) Hook. et Arnott, Piper inebrians (Soland.)
Knoblauch	Allium sativum (L.)	Gartenknoblauch, Knobloch, Knofel; engl.: »garlic«; frz.: »ail«; ital.: »aglio«; Porrum sativum (Rchb.)
Kümmel	Carum carvi (L.)	Wiesenkümmel, gewöhnlicher Kümmel, gemeiner Kümmel, echter Kümmel, Kramkümmel, Karve, Garbe; engl.: »caraway«; frz.: »carvi«; ital.: »carvi«; Apium carvi (L. Crantz), Seseli carvi (Lam.), Ligusticum carvi (Roth) u. a.
Lavendel	Lavandula angustifolia (Miller	Echter Lavendel, kleiner Speik, Lavander; engl.: »lavender«; frz.: »lavande femelle«; ital.: »lavanda«; L. officinalis (Chaix ex Vill.), L. vera (DC.)
Mariendistel	Silybum marianum (L.)	Silberdistel; engl.: »milk thistle«; frz.: »artichaut sauvage«; ital.: »carduo mariano«; Carduus marianus (L.), Carthamus maculatus (Lam.), Cirsium maculatum (Scop.), Mariana mariana (L.) Hill., Silybum maculatum (Moench.)
Meerrettich	Armoracia rusticana (P Gaertner)	Kren; engl.: »horseradish«; frz.: »cran«; ital.: »cren(no)«; A. sativa (Bernh.), Cardamine armoracia (O Ktze.), Cochlearia armoracia (L.), Nasturtium armoracia (Fries) u. a.
Meerträubel	Ephedra sinica (Stapf)	Ma huang; engl.: »desert tea«; frz.: »raisin de mer«; ital.: »uva marina«; chinesisch: Ma Huang

Tabelle 4.3. Fortsetzung

Trivialname	Lateinischer Name (Erstbeschreiber)	Synonyme
Mistel	Viscum album (L.)	Laubholzmistel, Affolter, Bocksfutter, Drudenfuß, Elfklatte, Geißkrut, Guomol, Hexenbesen, Hexenkrut, Hexennest, Immergrüne, Kluster, Leimmistel, Marenklatte, Marentaken, Mischgle, Mischgelt, Misple, Mistele, Mistelsenker, Nistle, Uomol, Vogelchrut, Vogelkläb, Vogellim, Vogelmistel, Wespe, Wintergrün, Wispel, Wispen, Wösp (volkstüm.); engl.: »mistletoe«; frz.: »guis; ital.: »aquatrice«; Viscum stellatum (D Don.)
Mönchspfeffer	Vitex agnus-castus (L.)	Abrahamstrauch, Keuschbaum, Keuschlamm, Mönchspfeffer, Müllen; engl.: »chaste tree«; frz.: »gattilier commun«; Agnus-castus vulgaris (Carr.), Vitex verticillata (Lam.)
Mutterkraut	Tanacetum parthenium	Bertram, falsche Kamille, Fieberkraut, Goldfederich, Jungfernkraut, Knopfkamille, (Schultz-Bip) Mägdeblumenkraut, Matram, Matronenkraut, Metra, Metram, Mettram, Mutterkamille, römische Kamille, Schneebälleli, Sonnenauge; engl.: »feverfew«; frz.: »matricaire«; ital.: »amareggiola«; Chrysanthemum parthenioides hort., Ch. parthenium (L) Bernh., Leucanthemum odoratum (Dulac), Matricaria capensis (Desf.) hort. u. a.
Nachtkerze	Oenothera biennis (L.)	Eierblume, gelbe Rapunzel, gelber Nachtschatten, gemeine Nachtkerze, Härekraut, Nachtschlüsselblume, Rübenwurzel, Schinkenkraut, stolzer Heinrich, Weinblume; engl.: »evening primrose«; frz.: »herbe aux ânes«; ital.: »blattaria virginiana«; Oenothera communis (Léveillé), O. graveolens (Gilib.), Onagra biennis (Scop.), O. vulgaris (Spach)
Passionsblume	Passiflora incarnata (L.)	Fleischfarbene Passionsblume; engl.: »passion flower«; frz.: »passiflore«; ital.: »passiflora«; Granadilla incarnata (Medik.), Passiflora edulis (Sims), Passiflora kerii (Spreng.)
Pfefferminze	Mentha × piperita (L.)	Engl.: »peppermint«; frz.: »menthe anglaise«; ital.: »menta pepe«
Preiselbeere	Vaccinium Vitis-idaea (L.)	Kronsbeere; engl.: »cranberry«; frz.: »airelle rouge«; ital.: »mirtillo rosso«; Myrtillus exigua (Bubani), Vaccinium rubrum (Dulac), Vitis idaea punctata (Moench), Vitis-idaea punctifolia (SF Gray)
Ringelblume	Calendula officinalis (L.)	Feminell, Goldblume, Goldrose, Marienrose, Regenblume, Ringelrose, Sonnwendblume, Stinkerli, Studentenblume, Totenblume, Weckbröselchen u. a.; engl.: »common marygold«; frz.: »fleur feminelle«; ital: »calendola«
Rosskastanie	Aesculus hippocastanum (L.)	Gemeine oder weiße Rosskastanie, Jude(n)kest, Pferdekastanie, wilde Kastanie, Wildi Kest(ene); engl.: »horse chestnut«; frz.: »châtaignier de cheval«; ital.: »castagna cavallina«; Aesculus castanea (Gilib.), A. procera (Salisb.), Castanea equina, Hippocastanum vulgare (Gaertner)

Tabelle 4.3 Heilpflanzenterminologie

◨ **Tabelle 4.3.** Fortsetzung

Trivialname	Lateinischer Name (Erstbeschreiber)	Synonyme
Rotklee	Trifolium pratense (L.)	Ackerklee, Honigblume, Mattenklee, Wiesenklee; engl.: »red clover«; frz.: »trèfle rouge«; ital.: »trifoglio rosso«; Trifolium purpureum (Gilib. non Loisel)
Sägepalme	Serenoa repens (Bartram)	Sägezahnpalme, Zwergpalme; engl.: »saw palmetto«; frz.: »palmiere de l'Amérique du Nord«; Brahea serrulata (Mich.) H. Wendl, Chamaerops serrulata (Mich.), Corypha repens (Bartr.), Sabal serrulata (Mich.) Nutall ex Schult, Serenoa serrulata (Hook.)
Schafgarbe	Achillea millefolium (L.)	Bauchwehkraut, Blutstillkraut, Feldgarbe, Gachelkraut, Gänsezungen, Grützblume, Grundheil, Kachel, Katzenschwanz, Leiterl, Schafrippe, Schafzunge, Tausendblatt, Zangeblume; engl.: »yarrow«; frz.: »millefeuille«; ital.: »millefoglio«; A. asplenifolia (Vent.), A. collina (J Becker ex Reichenb.), A. distans (Waldst. et Kit. ex Willd.), A. dentifera (DC.) u. a.
Schwarzer Holunder	Sambucus nigra (L.)	Deutscher Flieder, Flieder, Holder, Holler, Holunder; engl.: »common elder«; frz.: »grand sureau«; ital.: »sambuco«; Sambucus arborescens (Gilib.), S. medullina (Gilib.), S. vulgaris (Lam.)
Sibirischer Ginseng	Eleutherococcus senticosus (Maxim)	Stachelpanax, Taigawurzel, Teufelsbusch; engl.: »siberian-ginseng«, »devil's shrub«; frz.: »eleuthérocoque«; chinesisch: »Ciwujia«; Canthopanax senticosus (Rupr. et Maxim.) Harms, Hedera senticosa (Rupr. et Maxim.)
Stechender Mäusedorn	Ruscus aculeatus (L.)	Engl.: »butcher's broom«; ital.: »pungitopo«
Süßholz	Glycyrrhiza glabra (L.)	Deutsches Süßholz, gemeines Süßholz, Lakritze, Lakritzen, russisches Süßholz, spanisches Süßholz; engl.: »licorice«; frz.: »bois doux«; ital.: »legno dolce«; Glycyrrhiza echinata (Lepech.), G. glandulifera (Waldst. et Kit.), G. hirsuta (L.), Liquiritia officinalis (Moench) u. a.
Teebaum	Melaleuca alternifolia	Engl.: »tea tree«; Melaleuca linarifolia var. alternifolia (Maiden et Betche.)
Teufelskralle	Harpagophytum procumbens	Afrikanische Teufelskralle, Trampelklette; engl.: »devil's claw«; frz.: »tubercule de griffe du diable«; Harpagophytum burcherllii (Decne.)
Thymian	Thymus vulgaris (L.)	Echter Thymian, Gartenthymian, gemeiner Thymian, römischer Thymian; engl.: »thyme«; frz.: »thym«; ital.: »timo«; Thymus aestivus (Reuter ex Willk. et Lange), T. durius (Dod.), T. ilerdensis (F Gonzáles ex Costa), T. niger (Tab.) u. a.

□ Tabelle 4.3. Fortsetzung

Trivialname	Lateinischer Name (Erstbeschreiber)	Synonyme
Traubensilberkerze	Cimicifuga racemosa (L.)	Frauenwurzel, schwarze Schlangenwurzel, Wanzenkraut; engl.: »black cohosh«; frz.: »actée à grappet«; ital.: »cimicifuga«; Actaea gyrostachya (Wender), Botrophis actaeoides (Rafin.), Christophoriana canadensis racemosa (Gouan), Cimicifuga serpentaria (Pursh) u. a.
Weide(narten)	Salix daphnoides (Villars), S. purpurea (L.), S. alba (L.)	Für S. daphnoides: Reifweide, Schimmelweide, Seidelbastweide; engl.: »violet willow«; frz.: »saule à bois glauque«; ital.: »salice barbuto«; für S. purpurea: Purpurweide, Steinweide; engl.: »purple willow«; frz.: »osier rouge«; ital.: »salice rosso«; Salix monandra (Ard.), Salix pratensis (Scoop.); für S. alba: Falber, Silberweide, weiße Weide; engl.: »white willow«; frz.: »saule blanc«; ital.: »salice bianco«
Weinrebe	Vitis vinifera	Engl.: »grape vine«; frz.: »vigne«; ital.: »vite comune«
Weißdorn	Crataegus spp.	Engl.: »hawthorn«; ital.: »biancospino«
Yohimbe	Pausinystalia yohimbe (K Schumann)	Engl.: »yohimbe bark«; Corynanthe yohimbe (K Schum.)

Engl. englisch; frz. französisch; ital. italienisch.

Tabelle 4.4   Kommision E – abgelehnte Heilpflanzen

215   **4**

◨ **Tabelle 4.4.** Heilpflanzen, die aus Sicherheitsgründen von der „Deutschen Kommission E" [1] (s. S. 217) abgelehnt werden

Pflanze, Trivialname – lateinischer Name	Potenzielle Nebenwirkungen	Auslösender Inhaltsstoff
Alant – Inula helenium	Schleimhautreizungen, allergische Kontaktdermatitis	Alantolakton
Basilikum – Ocimum basilicum	Mutagenität	Estragol
Beifuß – Artemisia vulgaris	Abort	Unbekannt
Besenginster (Blüten) – Cytisus scoparius	Bei MAO-Inhibitor-Therapie und Bluthochdruck kontraindiziert	Unbekannt
Blasentang – Fucus vesiculosus	Hyperthyreose	Jod
Blauer Eisenhut – Aconitum napellus	Verschiedene Effekte	Kardiotoxische Inhaltsstoffe
Bockskraut – Galega officinalis	Hypoglykämie	Galegin
Borretsch – Borago officinalis	Leberschäden	Pyrrolizidinalkaloide
Braunalgen – Macrocystis pyrifera	Hyperthyreose	Jod
Brechnuss – Strychnos nux-vomica	Spastische zentralnervöse Wirkung	Strychnin
Echte Hundszunge – Cynoglossum officinale	Leberschäden	Pyrrolizidinalkaloide
Engelwurz (Samen und grüne Pflanze) – Angelica archangelica	Photosensitivität	Kumarine
Gemeines Kreuzkraut (grüne Pflanze) – Senecio vulgaris	Leberschäden	Pyrrolizidinalkaloide
Giersch (Früchte) – Aegopodium podagraria	Allergische Reaktionen, Photosensitivität	Khellin
Heidelbeere (Blätter) – Vaccinium myrtillus	Vergiftungen	
Huflattich – Tussilago farfara	Leberschäden	Pyrrolizidinalkaloide
Immergrün – Vinca	Immunsuppression	Unbekannt
Kakao – Theobroma cacao	Allergische Reaktionen, Migräne	Unbekannt
Koloquinte – Colocynthis vulgaris	Gastrointestinale Probleme, Nierenschäden, Zystitis	Cucurbitacin
Krapp (Wurzeln) – Galium album	Mutagenes und kanzerogenes Potenzial	Lucidin
Küchenschelle (Blüten) – Pulsatilla pratensis	Schwere Reizungen von Haut und Schleimhaut	Protoanemonin
Leberblümchen (grüne Pflanze) – Hepatica nobilis	Reizungen von Haut und Schleimhaut	Protoanemonin
Majoran – Origanum majorana	Risiken unklar	Arbutin und Gehalt an Hydroxychinon

□ Tabelle 4.4. Fortsetzung

Pflanze, Trivialname – lateinischer Name	Potenzielle Nebenwirkungen	Auslösender Inhaltsstoff
Muskatnuss – Myristica fragrans	Psychoaktiv, Abort	Unbekannt
Mutterkorn – Claviceps purpurea	Breites Spektrum an Nebenwirkungen	Alkaloide
Oleander (Blätter) – Nerium oleander	Vergiftungen, manchmal tödlich	Oleandrin
Osterluzeiblättrige Stechwinde (Wurzeln) – Smilax aristolochiifolia	Magenreizungen und vorübergehende Hemmung der Nierenfunktion vermutet	Unbekannt
Papaya – Carica papaya	Blutungen bei Patienten mit Blutgerinnungsstörungen	Unbekannt
Pestwurz (Blätter) – Petasites hybridus	Leberschäden	Pyrrolizidinalkaloide
Petersilie (Samen) – Petroselinum crispum	Blutstauung und Kontraktion glatter Muskulatur in Blase, Eingeweiden und Uterus	Apiol
Rittersporn (Blüten) – Consolida ambigua	Bradykardie, Hypotension, Herzstillstand, zentrale Lähmung und curareartige Effekte auf die Atemwege	Alkaloide
Römische Kamille – Chamaemelum nobile	Allergische Reaktionen	Unbekannt
Rostblättrige Alpenrose – Rhododendron ferrugineum	Vergiftungen	Gehalt an Grayanotoxin
Safran – Crocus sativus	Nebenwirkungen beobachtet bei Dosen von >10 g, die zur Auslösung eines Aborts verwendet werden	Unbekannt
Schafgarbe (Blüten und grüne Pflanze) – Achillea millefolium	Vergiftungen bei Missbrauch	Thujongehalt des Öles
Seifenkraut (grüne Pflanze) – Saponaria officinalis	Schleimhautreizungen	Saponine
Sellerie – Apium graveolens	Allergische Reaktionen der Haut, Phototoxizität	Furanokumarine
Sumpfporst – Ledum palustre	Vergiftungen, Abort	Unbekannt
Walnuss (Schale) – Juglans regia	Mutagenes Potenzial	Juglon
Weinraute – Ruta graveolens	Phototoxische und mutagene Effekte, Leber- und Nierenschäden	Furanocumarine
Wurmfarn – Dryopteris filix-mas	Breites Spektrum an Nebenwirkungen	Unbekannt

Tabelle 4.5 Potenziell unsichere Heilpflanzen

217

4

◘ Tabelle 4.4. Fortsetzung

Pflanze, Trivialname – lateinischer Name	Potenzielle Nebenwirkungen	Auslösender Inhaltsstoff
Yohimbe (Rinde) – Pausinystalia yohimbe	Mit der therapeutischen Verwendung von Yohimbe können Nervosität, Tremor, Schlaflosigkeit, Angstzustände, Bluthochdruck und Tachykardie sowie Übelkeit und Erbrechen verbunden sein; Wechselwirkungen mit psychopharmakologischen Arzneipflanzen	Sympathomimetische Wirkstoffe
Zaunrübe – Bryonia	Zahlreiche Risiken	Unbekannt
Zimt (Blüten) – Cinnamomum burmanii	Allergische Reaktionen	Unbekannt
Zitronengras – Cymbopogon citratus	Toxische Alveolitits	Ätherisches Öl

1. Blumenthal M (Hrsg) (1998) The complete Commission E monographs. Integrative Medicine Communications, Boston

◘ Tabelle 4.5. Pflanzen, die von Fetrow u. Avila [2] (s. S. 218) als potenziell unsicher aufgelistet werden

Trivialname	Lateinischer Name	Potenzielle Nebenwirkungen
Amerikanische Eibe	Taxus canadensis	Zytotoxizität
Amerikanische Schwertlilie	Iris versicolor	Schwere Übelkeit, Erbrechen, Durchfall
Baumwolle	Gossypium hirsutum	Hypokaliämie, männliche Sterilität, bei hohen Dosen Herzversagen
Beinwell	Symphytum officinale	Hepatotoxizität
Betelpalme	Areca catechu	Teratogenese
Calabarbohne	Physostigma venenosum	Cholinerge Toxizität
Echte Jalape	Exogonium purga	Starkes Purgativum, Abführmittel
Falscher Jasmin	Gelsemium sempervirens	Lähmungen, Tod
Fliegenfängerwurzel	Apocynum cannabinum	Herzstimulans, Arrhythmien
Gefleckter Schierling	Conium maculatum	Geburtsdefekte
Goldenes Kreuzkraut	Senecio aureus	Leberversagen aufgrund hepatischer Venenverschlusskrankheit
Goldlack	Cheiranthus cheiri	Herzgift, Herzversagen, Bradykardie
Herbstzeitlose	Colchicum autumnale	Gastrointestinale Toxizität, Erbrechen, neurologische Toxizität, Nierenversagen
Kanadische Gelbwurz	Hydrastis canadensis	Hyperreflexie, Bluthochdruck, Krämpfe, Atemstillstand

▣ Tabelle 4.5. Pflanzen, die von Fetrow u. Avila [2] als potenziell unsicher aufgeslistet werden

Trivialname	Lateinischer Name	Potenzielle Nebenwirkungen
Karolinische Sternblume	Spigelia marilandica	Tod (bei Überdosierung)
Kreosotstrauch	Larrea tridentata	Fulminantes Leberversagen
Lobelie	Lobelia inflata	Lähmung, Hypothermie, Kreislaufkollaps, Koma, Tod
Maiapfel	Podophyllum peltatum	Schwere gastrointestinale Reizungen
Mexikanischer Tee	Chenopodium ambrosioides	Krämpfe, Lähmungen
Mondsame	Menispermum canadense	Tachykardie, schweres Erbrechen oder Durchfall
Osterglocke	Narcissus pseudonarcissus	Depression des Zentralnervensystems, Karzinogenität, Koma, Tod
	Prunus virginiana	Atemnot, Schwindel, Krämpfe
Rizinus	Ricinus communis	Gastrointestinale Toxizität oder Dehydratation
Robinie	Robinia pseudo-acacia	Bradykardie, Übelkeit, Erbrechen, Benommenheit
Roter Fingerhut	Digitalis purpurea	Bradykardie, Herzblockade, Arrhythmien
Schwarzer Nachtschatten	Solanum americanum	Herzgift
Schwarzes Bilsenkraut	Hyoscyamus niger	Anticholinerge Toxizität
Stillingia	Stillingia sylvatica	Gastrointestinale Toxizität, Mutagenese
Sumpfdotterblume	Caltha palustris	Schleimhautentzündung und Bronchospasmen
Weg-Rauke	Sisymbrium officinale	Herzgift, Herzversagen
Wiesen-Hornklee	Lotus corniculatus	Cyanidvergiftung: Krampfanfälle, Lähmung, Koma, Tod
Wilder Gamander	Teucrium scorodonia	Hepatotoxizität
Wildes Süßholz	Glycyrrhiza lepidota	Erniedrigter oder erhöhter Blutdruck, Hypernatriämie, Muskelschwäche
Winterkresse	Barbarea vulgaris	Nierenschäden

2. Fetrow CW, Avila JR (1999) Complementary and alternative medicines. Springhouse, Springhouse, PA

Tabelle 4.6 Hochgradig toxische Pflanzen

■ Tabelle 4.6. Pflanzen, bei denen der Verzehr bereits geringer Mengen rohen Materials schwere Vergiftungen bewirkt

Trivialname (englischer Trivialname)	Lateinischer Name	Giftige Pflanzenteile	Symptome/Anzeichen	Behandlung
Buchsbaum (»boxwood«)	Buxus sempervirens (L.)	Alle Pflanzenteile	Erbrechen, schwere, graugefärbte, flüssige Durchfälle, Benommenheit; Tod durch Atemlähmung wurde bei Tieren beobachtet	Toxinentfernung durch induziertes Erbrechen, Magenspülung, symptomatische Therapie; eine spezifische Therapie ist nicht bekannt
Efeu (»ivy«)	Hedera helix (L.)	Stamm, Blätter, Beeren	Erbrechen, Durchfall, neurologische und respiratorische Symptome, Kontaktdermatitis; Tod durch Ersticken	Toxinentfernung durch induziertes Erbrechen, Magenspülung; symptomatische Therapie; Atemunterstützung
Eibe (»european yew«)	Taxus baccata (L.)	Alle Pflanzenteile, mit Ausnahme des roten Samenmantels	Übelkeit, Erbrechen, intestinale Schmerzen; die Patienten werden lethargisch und komatös; Tachykardie, niedriger Blutdruck, Bradykardie, Arrhythmien, Zyanose, Abfall der Pulsfrequenz, Änderungen im Elektrokardiogramm; Todesfälle sind bekannt	Toxinentfernung durch induziertes Erbrechen, Magenspülung, Aktivkohle; Behandlung der Herzkomplikationen; kein spezifisches Antidot bekannt
Eisenhut (»aconite«)	Aconitum napellus (L.)	Alle Pflanzenteile	Paresthäsien in Mund sowie an Gesicht und Extremitäten; Schmerzen, Anästhesie nozizeptiver Stimuli, Muskelschwäche, Tetraplegie, Erbrechen, Durchfall, Hypotension, Bradykardie, Atemschwierigkeiten; Tod durch Atemlähmung	Magenspülung, Aktivkohle, Intensivpflege, Korrektur der Dehydratation und des Elektrolytungleichgewichts, Antiarrhythmika; ein spezifisches Antidot ist nicht bekannt
Gefleckter Schierling (»poison hemlock«)	Conium maculatum (L.)	Alle Pflanzenteile	Speichelbildung, Übelkeit, Erbrechen, Pharynxreizung, abdominelle Schmerzen, Durst, Schluck- und Sprechschwierigkeiten, Seh- und Hörstörungen, konvulsiver Tremor, unkontrollierte Bewegungen der Gliedmaßen, Muskellähmungen, Atemlähmung	Dekontamination, Atemunterstützung, Strychnin als Analeptikum in geringen Dosen
Gemeiner Goldregen (»golden chain«)	Laburnum anagyroides (Medik)	Alle Pflanzenteile	Ungefähr 30 min nach der Aufnahme brennendes Gefühl in Mund und Rachen, Speichelbildung, Erbrechen, Delirium, Erregung, tonische und klonische Krämpfe; Tod durch Atemlähmung	Toxinentfernung durch induziertes Erbrechen, Magenspülung; symptomatische Therapie, Atemunterstützung; eine spezifische Therapie ist nicht bekannt

□ Tabelle 4.6. Fortsetzung

Trivialname (englischer Trivialname)	Lateinischer Name	Giftige Pflanzenteile	Symptome/Anzeichen	Behandlung
Herbstzeitlose (»autumn crocus«)	Colchicum autumnale (L.)	Alle Pflanzenteile	Erbrechen, sehr starker Durchfall, abdominelle Schmerzen, brennendes Gefühl im Mund, Schluckschwierigkeiten, Krämpfe, Hyponatriämie, Oligurie, vermehrte Natriurie; sehr schlechte Prognose	Magenspülung, Aktivkohle, Korrektur des Elektrolytungleichgewichts, Atemunterstützung; Analgesie und krampflösende Medikamente, um die intestinalen Schmerzen zu lindern
Hundspetersilie (»fool's parsley«)	Aethusa cynapium (L.)	Alle Pflanzenteile	Speichelbildung, Übelkeit, Erbrechen, Pharynxreizung, abdominelle Schmerzen, Durst, Schluck- und Sprechschwierigkeiten, Seh- und Hörstörungen, konvulsiver Tremor, unkontrollierte Bewegungen der Gliedmaßen, Muskellähmungen, Atemlähmung	Dekontamination, Atemunterstützung, Strychnin als Analeptikum in geringen Dosen
Korallenbäumchen (»Jerusalem cherry tree«)	Solanum pseudocapsicum (L.)	Alle Pflanzenteile	Erbrechen, Übelkeit, Durchfall, Somnolenz, abdominelle Schmerzen, Arrhythmien, Hyperthermie; Tod durch Herzstillstand	Toxinentfernung durch induziertes Erbrechen, Magenspülung; keine spezifische Therapie bekannt
Maiglöckchen (»lily-of-the-valley«)	Convallaria majalis (L.)	Alle Pflanzenteile	Gastrointestinale Symptome, Übelkeit, Erbrechen, Diurese, nach massiver Aufnahme gleichen die Symptome der Digitalisvergiftung; Todesfälle bekannt	Magenspülung, Aktivkohle, Atropin, Antiarrhythmika, Korrektur des Elektrolytungleichgewichts, Cholestyramin, Digoxinantikörper
Oleander (»oleander«)	Nerium oleander (L.)	Alle Pflanzenteile	Übelkeit, Erbrechen, Malaise, Schwäche, geistige Verwirrung, Sehstörungen, Bradykardie, Arrhythmien	Magenspülung, Aktivkohle, Atropin, Antiarrhythmika, Korrektur des Elektrolytungleichgewichts, Cholestyramin, Digoxinantikörper
Rizinus, Christuspalme (»castor«)	Ricinus communis (L.)	Samen	Symptome können nach einer Latenzzeit von 24 h auftreten; Übelkeit, Erbrechen, Durchfall, abdominelle Schmerzen, kalter Schweiß, Hypotension, Krämpfe, Zyanose; Todesfälle bekannt	Toxinentfernung durch induziertes Erbrechen, Magenspülung; symptomatische Therapie; Kontrolle der Hydratation und der Elektrolytwerte

Tabelle 4.6   Hochgradig toxische Pflanzen

■ Tabelle 4.6. Fortsetzung

Trivialname (englischer Trivialname)	Lateinischer Name	Giftige Pflanzenteile	Symptome/Anzeichen	Behandlung
Rotbeerige Zaunrübe (»tutine«)	Bryonia dioica (Jacq)	Wurzeln, Beeren, Samen	Übelkeit, abdominelle Schmerzen, Durchfall, Erbrechen	Toxinentfernung durch induziertes Erbrechen, Magenspülung; keine spezifische Therapie bekannt
Roter Fingerhut (»purple foxglove«)	Digitalis purpurea (L.)	Alle Pflanzenteile	Identisch mit der Drogenvergiftung; gastrointestinale Symptome, Halluzinationen, geistige Verwirrung, Schläfrigkeit; Übelkeit; Sehstörungen, wie z. B. gelber Halo, Bradykardie, Arrhythmien	Magenspülung, Aktivkohle, Atropin, Antiarrhythmika, Korrektur des Elektrolytungleichgewichts, Cholestyramin, Digoxinantikörper
Schlafmohn (»opium poppy«)	Papaver somniferum (L.)	Alle Pflanzenteile mit Ausnahme der reifen Samen	Benommenheit, Schwindel, Analgesie, Sedierung, Koma, Hypothermie, Pupillenverengung, Zyanose; Tod durch Atemlähmung	Spezifisches Antidot: Naloxon; Magenspülung, Atemunterstützung
Schwarzes Bilsenkraut (»henbane«)	Hyoscyamus niger (L.)	Wurzeln, Blätter, Samen	Trockener Mund, Pupillenerweiterung, Tachykardie, Unruhe, Halluzinationen, Koma; Tod durch Atemlähmung	Toxinentfernung durch Magenspülung; Beruhigungsmittel; spezifisches Antidot: physostigminunterstützte Atmung
Seidelbast (»mezereon«)	Daphne mezereum (L.)	Alle Pflanzenteile	Entzündungen und Brennen im Mund, Heiserkeit, Schluckschwierigkeiten, Speichelbildung, Magenbeschwerden, blutiger Stuhl, Durchfall, neurologische Symptome; Todesfälle bekannt	Toxinentfernung durch induziertes Erbrechen, Magenspülung; Atropin, symptomatische Therapie
Tabak (»tobacco«)	Nicotiana tabacum (L.)	Alle Pflanzenteile mit Ausnahme der reifen Samen	Brennendes Gefühl im Mund, Übelkeit, Erbrechen, Ataxie, Kopfschmerzen, übermäßige Speichelbildung, Muskelschmerzen und -kontraktionen, abdominelle Schmerzen. Hör- und Sehstörungen, geistige Verwirrung, Atemschwierigkeiten, Bradykardie; Tod durch Atemlähmung	Toxinentfernung, Aktivkohle, Magenspülungen; Atemunterstützung, Kontrolle des Blutdrucks

◻ Tabelle 4.6. Fortsetzung

Trivialname (englischer Trivialname)	Lateinischer Name	Giftige Pflanzenteile	Symptome/Anzeichen	Behandlung
Tollkirsche (»deadly nightshade«)	Atropa belladonna (L.)	Alle Pflanzenteile	Trockener Mund, Pupillenerweiterung, Tachykardie, Unruhe, Halluzinationen, Koma; Tod durch Atemlähmung	Toxinentfernung durch Magenspülung; Beruhigungsmittel; spezifisches Antidot: Physostigmin; Atemunterstützung
Wasserschierling (»water hemlock«)	Cicuta virosa (L.)	Alle Pflanzenteile	Schwäche, übermäßige Speichelbildung, brennendes Gefühl im Mund, Übelkeit, Tremor, Benommenheit, abdominelle Krämpfe, Erbrechen, tonische und klonische Krämpfe; Tod durch Atemlähmung	Toxinentfernung durch induziertes Erbrechen, Magenspülung, Aktivkohle; Barbiturate, Muskelrelaxation, Hämodialyse, Hämoperfusion, Atemunterstützung
Weiße Zaunrübe (»white bryony«)	Bryonia alba (L.)	Wurzeln, Beeren, Samen	Übelkeit, abdominelle Schmerzen, Durchfall, Erbrechen	Toxinentfernung durch induziertes Erbrechen, Magenspülung; keine spezifische Therapie bekannt
Weißer Germer (»white hellebore«)	Veratrum album (L.)	Alle Pflanzenteile	Schnelles Einsetzen von Erbrechen und Übelkeit; Durchfall, Parästhesien, übermäßige Speichelbildung, Niesen, Hypotension, Bradykardie, neurologische Symptome; schlechte Prognose	Dekontamination, Aktivkohle, Magenspülung; Behandlung der Bradykardie mit Atropin, Intensivpflege
Weißer Stechapfel (»datura«)	Datura stramonium (L.)	Alle Pflanzenteile	Trockener Mund, Pupillenerweiterung, sedierender Effekt, Tachykardie, Unruhe, Halluzinationen, Koma; Tod durch Atemlähmung	Toxinentfernung durch Magenspülung; Beruhigungsmittel; spezifisches Antidot: Physostigmin; Atemunterstützung

Nowack R (1998) Notfallhandbuch Giftpflanzen. Springer, Heidelberg, Berlin
Bruneton J (1999) Toxic plants. Lavoisier Publishing, Paris

Tabelle 4.7   Heilmittel mit geforderter therapeutischer Überwachung

223   **4**

◼ **Tabelle 4.7.** Pflanzliche Medikamente und andere Nahrungsergänzungsmittel, die therapeutisch überwacht werden müssen

Trivialname (lateinische Bezeichnung)	Empfohlener Test/Parameter
Absinth (Artemisia absinthium)	Nierenfunktion, Elektrolyte
Aloe (Aloe barbadensis)	Nierenfunktion, Elektrolyte
Asiatischer Wassernabel (Centella asiatica)	Blutglukose
Baldrian (Valeriana officinalis)	Leberfunktionstest
Bärentraube (Arctostaphylos uva-ursi)	Nierenfunktion, Elektrolyte
Basilikum (Ocimum basilicum)	Blutglukose
Beinwell (Symphytum officinale)	Leberfunktionstest
Bienenpollen	Blutglukose
Blasentang (Fucus vesiculosus)	Nierenfunktion, Elektrolyte, Gerinnung, Blutglukose
Bockshornklee (Trigonella foenum-graecum)	Gerinnung, Blutglukose
Borretsch (Borago officinalis)	Leberfunktionstest
Braunalgen (Macrocystis pyrifera)	Gerinnung
Bucco (Barosma betulina)	Leberfunktionstest
Cascara	Nierenfunktion, Elektrolyte
Castorsamen (Ricini semen)	Nierenfunktion, Elektrolyte
Chondroitin	Großes Blutbild, Gerinnung
Condurango (Marsdenia cundurango)	Leberfunktionstest
Danggui (Angelica sinensis)	Gerinnung
Eibisch (Althaea officinalis)	Blutglukose
Engelwurz (Angelica archangelica)	Gerinnung
Frauenwurz (Caulophyllum thalictroides)	Blutglukose
Gelbwurz (Curcuma longa)	Gerinnung
Gelée royale	Blutglukose
Ginkgo (Ginkgo biloba)	Gerinnung
Ginseng (Panax ginseng)	Blutglukose
Granatapfel (Punica granatum)	Leberfunktionstest

◻ Tabelle 4.7. Fortsetzung

Trivialname (lateinische Bezeichnung)	Empfohlener Test/Parameter
Gurke (Cucumis sativus)	Nierenfunktion, Elektrolyte
Haifischknorpel	Leberfunktionstest
Heil-Ziest (Betonica officinalis)	Leberfunktionstest
Helmkraut (Scutellaria lateriflora)	Leberfunktionstest
Ingwer (Zingiberis rhizoma)	Gerinnung
Jakobskreuzkraut (Senecio jacobaea)	Leberfunktionstest
Kava-Kava (Piper methysticum)	Großes Blutbild, Leberfunktionstest
Khella (Ammi visnaga)	Leberfunktionstest
Knoblauch (Allium sativum)	Großes Blutbild
Krallendorn (Uncaria tomentosa)	Gerinnung
Krauser Ampfer (Rumex crispus)	Nierenfunktion, Elektrolyte
Larrea divaricata	Leberfunktionstest
Liebstöckel (Levisticum officinale)	Nierenfunktion, Elektrolyte
Löwenzahn (Taraxacum officinale)	Blutglukose
Lungenkraut (Pulmonaria officinalis)	Gerinnung
Maiapfel (Podophyllum peltatum)	Großes Blutbild, Leberfunktionstest, Nierenfunktion, Elektrolyte
Myrrhenbaum (Commiphora molmol)	Blutglukose
Myrte (Myrtus communis)	Blutglukose
Natterwurz (Persicaria bistorta)	Leberfunktionstest
Osterluzeiblättrige Stechwinde (Smilax aristolochiifolia)	Nierenfunktion, Elektrolyte
Pappel (Populus alba u. a.)	Leberfunktionstest, Gerinnung
Pau d'arco (Tabebuia impetiginosa)	Gerinnung
Pilocarpus jaborandi	Leberfunktionstest
Poleiminzöl (Pulegii aetheroleum)	Leberfunktionstest, Nierenfunktion, Elektrolyte
Ratanhia	Leberfunktionstest
Rebhuhnbeere (Mitchella repens)	Leberfunktionstest

Tabelle 4.8   Heilmittel: Wechselwirkung mit Herzmedikamenten

225   **4**

◻ **Tabelle 4.7.** Fortsetzung

Trivialname (lateinische Bezeichnung)	Empfohlener Test/Parameter
Rosskastanie (Aesculus hippocastanum)	Gerinnung
Rotklee (Trifolium pratense)	Gerinnung
Salbei (Salvia officinalis)	Blutglukose
Sauerampfer (Rumex acetosa)	Leberfunktionstest, Nierenfunktion, Elektrolyte
Seifenkraut (Saponaria officinalis)	Leberfunktionstest, Nierenfunktion, Elektrolyte
Tonkabohne (Dipteryx odorata)	Leberfunktionstest, Gerinnung
Virginischer Schneeball (Viburnum prunifolium)	Gerinnung
Wachsmyrte (Myrica cerifera)	Leberfunktionstest
Weide (Salix)	Leberfunktionstest, Nierenfunktion, Elektrolyte, Gerinnung
Wiesenschlüsselblume (Primula veris)	Leberfunktionstest
Wilder Indigo (Baptisia tinctoria)	Leberfunktionstest
Winterlieb (Chimaphila umbellata)	Gerinnung

Fetrow CW, Avila JR (1999) Complementary and alternative medicines. Springhouse, Springhouse, PA

◻ **Tabelle 4.8.** Pflanzliche Medikamente und andere Nahrungsergänzungsmittel: potenzielle Wechselwirkungen mit Herzmedikamenten

Name	Richtung des Effekts	Begleitmedikation
Ackermennig (Agrimonia eupatoria)	⇧	Antihypertensiva
Alant (Inula helenium)	⇧	Antihypertensiva
Aloe vera (Aloe barbadensis)	⇧	Herzglykoside, Antiarrhythmika
Andorn (Marrubium vulgare)	⇧	Antihypertensiva
Arnika (Arnica montana)	⇩	Antihypertensiva
Asam (Asa foetida)	⇧	Antihypertensiva
Bärentraube (Arctostaphylos uva-ursi)	⇧	Herzglykoside
Besenginster (Cytisus scoparius)	⇧	β-Blocker, Antihypertensiva
Bockshornklee (Trigonella foenum-graecum)	⇧	Antihypertensiva

◻ Tabelle 4.8. Pflanzliche Medikamente und andere Nahrungsergänzungsmittel: potenzielle Wechselwirkungen mit Herzmedikamenten

Name	Richtung des Effekts	Begleitmedikation
Boldo-Baum (Peumus boldus)	⇧	Herzglykoside
Braunalgen (Macrocystis pyrifera)	⇧	Antihypertensiva
Braunwurz (Scrophularia nodosa)	⇧	Herzglykoside
Breitwegerich (Plantago major)	⇧	Antihypertensiva
Brennnessel (Urtica dioica)	⇧	Antihypertensiva
Bucco (Barosma betulina)	⇧	Herzglykoside
Cascara (Rhamnus purshiana)	⇧	Herzglykoside
Coenzym Q10	⇧	ACE-Inhibitoren, Kalziumkanalblocker
Eisenkraut (Verbena officinalis)	⇧	Antihypertensiva
Enzian (Gentiana lutea)	⇩	Antihypertensiva
Erdrauch (Fumaria officinalis)	⇧	Antihypertensiva, β-Blocker, Herzglykoside, Kalzium-kanalblocker
Frauenwurz (Caulophyllum thalictroides)	⇩	Antihypertensiva
Frühlingsadonisröschen (Adonis vernalis)	⇧	Herzglykoside
Gemeines Süßholz (Glycyrrhiza glabra)	⇩	Antihypertensiva
Ginseng (Panax ginseng)	⇧	Antihypertensiva, Herzglykoside
Heil-Ziest (Betonica officinalis)	⇧	Antihypertensiva
Herzgespann (Leonurus cardiaca)	⇧	Herzglykoside, Antihypertensiva
Hirtentäschelkraut (Capsella bursa-pastoris)	⇧	Antihypertensiva, β-Blocker, Herzglykoside, Kalzium-kanalblocker
Huflattich (Tussilago farfara)	⇩	Kalziumkanalblocker, Antihypertensiva
Indischer Flohsamen (Plantago ovata)	⇧	Herzglykoside
Ingwer (Zingiber officinale)	⇩	Antihypertensiva
Irländische Alge (Carrageen)	⇧	Antihypertensiva

Tabelle 4.8 Heilmittel: Wechselwirkung mit Herzmedikamenten

227   **4**

❏ **Tabelle 4.8.** Fortsetzung

Name	Richtung des Effekts	Begleitmedikation
Johanniskraut (Hypericum perforatum)	⇑	Herzglykoside, Antihypertensiva
Kalmus (Acorus calamus)	⇑	Antiarrhythmika, Antihypertensiva
Kanadische Gelbwurz (Hydrastis canadensis)	⇑	Antihypertensiva
Kanadische Haselwurz (Asarum canadense)	⇑	Antihypertensiva
Kermesbeerenwurzel (Phytolacca americana)	⇑	Antihypertensiva
Khat (Catha edulis)	⇑	Antihypertensiva, Antiarrhythmika, β-Blocker
Khella (Ammi visnaga)	⇑	Antihypertensiva
Knoblauch (Allium sativum)	⇑	Antihypertensiva
Kola (Cola)	⇓	Antihypertensiva
Königin der Nacht (Selenicereus grandiflorus)	⇑	Herzglykoside, ACE-Inhibitoren, Antiarrhythmika, Kalziumkanalblocker
Krallendorn (Uncaria tomentosa)	⇑	Antihypertensiva
Kreuzdorn (Rhamnus catharticus)	⇑	Herzglykoside
Löwenzahn (Taraxacum officinale)	⇑	Antihypertensiva
Lungenkraut (Pulmonaria officialis)	⇑	Herzglykoside
Maiglöckchen (Convallaria majalis)	⇑	Herzglykoside, β-Blocker, Kalziumkanalblocker
Maisseide (Mais – Zea mags)	⇑	Antihypertensiva
Mate (Ilex paraguariensis)	⇓	Antihypertensiva
Meerrettich (Armoracia lapathifolia)	⇑	Antihypertensiva
Meerträubel (Ephedra sinica)	⇓	Antihypertensiva
Meerzwiebel (Urginea maritima)	⇑	Herzglykoside, Antihypertensiva, Antiarrhythmika, Kalziumkanalblocker
Mistel (Viscum album)	⇑	Antihypertensiva
Nelkenwurz (Geum urbanum)	⇑	Antihypertensiva
Oleander (Nerium oleander)	⇑	Herzglykoside

■ **Tabelle 4.8.** Fortsetzung

Name	Richtung des Effekts	Begleitmedikation
Osterluzeiblättrige Stechwinde (Smilax aristolochiifolia)	⇧	Herzglykoside
Paprika (Capsicum annuum)	⇩	Antihypertensiva
Petersilie (Petroselinum crispum)	⇧	Antihypertensiva
Pillenwolfsmilch (Euphorbia hirta)	⇧	ACE-Inhibitoren
Rebhuhnbeere (Mitchella repens)	⇧	Herzglykoside
Rhabarber (Rheum rhabarbarum)	⇧	Herzglykoside
Rotklee (Trifolium pratense)	⇧	Herzglykoside
Salbei (Salvia officinalis)	⇧	Antihypertensiva
Schafgarbe (Achillea millefolium)	⇧	Antihypertensiva
Sellerie (Apium graveolens)	⇧	Antihypertensiva
Senna (Cassia angustifolia)	⇧	Herzglykoside
Sibirischer Ginseng (Eleutherococcus senticosus)	⇧	Antihypertensiva
Strophanthus	⇧	Herzglykoside
Tang (Fucus)	⇧	Antihypertensiva
Teufelskralle (Harpagophytum procumbens)	⇧	Antihypertensiva
Traubensilberkerze (Cimicifuga racemosa)	⇧	Antihypertensiva
Wachsmyrte (Myrica cerifera)	⇩	Antihypertensiva
Weinraute (Ruta graveolens)	⇧	Herzglykoside, Antihypertensiva
Weißdorn (Crataegus spp.)	⇧	Antihypertensiva, Herzglykoside
Wiesenschlüsselblume (Primula veris)	⇧	Antihypertensiva
Wilde Möhre (Daucus carota)	⇧	Antihypertensiva, Herzglykoside
Yohimbe (Pausinystalia yohimbe)	⇩	Antihypertensiva
Zahnwehholz (Zanthoxylum fraxineum)	⇧	Antihypertensiva

⇧ verstärkte Wirkung; ⇩ verringerte Wirkung.

Fetrow CW, Avila JR (1999) Complementary and alternative medicines. Springhouse, Springhouse, PA

Newall CA, Anderson LA, Phillipson JD (1996) Herbal medicines. A guide für health-care professionals. Pharmaceutical Press, London

Ernst E (2000) Possible interactions between synthetic and herbal medicinal products. Part 1: a systematic review of the indirect evidence. Perfusion 13: 4–15

Tabelle 4.9   Heilmittel: Wechselwirkung mit Antikoagulanzien

229   **4**

▣ Tabelle 4.9. Pflanzliche Medikamente und andere Nahrungsergänzungsmittel: potenzielle Wechselwirkungen mit Antikoagulanzien

Name	Richtung
Ackermennig (Agrimonia eupatoria)	⇩
Ananas (Ananas comosus)	⇧
Anis (Anisi fructus)	⇧
Arnika (Arnica montana)	⇩
Asam (Asa foetida)	⇧
Beifuß (Artemisia vulgaris)	⇧
Bitterklee (Menyanthes trifoliata)	⇧
Bockshornklee (Trigonella foenum-graecum)	⇧
Braunalgen (Macrocystis pyrifera)	⇧
Bucco (Barosma betulina)	⇧
Chinarindenbaum (Cinchona)	⇧
Chondroitin	⇧
Coenzym Q_{10}	⇧
Danggui (Angelica sinensis)	⇧
Eisenkraut (Verbena officinalis)	⇧
Engelwurz (Angelica archangelica)	⇧
Gelbwurz (Curcuma longa)	⇧
Gemeines Süßholz (Glycyrrhiza glabra)	⇧
Gewürznelkenbaum (Syzygium aromaticum)	⇧
Ginkgo (Ginkgo biloba)	⇧
Ginseng (Panax ginseng)	⇧
Glänzender Lackporling (Reishi, Ganoderma lucidum)	⇧
Heidelbeere (Vaccinium myrtillus)	⇧
Ingwer (Zingiber officinale)	⇧
Irländische Alge (Carrageen)	⇧
Johanniskraut (Hypericum perforatum)	⇩

◻ Tabelle 4.9. Fortsetzung

Name	Richtung
Kamille (Matricaria recutita)	⇧
Kanadische Gelbwurz (Hydrastis canadensis)	⇩
Khella (Ammi visnaga)	⇧
Knoblauch (Allium sativum)	⇧
Krallendorn (Uncaria tomentosa)	⇧
Liebstöckel (Levisticum officinale)	⇧
Lungenkraut (Pulmonaria officinalis)	⇧
Luzerne (Medicago sativa)	⇧
Mädesüß (Filipendula ulmaria)	⇧
Meerrettich (Armoracia lapathifolia)	⇧
Mistel (Viscum album)	⇩
Mutterkorn (Claviceps purpurea)	⇧
Mutterkraut (Tanacetum parthenium)	⇧
Pappel (Populus spec.)	⇧
Pau d'arco (Tabebuia impetiginosa)	⇧
Pillenwolfsmilch (Euphorbia hirta)	⇧
Quassia amara	⇧
Rosskastanie (Aesculus hippocastanum)	⇧
Rotklee (Trifolium pratense)	⇧
Rotwurzsalbeiwurzel (Danshen, Salviae miltiorrhizae radix)	⇧
Schafgarbe (Achillea millefolium)	⇩
Sellerie (Apium graveolens)	⇧
Senega (Polygala senega)	⇧
Steinklee (Melilotus officinalis)	⇧
Tang (Fucus)	⇧
Teufelskralle (Harpagophytum procumbens)	⇧
Tonkabohne (Dipteryx odorata)	⇧

Tabelle 4.10   Heilmittel: Wechselwirkung mit Antidiabetika

231   **4**

◻ Tabelle 4.9. Fortsetzung

Name	Richtung
Virginischer Schneeball (Viburnum prunifolum)	⇧
Waldmeister (Galium odoratum)	⇧
Weide (Salix)	⇧
Winterlieb (Chimaphila umbellata)	⇧
Zahnwehholz (Zanthoxylum fraxineum)	⇧

⇧ zunehmende Antikoagulation; ⇩ abnehmende Antikoagulation.

Fetrow CW, Avila JR (1999) Complementary and alternative medicines. Springhouse, Springhouse, PA
Newall CA, Anderson LA, Phillipson JD (1996) Herbal medicines. A guide für health-care professionals. Pharmaceutical Press, London
Ernst E (2000) Possible interactions between synthetic and herbal medicinal products. Part 1: a systematic review of the indirect evidence. Perfusion 13:4–15

◻ Tabelle 4.10. Pflanzliche Medikamente und andere Nahrungsergänzungsmittel: potenzielle Wechselwirkungen mit Antidiabetika

Name (lateinische Bezeichnung)	Richtung
Alant (Inula helenium)	⇩
Aloe vera (Aloe barbadensis)	⇧
Andorn (Marrubium vulgare)	⇧
Asiatischer Wassernabel (Centella asiatica)	⇩
Basilikum (Ocimum basilicum)	⇧
Bienenpollen	⇩
Bockshornklee (Trigonella foenum-graecum)	⇧
Braunwurz (Scrophularia nodosa)	⇩
Brennnessel (Urtica dioica)	⇧
Eibisch (Althaea officinalis)	⇧
Eukalyptus (Eucalyptus globulus)	⇧
Gemeines Süßholz (Glycyrrhiza glabra)	⇩
Ginseng (Panax ginseng)	⇧

■ **Tabelle 4.10.** Pflanzliche Medikamente und andere Nahrungsergänzungsmittel: potenzielle Wechselwirkungen mit Antidiabetika

Name (lateinische Bezeichnung)	Richtung
Große Klette (Arctium lappa)	⇧
Guar-Gummi (Cyamopsis tetragonolobus)	⇧
Johanniskraut (Hypericum perforatum)	⇩
Knoblauch (Allium sativum)	⇧
Königin der Nacht (Selenicereus grandiflorus)	⇧
Koriander (Coriandrum sativum)	⇧
Löwenzahn (Taraxacum officinale)	⇧
Luzerne (Medicago sativa)	⇧
Maisseide	⇧
Melatonin	⇧
Myrrhe (Commiphora molmol)	⇧
Myrte (Myrtus communis)	⇧
Salbei (Salvia officinalis)	⇧
Schafgarbe (Achillea millefolium)	⇧
Schöllkraut (Chelidonium majus)	⇧
Sellerie (Apium graveolens)	⇧
Sibirischer Ginseng (Eleutherococcus senticosus)	⇧
Teufelskralle (Harpagophytum procumbens)	⇩
Turnera diffusa	⇧
Wacholder (Juniperus communis)	⇧
Zwiebel (Allium cepa)	⇧

⇧ Zunahme des antidiabetischen Effekts; ⇩ Abnahme des antidiabetischen Effekts.

Fetrow CW, Avila JR (1999) Complementary and alternative medicines. Springhouse, Springhouse, PA
Newall CA, Anderson LA, Phillipson JD (1996) Herbal medicines. A guide für health-care professionals. Pharmaceutical Press, London
Ernst E (2000) Possible interactions between synthetic and herbal medicinal products. Part 1: a systematic review of the indirect evidence. Perfusion 13: 4–15

Tabelle 4.10   Heilmittel: Wechselwirkung mit oralen Kontrazeptiva

▣ Tabelle 4.11. Pflanzliche Medikamente und andere Nahrungsergänzungsmittel: potenzielle Wechselwirkungen mit oralen Kontrazeptiva

Name	Richtung
Gemeines Süßholz (Glycyrrhiza glabra)	⇩
Guar-Gummi (Cyamopsis tetragonolobus)	⇩
Hopfen (Humulus lupulus)	⇧
Johanniskraut (Hypericum perforatum)	⇩
Kermesbeere (Phytolacca americana)	⇧
Mönchspfeffer (Vitex agnus-castus)	⇧
Pflanzliche Abführmittel (z.B. Aloe barbadensis, Senna)	⇩
Rotklee (Trifolium pratense)	⇧
Sibirischer Ginseng (Eleutherococcus senticosus)	⇧

⇧ Zunahme der Plasmakonzentration; ⇩ Abnahme der Plasmakonzentration.

Fetrow CW, Avila JR (1999) Complementary and alternative medicines. Springhouse, Springhouse, PA

Newall CA, Anderson LA, Phillipson JD (1996) Herbal medicines. A guide für health-care professionals. Pharmaceutical Press, London

Ernst E (2000) Possible interactions between synthetic and herbal medicinal products. Part 1: a systematic review of the indirect evidence. Perfusion 13: 4–15

□ **Tabelle 4.12.** Einige nützliche Websites, die weitere Informationen zu Medikamenten enthalten

Die folgenden Websites bieten Online-Informationen zu Sicherheit und Effektivität vieler pflanzlicher Medikamente und/oder Nahrungsergänzungsmittel. Wir haben eine große Zahl an Sites überprüft und nur diejenigen ausgewählt, die durchsucht werden können, bei denen die Informationen wissenschaftlich fundiert sind und die regelmäßig auf den neuesten Stand gebracht werden und bei denen Information und Begleittext ausgewogen sind, d. h. nicht auf positive Evidenz beschränkt. Die folgenden Sites entsprechen diesen Kriterien.

Organisation	The Natural Pharmacist
Website	http://www.tnp.com
Zugang	Teilweise auf Fachkräfte beschränkt (freie Online-Registrierung)
Inhalt	Monographien mit voller Literaturangabe zu pflanzlichen Medikamenten und Nahrungsergänzungsmitteln; Sicherheit und Effektivität werden detailliert behandelt. Weiterführende Informationen sind nur Fachkräften zugänglich.
Organisation	Pharmacist's Letter/Prescriber's Letter
Website	http://www.NaturalDatabase.com
Zugang	Subskription
Inhalt	Gut verständliche Monographien mit voller Literaturangabe zu pflanzlichen Medikamenten und Nahrungsergänzungsmitteln mit erschöpfenden Informationen zu jedem Themenkreis (z. B. Wechselwirkungen mit Medikamenten, mit anderen Pflanzenpräparaten und mit Nahrungsmitteln)
Organisation	IBIDS database, geführt von NIH und „US Department of Agriculture's Food and Nutrition Information Center"
Website	http://ods.od.nih.gov/index.aspx
Zugang	Allgemein
Inhalt	Datenbank mit 419.000 Zeitschriftenzitaten und Abstracts (keine Volltexte) mit den üblichen Datenbanksuchmaschinen; deckt pflanzliche Medikamente und Nahrungsergänzungsmittel ab; zu Supplementen einige Datenblätter vorhanden (Site zu Pflanzenmedikamenten im Aufbau, einige Datenblätter liegen bereits vor – Stand August 2004)

Keine der oben aufgeführten Sites bietet Informationen als Antwort auf spezifische Anfragen. Dringende Informationen zu Nebenwirkungen können bei lokalen Vergiftungszentren erfragt werden, z. B. Giftinformationszentrale Bonn (http://www.meb.uni-bonn.de/giftzentrale), Giftinfo Mainz (http://www.giftinfo.uni-mainz.de).

Krankheitsbilder

AIDS/HIV-Infektion

AIDS = »acquired immunodeficiency syndrome«, HIV = »human immunodeficiency virus«

Französisch: SIDA

Synonyme

Symptomatische Infektion mit dem HI-Virus, die mit Immundefizienz assoziiert ist

Definition

Ein systematischer Review über Umfragen zeigte, dass Naturheilverfahren von AIDS-Patienten und HIV-positiven Personen vielfach genutzt werden [1]. Welche Behandlungsstrategien am häufigsten zur Anwendung kommen, wurde uneinheitlich beurteilt. Es gibt nationale Unterschiede, und Behandlungen nach der Art »Beste Therapie des Monats« schießen wie Pilze aus dem Boden. Daher sind die meisten komplementären Therapien in Bezug auf die Behandlung oder palliative/unterstützende Versorgung von AIDS-Patienten relevant.

Nutzung von Naturheilverfahren

Es ist hilfreich, so eindeutig wie möglich zwischen postulierten »AIDS-Therapien« aus dem Bereich der KAM (darunter Behandlungen, von denen behauptet wird, dass sie den klinischen Verlauf der Krankheit verzögern oder die Viruslast senken) und komplementären Therapien, die zur palliativen oder unterstützenden Behandlung eingesetzt werden, zu unterscheiden.

Klinische Evidenz

Akupunktur

Eine rigorose RKS mit komplexem Design untersuchte die Effektivität von Akupunktur zur Behandlung von HIV-assoziierten peripheren neuropathischen Schmerzen [2]. Es wurde keine Evidenz für die Effektivität gefunden.

Gelenkte Imagination

Eine RKS untersuchte die Methode der gelenkten Imagination (»guided imagery«) bzw. der progressiven Muskelentspannung im Vergleich zu keiner Intervention bei 69 HIV-positiven Personen [3]. Es wurden keine positiven Effekte in Bezug auf die Lebensqualität gefunden, aber der subjektiv beobachtete Gesundheitszustand war bei der mittels gelenkter Imagination behandelten Gruppe am besten.

Homöopathie

Hundert HIV-positive Personen wurden randomisiert der Behandlung entweder mit individualisierten homöopathischen Heilmitteln oder mit Placebo für 15–30 Tage zugeteilt [9]. Nur in der mit homöopathischen Mitteln behandelten Gruppe fand man positive Effekte auf die CD4-Zell-Zahlen.

Massage

Achtundzwanzig Neugeborene von HIV-positiven Müttern wurden für entweder tägliche 15-minütige Massagen über einen Zeitraum von 10 Tagen oder keine Behandlung randomisiert [10]. Die klinischen Werte zur Entwicklungsbeurteilung zeigten bessere Ergebnisse für die mittels Massage behandelten Neugeborenen.

Nahrungsergänzungsmittel

Fortgeschrittene Stadien von AIDS sind normalerweise mit Mangelernährung verbunden, die wiederum die Immunfunktion weiter beeinträchtigt. Eine placebokontrollierte RKS zur **Glutaminsupplementation** erbrachte ermutigende Ergebnisse [14]. Ein Gewichtsverlust wurde bei 21 AIDS-Patienten verhindert, wenn sie über einen Zeitraum von 12 Wochen täglich 40 g Glutamin erhielten.

Eine Mangelernährung von AIDS-Patienten führt häufig zu einem Mangel an L-Karnitin. Eine **Karnitinsupplementation** könnte ihrerseits zidovudininduzierte Myopathien verbessern und die Lymphozytenfunktion normalisieren [15]. Ebenso verbessern sich Vitaminmangelzustände von AIDS-Patienten bei angemessener Supplementation. Rigorose klinische Studien sind hier angezeigt.

Ozontherapie

Eine Phase-I-Studie ergab, dass 3 von 10 Patienten nach Ozontherapie Verbesserungen zeigten [11]. Daher wurde eine RKS zur Untersuchung der Ozontherapie initiiert. Eine regelmäßige Ex-vivo-Ozonbehandlung von peripherem Blut mit nachfolgender Reinjektion wurde über einen Zeitraum von 8 Wochen durchgeführt. Im Vergleich zur Placebobehandlung wurden keine positiven Effekte in Bezug auf immunologische Marker beobachtet [11].

Pflanzliche Heilmittel

Eine RKS untersuchte 2 verschiedene Dosierungen von **Buchsbaum** (Buxus sempervirens) im Vergleich zu Placebo bei HIV-infizierten, asymptomatischen Patienten [4]. Die Ergebnisse waren ermutigend, aber nicht zwingend überzeugend: Die CD4-Zell-Zahlen sanken bei der Gruppe mit der niedrigen Dosierung, aber nicht bei der Gruppe mit der hohen Dosierung ab.

Topisches **Capsaicin** wurde als Therapeutikum bei neuropathischen Schmerzen in einer neueren RKS im Vergleich zu Placebo getestet [5]. Nach einer einwöchigen Behandlung berichteten die mit Capsaicincreme behandelten Patienten über mehr Schmerzen als die Kontrollpersonen.

Eine placebokontrollierte, doppelblinde RKS über eine komplexe **chinesische Mischung von 8 Heilpflanzen** erbrachte vielversprechende Ergebnisse [6]: Die allgemeine »Lebenszufriedenheit« stieg in der behandelten Gruppe an, die CD4-Zell-Zahlen jedoch nicht. Die Aussagekraft der Studie wurde durch die niedrigen Fallzahlen sowie die kurzen Behandlungs- und Nachbeobachtungszeiten limitiert. Diese Schwierigkeiten sollten mit einer anschließenden Studie behoben werden [7]; 68 HIV-infizierte Erwachsene wurden für entweder Placebobehandlung oder die Behandlung mit einem standardisierten Präparat aus 38 chinesischen Pflanzen für einen Zeitraum von 6 Monaten randomisiert. Hier ergaben sich keine signifikanten Unterschiede in Bezug auf die Virenlast, die CD4-Zell-Zahlen, Symptome oder psychometrische Parameter. Somit gibt es keine überzeugende Evidenz dafür, dass chinesische Pflanzenheilmittel bei HIV-infizierten Personen von Nutzen sind.

Johanniskraut (Hypericum perforatum) hat in vitro antiretrovirale Aktivität. Bei der i.v.-Gabe von hochdosiertem Hypericin bei 30 HIV-infizierten Personen konnten keine positiven Effekte auf die virologischen Marker oder die CD4-Zell-Zahlen gefunden werden [8]. Man beobachtete aber eine ausgeprägte Phototoxizität.

Viele weitere Heilpflanzen zeigen antivirale Aktivität, und derzeit finden eine fieberhafte Suche nach den aktiven Bestandteilen sowie Untersuchungen ihres therapeutischen Wertes statt. Bislang sind keine klinisch relevanten Daten erhoben worden.

Spirituelles Heilen

Eine doppelblinde RKS über Fernheilung im Vergleich zu keiner Behandlung umfasste 40 an fortgeschrittenem AIDS leidende Patienten [12]. Nach 6 Monaten zeigte ein verblindeter Review der Krankenakten signifikant bessere Ergebnisse bei der behandelten im Vergleich zur Placebogruppe. In einer weiteren KKS [13] wurden 20 HIV-infizierte Kinder für eine Behandlung entweder mit therapeutischem Handauflegen (»therapeutic touch«) oder mit »pseudotherapeutischem« Handauflegen randomisiert. Das Ergebnis zeigt, dass die aktive Therapie Angstzustände verringerte, während dies bei der Pseudobehandlung nicht beobachtet wurde.

Stressmanagement

Verschiedene Arten des Stressmanagements können nützliche zusätzliche Optionen zur Betreuung von AIDS-Patienten bieten. Die kumulative Evidenz dieser klinischen Studien ist ermutigend (◘ Tabelle 5.1), obgleich keine Studie mögliche Placeboeffekte kontrollierte.

Weitere Therapien

Eine KKS [16] evaluierte die Ergebnisse eines komplexen KAM-Programms mit Diät, körperlicher Aktivität, Raucherentwöhnung, pflanzlichen Heilmitteln, Stressreduktion und seelischer Unterstützung bei asymptomatischen HIV-positiven Personen. Die Ergebnisse wurden mit denen von Patienten verglichen, die keine dieser Behandlungen erhalten hatten. Nach 30 Monaten traten einige ermutigende Unterschiede zu Tage, und zwar in Bezug auf die CD4- und die CD8-Zell-Zahlen. Die Daten sind aber aufgrund des Fehlens einer randomisierten Kontrollgruppe nicht schlüssig.

◻ Tabelle 5.1. RKS zum Stressmanagement bei AIDS/HIV-Infektion

Literatur	Stichprobengröße	Interventionen (Behandlungsvorgabe)	Ergebnis
Am J Publ Health 79: 885–887 (1989)	64 asymptomatische Personen	– Stressbewältigungtraining (8 Wochen) – Keine Intervention	Zahl der Sexualpartner reduzierte sich, kein Effekt auf Immunsystem
Psychol Res 76: 451–457 (1995)	10 asymptomatische Personen	– Verhaltenstraining zur Stressbewältigung (10 Wochen) – Keine Intervention	Positive Änderungen bei Angstzuständen, Selbstwertgefühl und T-Zell-Zahl
Nurs Res 45: 451–457 (1996)	45 AIDS-Patienten und HIV-positive Personen	– Stressbewältigungstraining (6 Wochen) – Keine Intervention	Verringerung des Stressmesswertes
J Pediatr Psychol 21: 889–897 (1996)	20 HIV-exponierte Neugeborene	– Tägliche Massage (10 Tage) – Keine Intervention	Verbesserte Ergebnisse für Erregbarkeit, Stress und andere Variablen
J Consulting Clin Psychol 65: 31–43 (1997)	40 männliche AIDS-Patienten	– Kognitive Verhaltenstherapie zur Stressbewältigung (19 Wochen) – Keine Intervention	Reduktion von Dysphorie, Angst und des HSVI-2-Titers
Psychiat Clin Neurosci 51: 5–8 (1997)	19 HIV-positive Personen	– Entspannungstherapie (3 Monate) – Psychotherapie – Keine Intervention	Wut am meisten durch Entspannungstherapie verringert

Bewertung

Keine der zahlreichen »AIDS-Therapien«, die regelmäßig auftauchen, nur um einige Monate später wieder zu verschwinden, kann auf Basis zuverlässiger Daten aus methodisch fundierten klinischen Studien empfohlen werden. KAM-Behandlungen, die zur palliativen oder unterstützenden Therapie von AIDS-Patienten oder HIV-positiven Personen eingesetzt werden, können sich als nützlich erweisen; dies trifft insbesondere für Programme verschiedener Arten der Stressbewältigung zu. Zurzeit ist es nicht klar, ob diese Behandlungsformen größeren Nutzen bei der Behandlung von AIDS-Patienten oder HIV-infizierten Personen bieten als konventionelle Ansätze (◻ Tabelle 5.2).

Literatur

1. Ernst E (1997) Complementary AIDS therapies: the good, the bad and the ugly. Int J STD AIDS 8: 281–285
2. Shlay JC, Chaloner K, Max MB et al. (1998) Acupuncture and amitriptyline for pain due to HIV-related peripheral neuropathy: a randomized controlled trial. Terry Beirn Community Programs for Clinical Research on AIDS. JAMA 280: 1590–1595

⬛ **Tabelle 5.2.** Zusammenfassung der klinischen Evidenz für die AIDS/HIV-Infektion

Therapie	Gewichtung der Evidenz	Richtung der Evidenz	Schwerwiegende Sicherheitsbedenken
Akupunktur (symptomatisch)	0	⇩	Ja (s. S.34)
Gelenkte Imagination (palliativ)	0	⇨	Nein (s. S. 95)
Pflanzliche Heilmittel			
Buchsbaum	0	⬈	Ja (s. S. 5)
Capsaicin-Creme (symptomatisch)	0	⇩	Ja (s. S. 5)
Chinesische Kräutermedizin, Pflanzenmischung	0	⇩	Ja (s. S. 74)
Johanniskraut	0	⇩	Ja (s. S. 137)
Homöopathie	0	⬈	Nein (s. S. 64)
Nahrungsergänzungsmittel			
Glutamin	0	⇧	Ja (s. S. 5)
Karnitin	0	⇨	Nein (s. S. 208)
Massage (palliativ)	0	⇧	Nein (s. S. 77)
Ozontherapie	0	⇩	Ja (s. S. 96)
Spirituelles Heilen (palliativ)	0	⬈	Nein (s. S. 61)
Stressmanagement (palliativ)	000	⇧	Nein

0 gering; 000 hoch; ⇧ eindeutig positiv; ⬈ tendenziell positiv; ⇨ unklar; ⇩ eindeutig negativ.

3. Eller LS (1999) Effects of cognitive-behavioral interventions on quality of life in persons with HIV. Int J Nurs Stud 36: 223–233
4. Durant J, Chantre P, Gonzalez G et al. (1998) Efficacy and safety of Buxus sempervirens L. preparations (SPV30) in HIV-infected asymptomatic patients: a multicentre, randomized, double-blind, placebo-controlled trial. Phytomedicine 5: 1–10
5. Paice JA, Ferrams CEV, Lashley FR (2000) Topical capsaicin in the management of HIV-associated peripheral neuropathy. J Pain Sympt Manage 19: 45–52
6. Burack JH, Cohen MR, Hahn JA, Abrams DI (1996) Pilot randomized controlled trial of Chinese herbal treatment for HIV-associated symptoms. J Acquir Immun Defic Syndr Hum Retrovirol 12: 386–393
7. Weber R, Christen L, Loy M et al. (1999) Randomized, placebo-controlled trial of Chinese herb therapy for HIV-1-infected individuals. J AIDS 22: 56–64
8. Gulick RM (1999) Phase I studies of hypericin, the active compound in St John's wort, as an antiretroviral agent in HIV-infected adults: AIDS clinical trials group protocols 150 and 258. Ann Intern Med 130: 510–514
9. Rastogi DP, Singh VP, Singh V, Dey SK, Rao K (1999) Homeopathy in HIV infection: a trial report of double-blind placebo controlled study. Br Homeopath J 88: 49–57
10. Scafidi F, Field T (1996) Massage therapy improves behavior in neonates born to HIV-positive mothers. J Pediatr Psychol 21: 889–897

11. Garber GE, Cameron DW, Hawley-Foss N, Greenway D, Shannon ME (1991) The use of ozone-treated blood in the therapy of HIV infection and immune disease: a pilot study of safety and efficacy. AIDS 5: 981–984

12. Sicher F, Targ E, Moore D, Smith HS (1998) A randomized double-blind study of the effect of distant healing in a population with advanced AIDS. Report of a small scale study. West J Med 169: 356–363

13. Ireland M (1998) Therapeutic touch with HIV-infected children: a pilot study. J Assoc Nurses AIDS Care 9: 68–77

14. Wilmore DW (1999) Glutamine-antioxidant supplementation increases body cell mass in AIDS patients with weight loss: a randomized, double-blind controlled trial. Nutrition 15 (11–12): 860–864

15. Mintz M (1995) Carnitine in human immunodeficiency virus type 1 infection/acquired immune deficiency syndrome. J Child Neurol 10: 2S40–2S44

16. Kaiser JD, Donegan E (1996) Complementary therapies in HIV disease. Alt Ther 2: 42–46

Weiterführende Literatur

Özsoy M, Ernst E (1999) How effective are complementary therapies for HIV and AIDS? A systematic review. Int J STD AIDS 10: 629–635 (knappe und kritische Analyse der Naturheilverfahren bei AIDS)

Alzheimersche Krankheit

Synonyme/ Unterteilung	Alzheimer-Demenz, Morbus Alzheimer, präsenile Demenz, primäre neuronale Degeneration
Definition	Es handelt sich um eine progressive Verschlechterung mentaler Funktionen, die in der späten Lebensmitte einsetzt und in der Regel innerhalb von 5–10 Jahren zum Tod führt. Sie ist charakterisiert durch eine Atrophie des Gehirns, besonders in den frontalen, okzipitalen und temporalen Regionen mit einer Verzerrung der intrazellulären Neurofibrillen und der Bildung von Plaques aus einer granulären, filamentösen Masse aus Amyloid.
Verwandte Krankheitsbilder	Andere Formen der (senilen) Demenz, z. B. vaskuläre Demenz, Multiinfarktdemenz, primäre senile Demenz
Nutzung von Naturheilverfahren	Vielfach werden pflanzliche Heilmittel und andere Nahrungsergänzungsmittel angeraten und verwendet. Verschiedene komplementäre Therapien (z. B. Massage, Reflexzonenmassage, Musiktherapie), die die Lebensqualität verbessern sollen, werden in der palliativen Versorgung von Alzheimer-Patienten genutzt.
Klinische Evidenz	In vielen klinischen Studien zu Naturheilverfahren ist die genaue Diagnose der Patientengruppen nicht klar; häufig wurden gemischte oder schlecht definierte Populationen von Demenzpatienten untersucht. Obgleich sich das vorliegende Kapitel mit der Alzheimerschen Krankheit befasst, wurden solche Studien eingeschlossen.

Akupunktur

Verschiedene unkontrollierte Studien aus China legen die Vermutung nahe, dass Akupunktur positive Effekte bei Demenzpatienten hat (z. B. [1]). Da es diesen Studien aber an wissenschaftlicher Strenge fehlt, können keine Schlüsse über die Effektivität der Akupunktur gezogen werden.

Aromatherapie

Es wurden verschiedene kleine, unkontrollierte Studien zur Aromatherapie publiziert (z. B. [2]). Einige Patienten scheinen in Bezug auf ihr Wohlbefinden davon zu profitieren; die Daten sind aber bei weitem nicht zwingend überzeugend.

Massage

Die Evidenz aus klinischen Studien, die vermuten lassen, dass eine Massagetherapie Angstzustände reduzieren oder das Verhalten von Alzheimer-Patienten verändern kann, sind ermutigend, aber derzeit bei weitem nicht zwingend überzeugend [7].

Musiktherapie

Eine RKS mit 18 Patienten implizierte, dass beruhigende Musik aggressives Verhalten von Alzheimer-Patienten verringern kann [8]. Weitere Studien bestätigen positive Verhaltensänderungen [7], aber die Evidenz ist bislang nicht überzeugend.

Nahrungsergänzungsmittel

Zahlreiche Nahrungsergänzungsmittel werden für Alzheimer-Patienten beworben. In den meisten Fällen fehlt Evidenz aus klinischen Studien oder sie ist nicht überzeugend. Einige ermutigende, wenn auch vorläufige Studienergebnisse gibt es für die folgenden Nahrungssupplemente: **α-Tocopherol, Acetyl-1-Karnitin, Lecithin, Dimethylaminoethanol** und **Phosphatidylserin** [9]. Leider ist die Effektgröße in der Regel klein und ihre klinische Relevanz daher fragwürdig.

Pflanzliche Heilmittel

Die Kampo-Pflanzenmischung **Choto-san** wurde in einer RKS mit 139 Patienten, die an vaskulärer Demenz litten, untersucht [3]. Choto-san war Placebo in Bezug auf die Gesamtverbesserung und einige andere Ergebnisparameter überlegen.

Verschiedene placebokontrollierte, doppelblinde RKS zeigen, dass **Ginkgo** (Ginkgo biloba) zur Verzögerung des Verlusts an kognitiver Funktion bei Alzheimer- und vaskulärer Demenz wirksam ist. Einige dieser Studien sind von hoher methodischer Qualität und beziehen sich auch auf ein ausreichend großes Patientenkollektiv. Ein beschreibender systematischer Review umfasste 9 RKS und kam insgesamt zu einer positiven Bewertung [4]. Ebenso kam eine Metaanalyse zu dem Schluss, dass Ginkgo die kognitive Leistungsfähigkeit verbessert (Übersicht 5.1).

Übersicht 5.1.

Metaanalyse zu Ginkgo bei Alzheimerscher Krankheit; Arch Neurol 55: 1409–1415 (1998)

- **Einschlusskriterien:** placebokontrollierte, doppelblinde RKS, ausreichend charakterisierte Patienten, Nutzung von standardisierten Ginkgoextrakten, objektive Bewertung der kognitiven Funktion
- 4 Studien mit insgesamt 424 Patienten entsprechen allen Einschlusskriterien
- Ihre methodische Qualität war im Durchschnitt gut
- Zusammengefasste Effektgröße von 0,40, die sich in einen Unterschied von 3% auf der Alzheimer-Bewertungsskala übersetzen ließ – kognitive Subtests
- **Schlussfolgerung:** Es gibt einen kleinen, aber signifikanten Effekt einer 3–6 Monate andauernden Behandlung mit 120–240 mg Ginkgo-biloba-Extrakt

Huperzin A, ein Alkaloid aus der chinesischen Pflanze **Huperzia serrata**, ist ein reversibel wirkender, selektiver Inhibitor der Acetylcholinesterase. KKS aus China lassen vermuten, dass es bei Patienten mit unterschiedlichen Demenzformen den Gedächtnisverlust verringert (z. B. [5]).

Panax ginseng wird häufig als Mittel zur Verbesserung der geistigen Leistungsfähigkeit angepriesen und könnte demzufolge bei Alzheimer-Demenz potenziell von Nutzen sein. Eine norwegische Studie mit geriatrischen Patienten fand keine positiven Wirkungen in Bezug auf Aktivitäten des täglichen Lebens, Wahrnehmung, somatische Symptome, Depression oder Angstzustände [6]. Zusammengenommen sind die Studienergebnisse daher nicht wirklich überzeugend.

Bewertung

Ein Großteil der Evidenz, der zu Naturheilverfahren bei Alzheimer-Krankheit vorliegt, ist für definitive Empfehlungen zu vorläufig. Eine Ausnahme bildet Ginkgo biloba, der einen bescheidenen Effekt hat und relativ sicher ist. Da es zu Ginkgo keine vergleichenden Studien mit konventionellen Therapien gegen Alzheimer-Demenz gibt, kann der therapeutische Nutzen im Vergleich zu konventionellen Therapien nur schwer bewertet werden. Eine Beurteilung [10] kam zu dem Schluss, dass Cholinesteraseinhibitoren und Ginkgo zur Behandlung der leichten bis mittleren Demenz vom Alzheimer-Typ gleichermaßen effektiv sind (◼ Tabelle 5.3).

Literatur

1. Xudong G (1996) The influence of acupuncture modalities on the treatment of senile dementia: a brief review. Am J Acup 24: 105–109
2. Brooker DJ, Snape M, Johnson E, Ward D, Payne M (1997) Single case evaluation of the effects of aromatherapy and massage on disturbed behavior in severe dementia. Br J Clin Psychol 36: 287–296

◘ **Tabelle 5.3.** Zusammenfassung der klinischen Evidenz für die Alzheimersche Krankheit

Therapie	Gewichtung der Evidenz	Richtung der Evidenz	Schwerwiegende Sicherheitsbedenken
Akupunktur	0	⇨	Ja (s. S. 34)
Aromatherapie	0	⇨	Ja (s. S. 40)
Massage	0	⤢	Nein (s. S. 77)
Musiktherapie	0	⤢	Nein (s. S. 95)
Nahrungsergänzungsmittel			
Acetyl-1-Karnitin	0	⤢	Nein (s. S. 208)
Dimethylaminoethanol	0	⤢	Ja (s. S. 5)
Lecithin	0	⤢	Ja (s. S. 5)
Phosphatidylserin	0	⤢	Ja (s. S. 5)
α-Tocopherol	0	⤢	Nein
Pflanzliche Heilmittel			
Choto-san	0	⇧	Ja (s. S. 5)
Ginkgo	000	⇧	Ja (s. S. 120)
Ginseng	0	⇩	Ja (s. S. 123)
Huperzia serrata	0	⤢	Ja (s. S. 5)

0 gering; 000 hoch; ⇧ eindeutig positiv; ⤢ tendenziell positiv; ⇨ unklar; ⇩ eindeutig negativ.

3. Terasawa K, Shimada Y, Kita T et al. (1997) Choto-san in the treatment of vascular dementia: a double-blind, placebo controlled study. Phytomedicine 4: 15–22
4. Ernst E, Pittler MH (1999) Ginkgo biloba for dementia. A systematic review of double-blind, placebo-controlled trials. Clin Drug Invest 17: 301–308
5. Tang XC, Han YF (1999) Pharmacological profile of huperzine A, a novel acetylcholinesterase inhibitor from Chinese herb. CNS Drug Rev 5: 281–300
6. Thommassen B, Laake K (1997) Ginseng – no identifiable effect in geriatric rehabilitation. Tidsskr Nor Laegeforen 117: 3839–3841
7. Opie J, Rosewarne R, O'Connor DW (1999) The efficacy of psychosocial approaches to behavior disorders in dementia: a systematic literature review. Aust NZ J Psych 33: 789–799
8. Clark ME, Lipe AW, Bilbrey M (1998) Use of music to decrease aggressive behaviors in people with dementia. J Gerontol Nurs 24: 10–17
9. Ott BR, Owens NJ (1998) Complementary and alternative medicines for Alzheimer's Disease. J Geriatr Psychiatr Neurol 11: 163–173
10. Wettstein VA (1999) Cholinesterase inhibitors and Ginkgo extracts: are they comparable in the treatment of dementia? Fortschritte der Medizin 1 (Suppl 1): 11–18

Angstzustände

Synonyme/ Unterteilung	▬ Angststörungen, momentane Angst, persöhnlichkeitsbedingte Angst ▬ ICD-10-Kategorien: Phobien (Agoraphobie, soziale Phobien, spezifische Phobien), andere Angststörungen (Panikstörung, generalisierte Angststörung, gemischte Angststörung und Depression), obsessiv-zwanghafte Störung, Reaktion auf schweren Stress und Anpassungsstörungen (akute Stressreaktion, posttraumatische Belastungsstörung, Anpassungsstörung), dissoziative (Konversions-)Störungen, weitere neurotische Störungen (darunter Neurasthenie und Depersonalisierung oder Realitätsverlust)
Definition	Übermäßige Furcht und Anspannung, begleitet von einer erhöhten motorischen Spannung (Ruhelosigkeit, Muskelspannung, Zittern, Ermüdbarkeit), autonomer Hyperaktivität (Tachykardie, Kurzatmigkeit, Mundtrockenheit, kalte Hände) und erhöhter Wachsamkeit (sich aufgedreht fühlen, beeinträchtigte Konzentrationsfähigkeit), die nicht mit einem klar identifizierbaren Auslöser verbunden sind
Nutzung von Naturheilverfahren	Insgesamt 43% Prozent der Personen, die an Angstattacken leiden, haben in den vergangenen 12 Monaten Naturheilverfahren genutzt, etwa 1/4 besucht einen Therapeuten zur Behandlung [1]. Die am häufigsten verwendeten Therapien umfassen Entspannungstechniken, körperliches Training, pflanzliche Heilmittel, Kunst-/Musiktherapie und Megavitamine [2]. Weiterhin werden Hypnose, Meditation und Yoga vielfach zur Behandlung von Stress angewendet. Viele Therapien, die den Naturheilverfahren und komplementären Therapien zugerechnet werden, finden in der konventionellen Behandlung von Angstzuständen Anwendung.

Klinische Evidenz

Aromatherapie

Aromatherapie wird zur Behandlung von »Stress« verbreitet propagiert, ein systematischer Review schloss aber, dass es zwar eindeutig signifikante Effekte gibt, diese aber nur kurze Zeit anhalten und vermutlich zu gering ausfallen, um klinisch relevant zu sein (Übersicht 5.2).

Autogenes Training

Ein systematischer Review (Übersicht 5.3) fand Studien zu Formen des »autogenen Trainings», die häufig nur einen Teil der klassischen Technik beinhalteten. Es gab nur 2 Studien über Patientengruppen, beide kamen allerdings zu positiven Ergebnissen in Bezug auf Angststörungen.

Biofeedback

Bei 45 Personen mit generalisierter Angststörung, die in eine RKS aufgenommen wurden, erwiesen sich 8 Sitzungen von EMG- bzw. EEG-Biofeedback einer Kontrolle mit Pseudomeditation bei der Reduktion der

---

Übersicht 5.2.

Systematischer Review zur Aromatherapie bei Angstzuständen; Br J Gen Pract 50: 493–496 (2000)

- 13 RKS, von denen sich 6 auf Angststörungen bezogen (452 Patienten)
- Die Qualität der Studien war gering
- 5 ergaben eine kurzzeitige Überlegenheit der Aromatherapie
- **Schlussfolgerung:** bescheidener Kurzzeiteffekt, der wahrscheinlich nicht klinisch relevant ist

---

Übersicht 5.3.

Systematischer Review zu autogenem Training bei Angstzuständen; Compl Ther Med 8:106–110 (2000)

- 8 KKS, 245 Teilnehmer
- 6 Studien zu induzierter Angst bei Freiwilligen; 2 über Patientengruppen
- Die Mehrzahl der Studien ist methodisch nicht einwandfrei
- Positive Ergebnisse in allen Studien wenigstens bei einigen der Untergruppen, keine signifikante Abnahme bei Panikattacken
- Der Mangel an einheitlichen Trainingsmethoden und die geringe methodische Qualität verhindern sichere Schlussfolgerungen

---

persönlichkeitsbedingten Angst als überlegen [3]. Die Verbesserungen hielten über einen Zeitraum von 6 Wochen an. Kombiniertes α-Wellen-EEG- und EMG-Biofeedbacktraining (10 wöchentliche Sitzungen) verringerte die Prüfungsangst in einer kontrollierten Studie mit 163 Studenten mit Examensphobie im Vergleich zu keinem Training (zitiert in [4]). Regelmäßiges EEG-Biofeedbacktraining an 5 Tagen in der Woche führte bei kriegsbedingter posttraumatischer Belastungsstörung im Vergleich zu einer Standardmedikamententherapie zu Verbesserungen in mehreren klinischen psychologischen Messwerten (zitiert in [4]). Nur 3 von 15 Biofeedbackpatienten erlitten innerhalb von 30 Monaten einen Rückfall im Vergleich zu allen 14 traditionell behandelten Patienten. Es gibt jedoch auch negative RKS, so eine Studie, die 66 psychiatrische Patienten umfasste und bei EEG-Biofeedback keinen Unterschied im Vergleich zu Placebobiofeedback oder unbehandelten Kontrollen erbrachte [5].

Elektrostimulation

Eine Metaanalyse (Übersicht 5.4) fand Evidenz für die Effektivität der Elektrostimulation, die allerdings wegen der kleinen Studiengrößen und Problemen mit der Verblindung nicht schlüssig ist.

Übersicht 5.4.

Metaanalyse zur Elektrostimulation bei Angstzuständen; J Nerv Ment Dis 183: 478–485 (1995)

- 8 Patienten-blinde RKS mit 249 Patienten
- Entweder primäre Angststörung oder alkohol- oder drogenassoziierte Angst
- Qualitätskriterien begrenzen die Aussagekraft der Ergebnisse
- Gesamteffektgröße von 0,59 (Konfidenzintervall: 0,23–0,95)
- Vorsichtig positive Schlussfolgerung

Entspannungstechniken

Die Entspannungsreaktion ist das genaue Gegenteil von Angst, und es gibt eine Unzahl an Literaturstellen, die den Wert einer absichtlich herbeigeführten Entspannung untersucht. Studien zu unterschiedlichen Formen von Angst wurden systematisch überprüft (Übersicht 5.5). Speziell bei Panikstörungen wurde in einer RKS mit 64 Patienten gezeigt, dass Entspannung nicht so wirkungsvoll ist wie eine kognitive Therapie, beide sind aber einer Kontrolle mit Minimalkontakt überlegen [21]. Diese Ergebnisse werden von mindestens einer weiteren RKS guter Qualität gestützt. In einer RKS [22] waren Entspannungstechniken zur Behandlung der Agoraphobie ebenso wirksam wie die Exposition oder eine kognitive Behandlung, die alle effektiver waren als wöchentliche individuelle therapeutische Sitzungen. Es gab nur geringe Unterschiede zwischen den aktiven Behandlungen, und die Effekte hielten für mindestens ein Jahr an.

Entspannungstechniken wurden auch eingesetzt, um mit schwerwiegenden gesundheitlichen Problemen assoziierte Angst zu behandeln. Bei Patienten mit einer kürzlich gestellten Krebsdiagnose verbesserten Entspannungstechniken mit oder ohne Imagination die Angst und auch andere Stimmungsparameter [23]. In einer vergleichbaren Population fand man eine Reduktion der momentanen Angst durch Entspannung im Vergleich zu unbehandelten Kontrollen, es konnten aber keine signifikanten Effekte bei persönlichkeitsbedingter Angst gefunden werden [24].

Insgesamt 26 Patienten mit chronischen obstruktiven Erkrankungen der Luftwege wurden für ein Entspannungstraining oder eine ausschließlich konventionelle Behandlung randomisiert [25]. Atemnot, Angst und Obstruktion der Luftwege verringerten sich in der Entspannungsgruppe, während der Zustand der Kontrollgruppe gleich blieb oder sich verschlechterte.

Entspannungstechniken wurden eingesetzt, um die mit unterschiedlichen medizinischen oder chirurgischen Eingriffen verbundene Angst zu mindern und bestimmte Aspekte der Heilung zu verbessern [26]. Bei kleineren chirurgischen Eingriffen gibt es deutliche Hinweise auf einen Nutzen für die Patienten. Eine Studie stellte fest, dass Entspannung im Vergleich zu einer Kontrollgruppe, die mit allgemeiner Zuwendung

> **Übersicht 5.5.**
>
> Systematischer Review zu Entspannungstechniken bei Angstzuständen;
> J Clin Psych 45: 957–974 (1989)
> - Alle Beobachtungs- und kontrollierten Studien, mit der Zielgröße persönlichkeitsbedingte Angst
> - Entspannungsstudien, die psychiatrische Patienten einschlossen, wurden nicht betrachtet
> - 22 Studien mit progressiver Muskelentspannung, 70 Studien mit Meditation, 17 Studien mit Biofeedback (Zahl der Teilnehmer nicht angegeben)
> - **Gesamteffektgröße:** für progressive Muskelentspannung 0,38 (Standardabweichung: 0,4), für andere Formen der Entspannung (überwiegend Biofeedback) 0,4 (0,35), für Meditation 0,7 (0,4)
> - Effektgröße korreliert mit Dauer und Zahl der Trainingsstunden
> - **Schlussfolgerung:** Grundlage für die optimistische Vermutung, dass wenigstens einige der Verfahren persönlichkeitsbedingte Angst reduzieren können

behandelt wurde, bei der Erleichterung einer Vollnarkose bei Tagespatienten überlegen war [27]. Audiokassetten mit Entspannungsanweisungen wirkten bei der Verringerung von Angst und Schmerzen (beide subjektiv und objektiv gemessen) bei Femoralangiographie besser als Musikkassetten oder unbespielte Kassetten [28]. Eine vor einer Magnetresonanztomographie durchgeführte Entspannungstechnik verringerte in einer RKS mit 149 Patienten die mit dem Verfahren verbundene Angst stärker als keine Intervention [29]. In einer RKS mit 53 Frauen, die sich einer Strahlentherapie bei frühen Brustkrebsstadien unterziehen mussten, war Entspannung mit gelenkter Imagination zur Verringerung von Angst und zur Steigerung des Wohlbefindens im Vergleich zu keiner Behandlung effektiv [30].

Homöopathie

Die Evidenz zum Wert der Homöopathie ist bei diesem Krankheitsbild nicht konsistent. Eine kontrollierte Studie ließ vermuten, dass die Homöopathie zur Verringerung der Aufregung bei Kindern nach Operationen wirksam sein könnte [9]. Eine weitere RKS [10] fand bei 72 Erwachsenen mit Angstzuständen keine Überlegenheit der Homöopathie gegenüber Placebo.

Hypnotherapie

Hypnose wird bei Angst vor Zahnbehandlungen verbreitet angeboten. In einer kontrollierten Studie wurden keine Unterschiede zwischen den Effekten von Hypnose, Gruppentherapie und individueller Desensibilisierung gefunden, aber alle Techniken waren keiner Behandlung überlegen [11]. Bei der Behandlung der Agoraphobie kann Hypnose als Teil des Desensibilisierungsprogramms angeboten werden, während der Patient der angsteinflößenden Situation ausgesetzt wird. Eine Crossover-Studie mit

64 Patienten stellte allerdings fest, dass die Hypnose, obgleich sie von den Patienten bevorzugt wurde, keinen beobachtbaren Unterschied im Verhalten der Patienten in der Angstsituation zur Folge hatte [12]. Bei Kindern konnte Hypnose Angst vor schmerzhaften oder stressassoziierten Situationen (Knochenmarkaspiration, Lumbalpunktion) effektiver reduzieren als nichthypnotische Verhaltenstechniken [13].

Körperliches Training

Körperliches Training kann Angstzustände unmittelbar reduzieren, wie eine RKS mit 85 Freiwilligen, die für Aerobicübungen, Entspannungstechniken oder keine Behandlung randomisiert wurden, zeigte [6]. Beide Interventionen verringerten induzierte Angst stärker als dies in der Kontrollgruppe der Fall war. In einer RKS mit 46 Patienten mit Panikstörung und Agoraphobie waren 10 Wochen Walking (rund 6,4 km 3-mal wöchentlich) weniger effektiv als Clomipramin, beides war aber Placebo überlegen [7].

Massage

In einer RKS mit 26 Frauen erschien eine 2-mal wöchentlich durchgeführte Massage über einen Zeitraum von 6 Wochen bei depressiven schwangeren Jugendlichen den Entspannungstechniken überlegen. Bei beiden Gruppen nahm die Angst ab, aber bei der Massage wurde dieser Effekt von Besserungen der Stimmung, des Schlafes und von Rückenschmerzen begleitet, was auch objektiv durch Verhaltensbeobachtung und Messung des Steroidgehalts im Urin bestätigt werden konnte [14]. In einer weiteren RKS mit 21 älteren Heimpatienten verringerte Massage die Angst stärker als keine Intervention, der Effekt unterschied sich aber nicht signifikant von demjenigen bei einer Kontrolle mit erhöhter Aufmerksamkeit (Gespräche) [15]. Somit sind die spezifischen Effekte von Massage, ebenso wie die Dauer des Effekts noch immer nicht bekannt.

Meditation

Es gibt Evidenz dafür, dass Meditation das Ausmaß von Angst sowie neuroendokrine Reaktionen auf Stress effektiver verringern kann als Situationskontrollen bei Freiwilligen in stressassoziierten Situationen [16]; unkontrollierte Studien haben einen Nutzen für Angstpatienten vermuten lassen. In einer RKS wurden 28 Personen zu einem 8-wöchigen Stressverminderungsprogramm randomisiert, das auf einer Aufmerksamkeitsmeditation basierte. Im Vergleich zur Kontrollgruppe, die keine Behandlung erhielt, zeigten die Patienten eine stärkere Verringerung in den allgemeinen psychologischen Symptomen und Verbesserungen im Sinne von Kontrolle und Maß der spirituellen Erfahrungen [17]. Ein systematischer Review, der Beobachtungs- und kontrollierte Studien zu Entspannungstechniken für persönlichkeitsbedingte Angst einschloss (Übersicht 5.5), fand für die Meditation eine Effektgröße von 0,7 (Standardabweichung: 0,4) im Vergleich zu progressiver Muskelentspannung (0,38; Standardabweichung: 0,4). Um ein überzeugendes Urteil zur Effektivität der Meditation in der klinischen Praxis fällen zu können, gibt es aber dennoch zu wenige RKS guter Qualität.

Musiktherapie

Musik wurde in vielen Gesundheitseinrichtungen eingesetzt. Unkontrollierte Studien zu Musik in Herzzentren erbrachten keine konsistenten Ergebnisse. Eine rigorose randomisierte Studie mit 56 Patienten in einem Herzzentrum in Australien verglich 2 oder 3 Sitzungen, in denen die Patienten leichte klassische Musik hörten, mit solchen, in denen sie 30 min lang Entspannungsanweisungen folgten. Keines der Verfahren hatte eine Wirkung auf die Angst der Patienten, und es ging ihnen im Vergleich zu Patienten ohne solche Behandlung nicht besser [18]. Eine Reihe von RKS konnten keine positiven Effekte von Musik bei Patienten, die sich verschiedenen Operationsverfahren unterziehen mussten, nachweisen (z. B. [19]). Eine kontrollierte Studie stellte jedoch fest, dass Patienten, die während einer Sigmaspiegelung selbstgewählte Musikkassetten hörten, weniger unter Angst litten als Kontrollpersonen ohne Musik [20]. Der Effekt von Musik auf klinische Angstzustände oder Phobien ist nicht untersucht worden.

Pflanzliche Heilmittel

Ein systematischer Review (Übersicht 5.6) kam zu dem Schluss, dass **Kava-Kava**[1] (Piper methysticum) relativ sicher und effektiv für die Behandlung von Angstzuständen ist.

Es gibt Evidenz von geringer Qualität für die Effektivität der **Kamille** (Matricaria recutita L.), der **Zitronenmelisse** (Melissa officinalis), der **Passionsblume** (Passiflora incarnata) und von **Baldrian** (Valeriana officinalis) zur Behandlung von Angststörungen. Sie reicht jedoch nicht aus, um Empfehlungen auszusprechen [8].

Spirituelles Heilen

Positive Befunde für therapeutisches Handauflegen (»**therapeutic touch**«) zur Behandlung von Angstzuständen wurden in verschiedenen RKS gefunden, und zwar verglichen mit keiner Behandlung bei 40 gesunden professionellen Pflegekräften/Studenten [32] und verglichen mit Pseudohandauflegen bei 20 HIV-infizierten Kindern [33] und 99 hospitalisierten Verbrennungspatienten [34].

Wirbelsäulenmanipulation

Obgleich es keine Studien zu Angst als ausschlaggebendem Faktor für den Arztbesuch gibt, wurde in einer RKS bei 21 Bluthochdruckpatienten nach chiropraktischer, placebochiropraktischer und keiner Behandlung momentane Angst gemessen [31]. Es zeigten sich keine Unterschiede zwischen den Gruppen, obwohl die Chiropraktik zu einem signifikanten Abfall des Blutdrucks führte.

---

[1] in Deutschland nicht zugelassen

> **Übersicht 5.6.**
>
> Systematischer Review zu Kava-Kava bei Angstzuständen; J Clin Psychpharmacol 20: 84–89 (2000)
> - 7 RKS mit 377 Teilnehmern
> - 300–800 mg Kavaextrakt/Tag, aufgeteilt in mehrere Dosen
> - Annehmbare Qualität bei 6 Studien
> - Metaanalyse von 3 Studien zeigte einen gewichtete mittlere Differenz von 9,7 (Konfidenzintervall: 3,5–15,8) Punkten auf der Hamilton-Skala
> - **Schlussfolgerung:** Kava ist relativ sicher und effektiver als Placebo für die symptomatische Behandlung von Angst

Weitere Therapien

Rolfing (strukturelle Integration) war in einer RKS mit 48 Patienten zur Reduktion der momentanen Angst keiner Behandlung überlegen [35].

Eine einzige RKS stellte bei 96 zur Linderung induzierter Angst Tai-Chi praktizierenden Personen fest, dass **Tai-Chi** genauso effektiv ist wie gemäßigte Laufübungen (beide besser als Lesekontrollen) [36].

Es gibt erstaunlich wenig Forschung zu **Yoga** zur Behandlung klinischer Angstzustände. In einer unkontrollierten Studie übten 8 Patienten mit obsessiv-zwanghafter Persönlichkeit ein Jahr lang eine Stunde täglich Yoga und besuchten 2 Yogatrainingsstunden pro Woche [37]. Die 5 Patienten, die regelmäßig Yoga übten, zeigten eine Besserung, gemessen an einer Skala für obsessiv-zwanghaftes Verhalten.

Bewertung

Für generalisierte Angststörungen ist die Medikamentenbehandlung mit Problemen beladen, Kava könnte eine nützliche Kurzzeitalternative sein, wenn eine Medikation erforderlich ist. Eine Abhängigkeit von Kava wurde nicht beobachtet. Kava kann auch zur Kurzzeitnutzung bei akuten Stress- und Anpassungsreaktionen empfohlen werden. Konventionelle psychologische Interventionen sind bei Angststörungen ebenso wirksam wie Medikationen und häufig akzeptabler. Bei Patienten, die einem ganzheitlichen Ansatz aufgeschlossen gegenüberstehen, können Meditation und in geringerem Maß autogenes Training oder Entspannungstechniken angeraten werden, da die Evidenz hierfür in eine positive Richtung weist. Wo verfügbar, kann auch zu Elektrostimulation geraten werden. Entspannungstechniken sind auch bei mit bestimmten Erkrankungen und medizinischen Eingriffen assoziierter Angst sinnvoll, obwohl für Kinder eine Hypnotherapie geeigneter erscheint. In bestimmten klinischen Situationen, z. B. bei Heimpatienten, scheint Massage vielversprechend zu sein.

Bei Panikstörungen und den verschiedenen Arten von Phobien sollte unbedingt zuerst eine Medikation oder eine konventionelle psychiatrische Behandlung genutzt werden, lediglich die Hypnotherapie kann un-

◘ **Tabelle 5.4.** Zusammenfassung der klinischen Evidenz für Angstzustände

Therapie	Gewichtung der Evidenz	Richtung der Evidenz	Schwerwiegende Sicherheitsbedenken
Aromatherapie	00	⬈	Ja (s. S. 40)
Autogenes Training	00	⬈	Ja (s. S. 44)
Biofeedback	00	⇨	Nein (s. S. 49)
Elektrostimulation	00	⬈	Ja (s. S. 6)
Entspannungstechniken	000	⇧	Nein (s. S. 95)
Homöopathie	0	⇨	Nein (s. S. 64)
Hypnotherapie	0	⬈	Ja (s. S. 68)
Körperliches Training	0	⇧	Ja (s. S. 5)
Massage	0	⬈	Nein (s. S. 77)
Meditation	00	⇧	Ja (s. S. 95)
Musiktherapie	0	⇨	Nein (s. S. 95)
Pflanzliche Heilmittel: Kava-Kava[1]	000	⇧	Ja (s. S. 143)
Spirituelles Heilen	0	⇧	Nein (s. S. 61)
Wirbelsäulenmanipulation: Chiropraktik	0	⇩	Ja (s. S. 55)

[1] in Deutschland nicht zugelassen
0 gering; 00 mittel; 000 hoch; ⇧ eindeutig positiv; ⬈ tendenziell positiv; ⇨ unklar; ⇩ eindeutig negativ.

ter bestimmten Bedingungen von Nutzen sein (z. B. bei Angst vor Zahn-behandlungen, ◘ Tabelle 5.4).

Literatur

1. Eisenberg DM, Davis R, Ettner SL et al. (1998) Trends in alternative medicine use in the United States, 1990–1997. JAMA 280: 1569–1575
2. Astin JA (1998) Why patients use alternative medicine. JAMA 279: 1548–1553
3. Rice KM, Blanchard EB, Purcell M (1993) Biofeedback treatments of generalized anxiety disorder: preliminary results. Biofeedback Self Reg 18: 93–105
4. Moore NC (2000) A review of EEG biofeedback treatment of anxiety disorders. Clin Electroencephalogr 31: 1–6
5. Watson CG, Herder J (1980) Effectiveness of alpha biofeedback therapy: negative results. J Clin Psychol 36: 508–513
6. Crocker PR, Grozelle C (1991) Reducing induced state anxiety: effects of acute aerobic exercise and autogenic relaxation. J Sports Med Phys Fitness 31: 277–282

7. Broocks A, Bandelow B, Pekrun G et al. (1998) Comparison of aerobic exercise, clomipra-
   mine and placebo in the treatment of panic disorder. Am J Psychiatr 155: 603–609
8. Wong AHC, Smith M, Boon HS (1998) Herbal remedies in psychiatric practice. Arch Gen
   Psychiatr 55: 1033–1044
9. Alibou JP, Jobert J (1990) Aconit en dilution homéopathique et agitation postopératoire
   de l'enfant. Pédiatrie 45: 465–466
10. McCutcheon LE (1996) Treatment of anxiety with a homoeopathy remedy. J Appl Nutr 48:
    2–6
11. Moore R, Abrahamsen R, Brodsgaard I (1996) Hypnosis compared with group therapy and
    individual desensitization for dental anxiety. Eur J Oral Sci 104: 612–618
12. Van Dyck R, Spinhoven P (1997) Does preference for type of treatment matter? A study
    of exposure in vivo with or without hypnosis in the treatment of panic disorder with
    agoraphobia. Behav Modif 21: 172–186
13. Zeltzer L, LeBaron S (1982) Hypnosis and nonhypnotic techniques for reduction of pain
    and anxiety during painful procedures in children and adolescents with cancer. J Pediatr
    101: 1032–1035
14. Field T, Grizzle N, Scafidi F, Schanberg S (1996) Massage and relaxation therapies' effects
    on depressed adolescent mothers. Adolescence 31: 903–911
15. Fraser J, Kerr JR (1993) Psychophysiological effects of back massage on elderly institutio-
    nalized patients. J Adv Nurs 18: 238–245
16. MacLean CRK, Walton KG, Wenneberg SR et al. (1994) Altered response of cortisol, GH, TSH
    and testosterone to acute stress after four months' practice of transcendental meditation.
    Ann NY Acad Sci 746: 381–384
17. Astin JA (1997) Stress reduction through mindfulness meditation. Effects on psychologi-
    cal symptomatology, sense of control and spiritual experiences. Psychother Psychosom
    66: 97–106
18. Elliott D (1994) The effects of music and muscle relaxation on patient anxiety in a corona-
    ry care unit. Heart Lung 23: 27–35
19. Colt HG, Powers A, Shanks TG (1999) Effect of music on state anxiety scores in patients
    undergoing fiberoptic bronchoscopy. Chest 116: 819–824
20. Pulakanis KC (1994) Effect of music therapy on state anxiety in patients undergoing
    flexible sigmoidoscopy. Dis Colon Rectum 37: 478–481
21. Beck JG, Stanley MA, Baldwin LE, Deagle EA 3rd, Averill PM (1994) Comparison of cognitive
    therapy and relaxation training for panic disorder. J Consult Clin Psychol 62: 818–826
22. Ost LG, Westling BE, Hellstrom K (1993) Applied relaxation, exposure in vivo and cogni-
    tive methods in the treatment of panic disorder with agoraphobia. Behav Res Ther 31:
    383–394
23. Bindemann S, Soukop M, Kaye SB (1991) Randomised controlled study of relaxation trai-
    ning. Eur J Cancer 27: 170–174
24. Bridge LR, Benson P, Pietroni PC, Priest RG (1988) Relaxation and imagery in the treat-
    ment of breast cancer. Br Med J 297: 1169–1172
25. Gift AG, Moore T, Soeken K (1992) Relaxation to reduce dyspnea and anxiety in COPD
    patients. Nurs Res 41: 242–246
26. Holden-Lund C (1988) Effects of relaxation with guided imagery on surgical stress and
    wound healing. Res Nurs Health 11: 235–244
27. Markland D, Hardy L (1993) Anxiety, relaxation and anaesthesia for day-case surgery. Br
    J Clin Psychol 32: 493–504
28. Mandle CL, Domar AD, Harrington DP et al. (1990) Relaxation response in femoral angio-
    graphy. Radiology 174: 737–739
29. Lukins R, Davan IG, Drummond PD (1997) A cognitive behavioural approach to preven-
    ting anxiety during magnetic resonance imaging. J Behav Ther Exp Psychiatr 28: 97–104
30. Kolcaba K, Fox C (1999) The effects of guided imagery on comfort of women with early
    stage breast cancer undergoing radiation therapy. Oncol Nurs Forum 26: 67–72
31. Yates RG, Lamping DL, Abram NL, Wright C (1998) Effects of chiropractic treatment on
    blood pressure and anxiety: a randomized, controlled trial. J Manip Physiol Ther 11:
    484–488
32. Olson M, Sneed N (1995) Anxiety and therapeutic touch. Issues Mental Health Nurs 16:
    97–108

33. Ireland M (1998) Therapeutic touch with HIV-infected children: a pilot study. J Assoc Nurses AIDS Care 9: 68–77
34. Turner JG, Clark AJ, Gauthier DK, Williams M (1998) The effect of therapeutic touch on pain and anxiety in burn patients. J Adv Nurs 28: 10–20
35. Weinberg RS, Hunt VV (1979) Effects of structural integration on state-trait anxiety. J Clin Psychol 35: 319–322
36. Jin P (1992) Efficacy of Tai Chi, brisk walking, meditation, and reading in reducing mental and emotional stress. J Psychosom Res 36: 361–370
37. Shannahoff-Khalsa DS, Beckett LR (1996) Clinical case report: efficacy of yogic techniques in the treatment of obsessive compulsive disorders. Int J Neurosci 85: 1–17

Arthrose

Alterungsarthritis, Degenerationsarthrose/-arthritis, degenerative Gelenkerkrankung, Gonarthrose, Hüftgelenksarthrose, hypertrophe Arthritis, Koxarthrose/-arthritis, Osteoarthritis, Osteoarthrose

Synonyme/ Unterteilung

Es handelt sich um eine degenerative Erkrankung der Gelenke, die in der Regel eher über pathologische oder radiologische Kriterien als über klinische Symptome definiert wird: Sie ist charakterisiert durch eine Erosion des Gelenkknorpels, entweder primär oder durch Traumen oder andere Erkrankungen ausgelöst und führt zu einer Umformung des betroffenen Knochens und mäßiger Synovitis. Bei schwerem Verlauf verengt sich der Gelenkspalt, und es kommt zur Bildung von Osteophyten.

Definition

In diesem Kapitel geht es hauptsächlich um die Arthritis peripherer Gelenke. Informationen zur Wirbelsäule finden sich in den Kapiteln über Nacken- und Rückenschmerzen.

In einer Umfrage aus den USA hatten 27% der Personen, die angaben, an »Arthritis« zu leiden, in den vergangenen 12 Monaten Naturheilverfahren genutzt [1], 1/3 davon hatte einen Arzt aufgesucht. Akupunktur, Massage, Manipulation und Homöopathie sind die am häufigsten eingesetzten Therapien.

Nutzung von Naturheilverfahren

Akupunktur

Akupunktur wird häufig zur Behandlung der mit Arthrose assoziierten Schmerzen eingesetzt. Ein rigoroser Vergleich mit konventioneller Behandlung bei 73 Patienten ergab, dass die Akupunktur insgesamt eine symptomatische Besserung bewirkt, die auch 4 Wochen nach Behandlungsende noch signifikant ist [2]. Strenge Vergleiche mit Placebo konnten jedoch nicht zeigen, dass sie effektiver ist als Placeboakupunktur (Übersicht 5.7).

Klinische Evidenz

> **Übersicht 5.7.**
>
> Systematischer Review zu Akupunktur bei Arthrose; Scand J Rheumatol 26: 444–447 (1997)
> - 13 KKS mit 436 Patienten mit Arthrose beliebiger Gelenke
> - 7 positiv und 6 negativ
> - Kein Unterschied zu Placebo bei 4 von 5 Studien
> - Ältere, kleinere Studien sind mit höherer Wahrscheinlichkeit positiv
> - **Schlussfolgerung:** keine Evidenz dafür, dass Akupunktur einer Placeboakupunktur überlegen ist

> **Übersicht 5.8.**
>
> Systematischer Review zu Homöopathie bei Arthrose; Br Homeopath J 90: 37–43 (2001)
> - 4 RKS mit 406 Arthrosepatienten
> - Alle Studien von guter Qualität
> - Ein negativer und 2 positive Vergleiche mit konventionellen oralen Medikamenten
> - Keine andere Wirkung eines topischen homöopathischen Gels im Vergleich zu konventionellem nichtsteroidalem Gel
> - Evidenz nicht schlüssig, und zwar wegen der geringen Menge

Homöopathie

Ein systematischer Review (Übersicht 5.8) fand 4 Studien zu oral oder topisch applizierter homöopathischer Medikation, die vielversprechend waren, aber für gesicherte Schlussfolgerungen für die klinische Praxis nicht ausreichten.

Nahrungsergänzungsmittel

Komplexe **Avocado-Soja-Lipide** wurden in einer 6-monatigen RKS mit Patienten mit Knie- oder Hüftgelenksarthrose mit Placebo verglichen. Das Avocado-Soja-Präparat war in Bezug auf Schmerz- und Funktionsscores überlegen [11]. In einer weiteren doppelblinden RKS mit 164 Patienten wurde der Effekt von Avocado-Soja-Öl zur Verringerung des Gebrauchs einer Standardmedikation (nichtsteroidale Entzündungshemmer) mit Placebo verglichen. Dabei ergab sich ein statistisch signifikanter Nutzen [12].

Chondroitinsulfat (Übersicht 5.9) und **Glukosamin** (Übersicht 5.10) scheinen beide bei Arthrose effektiv zu sein und weniger Nebenwirkungen zu haben als nichtsteroidale Entzündungshemmer. Noch eine andere Metaanalyse [13] hat ähnliche Daten für beide Nahrungsergänzungsmittel untersucht und kam zu dem Schluss, dass, obgleich die in den publizierten Studien beobachteten Effektgrößen wahrscheinlich durch Publikationsbias und infolge von Qualitätsproblemen übertrieben sind, eine gewisse Effektivität für beide Präparate wahrscheinlich erscheint.

Übersicht 5.9.

Metaanalyse zu Chondroitinsulfat bei Arthrose; J Rheumatol 27: 205–211 (2000)

- 7 Studien (703 Patienten) mit einer Dauer von mindestens 3 Monaten eingeschlossen
- Schmerzwerte nahmen kontinuierlich auf 42% ab, und zwar innerhalb der ersten 6 Monate der Therapie (im Vergleich zu 80% mit Placebo); eine höhere Dosis führte nicht zu besserer Wirksamkeit
- Die benötigte tägliche Dosis an Analgetika und nichtsteroidalen Entzündungshemmern verringerte sich
- **Schlussfolgerung:** Evidenz für klinisch relevante Effektivität von Chondroitinsulfat in Bezug auf Schmerzen und Funktionsfähigkeit bei Knie- und Hüftgelenksarthrose, wenigstens wenn es begleitend zu konventioneller analgetischer und entzündungshemmender Medikation verwendet wird

Übersicht 5.10.

Metaanalyse zu Glukosamin bei Arthrose; Arthritis Rheum 41: S198 (1998)

- Arthrose an beliebiger Stelle, periphere Gelenke und Wirbelsäule eingeschlossen
- 8 RKS, 810 Patienten
- Glukosamin oral (1,5 g/Tag) und/oder intramuskuläre Injektion (400 mg, 2- bis 3-mal pro Woche)
- 6 Studien waren von guter Qualität
- **Schlussfolgerung:** Glukosamin war Placebo in 7 Studien signifikant überlegen; andere Studien deuten darauf hin, dass Glukosamin in der Effektivität nicht wesentlich anders ist als nichtsteroidale Entzündungshemmer; es wird nur über wenige Nebenwirkungen oder Studienabbrüche berichtet, seltener als mit nichtsteroidalen Entzündungshemmern

Die **Grünlippmuschel** (Perna canaliculus) wurde in einer doppelblinden, kontrollierten Studie mit 28 Rheuma- und 38 Arthrosepatienten, die auf einer Warteliste für einen gelenkchirurgischen Eingriff standen, untersucht [14]. Die gesamten Ergebnisse sind nicht widergegeben, aber 38% der Patienten, die Grünlippmuschel erhielten, zeigten Besserungen im Vergleich zu 14% in der Placebogruppe (statistisch nicht signifikant). Eine weitere Studie der gleichen Gruppe [15] verglich verschiedene Muschelpräparate, wiederum waren Patienten mit Rheuma oder Arthrose eingeschlossen. Es wurden signifikante Verbesserungen in Bezug auf unterschiedliche Zielgrößen in beiden Gruppen beobachtet. Die Evidenz dafür, dass Grünlippmuschel bei Arthrose positiv wirkt, ist interessant, aber nicht überzeugend.

5

Pflanzliche Heilmittel

In einer doppelblinden RKS von guter Qualität wurde **Teufelskralle** (Harpagophytum procumbens), die 3 Wochen lang eingenommen wurde, in einer Stichprobe von 50 Personen mit Placebo verglichen [3]. Das Pflanzenpräparat war Placebo zur Schmerzreduktion signifikant überlegen. In einer zweiten Studie wurden 89 Arthrosepatienten 2 Monate lang mit Teufelskralle oder Placebo behandelt. Wiederum bewirkte die Pflanze eine signifikante Schmerzverringerung und Verbesserung der Beweglichkeit, ohne dass Nebenwirkungen registriert wurden [4].

Ingwer (Zingiber officinale) ist ein häufiger Bestandteil von Pflanzenmischungen gegen Arthritis und von ayurvedischen Arzneien gegen rheumatische Erkrankungen. In einer 3-armigen Crossover-Studie mit 75 Patienten, die Ingwer mit Ibuprofen und Placebo bei Arthrose verglich, kam es in Bezug auf Schmerz und Bewegungseinschränkung aber nur zu einem nichtsignifikanten Trend zugunsten von Ingwer gegenüber Placebo [5]. Ibuprofen war beiden anderen Therapien signifikant überlegen.

Gitadyl ist ein geschütztes Präparat, das römische Kamille, amerikanische Espe und Schafgarbe enthält. In einer Crossover-RKS mit 35 Personen unterschied sich seine analgetische Wirkung nicht signifikant von derjenigen eines nichtsteroidalen Entzündungshemmers, es kam aber zu weniger gastrointestinalen Symptomen [6].

Die Effektivität von **Phytodolor** (ein geschütztes Präparat, das Populus tremula, Fraxinus excelsior und Solidago virgaurea enthält) bei schmerzhaften arthritischen Erkrankungen wurde durch eine Reihe von Studien gezeigt. So verspürten z. B. 108 stationäre Patienten mit Gelenkschmerzen eine deutlich stärkere Schmerzlinderung mit Phytodolor oder Piroxicam im Verlauf von 4 Wochen im Vergleich zu Placebo (zitiert in [7]).

Für ein geschütztes Präparat, das als »**Rumalex**« bekannt ist und 5 Pflanzen enthält (Weidenrinde, Guajakharz, Traubensilberkerze, Osterluzeiblättrige Stechwinde und Pappelrinde), konnten im Vergleich zu Placebo in einer RKS mit 82 Patienten leichte analgetische Effekte nachgewiesen werden [8].

Petiveria alliacea (Petiverie) wird häufig bei rheumatischen Erkrankungen genutzt; in einer kurzen RKS mit Arthrosepatienten zeigte sich aber keine bessere Wirkung als durch Placebo [9].

In einer RKS mit 78 stationären Patienten mit Arthrose des Knies oder der Hüfte führte standardisierter **Weidenrindenextrakt** (Salix spp.) im Verlauf der 2-wöchigen Untersuchungsperiode eine größere Schmerzverringerung herbei als Placebo. Dies wird gestützt durch die Gesamtbewertung der Patienten und der Ärzte (zitiert in [7]).

Für eine Mischung von Extrakten aus **Withania somnifera** (Schlafbeere), **Boswellia serrata** (Weihrauch) und **Gelbwurz** wurde ihre Überlegenheit gegenüber Placebo in einer 3 Monate andauernden Crossover-Studie gezeigt, gemessen anhand von Schmerzintensität und Ausmaß der Bewegungseinschränkung [10].

Weitere Therapien

Bienengift trifft immer wieder einmal auf öffentliches Interesse, wurde aber in einer kontrollierten Studie zu chronischer Arthritis nicht als effektiv befunden [16].

Eine beträchtliche Personenzahl beobachtete eine symptomatische Besserung mit **Kupfer** im Vergleich zu Aluminiumarmbändern in einer kontrollierten Studie; die hohe Zahl von Abbrüchen macht diese Evidenz aber höchst unzuverlässig [17].

Bei Arthrose wird oft zu **Koständerungen** geraten, entweder als umfassender Ansatz oder in Bezug auf bestimmte Einzelkomponenten, wie etwa Weizenkeime. Es konnten jedoch keine klinischen Studien gefunden werden.

Massage und **Wirbelsäulenmanipulation** werden bei Arthrose häufig genutzt, und obgleich ein Literatur-Review [18] zu einer positiven Meinung kommt, ist ihre Effektivität nicht in kontrollierten Studien überprüft worden.

In Anbetracht der Tatsache, dass **Entspannungstechniken** zur Behandlung chronischer Schmerzen generell genutzt werden, ist es überraschend, dass es keine kontrollierten Studien über die Effekte von Entspannung und anderer Körper-Geist-Ansätze in Bezug auf arthrosebedingte Schmerzen gibt.

Handauflegen (»therapeutic touch«) zeigte einen Trend zu größerer Effektivität zur Schmerzverringerung bei Arthrose bei 82 älteren Personen im Vergleich zu progressiver Muskelentspannung und war effektiver zur Linderung der seelischen Belastung [19].

Yoga wurde in einer kleinen (n=17) RKS untersucht, die spezifisch den Effekt auf arthritische Hände untersuchte [20]. Es zeigten sich signifikante Verbesserungen im Vergleich zu den unbehandelten Kontrollen in Bezug auf Schmerzen der Hände bei Aktivität und Empfindlichkeit der Fingergelenke.

Bewertung

Es gibt eine ausreichende Menge an Evidenz, um wegen ihres analgetischen Effekts Teufelskralle, Chondroitinsulfat und Glukosamin empfehlen zu können sowie möglicherweise auch Avocado-Soja-Öl. Akupunkturbehandlung ist keiner Behandlung eindeutig überlegen, es konnte aber nicht gezeigt werden, dass sie besser ist als Placebo. Diese Therapien haben gute Sicherheitsprofile, v. a. im Vergleich zur hohen Inzidenz schwerwiegender Nebenwirkungen bei nichtsteroidalen Entzündungshemmern. Es konnte für keines der Naturheilverfahren eine Beeinflussung der eigentlichen Erkrankung nachgewiesen werden (◖ Tabelle 5.5).

Literatur

1. Eisenberg DM, Davis R, Ettner SL et al. (1998) Trends in alternative medicine use in the United States, 1990–1997. JAMA 280: 1569–1575

◻ Tabelle 5.5. Zusammenfassung der klinischen Evidenz für Arthrose

Therapie	Gewichtung der Evidenz	Richtung der Evidenz	Schwerwiegende Sicherheitsbedenken
Akupunktur	00	↗	Ja (s. S. 34)
Homöopathie	0	↗	Nein (s. S. 64)
Nahrungsergänzungsmittel			
Avocado-Soja-Öl	0	⇧	Ja (s. S. 5)
Chondroitin	00	⇧	Ja (s. S. 113)
Glukosamin	00	⇧	Ja (s. S. 125)
Grünlippmuschel	0	↗	Ja (s. S. 5)
Pflanzliche Heilmittel			
Ingwer	0	⇨	Ja (s. S. 135)
Petiveria alliacea	0	⇩	Ja (s. S. 5)
Teufelskralle	00	⇧	Ja (s. S. 186)
Weidenrinde	0	⇧	Ja (s. S. 192)

0 gering; 00 mittel; ⇧ eindeutig positiv; ↗ tendenziell positiv; ⇨ unklar; ⇩ eindeutig negativ.

2. Berman BM, Singh BB, Lao L et al. (1999) A randomized trial of acupuncture as an adjunctive therapy in osteoarthritis of the knee. Rheumatology 38: 346–354

3. Guyader M (1984) Les polantes antirheumatismales. Etudes historique et pharmcologique, et etude clinique du nebulisat d'Harpagophytum procumbens DC chez 50 patients arthrosiques suivis en service hospitalier [dissertation]. Université Pierre et Marie Curie, Paris

4. Lecomte A, Costa JP (1992) Harpagophytum dans l'arthrose: etudes en double insu contre placebo. 37°2 Le Magazine 15: 27–30

5. Bliddal J, Rosetzsky A, Schlichting P et al. (2000) A randomized, placebo-controlled, cross-over study of ginger extracts and ibuprofen in osteoarthritis. Osteoarthritis. Cartilage 8: 9–12

6. Ryttig K, Schlamowitz PV, Warnoe O, Wilstrup F (1991) Gitadyl versus ibuprofen in patients with osteoarthrosis. The result of a double-blind, randomized cross-over study. Ugeskrift for Laeger 153: 2298–2299

7. Ernst E (2000) Phyto-anti-inflammatories: a systematic review of randomized, placebo-controlled, double-blind trials. Rheum Dis Clin Compl Alt Ther Rheum Dis II 26: 13–27

8. Mills SM, Jacoby RK, Chacksfield M et al. (1996) Effect of a proprietary herbal medicine on the relief of chronic arthritic pain: a double-blind study. Br J Rheumatol 35: 874–878

9. Bosi Ferraz M, Borges Pereira R, Iwata NM, Atra E (1991) Tipi. A popular analgesic tea: a double-blind cross-over trial in arthritis. Clin Exper Rheumatol 9: 205–212

10. Kulkarni RR, Patki PS, Jog VP et al. (1991) Treatment of osteoarthritis with a herbomineral formulation: a double-blind, placebo-controlled, cross-over study. J Ethnopharmacol 33: 91–95

11. Maheu E, Mazieres B, Valat JP et al. (1998) Symptomatic efficacy of avocado/soybean unsaponifiables in the treatment of osteoarthritis of the knee and hip. Arthritis Rheum 41: 81–91

12. Blotman F, Maheu E, Wulwik A, Caspard H, Lopez A (1997) Efficacy and safety of avocado/soybean unsaponifiables in the treatment of symptomatic osteoarthritis of the knee and hip. Revue Du Rhumatisme (English edition) 64: 825–834
13. McAlindon TE, LaValley MP, Gulin JP, Felson DT (2000) Glucosamine and chondroitin for treatment of osteoarthritis. JAMA 283: 1469–1475
14. Gibson RG, Gibson SLM, Conway V, Chappell D (1980) Perna canaliculus in the treatment of arthritis. Practitioner 224: 955–960
15. Gibson SLM, Gibson RG (1998) The treatment of arthritis with a lipid extract of Perna canaliculus: a randomised trial. Compl Ther Med 6: 122–126
16. Hollander J (1941) Bee venom in the treatment of chronic arthritis. Am J Med Sci 201: 796–801
17. Whitehouse MW, Walker WR (1978) Copper and inflammation. Agents Actions 8: 85–90
18. Gottlieb MS (1997) Conservative management of spinal osteoarthritis with glucosamine and chiropractic treatment. J Manip Physiol Ther 20: 400–414
19. Eckes Peck SD (1997) The effectiveness of therapeutic touch for decreasing pain in elders with degenerative arthritis. J Holistic Nurs 15: 176–198
20. Garfinkel MS, Schumacher HR, Husain A et al. (1994) Evaluation of a yoga based regimen for treatment of osteoarthritis of the hands. J Rheumatol 21: 2341–2343

Weiterführende Literatur

Panush RS (ed) (1999/2000) Complementary and alternative therapies for rheumatic diseases. Rheum Dis Clin North Am I 25 (4)/II 26 (1) (mehrere Abschnitte mit eigenen Meinungen wie auch evidenzbasierte Kapitel zu einer großen Zahl von Therapien)

Asthma

Synonyme/ Unterteilung

Atopisches Asthma, Bronchialasthma, extrinsisches (exogen-allergisches) Asthma, intrinsisches (nichtallergisches) Asthma, nervöses Asthma, Reflexasthma

Definition

Erkrankung der Lungen, bei der eine generalisierte reversible Verengung der Luftwege – die durch Ödeme der Schleimhaut, Krämpfe der glatten Muskulatur sowie Schleimansammlung in Bronchien und Bronchiolen bedingt ist – zu Atemnot, Husten, Engegefühl in der Brust und keuchender Atmung (Giemen) führt.

Nutzung von Naturheilverfahren

Befragungen von Asthmapatienten ergaben, dass in England 70% der Erwachsenen [1] und 55% der Kinder [2, 3] Naturheilverfahren nutzen. Atemübungen, Entspannungstechniken, Homöopathie, pflanzliche Heilmittel und Yoga werden verbreitet angewendet.

Akupunktur

Klinische Evidenz

Viele Studien finden positive Veränderungen für einen von mehreren Parametern. Die Effekte sind aber sehr widersprüchlich, und der strengste systematische Review über RKS (Übersicht 5.11) kommt zu dem Schluss, dass die Evidenz nicht ausreicht, um Empfehlungen aussprechen zu können.

> **Übersicht 5.11.**
> Systematischer Review zu Akupunktur bei Asthma; Cochrane Library (1998)
> - 7 placebokontrollierte RKS mit 174 Patienten
> - Alle von mäßiger Qualität
> - Keine zeigte klinisch relevante Verbesserungen der Lungenfunktion
> - Eine fand Verbesserungen in der Medikamentennutzung, 2 fanden Verbesserungen bei Symptomskalen
> - **Schlussfolgerung:** „Es ist nicht möglich, Empfehlungen abzugeben.»

> **Übersicht 5.12.**
> Systematischer Review zu Atemübungen bei Asthma; Eur Respir J 15: 969–972 (2000)
> - 5 RKS mit 150 Erwachsenen mit chronischem Asthma; eine RKS mit 38 Kindern mit akutem Asthma
> - Zu den Behandlungsverfahren zählten Atemübungen als Teil von Yoga und Physiotherapie
> - Qualität: die meisten Studien mit Mängeln behaftet
> - **Schlussfolgerung:** Atemübungen erscheinen vielversprechend, die Evidenz reicht aber für eine gesicherte Beurteilung nicht aus

Atemtechniken

Ein systematischer Review befasste sich mit Atemtechniken (Übersicht 5.12). Obgleich Yoga und physiotherapeutische Übungen vielversprechend sind, reicht die Evidenz nicht aus, um sicher auf ihre Effektivität zu schließen.

Die Atemtechnik nach **Buteyko** (eukapnisches Atmen) basiert auf der Vorstellung, dass Personen mit Asthma unter Stress stehen und daher zu schnell und zu tief atmen. Durch das Training soll gelernt werden, langsam und flach zu atmen. Es gibt enthusiastische, anekdotische Berichte über die Buteyko-Atemtechnik. In der ersten RKS mit 39 Asthmapatienten, die publiziert wurde (nicht Teil des nachfolgenden systematischen Reviews), zeigten die in dieser Atemtechnik unterwiesenen Patienten eine größere Verminderung des Gebrauchs von Asthmamedikamenten und eine Verbesserung der Lebensqualität als Kontrollpersonen, die lediglich eine Asthmaschulung erhielten [9]. Es gab aber keine signifikanten Unterschiede in der Lungenfunktion zwischen den Gruppen. Die Interaktion mit dem Buteyko-Therapeuten dauerte viel länger als diejenige mit dem Therapeuten der Kontrollgruppe. Angesichts solcher Mängel werden weitere rigorose Studien mit Interesse erwartet.

Autogenes Training

Eine RKS, die autogenes Training (AT) mit unterstützender Psychotherapie bei 24 Erwachsenen mit mittlerem bis schwerem Asthma verglich, zeigte im Vergleich zu Kontrollpatienten eine signifikante und klinisch relevante Verbesserung der Lungenfunktion durch AT [4]. Zwei weitere RKS waren weniger vielversprechend; eine Studie mit 38 Erwachsenen fand eine Verbesserung der Angstsymptomatik, aber keine Veränderung der Lungenfunktion [5], eine weitere mit 31 Erwachsenen ergab keine Änderungen in Symptomen oder Atemwegswiderstand, obgleich die Verwendung von Sympathikomimetika abnahm [6].

Biofeedback

Die für Biofeedback vorliegende Evidenz lässt vermuten, dass das Verfahren wirken könnte. Es gab signifikante Verbesserungen der Lungenfunktion und in den Symptomskalen bei 33 Kindern, die über einen Zeitraum von 5 Monaten mit Biofeedback behandelt wurden, wohingegen die für ein Placebobiofeedback randomisierten Kinder lediglich Verbesserungen in den Symptomskalen aufwiesen [7]. Eine weitere RKS mit 20 Jugendlichen zeigte Verbesserungen der Symptome (mehr als eine unbehandelte Kontrollgruppe), aber keine Änderungen der Lungenfunktion [8].

Diät

Strenge Tests mit randomisierter, doppelblinder, placebokontrollierter Provokation zeigen, dass 2–6% der Asthmapatienten hypersensitiv auf Lebensmittel reagieren [10]. Neben der Vermeidung bekannter Nahrungsmittelallergene, v. a. von Erdnüssen, können bei dieser Patientengruppe auf der Grundlage der bekannten Evidenz keine Empfehlungen für eine bestimmte Diät ausgesprochen werden. Es gibt einige Hinweise darauf, dass eine verringerte Aufnahme der Vitamine A, C und E sowie von Selen und Magnesium bei Kindern mit instabilem Asthma assoziiert ist[11].

Entspannungstechniken

Angesichts der Assoziation von akutem Asthma und Stress scheinen Entspannungstechniken ein vielversprechender Behandlungsansatz zu sein. Zwei von 3 RKS, die um 1970 durchgeführt wurden, fanden keine klinisch relevanten Verbesserungen mit Entspannungstechniken [15, 16], eine postulierte einen Nutzen, stellte aber keine Daten vor [17]. Drei neuere Studien werden vorgestellt (◘ Tabelle 5.6), ihre Einschlusskriterien und Ergebnismessungen sind aber widersprüchlich. Insgesamt kann die Evidenz als widersprüchlich angesehen werden.

Homöopathie

Eine abgewandelte Form der Homöopathie ist die Isopathie, bei der hochverdünnte Zubereitungen derjenigen Allergene verabreicht werden, gegen die der Patient allergisch ist. Eine isopathische Behandlung war Pla-

◘ Tabelle 5.6. RKS zur Entspannungstherapie bei Asthma

Literatur	Stichproben-größe	Interventionen (Behandlungsvorgabe)	Ergebnis	Bemerkungen
J Behav Med 17: 1–24 (1994)	106	– Entspannungsübungen (1 h/Tag für 8 Tage) – Musikhören – Warteliste	Kein Nutzen bei allen Gruppen	34 Studien-abbrüche
Monatsschrift Kinderheilkund 144: 1357–1363 (1996)	18	– Entspannungsübungen (täglich für 3 Tage) – Placeboentspannung – Salbutamol	Entspannungsübungen und Salbutamol wirkten besser als Placebo-entspannung	Kinder und Jugendliche
J Pediatr 132: 854–858 (1998)	32	– Massage – Entspannungsübungen (20 min/Tag für 30 Tage)	Bei Massage Nutzen nur bei unter 8-Jährigen; bei Entspannungsübungen kein Nutzen	Kinder von ihren Eltern behandelt

---

Übersicht 5.13.

Systematischer Review zu Homöopathie bei Asthma; Cochrane Library (1998)

— 3 placebokontrollierte RKS mit 154 Patienten
— unterschiedliche Qualität
— In einer Studie lediglich die Symptome gebessert; Lungenfunktion und Medikamentenverbrauch gebessert in der zweiten; keine Überlegenheit über die Kontrollgruppe in der dritten
— **Schlussfolgerung:** keine ausreichende Evidenz, um die Rolle der Homöopathie in der Asthmabehandlung zuverlässig zu bewerten

---

cebo bei einer 21-tägigen Behandlung von 28 Erwachsenen bezüglich der Verbesserung der Werte auf Symptomskalen in einer strengen Studie [12] überlegen, allerdings sind die klinischen Implikationen dieser Beobachtung in Anbetracht der kurzen Zeit, der geringen Probengröße und des kleinen Effekts auf die Lungenfunktion keineswegs gesichert. Die Gesamtevidenz aus einem systematischen Review (Übersicht 5.13) ist für eine Schlussfolgerung ungenügend.

Hypnotherapie

Die Evidenz aus 3 publizierten RKS (Tabelle 5.7) ist vielversprechend, aber nicht überzeugend. Es ist möglich, dass sich die Patienten des Ausmaßes ihrer Bronchokonstriktion weniger bewusst werden und dadurch

◻ Tabelle 5.7. RKS zur Hypnotherapie bei Asthma

Literatur	Stichproben-größe	Interventionen (Behandlungsvorgabe)	Ergebnis	Bemerkung
Br Med J 11: 371–376 (1962)	62	– Hypnose (30 min/Tag) – Standardmedikation	Symptomatische Verbesserungen bei Hypnose größer	Keine statistische Analyse
Br Med J 4: 71–76 (1968)	252	– Hypnose (15 min/Tag) – Entspannungs- und Atemübungen	Beide Gruppen gleicher-maßen gebessert, Lungen-funktion stärker durch Hypnose	Funktionelle Änderungen, die nicht klinisch relevant sind
Br Med J 293: 1129–1132 (1986)	44	– Hypnose (6-mal/Woche) – Aufmerksamkeits-kontrolle (Klinikbesuche)	Nutzen für einige Lungen-parameter bei den hypnose-empfänglichen Personen	Entsprechend dem unter-schiedlichen Therapie-ansprechen stratifiziert

das Risiko einer unzureichenden Behandlung akuter Asthmaanfälle entsteht.

Massage

In einer RKS mit 32 Kindern massierten die Eltern ihre Kinder jeden Abend oder unterwiesen sie in Entspannungstechniken [13]. Es kam zu signifikanten Verbesserungen der Lungenfunktion bei kleineren Kindern (6–8 Jahre) nach 30 Tagen Massage im Vergleich zu den Kontrollen mit Entspannungstechnik, nicht jedoch bei älteren Kindern (9–11 Jahre). Auch die Eltern stellten eine positive Wirkung auf sich selbst fest.

Meditation

Eine Crossover-Studie versuchte, transzendentale Meditation mit dem Lesen entspannender Literatur zu vergleichen, wurde aber durch Patienten verzerrt, die die Meditation erlernt hatten und sie dann auch nach dem Crossover weiter praktizierten [14]. In der ersten Studienhälfte erlebten die meditierenden Patienten eine signifikante Abnahme des Widerstands in den Atemwegen.

Pflanzliche Heilmittel

Ein systematischer Review (Übersicht 5.14) fand einiges an vielversprechender Evidenz in Einzelstudien zu Picrorhiza kurroa, Solanum spp., Boswellia serrata, Saibuko-to, Marihuana und Extrakten aus getrocknetem Efeu; sie reicht aber für eine gesicherte Beurteilung nicht aus.

Übersicht 5.14.

Systematischer Review zu pflanzlichen Heilmitteln bei Asthma; Thorax
55: 925–929 (2000)

- Umfasste 17 RKS
- Qualität insgesamt gering
- 6 Studien zu traditionellen chinesischen Kräutermitteln
  (494 Patienten), 8 zu traditionellen indischen Pflanzenmitteln
  (805 Patienten) und 3 zu Kampo-Mitteln (146 Patienten)
- Einige vielversprechende Daten, aber die Evidenz ist für keines
  der Pflanzenpräparate wirklich überzeugend

Wirbelsäulenmanipulation

Die chiropraktische Behandlung zielt darauf ab, die Lungenfunktion
durch Verringerung möglicher Bewegungseinschränkungen der Rippen
und Behandlung von Muskelverspannungen der Interkostalmuskulatur
zu verbessern. Die beiden strengsten RKS (91 Kinder bzw. 31 Erwachsene umfassend) fanden keine Unterschiede zwischen den Ergebnissen von
chiropraktischer und pseudochiropraktischer Behandlung [18, 19].

Yoga

Von 106 Personen, die an einer kontrollierten Studie teilnahmen, wiesen
diejenigen, die während der Nachbeobachtungszeit von 4,5 Jahren weiterhin regelmäßig Yoga praktizierten, einen deutlich verringerten Gebrauch
von Asthmamedikamenten und der Anzahl der Asthmaanfälle sowie eine Zunahme des Spitzenwertes der Flussrate im Vergleich zu passenden
(»gematchten«) Kontrollen auf [20]. Die Studienabbruchsrate war jedoch
groß. In 2 RKS konnte kein Effekt auf die Lungenfunktion nachgewiesen
werden, obgleich mentale Verbesserungen festgestellt wurden [21, 22].

Weitere Therapien

Eine RKS mit 30 Patienten zeigte, dass **Reflexzonentherapie** keinen höheren Nutzen hat als eine Aufmerksamkeitskontrolle [23]. Bei einigen Kindern wirkte **Vitamin C** protektiv gegen Belastungsasthma [24]. Die Rolle
essenzieller Fettsäuren in der Nahrung ist vermutlich komplex, und auf
der Grundlage der derzeitigen Evidenz können keine Empfehlungen ausgesprochen werden.

Bewertung

Im Vergleich mit konventionellen Medikamenten, die zuverlässig wirken
und deren Nebenwirkungen bekannt sind, kann kein Naturheilverfahren
als Einzelbehandlung von Asthma empfohlen werden. Einige Therapien
könnten aber nützliche Ergänzungen darstellen. Bei für Hypnose emp-
fänglichen Personen könnte die Hypnotherapie hilfreich sein, bei dazu
motivierten Patienten Yoga – wie jede andere Therapie, sollte Yoga über
einen längeren Zeitraum ausgeübt werden, um einen Nutzen aufrechtzu-

⬤ Tabelle 5.8. Zusammenfassung der klinischen Evidenz für Asthma

Therapie	Gewichtung der Evidenz	Richtung der Evidenz	Schwerwiegende Sicherheitsbedenken
Akupunktur	00	↘	Ja (s. S. 34)
Atemübungen	00	↗	Nein
Atemtechnik nach Buteyko	0	↗	Nein
Autogenes Training	0	⇨	Ja (s. S. 44)
Biofeedback	0	↗	Nein (s. S. 49)
Diät (Allergenvermeidung)	0	⇧	Nein
Entspannungstechniken	00	⇨	Nein (s. S. 95)
Homöopathie	00	⇨	Nein (s. S. 64)
Hypnotherapie	00	↗	Ja (s. S. 68)
Massage	0	↗	Nein (s. S. 77)
Meditation	0	↗	Ja (s. S. 95)
pflanzliche Heilmittel: chinesische Kräuter, indische Kräuter, Kampo	0	↗	Ja (s. S. 74)
Wirbelsäulenmanipulation: Chiropraktik	00	⇩	Ja (s. S. 55)
Yoga	00	⇨	Ja (s. S. 92)

0 gering; 00 mittel; ⇧ eindeutig positiv; ↗ tendenziell positiv; ⇨ unklar; ↘ tendenziell negativ; ⇩ eindeutig negativ.

erhalten. Autogenes Training und die Atemtechnik nach Buteyko scheinen weitere vielversprechende Therapien zu sein (⬤ Tabelle 5.8).

Literatur

1. Ernst E (1998) Complementary therapies for asthma: what patients use. J Asthma 35: 667–671
2. Ernst E (1998) Use of complementary therapies in childhood asthma. Pediatr Asthma Allergy Immunol 21: 29–32
3. Andrews L, Lokuge S, Sawyer M, Lillywhite L, Kennedy D, Martin J (1998) The use of alternative therapies by children with asthma: a brief report. J Paediatr Child Health 34: 131–134
4. Henry M, De Rivera JLG, Gonzalez-Martin IJ, Abreu J (1993) Improvement of respiratory function in chronic asthmatic patients with autogenic therapy. J Psychosom Res 17: 265–270

5. Speiss K, Sachs G, Buchinger C et al. (1988) Zur Auswirkung von Informations- und Entspannungsgruppen auf die Lungenfunktion und psychophysische Befindlichkeit bei Asthmapatienten. Prax Klin Pneumol 42: 641–644

6. Deter HC, Allert G (1983) Group therapy for asthma patients: a concept for the psychosomatic treatment of patients in a medical clinic – a controlled study. Psychother Psychosom 40: 95–105

7. Kotses H, Harver A, Segreto J, Glaus KD, Creer TL, Young GA (1991) Long-term effects of biofeedback-induced facial relaxation on measures of asthma severity in children. Biofeedback Self Regul 16: 1–21

8. Coen BL, Conran PB, McGrady A, Nelson L (1996) Effects of biofeedback-assisted relaxation on asthma severity and immune function. Pediatr Asthma Allergy Immunol 10: 71–78

9. Bowler SD, Green A, Mitchell CA (1998) Buteyko breathing techniques in asthma: a blinded randomised controlled trial. Med J Aust 169: 575–578

10. Monteleone CA, Sherman AR (1997) Nutrition and asthma. Arch Intern Med 157: 23–34

11. Baker JC, Tunnicliffe WS, Duncanson RC, Ayres JG (1995) Reduced dietary intakes of magnesium, selenium and vitamins A, C and E in patients with brittle asthma. Thorax 50 (Suppl 2): A75

12. Reilly D, Taylor M, Beattie NGM et al. (1994) Is evidence for homoeopathy reproducible? Lancet 344: 1601–1606

13. Field T, Henteleff T, Hernandez-Reif M et al. (1998) Children with asthma have improved pulmonary functions after massage therapy. J Pediatr 132: 854–858

14. Wilson AF, Honsberger R, Chiu JT, Novey HS (1975) Transcendental meditation and asthma. Respiration 32: 74–80

15. Alexander AB, Miklich DR, Hershkoff H (1972) The immediate effects of systematic relaxation training on peak expiratory flow rates in asthmatic children. Psychosom Med 34: 388–394

16. Erskine J, Schonell M (1979) Relaxation therapy in bronchial asthma. J Psychosom Res 23: 131–139

17. Hock RA, Bramble J, Kennard DW (1977) A comparison between relaxation and assertive training with asthmatic male children. Bio Psych 12: 593–596

18. Balon J, Aker PD, Crowther ER et al. (1998) A comparison of active and simulated chiropractic manipulation as adjunctive treatment for childhood asthma. New Engl J Med 339: 1013–1020

19. Nielson NH, Bronfort G, Bendix T, Madsen F, Weeke B (1995) Chronic asthma and chiropractic spinal manipulation: a randomised clinical trial. Clin Exp Allergy 25: 80–88

20. Nagarathna R, Nagendra HR (1985) Yoga for bronchial asthma: a controlled study. Br Med J 291: 1077–1079

21. Fluge T, Richter J, Fabel H, Zysno E, Weller E, Wagner TO (1994) Long-term effects of breathing exercises and yoga in patients with bronchial asthma. Pneumologie 48: 484–490

22. Vedanthan PK, Kesavalu LN, Murthy KC et al. (1998) Clinical study of yoga techniques in university students with asthma: a controlled study. Allergy Asthma Proc 19: 3–9

23. Peterson LN, Faurschou P, Olsen OT, Svendsen UG (1992) Reflexology and bronchial asthma. Ugeskr Laeger 154: 2065–2068

24. Cohen HA, Neuman I, Nahum H (1997) Blocking effect of vitamin C in exercise-induced asthma. Arch Pediatr Adolesc Med 151: 367–370

Atemwegsinfektionen

Synonyme/ Unterteilung	Banale Erkältung, Infektion der oberen Atemwege
Definition	Durch Viren oder Bakterien ausgelöste Entzündung der oberen Atemwege, darunter Nase (Rhinitis), Pharynx (Pharyngitis) und Larynx (Laryngitis)

Eine Umfrage zu den von unterschiedlichen ethnischen Populationen in den USA verwendeten Hausmitteln wies pflanzliche Heilmitteln, Nahrungsmittelsupplemente und spirituelle Ansätze als die verbreitetsten komplementären Therapien aus [1].

Nutzung von Naturheilverfahren

Körperliches Training

Epidemiologische Studien haben ergeben, dass ein regelmäßiges, moderates körperliches Training mit einem verringerten Risiko für Infektionen der oberen Atemwege assoziiert ist, im Vergleich zu einem mittleren Risiko bei Personen mit sitzender Lebensweise und hohem Risiko bei dem intensiven Training von Hochleistungssportlern [2]. Die Untersuchungen von 3 RKS bestätigen, dass die Aufnahme eines Trainingsplans zu kürzeren und insgesamt weniger Infektionen führen kann (◘ Tabelle 5.9).

Klinische Evidenz

Homöopathie

Verschiedene RKS haben den therapeutischen Effekt unterschiedlicher homöopathischer Mittel und Kombinationspräparate untersucht, mit widersprüchlichen Ergebnissen. Zwei Studien berichteten über ähnliche Resultate wie mit Acetylsalicylsäure [8, 9], während placebokontrollierte Studien sowohl negative [10] als auch positive [11, 12] Ergebnisse erbrachten. Der Wert der Homöopathie für diese Indikation bleibt unklar.

◘ **Tabelle 5.9.** RKS zum vorbeugenden Effekt körperlichen Trainings bei Infektionen der oberen Atemwege

Literatur	Stichproben-größe	Interventionen (Behandlungsvorgabe)	Ergebnis	Bemerkung
Int J Sports Med 11: 467–473 (1990)	36	– Schnelles Gehen (5-mal wöchentlich 45 min für 15 Wochen) – Keine Intervention	Kürzere Symptomdauer bei schnellem Gehen im Vergleich zu keiner Intervention; kein Unterschied in der Infektionshäufigkeit	Negative Korrelation zwischen kardiovaskulärer Fitness und Infektionsdauer
Med Sci Sports Exerc 25: 823–831 (1993)	32	– Schnelles Gehen (5-mal wöchentlich 40 min für 12 Wochen) – Körperschulung	Niedrigere Infektionsinzidenz bei schnellem Gehen im Vergleich zur Körperschulung	Teilnehmer nur Frauen >65 Jahre
Med Sci Sports Exerc 30: 679–686 (1998)	91	– Schnelles Gehen (5-mal wöchentlich 45 min für 12 Wochen) – Körperschulung – Walking und Diät – Diät und Körperschulung	Kürzere Symptomdauer bei schnellem Gehen sowie bei Walking und Diät im Vergleich zu Körperschulung sowie Diät und Körperschulung	Teilnehmer nur adipöse Frauen

Nahrungsergänzungsmittel

Aus einem systematischen Review über 30, überwiegend mit großer Patientenzahl durchgeführte, kontrollierte Studien zu hohen Dosen ($\geq$1 g/Tag) von **Vitamin C** (Übersicht 5.15) wurde geschlossen, dass es keine übereinstimmende Evidenz für einen prophylaktischen Effekt gibt. Als Behandlung verkürzte Vitamin C jedoch die Dauer von Erkältungen um etwa einen halben Tag.

Ein systematischer Übersichtsartikel über doppelblinde, placebokontrollierte RKS zur Behandlung mit **Zink**tabletten (Übersicht 5.16) fand insgesamt keine Evidenz dafür, dass die Erkältungsdauer verkürzt wurde. Zwei weitere systematische Reviews kamen zu ähnlichen Ergebnissen [13, 14], und eine nachfolgende große RKS mit Kindern (n=249) berichtete über ein negatives Ergebnis [15]. Eine neuere kleinere Studie mit Erwachsenen (n=50) kam jedoch zu positiven Ergebnissen [16]. Derzeit ist daher die Evidenz für Zink widersprüchlich.

Eine große placebokontrollierte RKS (n=725) berichtete über eine präventive Funktion der Supplementation mit **Spurenelementen** (Zink und Selen) bei älteren Heimpatienten, nicht aber der Gabe von **Vitaminen** (β-Carotin, Vitamine C und E) [17].

Übersicht 5.15.

Systematischer Review zu Vitamin C bei Infektionen der oberen Atemwege; Cochrane Library (1997)

- 30 placebokontrollierte Studien mit >8000 Patienten (Kinder und Erwachsene)
- Studienqualität generell gemischt
- Keine Evidenz für protektiven Effekt
- Geringe Reduktion der Symptomdauer (8–9%), wenn zur Behandlung eingenommen

---

Übersicht 5.16.

Systematischer Review zu Zink bei Infektionen der oberen Atemwege; Cochrane Library (1999)

- 7 doppelblinde, placebokontrollierte RKS mit 754 Patienten
- Studienqualität generell gut
- Positive Ergebnisse aus 2 Studien
- Insgesamt ließen die Ergebnisse nicht auf eine Überlegenheit gegenüber Placebo schließen
- Nebenwirkungen, verbunden mit der Zinkeinnahme

Pflanzliche Heilmittel

Eine nichtrandomisierte Studie [3] und 2 RKS (◘ Tabelle 5.10) lassen vermuten, dass die Einnahme von **Andrographis paniculata** in den ersten Stadien einer Erkältung im Vergleich zu Placebo Schwere und Dauer der Symptome reduziert. Nach diesen Studien scheint die Verträglichkeit gut zu sein.

Ein Review über kontrollierte Studien zu **chinesischen Kräuterheilmitteln** umfasste 10 zu Infektionen der oberen Atemwege [4]. Die meisten Studien berichten über eine Überlegenheit gegenüber Antibiotika; die geringe methodische Qualität lässt aber die Evidenz nicht überzeugend erscheinen. Sicherheitsaspekte zu diesen Pflanzenmitteln wurden nicht betrachtet.

Ein systematischer Review zu **Echinacea**-Extrakten (Echinacea angustifolia, purpurea und pallida; Übersicht 5.17) kam zu überwiegend positiven Ergebnissen, sowohl für die Prävention als auch für die Behandlung von Erkältungen; Widersprüche in der Evidenz und eine vermutete

---

Übersicht 5.17.

Systematischer Review zu Echinacea bei Infektionen der oberen Atemwege; Cochrane Library (1998)

- 16 RKS mit insgesamt 3396 Patienten
- Studien zu Prävention (8) und Behandlung (8)
- Umfasste Kombinations- und Monopräparate aller E.-Arten
- Vergleich mit Placebo, keiner Behandlung oder anderer Intervention
- Qualität der Studien von gut bis gering
- **Schlussfolgerung:** Evidenz generell positiv, aber für gesicherte Empfehlungen nicht ausreichend

---

◘ **Tabelle 5.10.** Doppelblinde RKS über Andrographis paniculata bei Infektionen der oberen Atemwege

Literatur	Stichprobengröße	Interventionen (Behandlungsvorgabe)	Ergebnis	Bemerkung
Phytomed 3: 315–318 (1997)	50	– Andrographis paniculata (3-mal täglich 340 mg für 5 Tage) – Placebo	Andrographis paniculata war Placebo im Hinblick auf Symptombesserung und Zahl der Arbeitsunfähigkeitstage überlegen	Verkürzung des krankheitsbedingten Arbeitsausfalls um 0,75 Tage
Phytomed 6: 217–223 (1999)	158	– Andrographis paniculata (3-mal täglich 400 mg für 5 Tage) – Placebo	Andrographis paniculata war Placebo im Hinblick auf verschiedene Symptome nach 2 und nach 4 Tagen überlegen	Keine Nebenwirkungen beobachtet

Publikationsbias verhinderten aber klinische Empfehlungen. Der Review umfasste alle Echinacea-Arten und versuchte nicht, zwischen ihnen zu differenzieren. Eine nachfolgende RKS (n=95) zur Behandlung mit Echinacea-Tee berichtete über eine kürzere Dauer der Symptome im Vergleich zu Placebo [5].

Kamilledampfinhalation (Matricaria recutita) soll einer placebokontrollierten Studie zufolge einen dosisabhängigen Effekt auf Symptome der banalen Erkältung haben [6].

Eine RKS mit Patienten, die gegen Grippe geimpft wurden (n=227), berichtete, dass im Vergleich zu Placebo **Ginseng** (Panax ginseng; 100 mg/Tag über 12 Wochen) die Häufigkeit von Erkältungen und Grippe verringerte und die Immunaktivität erhöhte [7].

Weitere Therapien

Selbst durchgeführte **Akupressur** der Nase erbrachte in einer kleinen (n=20) RKS eine signifikante Erleichterung der nasalen Kongestion im Vergleich zu keiner Intervention [18].

Eine nichtrandomisierte Studie berichtete, dass regelmäßiges **Saunabaden** (ein- oder 2-mal wöchentlich für 6 Monate) im Vergleich zu keiner Intervention zu einer geringeren Häufigkeit von Erkältungen führte, fand aber keinen Unterschied in Dauer und Schwere der Erkrankung [19].

Bewertung

Es mangelt an überzeugender Evidenz für die Effektivität von Naturheilverfahren zur Erleichterung der Symptome von Infektionen der oberen Atemwege. Zieht man jedoch in Betracht, dass die konventionellen Optionen begrenzt sind, lohnt es sich wahrscheinlich, Echinacea zu beachten, und große Dosen von Vitamin C könnten einen geringen therapeutischen Effekt haben. Auch Andrographis paniculata erscheint vielversprechend, obgleich die Evidenz derzeit für Empfehlungen nicht ausreicht. Zur Infektionsverhütung könnte Echinacea nützlich sein; regelmäßiges, moderates körperliches Training scheint das Erkrankungsrisiko zu verringern (☐ Tabelle 5.11).

Literatur

1. Pachter LM, Sumner T, Fontn A, Sneed M, Bernstein BA (1998) Home-based therapies for the common cold among European American and ethnic minority families. Arch Pediatr Adolesc Med 152: 1083–1088
2. Peters EM (1997) Exercise, immunology and upper respiratory tract infections. Int J Sports Med 18: S69–S77
3. Hancke J, Burgos R, Caceres D, Wikman G (1995) A double-blind study with a new mono-drug Kan Jang: decrease of symptoms and improvement in the recovery from common colds. Phytother Res 9: 559–562
4. Liu C, Douglas RM (1998) Chinese herbal medicines in the treatment of acute respiratory infections: a review of randomised and controlled clinical trials. Med J Aust 169: 579–582

Tabelle 5.11. Zusammenfassung der klinischen Evidenz für Atemwegsinfektionen

Therapie	Gewichtung der Evidenz	Richtung der Evidenz	Schwerwiegende Sicherheitsbedenken
Körperliches Training (Prävention)	00	⇧	Ja (s. S. 5)
Homöopathie	00	⇨	Nein (s. S. 64)
Nahrungsergänzungsmittel			
Vitamin C (Prävention)	000	⇩	Nein
Vitamin C (Behandlung)	000	⇧	Nein
Zink	000	↘	Ja (s. S. 5)
Pflanzliche Heilmittel			
Andrographis paniculata	00	⇧	Ja (s. S. 200)
Chinesische Kräutermedizin	0	↗	Ja (s. S. 74)
Echinacea (Prävention)	000	↗	Ja (s. S. 117)
Echinacea (Behandlung)	000	↗	Ja (s. S. 117)
Ginseng (Prävention)	0	⇧	Ja (s. S. 123)
Kamille	0	⇧	Ja (s. S. 140)

0 gering; 00 mittel; 000 hoch; ⇧ eindeutig positiv; ↗ tendenziell positiv; ⇨ unklar; ↘ tendenziell negativ; ⇩ eindeutig negativ.

5. Lindenmuth GF, Lindenmuth EB (2000) The efficacy of echinacea compound herbal tea preparation on the severity and duration of upper respiratory and flu symptoms: a randomized, double-blind placebo-controlled study. J Alt Compl Med 6: 327–334
6. Saller R, Beschomer M, Hellenbrecht D, Bühring M (1990) Dose dependency of symptomatic relief of complaints by chamomile steam inhalation in patients with common cold. Eur J Pharm 183: 728–729
7. Scaglione F, Cattaneo G, Alessandria M, Cogo R (1996) Efficacy and safety of the standardized ginseng extract G115 for potentiating vaccination against common cold and/or influenza syndrome. Drugs Exper Clin Res 22: 65–72
8. Maiwald L, Weinfurtner T, Mau J, Connert WD (1988) Treatment of common cold with a combination homoeopathic preparation compared with acetylsalicylic acid. Controlled randomised single-blind study. Drug Res 38: 578–582
9. Gassinger CA, Wuenstel G, Netter P (1981) Controlled clinical trial for testing the efficacy of the homoeopathic drug eupatorium perfoliatum D2 in the treatment of common cold. Drug Res 31: 732–736
10. De Lange De Klerk ESM, Blommers J, Kuik DJ, Bezemer PD, Feenstra L (1994) Effect of homoeopathic medicines on daily burden of symptoms in children with recurrent upper respiratory tract infections. Br Med J 309: 1329–1332
11. Diefenbach M, Schilken J, Steiner G, Becker HJ (1997) Homeopathic therapy in respiratory tract diseases. Evaluation of a clinical study in 258 patients. Zeitschr für Allgemeinmedizin 73: 308–314

12. Ferley JP, Zmirou D, D'Adhemar D, Balducci F (1989) A controlled evaluation of a homeo-
    pathic preparation in the treatment of influenza-like syndromes. Br J Clin Pharmacol 27:
    329–335
13. Galand ML, Hagmeyer KO (1998) The role of zinc lozenges in treatment of the common
    cold. Ann Pharmacother 32: 63–69
14. Jackson JL, Peterson C, Lesho E (1997) A meta-analysis of zinc salts lozenges and the
    common cold. Arch Intern Med 157: 2373–2376
15. Macknin ML, Piedmonte M, Calendine C, Janosky J, Wald E (1998) Zinc gluconate lozenges
    for treating the common cold in children. JAMA 279: 1962–1967
16. Prasad AS, Fitzgerald JT, Beck FWJ, Chandrasekar PH (2000) Duration of symptoms and
    plasma cytokine levels in patients with the common cold treated with zinc acetate. Ann
    Intern Med 133: 245–252
17. Girodon F, Galan P, Monget al.et al. and the MIN.VIT.AOX Geriatric Network (1999) Impact
    of trace elements and vitamin supplementation on immunity and infections in instituti-
    onalized elderly patients: a randomized controlled trial. Arch Intern Med 159: 748–754
18. Takeuchi H, Jawad MS, Eccles R (1999) Effects of nasal massage of the »yingxiang« acup-
    uncture point on nasal airway resistance and sensation of nasal airflow in patients with
    nasal congestion with acute upper respiratory tract infection. Am J Rhinol 13: 77–79
19. Ernst E, Pecho E, Wirz P, Saradeth T (1990) Regular sauna bathing and the incidence of
    common colds. Ann Med 22: 225–227

Weiterführende Literatur

Nieman DC (2000) Exercise and immune function: recent developments. In: Shanahan J (ed)
    Exercise for health. Adis International, Hong Kong (knapper Überblick über die Evidenz
    zum Zusammenhang zwischen körperlichem Training und Immunfunktion)

Atopisches Ekzem

Synonyme/ Unterteilung	Atopische Dermatitis, Ekzema infantum
Definition	Entzündliche Hautkrankheit, die durch Irritation, Pruritus, Erythem sowie Hautschuppung und -verdickung charakterisiert ist
Nutzung von Naturheilverfahren	Eine Umfrage unter deutschen Ekzempatienten kam zu dem Ergebnis, dass Homöopathie, Akupunktur, Diättherapien, autogenes Training und Entspannungstechniken die am meisten genutzten naturheilkundlichen Verfahren sind [1].

Klinische Evidenz

Autogenes Training

Eine RKS (n=113) verglich autogenes Training (einmal wöchentlich für 12 Wochen) mit einer kognitiven Verhaltenstherapie, einem dermatologischen Lernprogramm und einer konventionellen medizinischen Versorgung [2]. Die Ergebnisse der nach einem Jahr stattfindenden Folgeuntersuchung wiesen darauf hin, dass autogenes Training ebenso effektiv ist wie Psychotherapie und dass es dem Lernprogramm sowie der konventionellen Behandlung im Bezug auf Hautzustand und Gebrauch von topischen Steroiden überlegen ist.

Diät

Verschiedene RKS [3–6] untersuchten ei- und kuhmilchfreie Diäten. Zwei RKS kamen zu positiven Ergebnissen [3, 6], darunter einer über den Effekt mütterlicher Antigenvermeidung auf gestillte Säuglinge [6]. RKS zur Ekzemprävention bei Säuglingen mit hohem Risiko aufgrund einer Antigenvermeidung der Mutter in Schwangerschaft [7] und Laktationsperiode [8] wurden in einem systematischen Review betrachtet. Basierend auf jeweils nur 3 Studien wurde gefolgert, dass das Ekzemrisiko wahrscheinlich durch antigenfreie Diäten in der Laktationsperiode, nicht aber in der Schwangerschaft verringert wird.

Hypnotherapie

Eine RKS mit Kindern (n=31) verglich den Effekt einer Hypnotherapie (4 Sitzungen in 8 Wochen) mit **Biofeedback** (Leitfähigkeit der Haut) und einer Aufmerksamkeitskontrolle, bei der sich die Kinder über ihr Ekzem austauschten und ein Symptomtagebuch führten [15]. Nach 5 Monaten zeigten die Hypnotherapie- und die Biofeedbackgruppe signifikant stärkere Verbesserungen gegenüber der Kontrollgruppe im Schweregrad des Ekzems, nicht aber in der Größe der betroffenen Hautfläche.

Nahrungsergänzungsmittel

Eine doppelblinde RKS zur Supplementation mit **Selen** (allein oder in Kombination mit **Vitamin** E) fand keinen Unterschied im Schweregrad des Ekzems, verglichen mit Placebo [16].

Zink wurde in einer doppelblinden RKS mit Kindern untersucht [17]. Es war in keiner Zielgröße Placebo überlegen.

Pflanzliche Heilmittel

Zwei RKS zu **Borretschsamenöl** (Borago officinalis) mit erwachsenen Patienten kamen zu einander widersprechenden Ergebnissen (◻ Tabelle 5.12).

◻ Tabelle 5.12. Doppelblinde RKS über Borretschöl bei atopischem Ekzem

Literatur	Stichprobengröße	Interventionen (Behandlungsvorgabe)	Ergebnis	Bemerkung
Zeitschr Dermatol 182: 131–136 (1996)	50	– Borretschöl (2-mal täglich 1000 mg für 12 Wochen) – Placebo (Handpflegeöl)	Borretschöl ist Placebo in Bezug auf einen Index des Schweregrades überlegen	Placeboreaktion von 43%
Br J Dermatol 140: 685–688 (1999)	160	– Borretschöl (3-mal täglich 500 mg für 24 Wochen) – Placebo (Miglyol)	Kein Unterschied zwischen Borretschöl und Placebo gemäß der Costa-Skala	Non-Compliance erschien aufgrund der Plasmalipidwerte wahrscheinlich

Eine kleinere Crossover-Studie mit Kindern (n=24), die γ-Linolensäure aus Borretschsamen verwendete, berichtete über eine starke Placeboreaktion und keine Unterschiede zwischen den Behandlungen [9].

Ein systematischer Review über **chinesische Kräuterheilmittel** [10] betrachtete nur 2 RKS der gleichen Arbeitsgruppe, die über positive Ergebnisse einer Pflanzenkombination bei Kindern und Erwachsenen berichteten. Eine nachfolgende, unabhängige Crossover-RKS zu demselben Präparat fand keinen Unterschied gegenüber Placebo [11].

Eine Metaanalyse 9 placebokontrollierter Studien über **Nachtkerzenöl** (Oenothera biennis) zeigte einen signifikanten positiven Effekt [12]. Die Ergebnisse nachfolgender RKS tendieren aber nicht zur Unterstützung dieses Ergebnisses (◘ Tabelle 5.13).

Eine nichtrandomisierte Studie (n=161) zu einer topischen Präparation mit **Kamille** (Matriciaria recutita) ließ vermuten, dass sie genauso wirksam sein könnte wie Hydrokortison, es wurde aber keine statistische Analyse durchgeführt [13]. Eine nachfolgende RKS berichtete über eine leichte Überlegenheit gegenüber Hydrokortison, aber nur geringe Unterschiede gegenüber Placebo [14]. Abermals gab es keine statistische Analyse.

◘ **Tabelle 5.13.** Doppelblinde RKS über Nachtkerzenöl bei atopischem Ekzem

Literatur	Stichproben-größe	Interventionen (Behandlungsvorgabe)	Ergebnis	Bemerkung
Lancet 341: 1557–1560 (1993)	123	– Nachtkerzenöl (6 g/Tag für 16 Wochen) – Nachtkerzen- und Fischöl (5 g und 1,3 g) – Placebo	Entsprechend dem gemessenen Schweregrad Nachtkerzenöl sowie Nachtkerzen- und Fischöl gegenüber Placebo nicht überlegen	Umfasst Kinder und Erwachsene, keine differenziellen Effekte
Drugs Exp Clin Res 20: 77–84 (1994)	51	– Nachtkerzenöl (500 mg/kgKG/Tag für 8 Wochen) – Nachtkerzenöl (250 mg/kgKG/Tag) – Placebo	Nachtkerzenöl in der höheren Dosierung ist Placebo nach dem gemessenen Schweregrad überlegen; Nachtkerzenöl in der niedrigeren Dosierung und Placebo unterscheiden sich nicht	Kleinkinder <8 Jahre, sehr hohe Dosen verwendet; signifikanter Unterschied war grenzwertig
Dermatology 193: 115–120 (1996)	39	– Nachtkerzenöl (600 mg/Tag für 16 Wochen) – Placebo	Entsprechend der Symptomskala unterscheiden sich Nachtkerzenöl und Placebo nicht	Patienten mit chronischer Dermatitis der Hände
Arch Dis Child 75: 494–497 (1996)	60	– Nachtkerzenöl (500 mg/Tag für 16 Wochen) – Placebo	Entsprechend der Symptomskala unterscheiden sich Nachtkerzenöl und Placebo nicht	Patientenalter: 1–16 Jahre

Es gibt keine überzeugende Evidenz für die Effektivität einer naturheilkundlichen Therapie zur Behandlung oder Prävention des Ekzems und
kein Indiz dafür, dass irgendeine dieser Therapien ebenso gut sein könnte
wie die konventionelle Steroidbehandlung. Die Therapien mit der vielversprechendsten Evidenz sind diejenigen mit einer psychologischen Komponente: autogenes Training, Biofeedback und Hypnotherapie. Sie werden für relativ risikofrei gehalten, und es könnte sich lohnen, sie als unterstützende Behandlung zur Minimierung des Steroidgebrauchs in Betracht zu ziehen (◘ Tabelle 5.14).

Bewertung

◘ **Tabelle 5.14.** Zusammenfassung der klinischen Evidenz für Atopisches Ekzem

Therapie	Gewichtung der Evidenz	Richtung der Evidenz	Schwerwiegende Sicherheitsbedenken
Autogenes Training	0	⇧	Ja (s. S. 44)
Biofeedback	0	⬈	Nein (s. S. 49)
Hypnotherapie	0	⬈	Ja (s. S. 68)
Diät			
Allergenfrei bei Kindern/Erwachsenen	00	⇨	Nein
Allergenfrei in der Schwangerschaft	0	⇩	Nein
Allergenfrei in der Laktationsperiode	0	⬈	Nein
Nahrungsergänzungsmittel			
Selen	0	⇩	Ja (s. S. 5)
Zink	0	⇩	Ja (s. S. 5)
Pflanzliche Heilmittel			
Borretschöl	0	⬊	Ja (s. S. 201)
Chinesische Kräutermedizin	00	⇨	Ja (s. S. 74)
Kamille	0	⇨	Ja (s. S. 140)
Nachtkerzenöl	000	⇨	Ja (s. S. 161)

0 gering; 00 mittel; 000 hoch; ⇧ eindeutig positiv; ⬈ tendenziell positiv; ⇨ unklar; ⬊ tendenziell negativ; ⇩ eindeutig negativ.

Literatur

1. Augustin M, Zschocke I, Buhrke U (1999) Attitudes and prior experience with respect to alternative medicine among dermatological patients: the Freiburg questionnaire on attitudes to naturopathy (FAN). Forsch Komplementärmed 6 (Suppl 2): 26–29
2. Ehlers A, Stangier U, Gieler U (1995) Treatment of atopic dermatitis: a comparison of psychological and dermatological approaches to relapse prevention. J Consult Clin Psychol 63: 624–635
3. Lever R, MacDonald C, Waugh P, Aitchison T (1998) Randomised controlled trial of advice on an egg exclusion diet in young children with atopic eczema and sensitivity to eggs. Pediatr Allergy Immunol 9: 13–19
4. Atherton DJ, Sewall M, Soothill JF, Wells RS, Chilvers CED (1978) A double-blind controlled cross-over trial of an antigen-avoidance diet in atopic eczema. Lancet 25: 401–403
5. Neild VS, Marsden RA, Bailes JA, Bland JM (1986) Egg and milk exclusion diets in atopic eczema. Br J Dermatol 114: 117–123
6. Cant AJ, Bailes JA, Marsden RA, Hewitt D (1986) Effect of maternal dietary exclusion on breast fed infants with eczema: two controlled studies. Br Med J Clin Res Ed 293: 231–233
7. Kramer MS (1996) Maternal antigen avoidance during pregnancy for preventing atopic disease in infants of women at high risk (Cochrane Review). Cochrane Library, Update Software, Oxford
8. Kramer, MS (1996) Maternal antigen avoidance during lactation for preventing atopic disease in infants of women at high risk. Cochrane Library, Update Software, Oxford
9. Borreck S, Hildebrandt A, Forster J (1997) Borage seed oil and atopic dermatitis. Klinische Pädiatrie 209: 100–104
10. Armstrong NC, Ernst E (1999) The treatment of eczema with Chinese herbs: a systematic review of randomised clinical trials. Br J Clin Pharmacol 48: 262–264
11. Fung AY, Look PC, Chong LY, But PP, Wong E (1999) A controlled trial of traditional Chinese herbal medicine in Chinese patients with recalcitrant atopic dermatitis. Int J Dermatol 38: 387–392
12. Morse PF, Horrobin DF, Manku MS et al. (1989) Meta-analysis of placebo-controlled studies of the efficacy of Epogam in the treatment of atopic eczema. Relationship between plasma essential fatty acid changes and clinical response. Br J Dermatol 121: 75–90
13. Aertgeerts P, Albring M, Klaschka F et al. (1985) Comparative testing of Kamillosan cream and steroidal (0.25% hydrocortisone, 0.75% fluocortin butyl ester) and non-steroidal (5% bufexamac) dermatologic agents in maintenance therapy of eczematous diseases. Zeitschr für Hautkrankheiten 60 (3): 270–277
14. Patzelt-Wenczler R, Ponce-Pöschl E (2000) Proof of efficacy of Kamillosan cream in atopic eczema. Eur J Med Res 5: 171–175
15. Sokel B, Christie D, Kent A, Lansdown R, Atherton D (1993) A comparison of hypnotherapy and biofeedback in the treatment of childhood atopic eczema. Contemp Hypnosis 10: 145–154
16. Fairris GM, Perkins PJ, Lloyd B, Hinks L, Clayton BE (1989) The effect on atopic dermatitis of supplementation with selenium and vitamin E. Acta Derm Venereol 69: 359–362
17. Ewing CI, Gibbs AC, Ashcroft C, David TJ (1991) Failure of oral zinc supplementation in atopic eczema. Eur J Clin Nutr 45: 507–510

Chronische Veneninsuffizienz

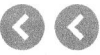

Postthrombosesyndrom, postthrombophlebitisches Syndrom	**Synonyme**
Chronisch unzureichender Abfluss des venösen Blutes, der durch Ödeme, Dermatosklerose sowie Schmerzen, Müdigkeit und Spannung in den unteren Extremitäten gekennzeichnet ist	**Definition**
Pflanzliche Heilmittel und Hydrotherapie sind beliebte Naturheilverfahren bei dieser Indikation, insbesondere in einigen europäischen Ländern.	**Nutzung von Naturheilverfahren**

Klinische Evidenz

Hydrotherapie

Die Ergebnisse zweier RKS, bei denen Kaltwasserreize allein oder in Kombination mit Warmwasserapplikation angewendet wurden, weisen auf positive Effekte bei diesem Krankheitsbild hin (◘ Tabelle 5.15). In einer weiteren RKS wurde die Wirkung von kohlendioxidhaltigem Thermalwasser untersucht [10]. Es wird berichtet, dass sich die Venenfunktion nach 20-minütigem Baden im Vergleich zum Ausgangswert deutlich verbesserte. Insgesamt weisen diese Studien darauf hin, dass hydrotherapeutische Anwendungen für Patienten mit chronischer Veneninsuffizienz von einigem Nutzen sind.

Pflanzliche Heilmittel

Eine doppelblinde RKS mit 67 Patienten untersuchte den Effekt von **Buchweizentee** (Fagopyrum esculentum) [1]. Eine Tasse Tee, die mit einem Teebeutel zubereitet wurde, sollte 3-mal täglich über einen Zeitraum

◘ **Tabelle 5.15.** Parallel-durchgeführte RKS zur Hydrotherapie bei chronischer Veneninsuffizienz

Literatur	Stichprobengröße	Interventionen (Behandlungsvorgabe)	Ergebnis	Bemerkungen
Vasa 20: 147–152 (1991)	61	– Kaltwasseranwendungen (5-mal wöchentlich für 24 Tage) – Keine Behandlung	Kaltwasseranwendungen sind im Vergleich zu keiner Behandlung in Bezug auf die Symptome, Krämpfe und Schmerzen überlegen	Positive Effekte auch auf Knöchel- und Wadenumfang
Eur J Phys Med Rehabil 3: 123–124 (1993)	122	– Kalt- (12–18°C) und Warmwasseranwendungen (35–38°C; jeweils 10 min/Tag für 24 Tage) – Keine Behandlung	Kalt- und Warmwasseranwendungen sind im Vergleich zu keiner Behandlung in Bezug auf Krämpfe, Schmerzen und Juckreiz überlegen	Positive Effekte auf Fußvolumen sowie Knöchel- und Wadenumfang

von 12 Wochen getrunken werden. Jeder Teebeutel enthielt 1,8 g Buchweizenkraut, was einer täglichen Gesamtaufnahme von etwa 270 mg Rutin entsprach. Einige positive Effekte in Bezug auf das Unterschenkelvolumen und Symptomskalen wurden beobachtet, sie unterschieden sich jedoch nicht von der Placebowirkung.

Die klinische Evidenz zum **stechenden Mäusedorn** (Ruscus aculeatus) basiert hauptsächlich auf RKS, in denen Kombinationspräparate verwendet wurden, die überwiegend auch Hesperidin enthielten [2–4]. Diese Studien berichten über einige positive Effekte, so etwa eine Reduktion der Ödeme im Fuß- und Knöchelbereich sowie eine Reduktion der Venenkapazität wie auch eine Besserung der Symptome.

Eine doppelblinde RKS untersuchte den Effekt von **Ginkgo**extrakt (Ginkgo biloba), Troxerutin und Heptaminol [5]; 48 Frauen wurden betrachtet und erhielten täglich für 4 Wochen entweder 625 mg des Präparats oder Placebo. Es wurde kein signifikanter Unterschied in den klinischen Symptomskalen zwischen der behandelten und der Kontrollgruppe gefunden. Die Autoren berichten jedoch über einige positive Effekte auf das Epithelgewebe.

In einer placebokontrollierten, doppelblinden RKS erhielten 87 Patienten mit chronischer Veneninsuffizienz entweder 30 oder 60 mg Extrakt des **asiatischen Wassernabels** (Centella asiatica), und zwar 2-mal täglich für 60 Tage [6]. Die Ergebnisse lassen auf eine Verbesserung mikrozirkulatorischer Parameter, wie transkutaner PO_2, im Vergleich zum Ausgangswert schließen. In einer placebokontrollierten, doppelblinden klinischen RKS erhielten 94 ambulante Patienten 120 oder 60 mg titrierten Extrakt von Centella asiatica täglich über 2 Monate [7]. Es wird über signifikante positive Effekte in Bezug auf das Schweregefühl in den Beinen und die Ödeme im Vergleich zu Placebo berichtet. Diese Beobachtungen werden gestützt von einer weiteren doppelblinden RKS, die über eine im Vergleich zu Placebo signifikante Besserung der nächtlichen Krämpfe, des Pruritus und der Ödeme berichtet, und zwar als Folge der Gabe von 60 mg Centella-asiatica-Extrakt über einen Zeitraum von 30 Tagen [8].

Ein systematischer Review fand überzeugende Evidenz für die Effektivität oral gegebenen **Rosskastaniensamen**extrakts (Aesculus hippocastaneum; Übersicht 5.18). Die untersuchten Studien betrachteten überwiegend Patienten mit milden bis mittleren Formen der chronischen Veneninsuffizienz. Die Ödeme in den Beinen und Symptome wie Schmerzen, Spannung und Müdigkeit wurden im Vergleich zu Placebo signifikant reduziert.

Eine große doppelblinde RKS (n=260) verglich 360 und 720 mg **Weinblätter**extrakt (Vitis vinifera) täglich mit Placebo bei Patienten mit leichten bis mittleren Formen der chronischen Veneninsuffizienz [9]. Diese Studie berichtet über eine Verringerung des Unterschenkelvolumens und des Wadenumfangs im Vergleich zu Placebo sowie eine Besserung der Symptome der chronischen Veneninsuffizienz nach einem Behandlungszeitraum von 12 Wochen.

> **Übersicht 5.18.**
>
> Systematischer Review zu Rosskastanie bei chronischer Veneninsuffizi-
> enz; Arch Dermatol 134: 1356–1360 (1998)
> - 13 RKS mit insgesamt 1083 Patienten
> - Studienqualität generell gut bis ausgezeichnet
> - 7 placebokontrollierte Studien lassen Überlegenheit vermuten
> - 4 Studien, die mit Hydroxyethylrutosid vergleichen, deuten auf
>   gleiche Effektivität hin
> - Eine Studie, die mit Kompressionstherapie vergleicht, deutet auf
>   gleiche Effektivität hin

Bewertung

Die Evidenz für die Effektivität von Rosskastaniensamenextrakt ist verhältnismäßig überzeugend. Zieht man die geringe Häufigkeit von Nebenwirkungen in Betracht sowie die Vermutung, dass er ebenso effektiv sein
könnte wie die konventionelle Kompressionstherapie, scheint er der Beachtung wert zu sein. Weitere Therapien, für die die Evidenz vielversprechend, aber noch nicht restlos überzeugend ist, umfassen den stechenden Mäusedorn, den asiatischen Wassernabel und die Hydrotherapie. Die
derzeit vorliegende Evidenz für weitere naturheilkundliche Verfahren bei
dieser Indikation ist schwach (◧ Tabelle 5.16).

◧ **Tabelle 5.16.** Zusammenfassung der klinischen Evidenz für chronische Veneninsuffizienz

Therapie	Gewichtung der Evidenz	Richtung der Evidenz	Schwerwiegende Sicherheitsbedenken
Hydrotherapie	00	⇧	Ja (s. S. 5)
Pflanzliche Heilmittel			
Asiatischer Wassernabel	00	⇧	Ja (s. S. 200)
Buchweizen	0	⬀	Ja (s. S. 5)
Ginkgo	0	⬂	Ja (s. S. 120)
Rosskastanie	000	⇧	Ja (s. S. 176)
Stechender Mäusedorn	00	⬀	Ja (s. S. 206)
Weinblätter	0	⇧	Ja (s. S. 5)

0 gering; 00 mittel; 000 hoch; ⇧ eindeutig positiv; ⬀ tendenziell positiv; ⬂ tendenziell negativ.

Literatur

1. Ihme N, Kiesewetter H, Jung F et al. (1996) Leg edema protection from a buckwheat herb tea in patients with chronic venous insufficiency: a single blind, randomised, placebo-controlled clinical trial. Eur J Clin Pharmacol 50: 443–447
2. Rudofsky G, Diehm C, Gruß J-D et al. (1990) Chronisch venöse Insuffizienz. Münch Med Wochenschr 132: 205–210
3. Weindorf N, Schultz-Ehrenburg U (1987) Kontrollierte Studie zur oralen Venentonisierung der primären Varikosis mit Ruscus aculeatus und Trimethylheperidinchalkon. Z Hautkr 62: 28–38
4. Cappelli R, Nicora M, Di Perri T (1988) Use of extract of ruscus aculeatus in venous disease in the lower limbs. Drugs Exp Clin Res 14: 277–283
5. Janssens D, Michiels C, Guillaume G et al. (1999) Increase in circulating endothelial cells in patients with primary chronic venous insufficiency: protective effect of Ginkgor Fort in a randomized double-blind, placebo-controlled clinical trial. J Cardiovasc Pharmacol 33: 7–11
6. Cesarone MR, Laurora G, De Sanctis MT et al. (1994) The microcirculatory activity of Centella asiatica in venous insufficiency. A double-blind study. Minerva Cardioangiologica 42: 299–304
7. Pointel JP, Boccalon H, Cloarec M, Ledevehat C, Joubert M (1987) Titrated extract of Centella asiatica (TECA) in the treatment of venous insufficiency of the lower limbs. Angiology 38: 46–50
8. Allegra C, Pollari G, Criscuolo A, Bonifacio M, Tabassi D (1981) L'estratto di Centella asiatica nelle flebopatie degli arti inferiori. Clin Ther 99: 507–513
9. Kiesewetter H, Koscielny J, Kalus U et al. (2000) Efficacy of orally administered extract of red vine leaf AS 195 (folia vitis viniferae) in chronic venous insufficiency (stages I–II). A randomized, double-blind, placebo-controlled trial. Arzneimittelforschung 50: 109–117
10. Hartmann B, Drews B, Bassenge E (1993) Effects of bathing in CO2-containing thermal water on the venous hemodynamics of healthy persons with venous diseases. Phys Med Rehabil Kurortmed 3: 153–157

Weiterführende Literatur

London NJM, Nash R (2000) Varicose veins. Br Med J 320: 1391–1394 (Übersichtsartikel, bietet zuverlässige Informationen zu den Symptomen und der klinischen Behandlung variköser Venen)

Chronisches Müdigkeitssyndrom

Synonyme/ Unterteilung	Akureyri-Krankheit, chronisches Ermüdungssyndrom, Iceland-Syndrom, epidemische Neuromyasthenie, myalgische Enzephalomyelitis, postvirales Ermüdungssyndrom, postvirales Erschöpfungssyndrom, Tapanui-Grippe
Definition	Krankheitsbild mit schwerer, stark beeinträchtigender Müdigkeit, das von einer Kombination von Symptomen begleitet wird, darunter typischerweise muskuloskelettale Schmerzen, Schlafstörungen sowie Beeinträchtigungen der Konzentrationsfähigkeit und des Kurzzeitgedächtnisses
Nutzung von Naturheilverfahren	Einer US-amerikanischen Umfrage [1] zufolge sind Massage und körperliches Training die am häufigsten angewandten Naturheilverfahren bei

◻ Tabelle 5.17. RKS zu abgestufter körperlicher Belastung bei chronischem Müdigkeitssyndrom

Literatur	Stichproben-größe	Interventionen (Behandlungsvorgabe)	Ergebnis	Bemerkungen
Br Med J 314: 1647–1652 (1997)	66	– Abgestuftes Training (5-mal wöchentlich 30 min für 3 Monate) – Flexibilität und Entspannung	Abgestuftes Training ist Flexibilität und Entspannung in Bezug auf Müdigkeit und Funktionsfähigkeit überlegen	Besserungen in Folgeunter-suchung nach 12 Monaten erhalten
Br J Psychiatr 172: 485–490 (1998)	136	– Training (3-mal wöchentlich 20 min für 6 Monate) und 20 mg Fluoxetin – Training und Placebo – Fluoxetin und Kontakt mit einem Therapeuten – Therapeutenkontakt und Placebo	Training sowie Training und Placebo sind Fluoxetin und Kontakt mit einem Therapeuten sowie Therapeutenkontakt und Placebo in Bezug auf Müdigkeit und Funktions-fähigkeit überlegen	Ausfallrate bei den Trainings-gruppen höher als bei den Gruppen ohne Training

chronischem Müdigkeitssyndrom. Auch Akupunktur und Kinesiologie werden genutzt [2].

Homöopathie

Eine doppelblinde RKS (n=61) über klassische Homöopathie berichtete – basierend auf eigener Einschätzung der Patienten – über Verbesserungen bei 33% der Personen aus der Homöopathiegruppe im Vergleich zu 4% aus der Placebogruppe [6]. Es wurde keine statistische Analyse vorgelegt.

Klinische Evidenz

Körperliches Training

Zwei RKS lieferten Evidenz dafür, dass ein abgestuftes Training zu Verbesserungen in Bezug auf Parameter der Müdigkeit und der Funktionsfähigkeit führen kann (◻ Tabelle 5.17). Ein abgestuftes Training war auch Teil einer kognitiven Psychotherapie bei mindestens 2 RKS, die beide zu positiven Ergebnissen kamen [3, 4]. Keine dieser Studien fand Hinweise darauf, dass körperliches Training für Patienten mit chronischem Müdigkeitssyndrom schädlich sein könnte.

Nahrungsergänzungsmittel

In einer 3 Monate andauernden, nicht kontrollierten Studie zu spezifischen **Aminosäure**supplementen berichteten 15 von 20 Patienten über eine 50%ige Besserung der Symptome [8]. Antrieb und geistige Leistungsfähigkeit waren die Gebiete mit den größten Verbesserungen.

Eine kleine (n=14) doppelblinde, placebokontrollierte Crossover-RKS wurde zu einer i.v. verabreichten Kombination aus **Folsäure**, Rinderleberextrakt und Vitamin B12 durchgeführt, die eine Woche lang gegeben wurde [9]. Es wurde eine substanzielle Placeboreaktion beobachtet, aber kein Unterschied zwischen den Interventionen.

Eine große doppelblinde RKS (n=326) mit Patienten mit postinfekiösem chronischem Ermüdungssyndrom untersuchte die Effekte von **Isobutyrylthiamindisulfid** [10]. Nach 4 Behandlungswochen wurden mit Dosen von täglich 400 g oder 600 g im Vergleich zu Placebo keine Besserungen festgestellt.

In einer Crossover-RKS (n=30) wurde über einen Zeitraum von 2 Monaten **L-Karnitin** mit Amantadin verglichen [11]. Es wurde über klinische Verbesserungen durch L-Karnitin, aber nicht durch Amantadin berichtet; die Verträglichkeit von L-Karnitin war weit besser.

In einer doppelblinden, placebokontrollierten RKS (n=32) führte i.v. verabreichtes **Magnesium** zu Besserungen des Antriebs, der Schmerzen und der emotionalen Symptome [12]. Nachfolgende offene Studien konnten aber kein Magnesiumdefizit bei Patienten mit chronischem Müdigkeitssyndrom nachweisen und fanden keine positive Wirkung von Magnesiuminjektionen [13, 14].

Orales **NADH** (Nikotindiamidadenindinukleotid; 10 mg täglich für 4 Wochen) führte zu mäßigen Verbesserungen der Symptome in einer kleinen (n=26) placebokontrollierten Crossover-RKS [15]. Es wurden keine ernsten Nebenwirkungen beobachtet.

Pflanzliche Heilmittel

Widersprüchliche Ergebnisse wurden in 2 placebokontrollierten RKS zu **Nachtkerzenöl** (Oenothera biennis) in Kombination mit Fischöl publiziert (■ Tabelle 5.18). Es gab verschiedene Hauptunterschiede zwischen den beiden Studien, z. B. Diagnose, Krankheitsdauer und Placebo, die die Diskrepanz in den Resultaten erklären könnten, also kann keine Schlussfolgerung zur Effektivität von Nachtkerzenöl bei chronischem Müdigkeitssyndrom gezogen werden. Andere pflanzliche Heilmittel wurden ungeachtet verbreiteter Anwendung durch Heilpflanzenspezialisten nicht klinisch untersucht [5].

Wirbelsäulenmanipulation

Eine nichtrandomisierte Studie (n=58) berichtete über die Überlegenheit von Osteopathie (20 Sitzungen im Verlauf von 12 Monaten) gegenüber keiner Behandlung [7]. Man sollte beachten, dass die Patienten für die osteopathische Behandlung zahlen mussten.

Weitere Therapien

Entspannungstherapie wurde als Kontrollzweig in einer RKS genutzt [4]. Für 19% der Patienten war dies eine erfolgreiche Behandlung, allerdings lag dieser Wert signifikant unter dem einer kognitiven Psychotherapie.

▢ Tabelle 5.18. Doppelblinde RKS über Nachtkerzenöl bei chronischem Müdigkeitssyndrom

Literatur	Stichproben-größe	Interventionen (Behandlungsvorgabe)	Ergebnis	Bemerkungen
Acta Neurol Scand 82: 209–216 (1990)	63	– Nachtkerzen- und Fischöl (4 g/Tag für 3 Monate) – Placebo (flüssiges Paraffin)	Nachtkerzen- und Fischöl ist Placebo in Bezug auf Symptomskalen überlegen	Diagnose war »postvirales Erschöpfungs-syndrom« und nicht »chroni-sches Müdig-keitssyndrom«
Acta Neurol Scand 99: 112–116 (1999)	50	– Nachtkerzen- und Fischöl (4 g/Tag für 3 Monate) – Placebo (Sonnenblumenöl)	Nachtkerzen- und Fischöl sowie Placebo unterscheiden sich in Bezug auf Symptom-skalen nicht	Keine Gruppe zeigte signifi-kante Ver-besserungen

Für die meisten Naturheilverfahren gibt es nur wenig positive klinische Evidenz in Bezug auf das chronische Müdigkeitssyndrom. Dies ist nur wenig überraschend bei einem Krankheitsbild, das den meisten Behandlungsversuchen widersteht. Es sammelt sich jedoch vielversprechende Evidenz für ein abgestuftes körperliches Training, dessen Effektivität jedoch vermutlich durch eine begleitende kognitive Verhaltenstherapie gesteigert wird (▢ Tabelle 5.19).

Bewertung

Literatur

1. Astin JA (1998) Why patients use alternative medicine. JAMA 279: 1548–1553
2. Az S, Gregg VH, Jones D (1997) Chronic fatigue syndrome: sufferers' evaluation of medical support. J Roy Soc Med 90: 250–254
3. Sharpe MC, Hawton K, Simkin S et al. (1996) Cognitive behavioural therapy for the chronic fatigue syndrome: a randomised controlled trial. Br Med J 312: 22–26
4. Deale A, Chalder T, Marks L, Wessely S (1997) Cognitive behaviour therapy for chronic fatigue syndrome: a randomised controlled trial. Am J Psychiatr 154: 408–414
5. Beatty C (1999) Prescriptions used by medical herbalists in the treatment of chronic fatigue syndrome and depression. Eur J Herb Med 4: 35–37
6. Awdry R (1996) Homeopathy may help ME. Int J Alt Compl Med 14: 12–16
7. Perrin RN, Edwards J, Hartley P (1998) An evaluation of the effectiveness of osteopathic treatment on symptoms associated with myalgic encephalomyelitis. A preliminary report. J Med Engineering Technol 22: 1–13
8. Bralley JA, Lord RS (1994) Treatment of chronic fatigue syndrome with specific amino acid supplementation. J Appl Nutr 46: 74–78
9. Kaslow JE, Rucker L, Onishi R (1989) Liver extract-folic acid-cyanocobalamin versus placebo for chronic fatigue syndrome. Arch Intern Med 149: 2501–2503
10. Tiev KP, Cabane J, Imbert JC (1999) Treatment of chronic postinfectious fatigue: randomised double-blind study of two doses of sulbutiamine (400–600 mg/day) versus placebo. Revue de Médecine Interne 20: 912–918
11. Plioplys AV, Plioplys S (1997) Amantadine and L-carnitine treatment of chronic fatigue syndrome. Neuropsychobiology 35: 16–23

▫ Tabelle 5.19. Zusammenfassung der klinischen Evidenz für das chronische Müdigkeitssyndrom

Therapie	Gewichtung der Evidenz	Richtung der Evidenz	Schwerwiegende Sicherheitsbedenken
Homöopathie	0	⇗	Nein (s. S. 64)
Körperliches Training	00	⇧	Ja (s. S. 5)
Nahrungsergänzungsmittel			
Aminosäuren	0	⇗	Nein
Folsäure	0	⇗	Ja (s. S. 5)
Isobutyrylthiamindisulfid	0	⇩	Nein
L-Karnitin	0	⇩	Nein (s. S. 208)
Magnesium	0	⇘	Ja (s. S. 5)
NADH	0	⇗	Nein
Pflanzliche Heilmittel: Nachtkerzenöl	00	⇨	Ja (s. S. 161)
Wirbelsäulenmanipulation: Osteopathie	0	⇗	Ja (s. S. 83)

0 gering; 00 mittel; ⇧ eindeutig positiv; ⇗ tendenziell positiv; ⇨ unklar; ⇘ tendenziell negativ; ⇩ eindeutig negativ.

12. Cox IM, Campbell MJ, Dowson D (1991) Red blood cell magnesium and chronic fatigue syndrome. Lancet 337: 757–760
13. Gantz NM (1991) Magnesium and chronic fatigue. Lancet 338: 66
14. Clague JE, Edwards RHT, Jackson MJ (1992) Intravenous magnesium loading in chronic fatigue syndrome. Lancet 340: 124–125
15. Forsyth LM, Preuss HG, MacDowell AL et al. (1999) Therapeutic effects of oral NADH on the symptoms of patients with chronic fatigue syndrome. Ann Allergy Asthma Immunol 82: 185–191

Weiterführende Literatur

Chaudhuri A, Behan WMH, Behan PO (1998) Chronic fatigue syndrome. Proc Roy Coll Physicians Edinb 28: 150–163 (knapper, aber gründlicher Überblick über den derzeitigen Wissensstand zum chronischen Müdigkeitssyndrom)

Claudicatio intermittens

Angiosklerotische Myasthenie, Charcot-Syndrom, intermittierendes Hinken, periphere Gefäßerkrankung – Stadium II, periphere arterielle Verschlusskrankheit, Schaufensterkrankheit

Synonyme

Krankheitsbild, das normalerweise durch atherosklerotische Stenosen der peripheren Arterien hervorgerufen wird. Es ist durch Ischämie v. a. der Wadenmuskeln charakterisiert, die durch Gehen hervorgerufene Schmerzanfälle und Hinken verursacht.

Definition

Hydrotherapie, Chelattherapie, pflanzliche Heilmittel und Änderungen des Lebensstils sind die Behandlungsformen, die zur Therapie dieses Krankheitsbildes häufig genutzt werden.

Nutzung von Naturheilverfahren

Chelattherapie

Ein systematischer Review berichtete, dass keine der vorliegenden doppelblinden RKS über positive Effekte in Bezug auf schmerzfreies Gehen und maximale Laufdistanz im Vergleich zu Placebo berichten konnte (Übersicht 5.19). Das Verfahren ist mit ernsten Nebenwirkungen assoziiert [1, 2] und der Review schloss, dass die Chelattherapie bei Claudicatio intermittens als obsolet betrachtet werden sollte.

Klinische Evidenz

Hydrotherapie

Zwei RKS untersuchten die Wirkung von kohlendioxidhaltigem Wasser auf Parameter der Mikrozirkulation bei Patienten mit Claudicatio intermittens [5, 6]. Diese Studien berichten über eine Zunahme der Hautdurchblutung auf dem Fußrücken. Eine kleine klinische RKS (n=24), die sich mit den Effekten kohlendioxidhaltigen Wassers befasste, berichtet über eine Verlängerung der schmerzfreien Laufstrecke nach 30-minütigem Eintauchen der unteren Extremität 5-mal/Woche für 4 Wochen im Vergleich zu Frischwasser [7].

Übersicht 5.19.

Systematischer Review zur Chelattherapie bei Claudicatio intermittens; Circulation 96: 1031–1033 (1997)

- 4 doppelblinde, placebokontrollierte RKS mit 225 Patienten
- 3 von guter Qualität
- In der größten Studie wurden 153 Patienten über einen Zeitraum von 6 Monaten betrachtet
- In keiner der Studien wurden Unterschiede zwischen den Gruppen in Bezug auf Laufdistanzen gefunden
- Zu den Nebenwirkungen zählen Nierenschäden und Hypokalzämie

Pflanzliche Heilmittel

Eine doppelblinde RKS (n=64) kam zu positiven Ergebnissen mit **Knoblauch**extrakt (Allium sativum) [3]. Sie berichtet, dass Knoblauchpulver in einer täglichen Dosis von 800 mg für 12 Wochen die schmerzfreie Laufstrecke signifkant stärker steigert als Placebo. Alle in diese Studie aufgenommenen Patienten erhielten zusätzlich 2-mal wöchentlich eine physikalische Therapie.

Die Evidenz aus methodisch fundierten Studien zu **Ginkgo** (Ginkgo biloba) für dieses Krankheitsbild wurde in einer Metaanalyse untersucht (Übersicht 5.20). Entsprechend dieser Daten und weiterer Evidenz aus vergleichenden Studien (z. B. [4]) ist Ginkgoextrakt bei Patienten mit Claudicatio intermittens effektiv. Er verbesserte das schmerzfreie Gehen und die maximale Laufstrecke in ähnlichem Maß wie die konventionelle orale Behandlung. Der Gesamteffekt ist aber nur bescheiden.

Es gibt verschiedene doppelblinde RKS für **Padma 28**, eine tibetische Mischung, die 22 verschiedene, überwiegend pflanzliche Bestandteile enthält (◻ Tabelle 5.20). Diese Studien berichten über mäßige Verbesserungen in Bezug auf schmerzfreies Gehen und die maximale Laufdistanz. Insgesamt lassen die verfügbaren Daten vermuten, dass dieses pflanzliche Heilmittel eine effektive Option zur Behandlung der Claudicatio intermittens darstellt.

Bewertung

Keine der Therapien ist so effektiv wie das konventionelle regelmäßige körperliche Training. Es kann als wohltuende Änderung des Lebensstils zusätzlich zur Raucherentwöhnung empfohlen werden. Es gibt überzeugende Evidenz für die Effektivität von Ginkgoextrakt, der genauso wirksam zu sein scheint wie andere, konventionelle orale Therapien. Obgleich der Gesamteffekt nur moderat ist, kann man Ginkgoextrakt als orales Therapeutikum empfehlen, wenn man zusätzlich Art und Schwere der Nebenwirkungen in Betracht zieht. Padma 28 scheint von einigem Nutzen zu sein, während für andere Therapien, wie etwa die Hydrotherapie die Evidenz vielversprechend ist, aber für eine gesicherte Empfehlung noch nicht ausreicht (◻ Tabelle 5.21).

Übersicht 5.20.

Metaanalyse zu Ginkgo bei Claudicatio intermittens; Am J Med 108: 276–281 (2000)

- 8 doppelblinde, placebokontrollierte RKS mit 415 Patienten
- Studienqualität gut bis ausgezeichnet
- Schmerzfreie Laufdistanz: gewichtete mittlere Differenz von 34 m (Konfidenzintervall: 26–43)
- 6 Studien berichten über einen signifikanten Unterschied zugunsten von Ginkgo in Bezug auf die maximale Laufstrecke

◻ **Tabelle 5.20.** Doppelblinde, placebokontrollierte RKS über Padma 28 bei Claudicatio intermittens

Literatur	Stichproben-größe	Interventionen (Behandlungsvorgabe)	Ergebnis	Bemerkungen
Schweiz Med Wschr 115: 752–756 (1985)	43	– Padma 28 (2,28 g/Tag für 4 Monate) – Placebo	Padma 28 ist Placebo in Bezug auf die maximale Laufstrecke überlegen	Keine begleiten den relevanten Behandlungen erlaubt
Herb Pol 33: 29–41 (1987)	100	– Padma 28 (1,52 g/Tag für 4 Monate) – Placebo	Padma 28 ist Placebo in Bezug auf die maximale Laufstrecke überlegen	Studie mit strengem Design
Angiology 44: 836–867 (1993)	36	– Padma 28 (1,36 g/Tag für 4 Monate) – Placebo	Nach Behandlung mit Padma 28 Besserung in Bezug auf den Ausgangswert für schmerzfreies Gehen und die maximale Laufstrecke	Unterschiede zwischen den Gruppen nicht genannt
Forsch Komplementärmed 1: 18–26 (1994)	93	– Padma 28 (1,52 g/Tag für 4 Monate) – Placebo	Padma 28 ist Placebo in Bezug auf die maximale Laufstrecke überlegen	Studie mit strengem Design

◻ **Tabelle 5.21.** Zusammenfassung der klinischen Evidenz für Claudicatio intermittens

Therapie	Gewichtung der Evidenz	Richtung der Evidenz	Schwerwiegende Sicherheitsbedenken
Chelattherapie	00	⇩	Ja (s. S. 52)
Hydrotherapie	0	⬈	Ja (s. S. 5)
Pflanzliche Heilmittel			
Ginkgo	000	⇧	Ja (s. S. 120)
Knoblauch	0	⇧	Ja (s. S. 145)
Padma 28	00	⇧	Ja (s. S. 5)

0 gering; 00 mittel; 000 hoch; ⇧ eindeutig positiv; ⬈ tendenziell positiv; ⇩ eindeutig negativ.

Literatur

1. Nissel H (1986) Arteriosklerose und Chelattherapie. Wien Med Wochenschr 136: 586–588
2. Wirebaugh SR, Geraets DR (1990) Apparent failure of coronary arteriosclerosis. DICP Ann Pharmacother 24: 22–25
3. Kiesewetter H, Jung F, Jung EM et al. (1993) Effects of garlic coated tablets in peripheral arterial occlusive disease. Clin Invest 71: 383–386
4. Böhmer D, Kalinski S, Michaelis P, Szögy A (1988) Behandlung der PAVK mit Ginkgo-biloba-extrakt (GBE) oder Pentoxifyllin. Herz Kreislauf 20: 5–8
5. Hartmann BR, Bassenge E, Pittler MH (1997) Effect of carbon dioxide-enriched water and fresh water on the cutaneous microcirculation and oxygen tension in the skin of the foot. Angiology 48: 337–343
6. Hartmann B, Drews B, Bassenge E (1991) Carbon dioxide-induced increase in foot blood flow and oxygen partial pressure in peripheral arterial occlusive disease. Dtsch Med Wochenschr 116: 1617–1621
7. Hartmann BR, Bassenge E, Hartmann M (1997) Effects of serial percutaneous application of carbon dioxide in intermittent claudication: results of a controlled trial. Angiology 48: 957–963

Weiterführende Literatur

London NJM, Nash R (2000) Ulcerated lower limb. Br Med J 320: 1589–1591 (Übersichtsartikel, bietet zuverlässige Informationen zu den Symptomen und der klinischen Behandlung arterieller oder venöser Geschwüre)
Tooke JE, Lowe GDO (1996) A textbook of vascular medicine. Arnold, London (gut verständliche Zusammenfassung der Gefäßmedizin)

Depression

Synonyme/ Unterteilung	Dysthyme Störung, dysthyme Verstimmung, neurotische Depression, psychotische Depression
Definition	Temporärer oder chronischer seelischer Zustand, der durch Gefühle der Traurigkeit, Einsamkeit und Verzweiflung sowie niedriges Selbstwertgefühl und Selbstvorwürfe gekennzeichnet ist
Nutzung von Naturheilverfahren	Umfragen in den USA haben ergeben, dass Depressionen zu den häufigsten Gründen für die Nutzung von Naturheilverfahren zählen. Die verbreitetsten Therapien sind körperliches Training, pflanzliche Heilmittel, Entspannungstechniken und spirituelles Heilen [1, 2].

Klinische Evidenz

Akupunktur

Drei chinesische RKS wiesen auf eine vergleichbare Wirksamkeit von Elektroakupunktur und trizyklischen Antidepressiva hin [3–5]. Drei Studien, die Schein- bzw. unspezifische Akupunktur als Kontrollen verwendeten, kamen zu widersprüchlichen Ergebnissen (◘ Tabelle 5.22). Die Akupunkturbehandlung scheint mit einer Reduktion der depressiven Symptome verbunden zu sein; ob es aber einen spezifischen Effekt des »Nadelns« gibt, ist unklar.

▢ Tabelle 5.21. Scheinbehandlungskontrollierte RKS zur Akupunktur bei Depression

Literatur	Stichproben-größe	Interventionen (Behandlungsvorgabe)	Ergebnis	Bemerkungen
Psychol Sci 9: 397–401 (1998)	38	– Spezifische Akupunktur (1–2 Sitzungen/Woche für 8 Wochen) – Unspezifische Akupunktur – Warteliste	Spezifische Akupunktur ist unspezifischer Akupunktur überlegen, unterscheidet sich aber nicht von der Warteliste	Therapeuten waren gegenüber der Diagnose blind
Fortschr Neurol Psychiatr 68: 137–144 (2000)	56	– Akupunktur (10 Sitzungen in 2 Wochen) – Scheinakupunktur	Akupunktur ist Scheinakupunktur überlegen	Es wurden 43 depressive Patienten und 13 Patienten mit Angststörungen betrachtet
J Affect Disord 57: 73–81 (2000)	70	– Begleitende Akupunktur (3 Sitzungen/Woche für 4 Wochen) – Unspezifische begleitende Akupunktur – Keine begleitende Intervention	Begleitende Akupunktur ist im Vergleich zu keiner begleitenden Intervention überlegen, unterscheidet sich aber nicht von unspezifischer begleitender Akupunktur	Alle Patienten mit Mianserin behandelt

Autogenes Training

Eine RKS (n=55) verglich autogenes Training (2-mal wöchentlich für
10 Wochen) mit Psychotherapie und keiner Intervention [6]. Die Verringerung der depressiven Symptomatik durch autogenes Training entsprach der durch Psychotherapie erreichten, war aber nicht signifikant
besser als keine Behandlung. Darauf folgend wurden Psychotherapie
und autogenes Training kombiniert, diese Kombination war nicht effektiver als Psychotherapie allein. Die Autoren warnten, dass autogenes Training bei Depression nicht generell ein angemessenes Behandlungsverfahren darstellt.

Entspannungstechniken

Drei kleine RKS haben vermuten lassen, dass Entspannungstraining im
Vergleich zu keiner Behandlung überlegen ist und potenziell genauso
wirksam wie eine kognitive Verhaltenstherapie (▢ Tabelle 5.23). Es ist eindeutig schwer, bei dieser Art von Therapie in Hinblick auf unspezifische
Effekte zu kontrollieren. Nichtsdestotrotz kann die Evidenz als vielversprechend gewertet werden.

⬛ Tabelle 5.23. RKS zu Entspannungstechniken bei Depression

Literatur	Stichproben- größe	Interventionen (Behandlungsvorgabe)	Ergebnis	Bemerkungen
J Consult Clin Psychol 54: 653–660 (1986)	30	– Entspannungstraining (10-mal 50 min in 5 Wochen) – Kognitive Verhaltenstherapie – Warteliste	Kein Unterschied zwischen Entspannungstraining und kognitiver Verhaltenstherapie, beide sind der Warteliste überlegen	Patienten waren Jugendliche; Besserungen bei Folgeuntersuchung nach 5 Wochen erhalten
J Personality Clin Studies 6: 83–90 (1990)	30	– Progressive Muskelentspannung (einmal täglich 20 min für 3 Tage) – Yoga und Autosuggestion – Gesprächsrunden	Kein Unterschied zwischen progressiver Muskelentspannung sowie Yoga und Autosuggestion, beide Gesprächsrunden überlegen	Patienten alle mit Medikamenten behandelt
Psychol Rep 77: 403–420 (1995)	37	– Entspannungstraining (1- bis 2-mal wöchentlich 50 min für 12 Wochen) – Kognitive Verhaltenstherapie – Desipramin (150–300 mg)	Kein Unterschied zwischen Entspannungstraining und kognitiver Verhaltenstherapie, beide Desipramin überlegen	Erhebliche Non-Compliance bei der Medikamentengruppe

Körperliches Training

Es gibt eine große Menge unzweideutig positiver Evidenz zur antidepressiven Wirkung von körperlichem Training. Die Mehrzahl der Studien sind nicht von hoher Qualität, aber mehr als ein Dutzend RKS liefern allesamt überzeugende Evidenz zur Effektivität bei klinisch depressiven Patienten. Zwei Metaanalysen fanden signifikante Effekte nach Zusammenfassung der Daten. Die eine umfasste 80 Studien jeden Designs mit allen Arten von Teilnehmern [7], die andere beschränkte sich auf kontrollierte Studien mit klinisch depressiven Patienten (Übersicht 5.21). Sie deuten darauf hin, dass sowohl Aerobic als auch andere Formen des körperlichen Trainings effektiv sind. Drei RKS lassen vermuten, dass Aerobic genauso wirksam ist wie eine psychologische oder pharmakologische Behandlung (⬛ Tabelle 5.24).

Massage

Massage (einmal täglich für 5 Tage) war effektiver als das Anschauen entspannender Videos in einer RKS (n=72) mit Kindern und jugendlichen stationären Patienten mit Depressionen und Anpassungsstörungen [11]. Es wurden Verbesserungen in Bezug auf Depressionssymptome, Angst, Nachtschlaf und Kortisonspiegel beobachtet.

Übersicht 5.21.

Metaanalyse zu körperlichem Training bei Depression; J Sport Exer Psychol 20: 339–357 (1998)

- 30 kontrollierte Studien mit 2158 Patienten
- Depression als primäre Störung oder sekundär bei anderen psychischen Leiden
- Vergleichsgruppen: hauptsächlich Warteliste oder Psychotherapie
- Studienqualität gut bis mäßig
- Signifikanter Effekt des körperlichen Trainings (mittlere Effektgröße von –0,72; SE 0,1)
- Alle Arten von körperlichem Training scheinen vergleichbare Effekte zu haben

□ Tabelle 5.24. RKS zu körperlichem Training im Vergleich zu psychiatrischer Behandlung bei Depression

Literatur	Stichproben-größe	Interventionen (Behandlungsvorgabe)	Ergebnis	Bemerkungen
Int J Ment Health 13: 148–177 (1986)	74	– Laufen (2-mal wöchentlich 45 min für 12 Wochen) – Meditation/ Entspannung – Gruppenpsychotherapie	Kein Unterschied von Laufen im Vergleich zu Meditation/ Entspannung oder Gruppenpsychotherapie	Besserung nach 9 Monaten aufrecht erhalten
Cog Ther Res 11: 241–251 (1987)	49	– Laufen (3-mal wöchentlich 20 min für 10 Wochen) – Kognitive Therapie – Kombination von Laufen und kognitiver Therapie	Kein Unterschied von Laufen im Vergleich zu kognitiver Therapie oder Kombination von Laufen und kognitiver Therapie	Besserungen nach 4 Monaten aufrecht erhalten
Arch Intern Med 159: 2349–2356 (1999)	156	– Walking/Jogging (3 mal wöchentlich 45 min für 16 Wochen) – Sertralin (200 mg/Tag) – Kombination von Walking/Jogging und Sertralin	Kein Unterschied von Walking/Jogging im Vergleich zu Sertralin oder Kombination von Walking/ Jogging und Sertralin, nach 6 Monaten weniger Rückfälle bei Walking/Jogging	Patienten alle ≥50 Jahre

Musiktherapie

Eine RKS mit älteren depressiven Patienten (n=30) kam im Vergleich zu keiner Behandlung mit einer musikgestützten Therapie (einmal wöchentlich für 2 Monate) zu besseren Ergebnissen [12]. Das Behandlungsregime umfasste verschiedene therapeutische Modalitäten (progressive Muskelentspannung, Massage, körperliches Training, gelenkte Imagination, Kunsttherapie, Visualisierung), die alle mit sorgfältig ausgewählter Musik begleitet wurden. Wie die Musik nur ein Teil von vielen Interventionen in dieser Studie war, wurde auch die Aufmerksamkeit der Therapeuten nicht kontrolliert. Weitere RKS mit depressiven weiblichen Jugendlichen, die Rockmusik hörten, während Kontrollgruppen Massagen erhielten [13] oder einfach nur entspannen sollten [14], berichteten über Änderungen in physiologischen und biochemischen Parametern, aber nicht in der Stimmung und dem Verhalten. Die Rolle von Musik als therapeutische Option bleibt unklar.

Pflanzliche Heilmittel

Es gibt überzeugende Evidenz für die Wirksamkeit von **Johanniskraut** (Hypericum perforatum) bei leichten bis mittelschweren Formen der Depression, und zwar aus Metaanalysen (Übersicht 5.22) und systematischen Reviews über nachfolgende Studien [8, 9]. Die Vermutung, dass es ebenso effektiv ist wie konventionelle Antidepressiva, wurde durch eine neuere RKS gestützt (◘ Tabelle 5.25). Ungeachtet einer RKS mit schwer depressiven Patienten [10] bleibt der Wert von Johanniskraut bei schweren und anderen Formen der Depression unklar.

Yoga

Eine RKS mit stationär aufgenommenen melancholischen Depressiven (n=45) verglich die Wirkung von Sudarshan Kriya Yoga mit Elektroschocktherapie und Imipramin für 4 Wochen [15]. Die Depressionsparameter verbesserten sich in allen Gruppen in vergleichbarem Ausmaß. Am

---

Übersicht 5.22.

Metaanalyse zu Johanniskraut bei Depression; Cochrane Library (1998)
- 27 RKS mit 2291 Patienten
- Überwiegend leichte bis mittelschwere Depression
- Studienqualität generell gut
- 14 placebokontrollierte Studien zu Monopräparaten analysiert (»pooled rate ratio«: 2,47; Konfidenzintervall: 1,69–3,61)
- 5 verglichen mit anderen Antidepressiva (1,01; Konfidenzintervall: 0,87–1,16)
- Nebenwirkungen bei 26% der Patienten der Johanniskrautgruppe und bei 45% der mit anderen Antidepressiva behandelten Patienten

Tabelle 5.25. Doppelblinde RKS über Johanniskraut im Vergleich zu konventionellen Antidepressiva bei Depression

Literatur	Stichproben-größe	Interventionen (Behandlungsvorgabe)	Ergebnis	Bemerkungen
Drug Res 49: 289–296 (1999)	149	– Johanniskraut (800 mg/Tag für 6 Wochen) – Fluoxetin (20 mg)	Johanniskraut und Fluoxetin äquivalent	Mit Johanniskraut vergleichbare Nebenwirkungen wie mit Fluoxetin
Br Med J 319: 1534–1539 (1999)	263	– Johanniskraut (1050 mg/Tag für 8 Wochen) – Imipramin (100 mg) – Placebo	Johanniskraut und Imipramin äquivalent, beide Placebo überlegen	Johanniskrautdosis relativ hoch, Imipramindosis relativ niedrig
Int Clin Psychopharmacol. 15: 61–68 (2000)	240	– Johanniskraut (500 mg/Tag für 6 Wochen lang) – Fluoxetin (20 mg)	Johanniskraut und Fluoxetin äquivalent	Analyse der Nebenwirkungen spricht für Johanniskraut
Br Med J 321: 536–539 (2000)	324	– Johanniskraut (500 mg/Tag für 6 Wochen) – Imipramin (150 mg)	Johanniskraut und Imipramin gleich	Mit Imipramin aufgrund der Nebenwirkungen 5-mal so viele Abbrüche wie mit Johanniskraut

Studienende waren aus der Elektroschocktherapiegruppe 93% der Patienten in Remission sowie 73% aus der Imipramingruppe und 67% aus der Yogagruppe. In keiner Gruppe wurden ernsthafte Nebenwirkungen beobachtet.

Weitere Therapien

In einer kleinen nichtrandomisierten Studie (n=20) mit männlichen stationären Patienten ermöglichte eine begleitende **Aromatherapie** die Verringerung der Dosis an Antidepressiva im Vergleich zu Patienten unter konventioneller Versorgung [16].

Einzelne Sitzungen von **Tanz-** und **Bewegungstherapie** führten in 2 kleinen Studien mit stationären Patienten im Vergleich zu keiner Intervention zu vielversprechenden Ergebnissen [17, 18].

Kein Naturheilverfahren ist effektiver als die konventionelle pharmakologische oder psychotherapeutische Behandlung; für körperliches Training und insbesondere für Johanniskraut gibt es aber Evidenz dafür, dass sie bei leichten bis mittleren Formen der Depression therapeutisch gleich-

Bewertung

◻ Tabelle 5.26. Zusammenfassung der klinischen Evidenz für Depressionen

Therapie	Gewichtung der Evidenz	Richtung der Evidenz	Schwerwiegende Sicherheitsbedenken
Akupunktur	00	⇨	Ja (s. S. 34)
Autogenes Training	0	↘	Ja (s. S. 44)
Entspannungstherapie	00	⇧	Nein (s. S. 95)
Körperliches Training	000	⇧	Ja (s. S. 5)
Massage	0	⇧	Nein (s. S. 77)
Musiktherapie	0	↗	Nein (s. S. 95)
Pflanzliche Heilmittel: Johanniskraut	000	⇧	Ja (s. S. 137)
Yoga	0	⇧	Ja (s. S. 92)

0 gering; 00 mittel; 000 hoch; ⇧ eindeutig positiv; ↗ tendenziell positiv; ↘ tendenziell negativ; ⇩ eindeutig negativ.

wertig und besser verträglich sind. Andere Ansätze, für die die Forschung vielversprechende Ergebnisse aufweist – wie Entspannungstherapie, Yoga und Musiktherapie – werden für verhältnismäßig frei von Nebenwirkungen gehalten und könnten, angesichts der nicht unerheblichen Placeboantwort bei Depressionen, einigen Patienten nutzen (◻ Tabelle 5.26).

Literatur

1. Astin JA (1998) Why patients use alternative medicine. JAMA 279: 1548–1553
2. Eisenberg DM, Davis RB, Ettner SL et al. (1998) Trends in alternative medicine use in the United States, 1990–1997. JAMA 280: 1569–1575
3. Luo H, Jia Y, Zhan L (1985) Electro-acupuncture vs. amitriptyline in the treatment of depressive states. J Trad Chin Med 5: 3–8
4. Lou H, Jia Y, Wu X, Dai W (1990) Electro-acupuncture in the treatment of depressive psychosis. Int J Clin Acup 1: 7–13
5. Yang X (1994) Clinical observation on needling extrachannel points in treating mental depression. J Trad Chin Med 14: 14–18
6. Krampen G (1997) Application of autogenic training before and in addition to integrative psychotherapy of depressive disorders. Z Klin Psychol Psychiatr Psychother 45: 214–232
7. North TC, McCullagh P, Vu Tran Z (1990) Effect of exercise on depression. Ex Sport Sci Rev 18: 379–415
8. Stevinson C, Ernst E (1999) Hypericum for depression: an update of the clinical evidence. Eur Neuropsychopharmacol 9: 501–505
9. Gaster B, Holroyd J (2000) St. John's wort for depression: a systematic review. Arch Intern Med 160: 152–156
10. Vorbach EU, Arnoldt KH, Hübner WD (1997) Efficacy and tolerability of St. John's wort extract LI 160 versus imipramine in patients with severe depressive episodes according to ICD-10. Pharmacopsychiatry 3 (Suppl): 81–85

11. Field T, Morrow C, Valdeon C et al. (1992) Massage reduces anxiety in child and adolescent psychiatric patients. J Am Acad Child Adolesc Psychiatr 31: 125–131
12. Hanser SB, Thompson LW (1994) Effects of music therapy strategy on depressed older adults. J Gerontol 49: 265–269
13. Jones NA, Field T (1999) Massage and music therapies attenuate frontal EEG asymmetry in depressed adolescents. Adolescence 34: 529–534
14. Field T, Martinez A, Nawrocki T, Pickens J, Fox NA, Schanberg S (1998) Music shifts frontal EEG in depressed adolescents. Adolescence 33: 109–116
15. Janakiramaiah N, Gangadhar BN, Naga Venkatesha Murthy PJ et al. (2000) Antidepressant efficacy of Sudarshan Kriya Yoga in melancholia: a randomized comparison with electro-convulsive therapy and imipramine. J Affect Dis 57: 255–259
16. Komori T, Fujiwara R, Tanida M, Nomura J, Yokoyama MM (1995) Effects of citrus fragrance on immune function and depressive states. Neuroimmunomodulation 2: 174–180
17. Brooks D, Stark A (1989) The effect of dance/movement therapy on affect: a pilot study. Am J Dance Ther 11: 101–112
18. Stewart NJ, McMullen LM, Rubin LD (1994) Movement therapy with depressed inpatients: a randomized multiple single-case design. Arch Psychiatr Nurs 8: 22–29

Weiterführende Literatur

Ernst E (1998) Depression. Godsfield, New York (Einführung in Behandlungsmöglichkeiten von Depressionen für Laien)
Ernst E, Rand JI, Stevinson C (1998) Complementary therapies for depression: an overview. Arch Gen Psychiatr 55: 1026–1032 (umfassender Überblick über die Evidenz aus klinischen Studien auf diesem Gebiet)

Drogen-/Alkoholabhängigkeit

Synonyme

Alkoholmissbrauch, Abhängigkeit, Kokain-/Opiatabhängigkeit, Missbrauch, Rauschgiftsucht, Substanzmissbrauch, Sucht

Definition

Fortgesetzter oder zunehmender Gebrauch chemischer Substanzen bis hin zu negativen Konsequenzen für das Leben des Betroffenen, um physische oder psychische Entzugserscheinungen zu vermeiden

Nutzung von Naturheilverfahren

Akupunktur und Hypnotherapie wurden mit dem Ziel eingesetzt, Änderungen der Motivation von Drogenabhängigen zu erreichen, und diese Therapien werden ebenso wie andere – etwa die Reflexzonentherapie – unterstützend verwendet, um Symptome und Stress in der Entzugsphase zu verringern. In einigen Staaten der USA werden entsprechende Akupunkturkurse durch die staatliche Gesetzgebung für diese Indikation vorgeschrieben. Akupunktur und Biofeedback werden gelegentlich begleitend zur Rückfallprophylaxe eingesetzt.

Akupunktur

Klinische Evidenz

In Bezug auf Alkoholabhängigkeit lässt die Gesamtwertung der Evidenz (☉ Tabelle 5.27) nach anfänglichen positiven RKS [1, 2] nun darauf schließen, dass Akupunktur von keinem großen Wert ist, um Abstinenz zu erreichen oder zu erhalten. Mehrere dieser Studien haben aber berichtet,

◻ Tabelle 5.27. Scheinbehandlungskontrollierte RKS zur Akupunktur bei Alkoholabhängigkeit

Literatur	Stichproben-größe	Interventionen (Behandlungsvorgabe)	Ergebnis	Bemerkungen
Drug Alcohol Dependence 30: 169–173 (1992)	56	– Akupunktur (zu Beginn 5-mal/Woche, insgesamt 39-mal) – Placeboakupunktur	Kein Unterschied zwischen Akupunktur und Placebo-akupunktur	–
Am J Acup 24: 19–25 (1996)	118	– Akupunktur (12–15 Behandlungen) – Standardversorgung	Akupunktur ist besser als Standardversorgung	Teilnehmer hatten Alko-holentzug be-reits durchlaufen
Compl Ther Med 5: 19–26 (1997)	59	– Akupunktur (einmal wöchentlich für 6 Wochen) – Placeboakupunktur – Standardversorgung	Kein Unterschied zwischen Akupunktur und Placeboakupunktur oder Standardversorgung	–
Alcohol Alcoholism 34: 629–635 (1999)	72	– Akupunktur (zu Beginn 5 Behandlungen/Woche, insgesamt 30 Behandlungen) – Placeboakupunktur	Kein Unterschied zwischen Akupunktur und Placeboakupunktur	–

dass echte Akupunktur den fortgesetzten Kontakt der Patienten zu ihren Therapiestellen zu verbessern scheint.

In Behandlungsprogrammen für Kokain- und Opiatabhängigkeit waren unkontrollierte Analysen von Akupunktur als Begleitmaßnahme (z. B. [3]) vielversprechend. Diesen Ergebnissen widersprachen jedoch einige rigorose RKS. In einer RKS mit 60 Teilnehmern, die mit einem Methadonerhaltungsprogramm begannen, war das Verlangen bei der Gruppe mit echter Akupunktur stärker ausgeprägt als bei der Gruppe mit Placeboakupunktur [4]. In einer weiteren RKS mit 100 heroinabhängigen Teilnehmern verstärkte Akupunktur die Rate der Behandlungsfortführung, obgleich nach 21 Tagen nur 6 Teilnehmer in der Studie verblieben waren [5]. Bei Kokainabhängigkeit fand eine RKS mit 236 Kokainsüchtigen keinen Unterschied nach Akupunktur im Vergleich zu Placeboakupunktur [6], und die gleichen negativen Ergebnisse wurden erzielt, wenn Akupunktur als Begleitmaßnahme zu einer standardisierten kognitiven Verhaltenstherapie bei 277 Kokainabhängigen eingesetzt wurde [7]. In einer dritter RKS, bei der Akupunktur, eine Nadelkontrolle und eine Entspannungskontrolle bei 82 kokainabhängigen Patienten verglichen wurden, maß man die Drogenkonzentration im Urin. Hier war Akupunktur effektiver als die beiden Kontrollen [8]. Die Evidenz ist daher widersprüchlich.

◘ Tabelle 5.28. RKS, die Biofeedback mit anderen aktiven Behandlungsformen bei Alkoholabhängigkeit vergleichen

Literatur	Stichproben-größe	Interventionen (Behandlungsvorgabe)	Ergebnis	Bemerkungen
J Subst Abuse Treat 12: 401–413 (1995)	277	– EEG-Biofeedback (für 30 Tage) – Aurikuloakupunktur (24–28 Behandlungen in 30 Tagen) – Bromocriptin (Dosis nach Bedarf, bis 6-mal täglich 7,5 mg; für 9 Monate) – Standardgruppen- und -beratungstherapie	EEG-Biofeedback, Aurikuloakupunktur und Bromocriptin verbesserten Verbleib im Projekt, aber nach 9 Monaten keine Abstinenz	Schwere Alhoholab-hängigkeit
Alcohol Treat Quart 11: 187–220 (1994)	250	– Transzendentale Medi-tation (10 h Training, 2-mal täglich praktiziert) – EMG-Biofeedback (Behandlung über 1–2 h, insgesamt 20 Behandlungen) – Pulselektrotherapie (15 Behandlungen) – Standardversorgung (für 30 Tage)	Mehr Tage ohne Trinken durch transzendentale Meditation und EMG-Biofeedback nach 18 Monaten	Schwere Alhoholab-hängigkeit

Biofeedback

Biofeedbacktraining mit Entspannung verbesserte bei jungen Alkohol-
abhängigen die internale Kontrollüberzeugung (»locus of control«) im
Vergleich zu keiner Intervention – eine Änderung, die mit einer verbesserten Eigenkontrolle der Trinkgewohnheiten assoziiert ist [9]. Eine weitere RKS fand geringere Rückfallraten mit EEG-Biofeedback bei chronischer Alkoholabhängigkeit im Vergleich zu einem Standard-12-Stufen-
Programm der »Anonymen Alkoholiker», ebenso eine Verringerung der
Psychopathologie [10]. Zwei RKS, die Biofeedback mit anderen Behandlungsformen und mit der Standardversorgung verglichen, kamen zu widersprüchlichen Ergebnissen (◘ Tabelle 5.28).

Elektrotherapie

Verschiedene Formen der kranialen Elektrotherapie (mit einer Vielzahl
von Begriffen, darunter »transkranielle Elektrotherapie« und »neuro-
elektrische Therapie«) wurden bei Patienten mit Drogen- oder Alkoholabhängigkeit angewendet, v. a. mit dem Ziel, Entzugssymptome zu lindern. Die 1990 verfügbaren RKS wurden in einem Review analysiert [11].
Die Verschiedenheit der elektrischen Parameter (z. B. Frequenz, Intensität, Wellenform) und der Behandlungsdurchführung machte es schwie-

rig, zu aussagekräftigen Schlussfolgerungen zu gelangen. Mehrere doppelblinde RKS erbrachten positive Ergebnisse beim Drogenentzug, ließen aber aufgrund methodischer Probleme (hauptsächlich die große Zahl der Abbrüche) keine endgültigen Schlüsse zu. Seither wurden strengere, doppelblinde RKS mit negativen Ergebnissen bei Kokain-/Opiatabhängigkeit publiziert [12]. Einige Autoren haben jedoch argumentiert, dass Intensität, Wellenform und Frequenz für die entzogene Droge nicht optimal waren [13].

Entspannungstechniken

Entspannungstechniken wurden ausschließlich als Kontrollmethode bei verschiedenen kontrollierten Studien genutzt und als wenig wirksam beim Drogenentzug eingeschätzt (obgleich sie möglicherweise nicht in bester Weise angewendet wurden; z. B. [17]). Eine kleine RKS (n=20) fand einen positiven Einfluss auf den Schlafrhythmus bei chronisch alkoholkranken Männern in Heimen im Vergleich zu keiner zusätzlichen Behandlung [18]. Entspannungstechniken können im Vergleich zu keiner Entspannung die Wiederherstellung eines normalen Schlafverhaltens bei Patienten, die sich im Entzug von einem Langzeithypnotikamissbrauch befinden, unterstützen. Die Entspannung bewirkt aber – einer RKS mit nur 20 Personen [19] zufolge – nur einen kleinen Unterschied in den akuten Beschwerden, während des eigentlichen Drogenentzugs.

Hypnotherapie

Für Alkoholabhängigkeit fand ein Review, dass sich die zuverlässige Evidenz zu Hypnotherapie auf eine RKS beschränkte, deren negatives Ergebnis durch die Tatsache geschwächt wird, dass nicht nach Hypnoseempfänglichkeit stratifiziert wurde [16]. Seit diesem Review wurden keine strengen Untersuchungen mehr publiziert.

Pflanzliche Heilmittel

Bei einigen Entzugsprogrammen in China werden Kolonspülungen mit **chinesischen Kräuterheilmitteln** zur Entgiftung genutzt, aber bei der einzigen RKS, die dazu auffindbar war, wurden unangemessene Zielgrößen verwendet, sodass keine Schlussfolgerung gezogen werden kann [14].

Kudzu (Kopoubohne, Pueraria lobata) zählt zu den seit langem etablierten chinesischen Kräuterheilmitteln und wurde zur Behandlung der Alkoholabhängigkeit eingesetzt. Eine kleine RKS mit 38 Personen fand aber keinen Effekt auf das Verlangen oder die Nüchternheitsmesswerte im Vergleich zu Placebo [15].

Weitere Therapien

Regelmäßiges **Aerobictraining** war der Standardbehandlung zur Verringerung des Verlangens bei 90 alkoholkranken Patienten in einer kontrollierten Studie überlegen [20].

Fürbittende **Gebete** erwiesen sich in einer Studie mit 40 Personen beim Vergleich zu keiner weiteren Behandlung als nicht wirksam bei Alkoholabhängigkeit [21].

Im Entzug und in der Erholungsphase können **Nahrungsergänzungsmittel** notwendig sein, da Appetit und Qualität der Nahrungsaufnahme bei jeder Drogenabhängigkeit häufig schlecht sind und auch beim exzessiven Alkoholmissbrauch schwere metabolische Störungen vorliegen können [22]. Darüber hinaus wurden **Aminosäure**supplemente benutzt, mit dem Ziel, die Neurotransmitterkonzentrationen im Gehirn wiederherzustellen: Bei Alkoholabhängigkeit zeigten 3 Patienten eine verbesserte Retention, eine Stressverminderung und eine leichtere Entgiftung im Vergleich zu 19 Kontrollen mit ausschließlicher Standardbehandlung [23]. In einer weiteren doppelblinden, kontrollierten Studie mit 23 Patienten verringerte γ-**Hydroxybuttersäure** die Symptome des Alkoholentzugs effektiver als Placebo [24]. Diese Studien befinden sich noch im Forschungsstadium und bedürfen unabhängiger Replikation.

Yoga war in einer RKS mit 61 Patienten, die eine Methadonerhaltungstherapie erhielten, nach Auswertung einer Reihe von psychologischen, sozialen und biologischen Parametern einer dynamischen Gruppenpsychotherapie nicht überlegen [25].

Bewertung

Zur Behandlung von Suchterkrankungen sind die Haupthandlungsfelder in der Motivierung zu Verhaltensänderungen, der Hinführung von Patienten in Entgiftung und Therapie und der Unterstützung von Abstinenz zu sehen. Akupunktur kann bei den ersten beiden Bereichen eine Rolle spielen, jedoch ist die Evidenz widersprüchlich. Ihre Wirksamkeit in der Behandlung von Entzugssymptomen sowohl von Alkohol als auch von Narkotika erscheint unsicher. Die Aufrechterhaltung der Abstinenz wird am besten mit multiplen Behandlungsansätzen erreicht, darunter unterstützende Maßnahmen und das Erlernen von Strategien zur Problembewältigung und Ersatzverhalten. Die Naturheilverfahren haben hier allem Anschein nach im Vergleich zu gängigen Methoden, wie etwa die der »Anonymen Alkoholiker« oder einer kognitiven Verhaltenstherapie, nur wenig zu bieten. Bei Abhängigkeit von verschreibungspflichtigen Schlafmitteln können Entspannungstechniken helfen, einen normalen Schlafrhythmus wiederherzustellen (◼ Tabelle 5.29).

Literatur

1. Bullock ML, Umen AJ, Culliton PD, Olander RT (1987) Acupuncture treatment of alcohol recidivism: a pilot study. Alcohol Clin Exp Res 11: 292–295
2. Bullock ML, Culliton PD, Olander RT (1989) Controlled trial of acupuncture for severe recidivist alcoholism. Lancet 333: 1435–1439
3. Schwartz M, Saitz R, Mulvey K et al. (1999) The value of acupuncture detoxification programs in a substance abuse treatment system. J Subst Abuse Treat 17: 305–312

◻ Tabelle 5.28. Zusammenfassung der klinischen Evidenz für Drogen-/Alkoholabhängigkeit

Therapie	Gewichtung der Evidenz	Richtung der Evidenz	Schwerwiegende Sicherheitsbedenken
Akupunktur: bei Alkoholabhängigkeit	00	↘	Ja (s. S. 34)
bei Abhängigkeit von Kokain und Opiaten	00	⇨	
Biofeedback	0	⇨	Nein (s. S. 49)
Elektrotherapie	00	⇨	Ja (s. S. 6)
Entspannungstechniken	0	⇨	Nein (s. S. 95)
Hypnotherapie (bei Alkoholabhängigkeit)	0	⇩	Ja (s. S. 68)
Pflanzliche Heilmittel			
Chinesische Kräutermedizin (rektal)	0	↗	Ja (s. S. 74)
Kudzu	0	⇩	Ja (s. S. 5)

0 gering; 00 mittel; ↗ tendenziell positiv; ⇨ unklar; ↘ tendenziell negativ; ⇩ eindeutig negativ.

4. Wells EA, Jackson R, Dias OR et al. (1995) Acupuncture as an adjunct to methadone treatment services. Am J Addict 4: 169–214
5. Washburn AM, Fullilove RE, Fullilove MT et al. (1993) Acupuncture heroin detoxification: a single-blind clinical trial. J Subst Abuse Treat 10: 345–351
6. Bullock ML, Kiresuk TJ, Pheley AM et al. (1999) Auricular acupuncture in the treatment of cocaine abuse. J Subst Abuse Treat 16: 31–38
7. Richard AJ, Montoya ID, Nelson R, Spence RT (1995) Effectiveness of adjunct therapies in crack cocaine treatment. J Subst Abuse Treat 12: 401–413
8. Avants SK, Margolin A, Holford TR, Kosten TR (2000) A randomized controlled trial of auricular acupuncture for cocaine dependence. Arch Intern Med 160: 2305–2312
9. Sharp C, Hurford DP, Allison J, Sparks R, Cameron BP (1997) Facilitation of internal locus of control in adolescent alcoholics through a brief biofeedback-assisted autogenic relaxation training procedure. J Subst Abuse Treat 14: 55–60
10. Peniston EG, Kulkosky PJ (1989) Alpha-theta brainwave training and beta-endorphin levels in alcoholics. Alcohol Clin Exp Res 13: 271–279
11. Alling FA, Johnson BD, Eldoghazy E (1990) Cranial electrostimulation (CES) use in the detoxification of opiate-dependent patients. J Subst Abuse Treat 7: 173–180
12. Gariti P, Auriacombe M, Incmikoski R et al. (1992) A randomized double-blind study of neuroelectric therapy in opiate and cocaine detoxification. J Subst Abuse 4: 299–308
13. Patterson MA, Patterson L, Flood NV et al. (1993) Electrostimulation in drug and alcohol detoxification: significance of stimulation criteria in clinical success. Addict Res 1: 130–144
14. Sha LJ, Zhang ZX, Cheng LX (1997) [Colonic dialysis therapy of Chinese herbal medicine in abstinence of heroin addicts – report of 75 cases] [Chinese]. Chung-Kuo Chung Hsi i Chieh Ho Tsa Chih 17: 76–78
15. Shebek J, Rindone JP (2000) A pilot study exploring the effect of kudzu root on the drinking habits of patients with chronic alcoholism. J Alt Compl Med 6: 45–48
16. Wadden TA, Penrod JH (1981) Hypnosis in the treatment of alcoholism: a review and appraisal. Am J Clin Hypnosis 24: 41–47
17. Brown RA, Evans DM, Miller IW, Burgess ES, Müller TI (1997) Cognitive-behavioral treatment for depression in alcoholism. J Consult Clin Psychol 65: 715–726

18. Greeff AP, Conradie WS (1998) Use of progressive relaxation training for chronic alcoholics with insomnia. Psychol Reports 82: 407–412

19. Lichstein KL, Peterson BA, Riedel BW et al. (1999) Relaxation to assist sleep medication withdrawal. Behav Modification 23: 379–402

20. Ermalinski R, Hanson PG, Lubin B, Thornby JI, Nahormek PA (1997) Impact of a body-mind treatment component on alcoholic inpatients. J Psychosoc Nurs Ment Health Serv 35: 39–45

21. Walker SR, Tonigan JS, Miller WR, Corner S, Kahlich L (1997) Intercessory prayer in the treatment of alcohol abuse and dependence: a pilot investigation. Alt Ther Health Med 3: 79–86

22. Beckley-Barrett LM, Mutch PB (1990) Position of the American Dietetic Association: nutrition intervention in treatment and recovery from chemical dependence. ADA Reports 90: 1274–1277

23. Blum K, Trachtenberg MC, Ramsay JC (1988) Improvement of inpatient treatment of the alcoholic as a function of neurotransmitter restoration: a pilot study. Int J Addict 23: 991–998

24. Gallimberti L, Canton G, Gentile N et al. (1989) Gamma-hydroxybutyric acid for treatment of alcohol withdrawal syndrome. Lancet 334: 787–789

25. Shaffer HJ, Lasalvia TA (1997) Comparing Hatha yoga with dynamic group psychotherapy for enhancing methadone maintenance treatment: a randomized clinical trial. Alt Ther Health Med 3: 57–66

Weiterführende Literatur

Brewington V, Smith M, Lipton D (1994) Acupuncture as a detoxification treatment: an analysis of controlled research. J Subst Abuse Treat 11: 289–307 (vertiefende Zusammenfassung der vorliegenden Evidenz zu Akupunktur, eher mit breiter Basis als systematisch)

Erektionsstörungen

Impotenz **Synonyme**

Unfähigkeit des Mannes, eine Erektion des Penis zu erreichen und/oder aufrechtzuerhalten und damit die Kopulation durchzuführen **Definition**

Häufig werden Akupunktur, pflanzliche Heilmittel und Hypnotherapie eingesetzt. **Nutzung von Naturheilverfahren**

Akupunktur

Eine RKS untersuchte Akupunktur als Behandlungsform für Patienten mit nichtorganisch bedingten Erektionsstörungen [1]. Neun Patienten wurden 2-mal wöchentlich für 6 Wochen an den angemessenen Akupunkturpunkten behandelt, 6 erhielten eine Placeboakupunktur. In der Behandlungsgruppe wurden Verbesserungen der sexuellen Funktion, die sich nicht signifikant von der Kontrollgruppe unterschieden, festgestellt. Daten aus unkontrollierten Studien lassen auf einige positive Effekte auf die Qualität der Erektion und die sexuelle Aktivität bei Erektionsstörungen, die nichtorganisch [2] bedingt sind oder gemischte Ursachen [3] haben, schließen. **Klinische Evidenz**

5

Beckenbodenübungen

In einer RKS wurde ein Beckenbodenübungsprogramm mit einem operativen Eingriff verglichen [11]. Die Studie umfasste 150 Patienten mit Erektionsstörungen und nachgewiesener Gefäßschädigung (»vascular leakage«), 78 davon wurden für das Trainingsprogramm randomisiert. Das Beckenbodentraining wurde in wöchentlichen Abständen 5-mal unter Aufsicht von ausgebildeten Physiotherapeuten unterrichtet. Die Studie kam zu dem Ergebnis, dass ein Beckenbodenübungsprogramm bei leichten Formen des venösen Lecks eine Alternative zu einer Operation darstellt, während in schweren Fällen der chirurgische Eingriff überlegen ist.

Biofeedback

Eine RKS (n=30) zu Biofeedbacktraining untersuchte Patienten, die entweder eine kontinuierliche Rückmeldung der Erektionsänderungen zusammen mit zufällig ausgewählten Auszügen aus erotischen Filmen erhielten, zufällige Filmausschnitte ohne kontinuierliche Rückmeldung oder nichtzufällige Filmausschnitte [4]. Es gab keine Unterschiede zwischen den Gruppen in der erektilen Funktion in der darauf folgenden Nachuntersuchungsperiode von einem Monat. Es wurde daraus geschlossen, dass der therapeutische Wert eines erektilen Feedback nicht gezeigt werden konnte.

Hypnotherapie

Zwei RKS behandelten die Effekte von hypnotischen Suggestionen auf die sexuelle Funktion [1,10]. Beide Studien stammen von derselben Forschergruppe und umfassen Patienten ohne feststellbaren organischen Befund. Beide Studien fanden Besserungen der sexuellen Funktion und berichteten, dass hypnotische Suggestionen signifikant wirksamer sind als die Einnahme eines oralen Placebos. Eine unabhängige Reproduktion dieser Ergebnisse ist angezeigt.

Pflanzliche Heilmittel

Eine unkontrollierte Pilotstudie untersuchte den Effekt von **Ginkgo**extrakt (Ginkgo biloba) bei durch Antidepressiva induzierten Erektionsstörungen [5]; 63 Patienten wurden mit bis zu 240 mg täglich behandelt. Es wird über positive Effekte auf alle 4 Phasen der sexuellen Reaktion berichtet, darunter auch die Erektion des Penis.

Ginseng (Panax ginseng) und **Sibirischer Ginseng** (Eleutherococcus senticosus) sollen nach weit verbreitetem Glauben auf Patienten mit sexueller Dysfunktion als Aphrodisiakum wirken. Ein systematischer Review über Ginseng für alle Indikationen fand jedoch trotz intensiver Suche keine doppelblinden RKS [6]. Eine placebokontrollierte RKS ohne Angaben zum Doppelblinddesign umfasste 90 Patienten, die entweder mit Ginseng oder mit Trazodone behandelt wurden. Obgleich zwischen den Gruppen keine Unterschiede in der Häufigkeit des Geschlechtsverkehrs festgestellt wurden, lassen die Ergebnisse eine Überlegenheit von Ginseng in Bezug auf Härte des Penis, Umfang, Libido und Zufriedenheit der Patienten vermuten [7].

Eine unkontrollierte Studie untersuchte das Potenzial von **Mustong**, einem pflanzlichen Präparat, das im Wesentlichen Mucuna pruriens und Withania somnifera enthält, als Behandlungsoption bei diesem Krankheitsbild [8]. Die Studie berichtet über eine gute bis sehr gute Verbesserung der sexuellen Funktion bei 16 von 25 Patienten.

In einer Metaanalyse (Übersicht 5.23) wurden die Effekte von Yohimbin, des Hauptwirkstoffs in **Yohimberinde** (Pausinystalia yohimbe), untersucht. Die Ergebnisse lassen vermuten, dass Yohimbin bei dieser Indikation wirksam ist. Es gibt keine Studie, in der Yohimbin mit Sildenafil verglichen wird; der indirekte Vergleich mit placebokontrollierten Studien weist aber darauf hin, dass Yohimbin weniger effektiv, dafür aber relativ sicherer ist [9].

Es gibt überzeugende Evidenz für die Effektivität von Yohimbin bei Erektionsstörungen aus organischen und nichtorganischen Ursachen. Das Risiko-Nutzen-Verhältnis ist günstig, was Yohimbe zu einer erwägenswerten Behandlungsoption macht. Vergleichende Studien mit konventioneller oraler Medikation, wie etwa Sildenafil, stehen derzeit nicht zur Verfügung, es wurde aber vermutet, dass Yohimbin zwar weniger effektiv, dafür aber sicherer ist. Für andere Therapien, wie etwa die Hypnotherapie, ist die Evidenz nicht überzeugend. Zieht man aber die Möglichkeit einer umfangreichen Placeboreaktion in Betracht, könnte die von einem verantwortungsbewussten Therapeuten durchgeführte Hypnotherapie einigen Patienten nutzen (◘ Tabelle 5.30).

Bewertung

Übersicht 5.23.

Metaanalyse zu Yohimbin bei Erektionsstörungen; J Urol 159: 433–436 (1998)

- 7 doppelblinde RKS mit 419 Patienten
- Studienqualität generell gut
- Erektionsstörungen bedingt durch organische und nichtorganische Ursachen
- Im Ansprechen Placebo überlegen (Odds Ratio: 3,85; Konfidenzintervall: 2,22–6,67)
- Nebenwirkungen waren reversibel und traten nur gelegentlich auf

▣ Tabelle 5.30. Zusammenfassung der klinischen Evidenz für Erektionsstörungen

Therapie	Gewichtung der Evidenz	Richtung der Evidenz	Schwerwiegende Sicherheitsbedenken
Akupunktur	0	⬈	Ja (s. S.34)
Beckenbodenübungen	0	⬈	Nein
Biofeedback	0	⬇	Nein (s. S. 49)
Hypnotherapie	0	⬆	Ja (s. S. 68)
Pflanzliche Heilmittel			
Ginkgo	0	⬆	Ja (s. S. 120)
Ginseng	0	⬆	Ja (s. S. 123)
Mustong	0	⬆	Ja (s. S. 5)
Yohimbe	000	⬆	Ja (s. S. 198)

0 gering; 000 hoch; ⬆ eindeutig positiv; ⬈ tendenziell positiv; ⬇ eindeutig negativ.

Literatur

1. Aydin S, Ercan M, Çaskurlu T et al. (1997) Acupuncture and hypnotic suggestions in the treatment of non-organic male dysfunction. Scand J Urol Nephrol 31: 271–274
2. Kho HG, Sweep CG, Chen X, Rabsztyn PR, Meuleman EJ (1999) The use of acupuncture in the treatment of erectile dysfunction. Int J Impot Res 11: 41–46
3. Yaman LS, Kilic S, Sarica K, Bayar M, Saygin B (1994) The place of acupuncture in the management of psychogenic impotence. Eur Urol 26: 52–55
4. Reynolds BS (1980) Biofeedback and facilitation of erection in men with erectile dysfunction. Arch Sexual Behav 9: 101–113
5. Cohen AJ, Bartlik B (1998) Ginkgo biloba for antidepressant-induced sexual dysfunction. J Sex Marital Ther 24: 139–413
6. Vogler BK, Pittler MH, Ernst E (1999) The efficacy of ginseng. A systematic review of randomised clinical trials. Eur J Clin Pharmacol 55: 567–575
7. Choi HK, Seong DH, Rha KH (1995) Clinical efficacy of Korean red ginseng for erectile dysfunction. Int J Impot Res 7: 181–186
8. Cjha JK, Roy CK, Bajpai HS (1987) Clinical trial of mustong on secondary sexual impotence in male married diabetics. J Med Assoc Thailand 70: 228–230
9. O'Leary M (1999) Erectile dysfunction. In: Godlee F (ed) Clinical evidence. BMJ Books, London
10. Aydin S, Odabas O, Ercan M, Kara H, Agargun MY (1996) Efficacy of testosterone, trazodone, and hypnotic suggestion in the treatment of non-organic male sexual dysfunction. Br J Urol 77: 256–260
11. Claes H, Baert L (1993) Pelvic floor exercise versus surgery in the treatment of impotence. Br J Urol 71: 52–57

Weiterführende Literatur

Lue TF (2000) Erectile dysfunction. New Engl J Med 342: 1802–1813 (gründlicher Überblick über die Physiologie der Erektion und die Pathophysiologie der Erektionsstörungen, gefolgt von einer Darstellung der medikamentösen Behandlung)

Fibromyalgie

Fibromyalgisches Syndrom, Fibrositissyndrom, Tendomyopathie

Synonyme

Schmerzhaftes, häufiger bei Frauen auftretendes Krankheitsbild, bei dem diffuse Schmerzen, Steifigkeit, Müdigkeit, funktionelle Beeinträchtigungen und unterbrochener Schlaf mit dem Vorhandensein bilateraler schmerzempfindlicher Punkte assoziiert sind

Definition

Fibromyalgiepatienten nutzen häufig Naturheilverfahren. Eine Umfrage ergab, dass 91% der Patienten naturheilkundliche Methoden versucht hatten, die höchste Rate bei allen rheumatischen Erkrankungen [1]. Zu den oft angewandten Naturheilverfahren zählen Massage, Diättherapien, Vitamine und pflanzliche Heilmittel, Entspannungstherapie und Imagination, spirituelle Methoden/Gebet, Akupressur, Akupunktur, Biofeedback und Meditation [2].

Nutzung von Naturheilverfahren

Akupunktur

Klinische Evidenz

Eine RKS von guter Qualität [3] mit 70 Personen fand, dass 25% der Patienten ausgeprägte Besserungen zeigten, 50% erlebten eine zufriedenstellende Verbesserung der Symptome, und 25% hatten keinen Nutzen. Die Akupunkturgruppe zeigte eine deutlich bessere Reaktion als die Placebogruppe in Bezug auf 5 von 8 Parametern; 11 Personen brachen wegen Reaktionen auf die Akupunkturbehandlung die Therapie ab. Diese Studie lieferte die hauptsächliche Evidenz für einen systematischen Review (Übersicht 5.24), der insgesamt zu einer positiven Beurteilung kam.

Biofeedback

Obgleich mehrere RKS vermuten ließen, dass Fibromyalgiepatienten von verschiedenen Körper-Geist-Therapien profitieren, wurden angemessene Aufmerksamkeitskontrollen nur selten genutzt. In einer kontrollier-

---

Übersicht 5.24.

Systematischer Review zu Akupunktur bei Fibromyalgie; J Fam Pract 48: 213–218 (1999)

- 3 RKS und 4 Kohortenstudien mit 300 Personen
- Qualität der Studien sehr unterschiedlich
- Eine einzige RKS von hoher Qualität lässt vermuten, dass Akupunktur effektiver ist als Placebo in Bezug auf eine Verringerung der Schmerzen und der morgendlichen Steifigkeit
- Andere Studien sind nicht schlüssig, aber mit diesen Ergebnissen kompatibel
- Langzeiteffekte nach wie vor unbekannt

ten Studie erhielten 12 Patienten in 5 Wochen entweder 15 Sitzungen mit Biofeedback oder mit Pseudobiofeedback [4]. Signifikante Verbesserungen wurden in Bezug auf druckempfindliche Punkte (»tender points«), Schmerzintensität und morgendliche Steifigkeit gefunden, sie hielten bis zu 6 Monate nach Ende der Behandlung an. In einer RKS mit 119 Patienten wurde Biofeedback, ergänzt durch Entspannungstraining, verglichen mit körperlichem Training, einer Kombination aus Biofeedback und körperlichem Training und einer Aufmerksamkeitskontrolle [5]. Biofeedback war mit Besserungen in Bezug auf eine ganze Reihe von Ergebnisparametern assoziiert, war der Kontrollgruppe aber nur in Bezug auf schmerzempfindliche Punkte und eine vergrößerte funktionelle Eigenwirksamkeit, d. h. dem Glauben daran, dass man die Situation meistern kann, überlegen. Biofeedback in Kombination mit körperlichem Training führte in der gleichen Studie zu Verbesserungen, die auch bei der Nachbeobachtung nach 2 Jahren noch anhielten. Die Besserungen, die man mit Körper-Geist-Interventionen erzielt, scheinen eher auf Änderungen in der Eigenwirksamkeit als auf einer Verringerung der eigentlichen Symptome zu beruhen [6].

Homöopathie

In einer RKS wurden 30 Patienten für die Aufnahme in 2 Gruppen ausgewählt, einmal zur Diagnose der Fibromyalgie, zum zweiten für eine für sie passende Behandlung mit dem Mittel Rhus Toxicodendron [8]. Die Homöopathiegruppe berichtete über eine stärkere Verringerung der druckempfindlichen Punkte, der Schmerzen und der Schlafstörungen, in der Gesamtbeurteilung zeigten sich aber keine Unterschiede.

Körperliches Training

Mehrere RKS zu als einzige Therapie durchgeführtem Herz-Kreislauf-Training lassen vermuten, dass es positiv auf die physischen Symptome und die Lebensqualität bei Fibromyalgie wirken kann (◘ Tabelle 5.31). Der Nutzeffekt hält in der Regel nicht längere Zeit an. Einige Patienten finden, dass sich ihre Behinderung anfänglich verstärkt, aber schließlich verbessert, wenn das Training 12 Wochen lang (gelegentlich auch bis zu 20 Wochen lang) durchgehalten wird. Andere Studien, die aufgrund fehlender Randomisierung oder hoher Abbruchraten von geringer Qualität sind, stimmen mit den Ergebnissen der strengeren Studien überein.

Massage

Bindegewebemassage wurde mit keiner Behandlung oder mit einem Gespräch (Aufmerksamkeitskontrolle) in einer RKS mit 52 Patienten verglichen [9]. Die behandelte Gruppe erlebte eine stärkere Erleichterung der Schmerzen und der Depression sowie eine Verbesserung der Lebensqualität, zeigte aber in Bezug auf andere Parameter, wie Aktivitäten und Schlaf, keine signifikanten Unterschiede. Der Unterschied zwischen den Gruppen war nach 3 Monaten nicht mehr signifikant.

◘ Tabelle 5.31 . RKS mit Parallelgruppendesign zu körperlichem Training bei Fibromyalgie

Literatur	Stichproben- größe	Interventionen (Behandlungsvorgabe)	Ergebnis	Bemerkungen
Scand J Rheumatol 25: 77–86 (1996)	60	– Aerobic (3-mal wöchentlich für 14 Wochen) – Stressbewältigungs- programm – Standardbehandlung	Aerobic und Stressbewälti- gungsprogramm sind Standardbehandlung überlegen, und zwar in Bezug auf Schmerzverteilung, Schmerzstärke, Antriebslosig- keit und Druckempfindlichkeit, Aerobic zudem in Bezug auf die Arbeitsfähigkeit	Nur die Schmerz- änderungen halten bei Folgeunter- suchung nach 4 Jahren noch an
Arthritis Care Res 11: 196–209 (1998)	119	– Beweglichkeits- und Krafttraining, Walking (6 wöchentliche Einheiten) – Biofeedback – Kombination von Training und Biodfeedback – Aufmerksamkeits- kontrolle	Beweglichkeits- und Krafttraining mit Walking, Biofeedback und die Kombination sind besser als die Aufmerksamkeitskontrolle, und zwar in Bezug auf druckempfindliche Stellen, physische Aktivität und Eigenwirksamkeit	Bei Folge- untersuchung nach 2 Jahren ist die Kombination die beste Behandlung

Pflanzliche Heilmittel

Insgesamt 45 Patienten wurden in einer kontrollierten Studie mit topisch appliziertem **Capsaicin** oder mit Placebo behandelt. Die mit Capsaicin behandelten Patienten berichteten über eine Verringerung der Druck- empfindlichkeit und eine signifikante Erhöhung der Griffstärke, nicht aber über Änderungen in den Schmerzskalen [7].

Weitere Therapien

Eine kleine Studie (n=39) weist darauf hin, dass **Balneotherapie** mit ein- fachen Frischwasserbädern die Schmerzen verringert; der Zusatz von **Baldrian** zum Bad kann weitere Zielgrößen, wie Wohlbefinden und Schlaf, verbessern [10].

Eine kleine (n=19) RKS fand, dass die **chiropraktische Behandlung** und **Bindegewebemassagen** mit Besserungen vieler Parameter, wie Wir- belsäulenschmerzen und Beweglichkeit, assoziiert waren. Die Änderun- gen waren aber in Bezug auf die physischen Symptome keiner Behand- lung nicht signifikant überlegen [11]. Es wurden keine fibromyalgiespezi- fischen Zielgrößen verwendet.

In einer RKS wurden 40 Fibromyalgiepatienten für entweder **Hypno- therapie** oder physikalische Therapie für 12 Wochen randomisiert. Die Studie fand Verbesserungen in verschiedenen Messwerten, darunter Schmerzskalen, Schlafstörungen sowie Skalen der somatischen und psychologischen Beschwerden, nicht aber in der Gesamtbewertung durch die Ärzte [12].

Niedrigdosierte Lasertherapie ergab in einer Crossover-Studie mit 60 Patienten keine größere Schmerzlinderung als eine Placebolasertherapie [13].

Eine Kohortenstudie zu **Meditation** für 10 Wochen mit 79 Fibromyalgiepatienten fand Besserungen bei allen Patienten und eine mittlere bis deutliche Verbesserung bei 51% [14].

Eine einzelne Studie wies darauf hin, dass – im Vergleich zu unbehandelten Kontrollpatienten – **Musiktherapie** mit einer Verringerung der Schmerzen und der Behinderung, nicht aber mit Änderungen der Angst und der Depression bei Patienten mit chronischen Schmerzen, einschließlich Fibromyalgiepatienten, verbunden ist [15].

Bewertung

Es ist unwahrscheinlich, dass eine einzelne komplementäre Therapie einen größeren Einfluss auf den Verlauf einer Fibromyalgie haben könnte als konventionelle Ansätze. Es werden aber bei Fibromyalgie häufig Therapiekombinationen eingesetzt, und in diesem Zusammenhang können die Naturheilverfahren etwas bieten. So kann z. B. der überlegte Einsatz oraler Medikamente, wie etwa von Antidepressiva, zur Behandlung der Schmerzen und der Schlaflosigkeit sinnvoll mit Biofeedback oder körperlichem Training (unter Anleitung) und möglicherweise Akupunktur verknüpft werden. Akupunktur (und Aerobic) können die Symptome verschlimmern, dieses Problem ist aber im Zusammenhang mit anderen physikalischen Therapien nicht beschrieben worden (■ Tabelle 5.32).

■ **Tabelle 5.32.** Zusammenfassung der klinischen Evidenz für Fibromyalgie

Therapie	Gewichtung der Evidenz	Richtung der Evidenz	Schwerwiegende Sicherheitsbedenken
Akupunktur	0	⇧	Ja (s. S. 34)
Biofeedback	0	⇧	Nein (s. S. 49)
Homöopathie	0	⬈	Nein (s. S. 64)
Körperliches Training	00	⬈	Ja (s. S. 5)
Massage	0	⇧	Nein (s. S. 77)
Pflanzliche Heilmittel: Capsaicin	0	⬈	Ja (s. S. 5)

0 gering; 00 mittel; ⇧ eindeutig positiv; ⬈ tendenziell positiv.

Literatur

1. Piorro-Boisset M, Esdaile JM, Fitzcharles M-A (1996) Alternative medicine use in fibromyalgia syndrome. Arthritis Care Res 9: 13–17
2. Nicassio PM, Schuman C, Kim J et al. (1997) Psychosocial factors associated with complementary treatment use in fibromyalgia. J Rheumatol 24: 2008–2013
3. Deluze C, Bosia L, Zirbs A, Chantraine A, Vischer TL (1992) Electroacupuncture in fibromyalgia: results of a controlled trial. Br Med J 305: 1249–1252
4. Ferraccioli G, Gherilli L, Scita F et al. (1987) EMG-biofeedback training in fibromyalgia syndrome. J Rheumatol 14: 820–825
5. Buckelew S P, Conway R, Parker J et al. (1998) Biofeedback/relaxation training and exercise interventions for fibromyalgia: a prospective trial. Arthritis Care Res 11: 196–209
6. Broderick JE (2000) Mind-body medicine in rheumatologic disease. Rheum Dis Clin North Am 26: 161–176
7. McCarty DJ, Csuka M, McCarthy G, Trotter D (1994) Treatment of pain due to fibromyalgia with topical capsaicin: a pilot study. Semin Arthritis Rheum 23 (Suppl 3): 41–47
8. Fisher P, Greenwood A, Huskisson EC, Turner P, Belon P (1989) Effect of homeopathic treatment on fibrositis (primary fibromyalgia). Br Med J 299: 365–366
9. Brattberg G (1999) Connective tissue massage in the treatment of fibromyalgia. Eur J Pain 3: 235–245
10. Ammer K, Melnizky P (1999) Medicinal baths for treatment of generalized fibromyalgia [German]. Forsch Komplementärmed 6: 80–85
11. Blunt KL, Rajwani MH, Guerriero RC (1997) The effectiveness of chiropractic management of fibromyalgia patients: a pilot study. J Manip Physiol Ther 20: 389–399
12. Haanan HCM, Hoenderdos HTW, Romunde LKJ et al. (1991) Controlled trial of hypnotherapy in the treatment of refractory fibromyalgia. J Rheumatol 18: 72–75
13. Waylonis GW, Wilke S, O'Toole D, Waylonis DA, Waylonis DB (1998) Chronic myofascial pain: management by low-output helium-neon laser therapy. Arch Phys Med Rehabil 69: 1017–1020
14. Kaplan KH, Goldenberg DL, Galvin-Nadeau M (1993) The impact of a meditation-based stress reduction program on fibromyalgia. Gen Hosp Psychiatr 15: 284–289
15. Müller-Busch HC, Hoffmann P (1997) Aktive Musiktherapie bei chronischen Schmerzen. Schmerz 11: 91–100

Weiterführende Literatur

Berman BM, Swyers JP (1999) Complementary medicine treatments for fibromyalgia syndrome. Baillière's Best Pract Res Clin Rheumatol 13: 487–492 (ausgewogener Review über den derzeitigen Stand der Evidenz)
McCain GA (1999) Treatment of fibromyalgia syndrome. J Musculoskel Pain 7: 193–208 (Darstellung aller möglichen Optionen und wie sie für einen individuellen Patienten integriert werden können)

Gutartige Prostatahypertrophie

Synonyme

Benigne Prostatahyperplasie, gutartige Prostatahyperplasie, Prostataadenom

Definition

Hyperplasie der Drüsen und des Stromas, die sehr häufig in den mittleren und lateralen Prostatalappen älterer Männer vorkommt und Knoten bildet, die zunehmend die Harnröhre einengen können

Nutzung von Naturheilverfahren

Zur Behandlung dieses Krankheitsbilds werden überwiegend pflanzliche Heilmittel eingesetzt.

Klinische Evidenz

Pflanzliche Heilmittel

Eine große doppelblinde RKS (n=263) wurde durchgeführt, um die Effekte von **Pygeum africanum** bei gutartiger Prostatahypertrophie zu überprüfen [1]. Über einen Behandlungszeitraum von 60 Tagen wurden täglich entweder 100 mg Pygeum-africanum-Extrakt oder Placebo gegeben. Diese Studie ließ, ebenso wie eine weitere doppelblinde RKS (n=120), bei der Pygeum-africanum-Extrakt 6 Wochen lang verabreicht wurde [2], darauf schließen, dass der Extrakt im Vergleich zu Placebo signifikante positive Wirkungen in Bezug auf die Nykturie und das Miktionsvolumen hat. Die Ergebnisse einer kleinen (n=20) doppelblinden Studie stützen diese Schlussfolgerung aber nicht [3].

Mehrere RKS haben sich mit der Effektivität von **Brennnesselwurzelextrakt** (Urtica dioica) befasst (◘ Tabelle 5.33). Sie berichten überwiegend über positive Wirkungen des Brennnesselwurzelextrakts im Vergleich zu Placebo. Die größte Studie zu diesem Thema fand jedoch keine Unterschiede zwischen den Gruppen. Weitere positive Evidenz bezieht sich auf Kombinationspräparate mit Sägepalmen- [4] oder Pygeum-africanum-Extrakt [5].

Eine doppelblinde RKS befasste sich mit einem Kombinationspräparat, das 80 mg **Kürbissamen**extrakt (Cucurbita pepo) und 80 mg Sägepalmenextrakt enthielt [6]. Sie berichtet über signifikante Verbesserungen des Harnflusses, der Häufigkeit des Wasserlassens und der Miktionszeit nach 3-monatiger Behandlung mit 3-mal täglich 2 Tbl. im Vergleich zu Placebo. Auf positive Effekte entsprechend der internationalen Prostatasymptomskala (»International Prostate Symptom Score«) weist eine unkontrollierte Studie hin [7]. Diese vielversprechenden Ergebnisse müssen für eine gesicherte Beurteilung der Effektivität von Kürbissamenextrakt als alleinige Therapie bestätigt werden.

Übersicht 5.25.

Metaanalyse zu Sägepalmenextrakt bei gutartiger Prostatahypertrophie; JAMA 280: 1604–1609 (1998)

- 18 RKS mit 2939 Patienten, 16 davon doppelblind
- Verbesserung in der Eigenbewertung der Harntraktsymptome (Risikoverhältnis für Besserung: 1,72; Konfidenzintervall: 1,21–2,44)
- Besserung des Spitzenharnflusses (gewichtete mittlere Differenz: 1,93 ml/s; Konfidenzintervall: 0,72–3,14)
- Ähnliche Verbesserungen in Harnwegesymptomskalen und Spitzenharnfluss im Vergleich zu Finasterid
- Nebenwirkungen leicht und selten

◻ Tabelle 5.33. Doppelblinde RKS über Brennnesselwurzelextrakt bei gutartiger Prostatahypertrophie

Literatur	Stichproben-größe	Interventionen (Behandlungsvorgabe)	Ergebnis	Bemerkungen
Urologe A 24: 49–51 (1985)	50	– Brennnessel (600 mg/Tag für 9 Wochen) – Placebo	Brennnessel ist Placebo in Bezug auf das Miktionsvolumen überlegen	Kein Unterschied bei subjektiven Beschwerden
Urologe B 27: 223–226 (1987)	79	– Brennnessel (600 mg/Tag für 4–6 Wochen) – Placebo	Durch Brennnessel Verbesser-ung des mittleren und maximalen Harnflusses, durch Placebo nicht	Unterschiede zwischen den Gruppen nicht beschrieben
Rutishauser G (Hrsg) Benigne Prostata-Hyperplasie III. Zuckerschwerdt, München (1992), S. 79	40	– Brennnessel (1,2 g/Tag für 6 Monate) – Placebo	Brennnessel ist Placebo in Bezug auf Symptomskalen überlegen	Langer Behandlungs-zeitraum
Urologe B 36: 287–291 (1996)	41 –	– Brennnessel (6 ml/Tag für 3 Monate) – Placebo	Brennnessel ist Placebo in Bezug auf den **International Prostate Symptom Score** überlegen	Kein Unterschied in Miktions-volumen und maximalem Harnfluss

Die Evidenz für **Sägepalmen**extrakt (Serenoa repens) wurde in einer Metaanalyse untersucht (Übersicht 5.25). Es gibt zwar einige Bedenken bezüglich der Studienqualität, aber die verhältnismäßig große Menge an Daten liefert überzeugende Evidenz dafür, dass die Sägepalme Harnwegssymptome und Spitzenharnfluss verbessert. Diese Ergebnisse werden von nach der Metaanalyse durchgeführten doppelblinden RKS weitgehend gestützt (◻ Tabelle 5.34). Über eine Rückbildung von Prostataepithel berichtet eine doppelblinde RKS (n=44), die die Effekte einer pflanzlichen Mischung aus Sägepalmen- und Brennnesselextrakt sowie Kürbissamenöl untersuchte [8].

Bewertung

Die Evidenz für die kurz- und mittelfristige Effektivität von Sägepalmenextrakt ist überzeugend. Sägepalme scheint die Harnwegssymptomwerte und den Spitzenharnfluss im gleichen Maß zu verbessern wie die konventionelle orale Medikation. Betrachtet man Art und Häufigkeit von Nebenwirkungen, kann Sägepalmenextrakt als orale Behandlung der gutartigen Prostatahypertrophie empfohlen werden. Überzeugende Langzeitdaten liegen aber noch nicht vor. Für Brennnesselwurzel und Pygeum africanum ist die Evidenz vielversprechend, aber nicht zwingend überzeugend (◻ Tabelle 5.35).

⬛ Tabelle 5.34. Doppelblinde RKS über Sägepalme bei gutartiger Prostatapertrophie

Literatur	Stichproben-größe	Therapie (Behandlungsvorgabe)	Ergebnis	Bemerkungen
Münch Med Wochenschr 141: 62 (1999)	101	– Sägepalme (320 mg/Tag für 6 Monate) – Placebo	Sägepalme ist Placebo in Bezug auf den **International Prostate Symptom Score** und Harnflussmesswerte überlegen	Keine Nebenwirkungen
Indian J Urol 16: 26–31 (1999)	75	– Sägepalme (2 Kps./Tag für 2 Monate) – Placebo	Sägepalme ist Placebo in Bezug auf Gesamtsymptom-skala und durchschnittliche Harnflussrate überlegen	Genaue Dosis des Sägepalmen-extrakts nicht angegeben
Adv Ther 16: 231–241 (1999)	100	– Sägepalme (einmal täglich 320 mg für 3 Monate) – Sägepalme (zweimal täglich 160 mg für 3 Monate)	Verringerung des **International Prostate Symptom Score** und der Harnflussmesswerte gegen-über dem Ausgangswert	Keine Unterschiede zwischen den Behandlungs-arten

⬛ Tabelle 5.35. Zusammenfassung der klinischen Evidenz für gutartige Prostatahypertrophie

Therapie	Gewichtung der Evidenz	Richtung der Evidenz	Schwerwiegende Sicherheitsbedenken
Pflanzliche Heilmittel			
Brennnessel	00	⬀	Ja (s. S. 109)
Kürbissamen	0	⇧	Ja (s. S. 204)
Pygeum africanum	00	⬀	Ja (s. S. 5)
Sägepalme	000	⇧	Ja (s. S. 179)

0 gering; 00 mittel; 000 hoch; ⇧ eindeutig positiv; ⬀ tendenziell positiv.

Literatur

1. Barlet A, Albrecht J, Aubert A et al. (1990) Wirksamkeit eines Extraktes aus Pygeum africanum in der medikamentösen Therapie von Miktionsstörungen infolge einer benignen Prostatahyperplasie: Bewertung objektiver und subjektiver Parameter. Wien Klin Wochenschr 102: 667–673
2. Dufour B, Choquenet C, Revol M, Faure G, Jorest R (1984) Controlled study of the effects of Pygeum africanum extract on the functional symptoms of prostatic adenoma. Ann Urol 18: 193–195
3. Donkervoort T, Sterling A, Van Ness J, Donker PJ (1977) A clinical and urodynamic study of Tadenam in the treatment of benign prostatic hypertrophy. Eur Urol 3: 218–225

4. Stepanov VN, Siniakova LA, Sarrazin B, Raynaud JP (1999) Efficacy and tolerability of the lipidosterolic extract of Serenoa repens in benign prostatic hyperplasia. A double-blind comparison of two dosage regimens. Adv Ther 16: 231–241

5. Krzeski T, Kazon M, Borkowski A, Witeska A, Kuczera J (1993) Combined extract of Urtica dioica and Pygeum africanum in the treatment of benign prostatic hyperplasia: double-blind comparison of two doses. Clin Therapeut 15: 1011–1020

6. Carbin BE, Larsson B, Lindahl O (1990) Treatment of benign prostatic hyperplasia with phytosterols. Br J Urol 66: 639–641

7. Schiebel-Schlosser G, Friederich M (1998) Phytotherapy of BPH with pumpkin seeds – a multicentric clinical trial. Zeitschr für Phytotherapie 19: 71–76

8. Marks LS, Partin AW, Epstein JI et al. (2000) Effects of a saw palmetto blend in men with symptomatic benign prostatic hyperplasia. J Urol 163: 1451–1456

Hepatitis

Leberentzündung, die in der Regel durch eine virale Infektion oder durch toxische Stoffe hervorgerufen wird

Definition

Leberzirrhose

Verwandte Krankheitsbilder

Verschiedene pflanzliche Heilmittel und einige andere Nahrungsergänzungsmittel werden für unterschiedliche Formen der Hepatitis eingesetzt.

Nutzung von Naturheilverfahren

Nahrungsergänzungsmittel

Epidemiologische Daten aus China ließen vermuten, dass eine Selensupplementation vor Hepatitis-B-Infektionen und darauf folgendem primärem Leberkrebs schützt. Dies wurde in einer KKS mit 226 Hepatitis-B-Oberflächenantigen-positiven Patienten bestätigt [21]. Sie wurden 4 Jahre lang täglich mit 200 mg Selen oder Placebo behandelt. In der Kontrollgruppe entwickelten 7 Patienten in dieser Zeit einen primären Leberkrebs, in der Selengruppe wurde kein Fall festgestellt.

Klinische Evidenz

Keine Evidenz für positive Effekte wurde für einen Extrakt aus **Rinderthymuszellen** im Vergleich zu Placebo in einer strengen RKS mit 38 Hepatitis-C-Patienten festgestellt [22].

Pflanzliche Heilmittel

CH-100 ist eine Mischung aus 19 chinesischen Kräutern. Es wurde in einer placebokontrollierten RKS mit 40 Patienten, die an chronischer Hepatitis C litten, überprüft [1]. Bei der behandelten Gruppe wurde eine signifikante Reduktion des Spiegels der Alaninaminotransferase festgestellt, jedoch wurde bei keinem Patienten das Virus eliminiert.

Die **Mischung 861** ist eine Kombination chinesischer Kräuter, darunter Astralagus membranaceus, Salvia miltiorrhiza und Spatholobus suberectus. Eine Beobachtungsstudie mit 60 Patienten mit chronischer Hepatitis B kam zu vielversprechenden Ergebnissen [2]. Sie wurde gefolgt von einer RKS mit 22 Patienten mit der gleichen Diagnose [3]. Leberbiopsien zeigten eine signifikante Verbesserung der histologischen Entzündungszeichen und der Fibrose in der behandelten Gruppe nicht jedoch in der Kontrollgruppe.

Jiedu yanggan gao ist eine chinesische Kräutermischung aus 12 Heilpflanzen. Eine KKS mit 96 Patienten, die an chronischer Hepatitis B litten, konnte zeigen, dass eine 5-monatige Behandlung in der experimentellen Gruppe zu einer größeren Normalisierung der Leberenzymwerte führte als in der Kontrollgruppe, die die Mischung nicht erhielt [4]. Die Autoren geben an, dass 8 Patienten aus der behandelten Gruppe geheilt wurden.

Kamalahar ist eine ayurvedische Mischung aus 6 Kräutern, darunter Phyllanthus urinaria. In einer placebokontrollierten RKS mit 52 Patienten mit akuter viraler Hepatitis wurden 15 Tage lang täglich 3-mal 500 mg des Extrakts verabreicht [5]. In Bezug auf klinische Symptome und Leberenzymwerte zeigte die behandelte Gruppe nach Ablauf dieser Zeit im Vergleich zur Kontrollgruppe mehr signifikante Verbesserungen.

Süßholzwurzel (Glycyrrhiza glabra) hat immunsuppressive und entzündungshemmende Eigenschaften (wegen ihrer aldosteronähnlichen Wirkung sollte sie bei Patienten mit Bluthochdruck, Hyperkaliämie und Aszites mit Vorsicht eingesetzt werden). Es gibt verschiedene Studien, die positive Effekte bei Patienten mit Hepatitis belegen. Eine RKS umfasste 28 Patienten mit chronischer Hepatitis C, die zuvor nicht auf eine Interferontherapie angesprochen hatten [6]. Eine 3-monatige Behandlung führte zu einer Viruselimination bei 33,3% dieser Patienten, die Glyzyrrhizin zusammen mit Interferon erhalten hatten, während das gleiche Ergebnis mit Interferon allein nur zu 13,3% erreicht wurde. Eine größere (n=84), aber retrospektive Analyse von Patienten mit chronischer Hepatitis C, die durchschnittlich 10 Jahre lang 2- bis 7-mal wöchentlich i.v. Glyzyrrhizin erhalten hatten, zeigte eine Verringerung des Risikos für hepatozelluläre Karzinome [7]. Im Vergleich zu passenden (»gematchten«) Patienten, die über einen gleichen Zeitraum unbehandelt geblieben waren, wurde das Risiko um den Faktor 2,5 verringert.

LIV 52 ist eine ayurvedische Kräutermischung, die auch im Westen angeboten wird. Vorläufige Daten lassen vermuten, dass das Präparat bei Hepatitis [8] und Leberzirrhose [9] effektiv sein könnte. Eine 2-jährige klinische Studie mit 188 Patienten mit alkoholischer Leberzirrhose ergab jedoch eine erhöhte Mortalität in der Behandlungs- im Vergleich zur Placebogruppe (81% vs. 40%) [10]. Diese Pflanzenmischung sollte daher als obsolet betrachtet werden.

Ein systematischer Review umfasste 4 RKS über **Mariendistel** (Silybum marianum) zur Behandlung verschiedener Formen der viralen Hepatitis [11]. Die Ergebnisse waren nicht durchweg positiv, zeigten insgesamt aber in eine ermutigende Richtung. Das Sicherheitsprofil der Mariendistel ist ebenso ermutigend. Daher spricht die Evidenz insgesamt für die Mariendistel.

Es wurde gezeigt, dass **Phyllanthus**arten die DNA-Polymerase des Hepatitisvirus und die Expression der Oberflächenantigene hemmen. Eine placebokontrollierte Studie zeigte, dass 59% aller Hepatitis-B-Patienten, die mit Phyllanthus amarus (bittere Kreuzblume) behandelt wurden, das Hepatitis-B-Oberflächenantigen verloren, was nur bei 4% der Patienten der Placebogruppe zu verzeichnen war [12]. Leider konnten diese Ergebnisse in 2 folgenden RKS nicht bestätigt werden [13, 14]. Andere Phyllanthusarten scheinen aber zu besseren Ergebnissen zu führen: 123 Patienten mit Hepatitis B wurden für eine Behandlung mit Phyllanthus amarus, P. niruri (Traumkraut) oder P. urinaria bzw. keinem Mittel randomisiert [15]. Die mit P. urinaria behandelten Personen verloren mit der größten Wahrscheinlichkeit detektierbare Hepatitis-B-Virusantigene aus dem Serum.

Salvia miltiorrhiza (Rotwurzsalbeiwurzel) und **Polyporus umbellatus** (Eichhase) wurden einzeln oder in Kombination in einer 3-armigen RKS mit 90 Patienten mit chronischer Hepatitis B untersucht [16]. Nach 3-monatiger Therapie und bei weiteren Folgeuntersuchungen nach 3 und 9 Monaten wurde bei einer großen Zahl von Patienten eine Normalisierung der Leberenzymwerte und Konversion der Oberflächenantigene in allen Gruppen gefunden. Die Ergebnisse waren aber durchgängig für die Kombinationstherapie am besten.

»Sho-saiko-to« ist die japanische Bezeichnung einer chinesischen Kräutermischung (Xiao-chai-hutang), die gelegentlich auch als »Tj-9« bezeichnet wird. Sie besteht aus Helmkraut, Süßholz, Bupleurum (chinesisches Hasenohr), Ginseng, Banxia, Jujube (chinesische Dattel, Zizyphus jujube) und Ingwer. Nachgewiesenermaßen inhibiert die Mischung die Lipidperoxidation und verhindert hepatozelluläre Membranschäden. Eine KKS zeigte, dass die Einnahme von Sho-saiko-to bei Patienten mit Hepatitis C das Zytokinsynthesesystem normalisiert [17]. Eine RKS kam zu vielversprechenden klinischen Ergebnissen bei 222 Patienten mit chronischer Hepatitis. Sie erhielten 24 Wochen lang täglich entweder 54 g Sho-saiko-to oder Placebo [18]. Diese Behandlung führte zu einer signifikant stärkeren Verbesserung der Leberenzymwerte in der behandelten im Vergleich zur Kontrollgruppe. Die Untergruppe von Patienten mit Hepatitis B zeigte auch einen Trend zur Verringerung an viralem Antigen und eine Antikörperzunahme. Eine weitere RKS mit 260 Patienten mit Leberzirrhose wies auf einen Trend zu längeren Überlebenszeiten nach 5 Jahren Behandlung mit Sho-saiko-to hin [19].

Eine RKS mit 138 Hepatitis-B-Patienten ergab positive Resultate für **Uncaria gambir** im Vergleich zu Placebo [20]. Leider ist die Pflanze aber mit einer erheblichen Toxizität verbunden, ihre Anwendung sollte daher als obsolet betrachtet werden.

Bewertung

Einige Formen der Hepatitis können sowohl gravierend als auch schwer zu behandeln sein. Konventionelle Therapien (z. B. Interferon) sind keineswegs immer erfolgreich. Es gibt gute Evidenz für Süßholzwurzel und

◘ Tabelle 5.36. Zusammenfassung der klinischen Evidenz für Hepatitis

Therapie	Gewichtung der Evidenz	Richtung der Evidenz	Schwerwiegende Sicherheitsbedenken
Nahrungsergänzungsmittel			
Selen	00	⇧	Ja (s. S. 5)
Thymusextrakt	0	⇩	Ja (s. S. 208)
Pflanzliche Heilmittel			
CH-100	0	⇗	Ja (s. S. 5)
Jiedu yanggan	0	⇗	Ja (s. S. 5)
Kamalahar	0	⇗	Ja (s. S. 5)
LIV 52	0	⇩	Ja (s. S. 5)
Mariendistel	00	⇗	Ja (s. S. 149)
Mischung 861	0	⇗	Ja (s. S. 5)
Phyllanthus spp.	00	⇨	Ja (s. S. 5)
Salvia miltiorrhiza und Polyporus umbellatus	0	⇗	Ja (s. S. 5)
Sho-saiko-to	00	⇗	Ja (s. S. 5)
Süßholz	00	⇧	Ja (s. S. 203)
Uncaria gambir	0	⇩	Ja (s. S. 5)

0 gering; 00 mittel; ⇧ eindeutig positiv; ⇗ tendenziell positiv; ⇨ unklar; ⇩ eindeutig negativ.

Mariendistel als Behandlungsoptionen der viralen Hepatitis sowie für Selen und Süßholz zur Prävention von Leberkrebs. Die mit Süßholz verbundenen Nebenwirkungen erfordern Wachsamkeit. Mariendistel und Selen sind mit deutlich geringeren Nebenwirkungen verknüpft. Diese Behandlungsmöglichkeiten scheinen in passenden Fällen die meiste Aufmerksamkeit zu verdienen (◘ Tabelle 5.36).

Literatur

1. Batey RG, Bensoussan A, Fan YY, Bollipio S, Hossain MA (1998) Preliminary report of a randomized, double-blind placebo-controlled trial of a Chinese herbal medicine preparation CH-100 in the treatment of chronic hepatitis C. J Gastroenterol Hepatol 13: 244–247
2. Wang HJ, Wang BE (1995) Long term follow-up result of compound 861 in treating hepatofibrosis. Chin J Integr Trad West Med 5: 4–5

3. Wang TL, Wang BE, Zhang HH (1998) Pathological study of the therapeutic effect on HBV-related liver fibrosis with herbal compound 861. Chin J Gastroenterol Hepatol 7: 148–153

4. Chen Z (1990) Clinical study of 96 cases with chronic hepatitis B treated with jiedu yanggan gao by a double-blind method. Chin J Modern Develop Trad Med 10: 71–74

5. Das DG (1993) A double-blind clinical trial of Kamalahar, an indigenous compound preparation in acute viral hepatitis. Indian J Gastroenterol 12: 126–128

6. Abe Y, Ueda T, Kato T, Kohli Y (1994) Effectiveness of interferon, glycyrrhizin combination therapy in patients with chronic hepatitis C. Nippon Rinsho 52: 1817–1822

7. Arase Y, Ikeda K, Murashima N et al. (1997) The long term efficacy of Glycyrrhizin in chronic hepatitis C patients. Cancer 79: 1494–1500

8. Desai V, Dudhia M, Ghandi V (1997) A clinical study on infective hepatitis treated with LIV 52. Indian Paediatr 3: 197

9. Lotterer E, Etzel R (1995) Pilotstudie einer kontrollierten klinischen Prüfung von Liv.52 bei Patienten mit alkoholischer Leberzirrhose. Forsch Komplementärmed 2: 12–14

10. Fleig WW, Morgan MY, Holzer MA (1997) The Ayurvedic drug LIV 52 in patients with alcoholic cirrhosis. Results of a prospective, double-blind, placebo-controlled clinical trial. J Hepatol 26 (Suppl 1): 127

11. Mulrow C, Lawrence V, Jacobs B et al. (2000) Report on milk thistle: effects on liver disease and cirrhosis and clinical adverse effects. Evidence Report/Technology Assessment; unpublished

12. Thyagarajan SP, Subramanian S, Thirunalasundari T, Venkateswaran PS (1988) Effect of phyllanthus amarus on chronic carriers of hepatitis B virus. Lancet 2: 764–766

13. Milne AM, Waldon J, Foo Y (1994) Failure of New Zealand hepatitis B carriers to respond to Phyllanthus amarus. N Z J Med 107: 243

14. Leelarasamee A, Trakulosomboon S, Maunwongyathi P (1990) Failure of Phyllanthus amarus to eradicate hepatitis B surface antigen from symptomless carriers. Lancet 335: 1600–1601

15. Wang M, Cheng H, Li Y, Meng L, Zhao G, Mai K (1995) Herbs of the genus Phyllanthus in the treatment of chronic hepatitis B: observations with three preparations from different geographic sites. J Lab Clin Med 126: 350–352

16. Xiong LL (1993) Therapeutic effect of combined therapy of Salvia miltiorrhiza and Polyporus umbellatus polysaccharide in the treatment of chronic hepatitis B. Chung Kuo Chung Hsi i Chieh Ho Tsa Chih 13: 516–517, 533–535

17. Yamashiki M, Nishimura A, Suzuki H, Sakaguchi S, Kosaka Y (1997) Effects of the Japanese herbal medicine »Sho-Saiko-To« (TJ-9) on in vitro interleukin-10 production by peripheral blood mononuclear cells of patients with chronic hepatitis C. Hepatology 25: 1390–1397

18. Hirayama C, Okumura M, Tanikawa K, Yano M, Mizuta M, Ogawa N (1989) A multicenter randomized controlled clinical trial of Shosaiko-to in chronic active hepatitis. Gastroenterologia Japonica 24: 715–719

19. Oha H, Yamamoto S, Kuroki T (1995) Prospective study of chemoprevention of hepatocellular carcinoma with Sho-saiko-to (TJ-9). Cancer 76: 743–749

20. Suzuki H, Yamamoto S, Hirayama C (1986) Cianidanol therapy for HBe antigen positive chronic hepatitis. Liver 6: 35–44

21. Yu SY, Zhu YJ, Li WG (1997) Protective role of Selenium against hepatitis B virus and primary liver cancer in Qidong. Biol Trace Element Res 56: 117–124

22. Raymond RS, Fallon MB, Abrams GA (1998) Oral thymic extract for chronic hepatitis C in patients previously treated with interferon: a randomized, double-blind, placebo-controlled trial. Ann Intern Med 129: 797–800

Herpes simplex

Synonyme/ Unterteilung	Genitalherpes, Gesichtsherpes, Herpes genitalis, Herpes labialis, Lippenherpes
Definition	Verschiedene, durch Herpes-simplex-Viren der Typen 1 und 2 hervorgerufene Infektionen
Verwandte Krankheitsbilder	Herpes gladiatorum, traumatischer Herpes
Nutzung von Naturheilverfahren	Zur Behandlung akuter Läsionen und zur Rezidivprophylaxe werden vielfach pflanzliche Salben eingesetzt.

Klinische Evidenz

Nahrungsergänzungsmittel

Eine 3-armige RKS untersuchte die Effektivität von kanadischer **Propolis** im Vergleich zu Aciclovir oder Placebo bei 30 Frauen mit wiederkehrendem Herpes genitalis [3]. Ein Tampon mit dem entsprechenden Präparat wurde 10 Tage lang 4-mal täglich eingesetzt. Die durchschnittliche Heilungszeit war in der Propolisgruppe am kürzesten. Darüber hinaus traten in der Propolisgruppe weniger Superinfektionen auf.

Pflanzliche Heilmittel

Verschiedene Studien ließen darauf schließen, dass **Zitronenmelisse** (Melissa officinalis) den Heilungsprozess von Gesichtsherpesläsionen beschleunigt. Die methodisch strengste Untersuchung ist eine placebokontrollierte Studie mit 66 Patienten mit akutem Herpes labialis [1]. Hierbei wurde eine kommerzielle Salbe (Lomaherpan) oder eine Placebosalbe 4-mal täglich für 5 Tage eingesetzt. In Bezug auf Symptommesswerte zeigte das Pflanzenpräparat signifikante Vorteile.

Eine placebokontrollierte RKS zu **Sibirischen Ginseng** (Eleutherococcus senticosus) wurde mit 93 Personen mit wiederkehrenden Herpes-simplex-Infektionen durchgeführt [2]. Ziel war, die Effektivität der Taigawurzel zur Prävention weiterer Rückfälle zu untersuchen. Alle Teilnehmer nahmen 6 Monate lang 4 g Extrakt oder Placebo ein. In der behandelten Gruppe berichteten 75% der Patienten über Verbesserungen in Schwere, Häufigkeit oder Dauer der Herpeserkrankungen, in der Placebogruppe 34%.

Bewertung

Herpes-simplex-Virus-Infektionen sind mit konventioneller Medikation schwer zu behandeln, und Rückfälle sind sogar noch therapieresistenter. Die Evidenz für Naturheilverfahren ist vielversprechend, aber in den meisten Fällen reicht die Evidenzstärke für gesicherte Empfehlungen nicht aus. Eine Ausnahme bildet topisch applizierte Zitronenmelisse zur Heilung von Gesichtsherpes, die genauso effektiv ist wie konventionelle

Therapie	Gewichtung der Evidenz	Richtung der Evidenz	Schwerwiegende Sicherheitsbedenken
Nahrungsergänzungsmitel: Propolis (Genitalherpes)	0	⇧	Ja (s. S. 173)
Pflanzliche Heilmittel			
Sibirischer Ginseng (Prävention)	0	⇧	Ja (s. S. 182)
Zitronenmelisse (Behandlung)	00	⇧	Ja (s. S. 206)

◻ Tabelle 5.37. Zusammenfassung der klinischen Evidenz für Herpes simplex

0 gering; 00 mittel; ⇧ eindeutig positiv.

Salben und – soweit bekannt – bei der topischen Anwendung frei von ernsten Nebenwirkungen (◻ Tabelle 5.37).

Literatur

1. Koytchev R, Alken RG, Dundarov S (1999) Balm mint extract (Lo-701) for topical treatment of recurring Herpes labialis. Phytomedicine 6: 225–230
2. Williams M (1995) Immuno-protection against herpes simplex type II infection by eleutherococcus root extract. Int J Alt Compl Med 13 (7): 9–12
3. Vynograd N, Vynograd I, Sosnowski Z (2000) A comparative multi-centre study of the efficacy of propolis, acyclovir and placebo in the treatment of genital herpes (HSV). Phytomedicine 7: 1–6

Herpes zoster

Gürtelrose **Synonym**

Eine vom Varicella-zoster-Virus hervorgerufene Infektion, die gekennzeichnet ist durch einen Hautausschlag in Form von Gruppen von Bläschen, die dem anatomischen Verlauf eines Nervs oder einer Nervenwurzel folgen und i. Allg. auf eine Körperhälfte beschränkt sind **Definition**

Neuralgie nach einer Herpes-Virus-Infektion **Verwandte Krankheitsbilder**

Verschiedene Naturheilverfahren werden zur symptomatischen Behandlung der Schmerzen nach einer Herpes-Virus-Infektion propagiert. Andere Behandlungsformen sollen den Heilungsprozess beschleunigen. **Nutzung von Naturheilverfahren**

Akupunktur wird sowohl während der Infektion als auch zur Behandlung der Neuralgie eingesetzt.

Klinische Evidenz

Akupunktur

Verschiedene KKS zu Akupunktur bei Post-Herpes-Schmerzen wurden publiziert. Sie kamen allesamt zu enttäuschenden Ergebnissen (z. B. [1]). Also gibt es keine gute Evidenz für ihre Verwendung bei dieser Indikation.

Enzymtherapie

In Deutschland wird ein kommerziell erhältlicher Enzymextrakt (Wobe-Mucos), der Trypsin, Chymotrypsin, Papainase und Kalbsthymushydrolysat enthält, propagiert. Zwei RKS haben vermuten lassen, dass die intramuskuläre und orale Applikation dieses Präparats zur Behandlung von Herpes zoster ebenso effektiv ist wie Aciclovir [2, 3]. Aufgrund von methodischen Schwächen beider Studien ist die Evidenz aber nur wenig aussagekräftig.

Pflanzliche Heilmittel

Drei placebokontrollierte RKS zu topischem **Capsaicin** bei Post-Herpes-Schmerzen liegen vor [4]. Sie zeigen alle, dass Capsaicinsalbe Placebo zur symptomatischen Schmerzlinderung überlegen ist. Die Effektgröße ist aber bescheiden.

Eine topische Formulierung von **Clinacanthus nutans** oder Placebo wurde in einer KKS mit 51 Patienten, die an Herpes zoster litten, 7–14 Tage lang 5-mal täglich auf die betroffenen Hautstellen aufgetragen [5]. Im Vergleich zu Placebo zeigte die behandelte Gruppe eine signifikant schnellere Heilung der Hautläsionen. Über ähnlich ermutigende Ergebnisse wurde in einer folgenden, größeren RKS berichtet [6].

▢ Tabelle 5.38. Zusammenfassung der klinischen Evidenz für Herpes zoster

Therapie	Gewichtung der Evidenz	Richtung der Evidenz	Schwerwiegende Sicherheitsbedenken
Akupunktur (post-Herpes-Neuralgie)	00	⇩	Ja (s. S. 34)
Enzymtherapie (akuter Herpes)	0	⬈	Ja (s. S. 94)
Pflanzliche Heilmittel			
Capsaicin (post-Herpes-Neuralgie)	00	⇧	Ja (s. S. 5)
Clinacanthus nutans (akuter Herpes)	0	⇧	Ja (s. S. 5)

0 gering; 00 mittel; ⇧ eindeutig positiv; ⬈ tendenziell positiv; ⇩ eindeutig negativ.

Herpes-zoster-Virus-Infektionen und ihre klinischen Folgeerscheinungen sind mit konventioneller Behandlung oft schwer zu kontrollieren. Die Evidenz für einige Naturheilverfahren ist vielversprechend, aber ihre Stärke reicht meist für eine gesicherte Empfehlung nicht aus. Eine Ausnahme bildet topisch appliziertes Capsaicin zur Linderung der Post-Herpes-Neuralgie, das sich in Bezug auf das Verhältnis zwischen Risiko und Nutzen gut mit konventionellen Therapien messen kann (◨ Tabelle 5.38).

Bewertung

Literatur

1. Lewith GT, Field J, Machin D (1983) Acupuncture compared with placebo in post-herpetic pain. Pain 17: 361–368
2. Kleine MW, Stauder GM, Beese EW (1995) The intestinal absorption of orally administered hydrolytic enzymes and their effects in the treatment of acute herpes zoster as compared with those of oral acyclovir therapy. Phytomedicine 2: 7–15
3. Billigmann VP (1995) Enzymtherapie – eine Alternative bei der Behandlung des Zoster. Fortschr Med 113 (4): 39–44
4. Volmink J, Lancaster T, Gray S, Silagy C (1996) Treatments of postherpetic neuralgia – a systematic review of randomized controlled trials. Fam Pract 13: 84–91
5. Sangkitporn S, Chaiwat S, Balachandra K et al. (1995) Treatment of herpes zoster with Clinacanthus nutans (bi yaw yaw) extract. J Med Assoc Thailand 78: 624–627
6. Charuwichitratana S, Wongrattanapasson N, Timpatanapong P, Bunjob M (1996) Herpes zoster: treatment with Clinacanthus nutans cream. Int J Dermatol 35: 665–666

Heuschnupfen

Heufieber, Pollinose, Pollenkrankheit, saisonale allergische Rhinitis, Sommerkatarrh

Synonyme

Es handelt sich um eine allergische Sofortreaktion vom Typ I, die durch spezifische IgE-Antikörper gegen das saisonale Allergen vermittelt wird. Sie führt zu Schleimhautentzündungen, die durch Niesen, Juckreiz, Rinorrhö, verstopfte Nase und Bindehautentzündung gekennzeichnet sind.

Definition

Einer US-amerikanischen Umfrage zufolge gehören Allergien zu den häufigsten Gründen für die Verwendung von Naturheilverfahren, wobei pflanzliche Heilmittel und Entspannungstechniken am meisten genutzt werden [1]. Bei Personen mit Heuschnupfen ist auch die Homöopathie beliebt.

Nutzung von Naturheilverfahren

Akupunktur

Unkontrollierte Studien haben zunächst darauf schließen lassen, dass Akupunktur in der Behandlung von Heuschnupfen von Wert sein könnte, aber die Evidenz aus RKS (◨ Tabelle 5.39) deutet darauf hin, dass dies auf unspezifische Faktoren zurückzuführen sein könnte.

Klinische Evidenz

Tabelle 5.39. RKS zur Akupunktur bei Heuschnupfen

Literatur	Stichproben-größe	Interventionen (Behandlungsvorgabe)	Ergebnis	Bemerkungen
Acup Med 12: 84–87 (1994)	30	– Akupunktur (1 Sitzung/ Woche für 3 Wochen) – Konventionelle Medikation	Akupunktur ist konventio-neller Medikation zur Prävention überlegen	Schlussfolgerung unsicher, auf-grund unklarer Statistik
Acup Med 14: 6–10 (1996)	102	– Akupunktur (3- bis 4-mal in 4 Wochen) – Scheinakupunktur	Akupunktur und Scheinaku-punktur zur Behandlung gleichwertig	Medikamenten-nutzung und Symptome nahmen in bei-den Gruppen ab
Wien Med Wochenschr 148: 450–453 (1998)	24	– Akupunktur (1 Sitzung/ Woche für 9 Wochen) – Scheinakupunktur	Akupunktur und Scheinaku-punktur zur Prävention gleich-wertig	Zielgröße war die nasale Allergenpro-vokation
Z Allg Med 74: 45–46 (1998)	174	– Akupunktur (9 Sitzungen in 3 Wochen) – Laserakupunktur (15 Sitzungen) – Placebolaserakupunktur	Akupunktur und Laseraku-punktur sind Placebolaser-akupunktur zur Behandlung überlegen	Mehr Zeit des Therapeuten für den Patienten bei Laseraku-punktur und Placebolaser-akupunktur

Diät

Eine RKS befasste sich mit den Effekten einer Antigenvermeidungsdiät in der frühen Kindheit auf die spätere Entwicklung einer Allergiebereit-schaft [2]. Häufige Allergene wie Kuhmilch, Eier und Erdnüsse wurden in der Schwangerschaft und während der ersten drei Lebensjahre gemieden (n=165). Im Alter von 7 Jahren zeigten die Kinder keine Unterschiede in der Häufigkeit von Heuschnupfen oder anderen Allergien im Vergleich zur Kontrollgruppe.

Homöopathie

Sieben placebokontrollierte RKS einer Forschergruppe zu **Galphimia glauca** wurden in einer Metaanalyse von den gleichen Autoren untersucht (Übersicht 5.26). Die Ergebnisse ließen allesamt darauf schließen, dass das Mittel sowohl in Bezug auf die nasalen als auch in Bezug auf die Au-gensymptome effektiv ist. Die Erfolgsquote von 79% ist mit den Ergebnis-sen konventioneller Behandlung vergleichbar, mit gleichzeitig minimalen berichteten Nebenwirkungen.

Vielversprechende Ergebnisse wurden von einer kleinen Pilot-RKS (n=36) zu homöopathischem **Graspollen** im Vergleich zu Placebo be-

> **Übersicht 5.26.**
>
> Metaanalyse zu homöopathischer Galphimia glauca bei Heuschnupfen; Forsch Komplementärmed 3: 230–234 (1996)
>
> ▬ 7 doppelblinde, placebokontrollierte RKS mit 752 Patienten
> ▬ Keine Bewertung der Qualität der Studien; die Methoden sind aber bei allen Studien identisch, lediglich 2 nutzten eine »Intention-to-treat«-Analyse
> ▬ Überlegenheit gegenüber Placebo für die Augensymptome (relatives Risiko: 1,25; Konfidenzintervall: 1,09–1,43) und die Nasensymptome (relatives Risiko: 1,26; Konfidenzintervall: 1,05–1,5)

richtet [4]. Die gleiche Forschergruppe führte eine größere (n=144) doppelblinde, placebokontrollierte RKS durch, bei der homöopathische Verdünnungen spezifischer Antigene untersucht wurden, die für jeden Heuschnupfenpatienten durch Hauttest ermittelt worden waren [5]. Die Symptommesswerte und der Gebrauch von Antihistaminika wurden in der homöopathischen Gruppe signifikant stärker reduziert.

Eine doppelblinde RKS verglich ein **homöopathisches Nasenspray** mit einem konventionellen (Cromolynpräparat) bei 146 Heuschnupfenpatienten über einen Zeitraum von 42 Tagen [6]. Die Bewertung der Lebensqualität ließ auf therapeutische Gleichwertigkeit der homöopathischen und der konventionellen Behandlung schließen.

Nahrungsergänzungsmittel

Eine **Fischöl**supplementation wurde in einer doppelblinden, placebokontrollierten RKS (n=37) mit pollensensitiven Patienten mit Heuschnupfen und Asthma untersucht [7]. Verschiedene Zielgrößen im Verlauf der Pollensaison ergaben keine Unterschiede zwischen der Fischöl- und der Placebogruppe.

Pflanzliche Heilmittel

Eine doppelblinde RKS (n=69) zu **Brennnessel** (Urtica dioica), die eine Woche lang eingenommen wurde, berichtete über insgesamt stärkere Besserung im Vergleich zu Placebo, es wurde aber keine statistische Analyse durchgeführt [3].

Weitere Therapien

Eine RKS (n=47) untersuchte die Effekte von **hypnotischen Suggestionen** auf die Hautreaktion im Allergen-Pricktest bei Personen mit Heuschnupfen und Asthma [8]. Den Ergebnissen nach führte die Hypnose zur Entstehung kleinerer Quaddeln, spezifische Suggestionen hatten aber keinen Einfluss. Es konnten keine klinischen Studien zu Hypnotherapie bei Heuschnupfen gefunden werden, sodass das Potenzial dieser Methode hierfür nur schwer zu bewerten ist.

◘ Tabelle 5.40. Zusammenfassung der klinischen Evidenz für Heuschnupfen

Therapie	Gewichtung der Evidenz	Richtung der Evidenz	Schwerwiegende Sicherheitsbedenken
Akupunktur (Prävention)	0	⇨	Ja (s. S. 34)
Akupunktur (Behandlung)	00	⇨	
Diät (Prävention)	0	⇩	Nein
Homöopathie	00	⇧	Nein (s. S. 64)
Nahrungsergänzungsmittel: Fischöl	0	⇩	Ja (s. S. 5)
Pflanzliche Heilmittel: Brennnessel	0	⬈	Ja (s. S. 109)

0 gering; 00 mittel; ⇧ eindeutig positiv; ⬈ tendenziell positiv; ⇨ unklar; ⇩ eindeutig negativ.

Bewertung

Es gibt nur wenig Evidenz aus klinischen Studien für die Effektivität der meisten Naturheilverfahren zur Prävention oder Behandlung von Heuschnupfen. Die einzige Ausnahme ist die Homöopathie, für die es vielversprechende Ergebnisse gibt, insbesondere für Galphimia glauca. Es gibt Hinweise darauf, dass diese Behandlung ebenso effektiv sein kann wie die konventionelle Medikation, direkt wurde dies aber bislang nicht untersucht. Nebenwirkungen sind bei homöopathischen Mitteln selten, also lohnt es sich bei Patienten, die mit ihrer schulmedizinischen Behandlung unzufrieden sind, die Homöopathie in Betracht zu ziehen (◘ Tabelle 5.40).

Literatur

1. Eisenberg DM, Davis RB, Ettner SL et al. (1998) Trends in alternative medicine use in the United States, 1990–1997. JAMA 280: 1569–1575
2. Zeiger RS, Heller S (1995) The development and prediction of atopy in high-risk children: follow up at age seven years in a prospective randomized study of combined maternal and infant food allergen avoidance. J Allergy Clin Immunol 95: 1179–1190
3. Mittman P (1990) Randomized, double-blind study of freeze-dried Urtica dioica in the treatment of allergic rhinitis. Planta Med 56: 44–47
4. Reilly DT, Taylor MA (1985) Potent placebo or potency? A proposed study model with initial findings using homoeopathically prepared pollens in hay fever. Br Homoeopath J 74: 65–74
5. Reilly DT, Taylor MA, McSharry C, Aitchison T (1986) Is homoeopathy a placebo response? Controlled trial of homoeopathic potency, with pollen in hay fever as model. Lancet 2: 881–886
6. Weiser M, Gegenheimer LH, Klein P (1999) A randomized equivalence trial comparing the efficacy and safety of Luffa comp-Heel nasal spray with cromolyn sodium spray in the treatment of seasonal allergic rhinitis. Forsch Komplementärmed 6: 142–148

7. Thien FCK, Mencia-Huerta JM, Lee TH (1993) Dietary fish oil effects on seasonal hay fever and asthma in pollen-sensitive subjects. Am Rev Respir Dis 147: 1138–1143
8. Fry L, Mason AA, Pearson RS (1964) Effect of hypnosis on allergic skin responses in asthma and hay fever. Br Med J: 1145–1148

Hypercholesterinämie

Cholesterinspiegelerhöhung

Synonym

Über einem Grenzwert liegende Menge von Cholesterin im Plasma des zirkulierenden Blutes

Definition

Dyslipidämie, Hyperlipidämie, Hypertriglyzeridämie

Verwandte Krankheitsbilder

Der Gesamtserumcholesterinspiegel kann durch eine Verringerung der Fettaufnahme und eine Erhöhung der regelmäßigen körperlichen Aktivität gesenkt werden. Somit können verschiedene, auf die Lebensführung abzielende naturheilkundliche und komplementäre Ansätze eine Auswirkung auf den Gesamtserumcholesterinspiegel haben und werden zu diesem Zweck vielfach propagiert. Zahlreiche weitere Modifikationen der Ernährung werden genutzt. Verschiedene pflanzliche Heilmittel und weitere Nahrungsergänzungsmittel werden zur Cholesterinspiegelsenkung eingesetzt.

Nutzung von Naturheilverfahren

Diät

Es wurde mehrfach gezeigt, dass **Hafer** und andere ballaststoffreiche Produkte den Gesamt- und den LDL-Cholesterinspiegel senken. Der Effekt scheint mit unlöslichen Ballaststoffen größer zu sein [1]. Die Effektgröße für Haferprodukte scheint nur gering zu sein (Übersicht 5.27).

Klinische Evidenz

Flohsamen (Plantago ovata) ist ein wasserlösliches Faserprodukt, das als Ballaststoffabführmittel propagiert wird. Verschiedene RKS haben gezeigt, das Flohsamen den Gesamt- und den LDL-Cholesterinspiegel senkt. Eine Metaanalyse von 8 RKS kam zu derselben Schlussfolgerung (Übersicht 5.28).

Nahrungsergänzungsmittel

Verschiedene Studien zweifelhafter Qualität haben vermuten lassen, dass **Chitosan** effektiv sein könnte. Eine straff geplante placebokontrollierte RKS fand keinerlei Wirkung auf die Blutlipidverteilung [11].

Coenzym Q10 (60 mg 2-mal täglich) wurde 28 Tage lang oral an 47 Patienten mit leicht erhöhten Lipoprotein-(a)-Werten und koronarer Herzkrankheit [12] verabreicht. Dieses Behandlungsregime änderte den Ge-

Übersicht 5.27.

Metaanalyse zu Haferballaststoff bei Hypercholesterinämie; JAMA 267: 3317–3325 (1992)

- Es wurden 20 RKS eingeschlossen
- Die Ursprungsdaten aller RKS wurden beschafft, die Ergebnisse nachgerechnet und zusammengefasst
- Im Durchschnitt war die methodische Qualität der Studien gut
- Gesamtcholesterinspiegel sank um 0,13 mmol/l
- Größere Effekte wurden beobachtet, wenn der Ausgangscholesterinwert hoch oder die Dosierung der Haferfasern hoch war
- **Schlussfolgerung:** Haferfasern bewirken eine bescheidene Senkung des Gesamtcholesterinspiegels

Übersicht 5.28.

Metaanalyse zu Flohsamen bei Hypercholesterinämie; Am J Nutr 71: 472–479 (2000)

- 8 RKS eingeschlossen
- Insgesamt 384 Patienten mit leichter bis mittlerer Hypercholesterinämie erhielten Flohsamen (10,2 g täglich), 272 erhielten Cellulose als Placebo
- Im Durchschnitt war die Qualität dieser Studien gut
- Alle Teilnehmer hielten gleichzeitig eine Diät mit geringem Fettgehalt ein
- Durchschnittlich senkte Flohsamen den Gesamtcholesterinspiegel um 4% und den LDL-Wert um 7%
- Flohsamen wurde gut vertragen
- **Schlussfolgerung:** Flohsamen bewirkt eine bescheidene Senkung des Gesamt- und des LDL-Cholesterin-Spiegels

samtcholesterinspiegel nicht, erhöhte aber den HDL-Cholesterin-Spiegel und senkte die Werte für LDL-Cholesterin und Lipoprotein (a).

Phytosterine sind pflanzliche Sterine, wie Sitosterin und Kampesterin. Ein Review über 16 mit unterschiedlichen Methoden durchgeführte klinische Studien ergab, dass die Supplementation mit Phytosterinen den Gesamtcholesterinspiegel durchschnittlich um 10% und den LDL-Cholesterinspiegel um 13% senkte [13].

Rotreis ist ein Fermentationsprodukt von Reis, auf dem der rote Hefepilz Monascus purpureus gewachsen ist. Er wird in China traditionell für medizinische Zwecke eingesetzt und ist inzwischen als Nahrungsergänzungsmittel kommerziell erhältlich. Zwei RKS liegen vor, die zeigen, dass Rotreis den Gesamtcholesterinspiegel senkt [14, 15]. In der strengeren neuen Studie [15] erhielten 83 gesunde Personen mit Hyperlipidämie 12 Wochen lang entweder täglich 2,4 g Rotreis oder Placebo. Der Gesamtcholesterinspiegel nahm von 6,57 mmol/l auf 5,38 mmol/l ab. Ähnlich positive Effekte wurden auch für das LDL-Cholesterin und die Triglyzeride festgestellt.

Pflanzliche Heilmittel

Dai-saiko-to ist eine Kampo-Medizin, die in einer placebokontrollierten RKS mit 30 Patienten mit Bluthochdruck untersucht wurde [2]. Der Gesamtcholesterin- und Triglyzeridspiegel änderten sich nicht signifikant, aber der HDL-Cholesterinwert nahm zu.

Bockshornklee (Trigonella foenum-graecum) wird häufig zur Normalisierung kardiovaskulärer Risikofaktoren angepriesen. Täglich 100 g Bockshornkleesamenpulver wurden einer Gruppe von Patienten mit insulinabhängigem Diabetes in einer unkontrollierten Beobachtungsstudie verabreicht [3]. Eine Abnahme des Nüchternblutglukosewertes sowie der Spiegel von Gesamtcholesterin, LDL-Cholesterin und Triglyzeriden konnte beobachtet werden.

Knoblauch (Allium sativum) ist eine der am besten klinisch untersuchten Heilpflanzen. Zahlreiche RKS wurden publiziert, einige davon von hoher methodischer Qualität. Eine Metaanalyse von 16 RKS ergab insgesamt eine Reduktion des Gesamtcholesterinwertes von 0,77 mmol/l. Dies entsprach, gemessen an Placebo, einer um 12% stärkeren Verringerung [4]. Nach diesem Beitrag wurden aber mehrere Studien mit negativem Ergebnis publiziert, was eine Neuanalyse der Daten erforderlich machte. Die neue Metaanalyse ist vorsichtig positiv (Übersicht 5.29); die Größe des Effekts lässt aber Zweifel an seiner klinischen Relevanz zu.

Insgesamt 36 Patienten mit Typ-2-Diabetes wurden für eine Behandlung mit 100 oder 200 mg **Ginseng**pulver (Panax ginseng) oder Placebo über einen Zeitraum von 8 Wochen randomisiert [5]. Der Nüchternglukosespiegel nahm ab, aber das Serumlipidprofil änderte sich nicht signifikant.

Übersicht 5.29.

Metaanalyse zu Knoblauch bei Hypercholesterinämie; Ann Intern Med 133: 420–429 (2000)

- 13 doppelblinde, placebokontrollierte RKS mit insgesamt 781 Patienten wurden betrachtet
- Die durchschnittliche Studienqualität war gut
- Im Durchschnitt ergab sich eine signifikante Reduktion von 0,41 mmol/l (Konfidenzintervall: −0,66 bis −0,15)
- Die 6 strengsten, diätkontrollierten Studien fanden nur einen nichtsignifikanten Trend
- **Schlussfolgerung:** Knoblauch ist Placebo überlegen; der Effekt ist aber klein, und seine klinische Relevanz kann angezweifelt werden

Guar-Gummi ist ein aus Cyamopsis tetragonolobus gewonnener Ballaststoff, von dem wiederholt gezeigt wurde, dass er den Gesamtcholesterinspiegel senkt [6]. In einer placebokontrollierten, doppelblinden RKS erhielten Patienten, die sich einer Karotisendarteriektomie unterzogen hatten, im Mittel 24 Monate lang 3-mal täglich 5 g granuliertes Guar-Gummi oder Placebo [7]. Nach 12 und nach 24 Monaten konnten statistisch signifikante und klinisch relevante Verringerungen des Gesamt- (−1,07 mmol/l) und des LDL-Cholesterinwertes (−1,1 mmol/l) festgestellt werden.

Saiko-ka-ryukotsu-borei-to ist eine Pflanzenmischung der Kampo-Medizin. Eine unkontrollierte Studie mit 21 Patienten ließ vermuten, dass es den Gesamt- und den LDL-Cholesterinspiegel senkt [8]. Diese Beobachtung wurde aber von einer RKS nicht bestätigt, in der die Effekte zweier Kampo-Medikamente verglichen wurden. Bei dieser Studie wurde keine Placebokontrollgruppe mitgeführt, und es wurden keine relevanten Änderungen im Gesamtcholesterinspiegel festgestellt.

Terminalia arjuna (Arjunbaum) ist eine in der ayurvedischen Medizin bei verschiedenen kardiovaskulären Krankheitsbildern verwendete Heilpflanze. Sie wurde in einer unkontrollierten Studie mit an koronarer Herzkrankheit leidenden Patienten eingesetzt [9]. Dabei wurden keine relevanten Änderungen des Gesamtcholesterinspiegels oder anderer Lipidvariablen gefunden.

Ein Steroidextrakt aus der **Jamswurzel** (Dioscorea spp.) wurde in einer unkontrollierten Studie mit älteren Teilnehmern untersucht [10]. Es wurde kein Effekt auf den Gesamtchoesterinspiegel, aber ein Anstieg des HDL-Wertes und eine Senkung des Triglyzeridspiegels gefunden.

Weitere Therapien

Die **Ozontherapie** wurde bei 21 Patienten mit einem Myokardinfarkt in der Krankengeschichte untersucht. Sie erhielten in einer unkontrollierten Studie eine Ozoneigenbluttherapie [16]. Dabei wurde eine statistisch signifikante Verringerung des Gesamt- und des LDL-Cholesterinspiegels beobachtet.

Insgesamt 93 Patienten mit kardiovaskulären Risikofaktoren oder koronarer Herzkrankheit wurden für entweder eine Umstellung auf eine yogagemäße Lebensführung über einen Zeitraum von 14 Wochen oder ihre gewohnte Lebensweise randomisiert [17]. Zur Therapie gehörten **Yoga** und ein Kostwechsel. Eine signifikante Reduktion des Gesamtcholesterinwertes wurde nach 4 Wochen festgestellt und hielt während des gesamten Behandlungszeitraumes an.

Bewertung

Die Naturheilverfahren bieten mehrere Optionen zur Verringerung des Gesamtcholesterinspiegels. Ballaststoffsupplemente sind effektiv, können aber auch als konventionelle diätetische Maßnahme betrachtet werden. Überzeugende Evidenz liegt auch für Knoblauch vor. Die Effektgröße dieser Therapien ist bescheiden und deutlich geringer als die mit synthetischen Lipidsenkern erzielte. Eine Ausnahme kann rot fermentierter Reis darstellen; zu diesem neuen Nahrungsergänzungsmittel sind aber weitere Daten erforderlich. Die Quintessenz ist also, dass einige Naturheilverfahren eine bescheidene cholesterinspiegelsenkende Wirkung haben, die – nicht zuletzt wegen ihrer relativen Sicherheit – zu ihrer Anwendung in Fällen, in denen eine Diät allein nicht ausreicht, berechtigt (◘ Tabelle 5.41).

◘ **Tabelle 5.41.** Zusammenfassung der klinischen Evidenz für Hypercholesterinämie

Therapie	Gewichtung der Evidenz	Richtung der Evidenz	Schwerwiegende Sicherheitsbedenken
Diät			
Haferballaststoff	000	⇧	Nein
Flohsamen	000	⇧	Nein
Nahrungsergänzungsmittel			
Chitosan	0	⇩	Ja (s. S. 111)
Coenzym Q10	0	⇧	Nein (s. S. 115)
Phytosterine	00	⇧	Ja (s. S. 5)
Rot fermentierter Reis	00	⇧	Ja (s. S. 208)
Pflanzliche Heilmittel			
Bockshornklee	0	⇧	Ja (s. S. 201)
Dai-saiko-to	0	⇧	Ja (s. S. 5)
Ginseng	0	⇩	Nein (s. S. 123)
Guar-Gummi	000	⇧	Ja (s. S. 128)
Jamswurzel	0	⇧	Ja (s. S. 5)
Knoblauch	000	⇧	Ja (s. S. 145)
Saiko-ka-ryukotsu-borei-to	0	⇨	Ja (s. S. 5)
Terminalia arjuna	0	⇩	Ja (s. S. 5)

0 gering; 00 mittel; 000 hoch; ⇧ eindeutig positiv; ⇨ unklar; ⇩ eindeutig negativ.

Literatur

1. Glore SR, Van Treeck D, Knehans AW, Guild M (1994) Soluble fiber and serum lipids: a literature review. J Am Dietetic Assoc 94: 425–436
2. Saku K, Hirata K, Zhang B et al. (1992) Effects of Chinese herbal drugs on serum lipids, lipoproteins and apolipoproteins in mild to moderate essential hypertensive patients. J Hum Hypertens 6: 393–395
3. Sharma RD, Raghuram TC, Rao NS (1990) Effect of fenugreek seeds on blood glucose and serum lipids in type I diabetes. Eur J Clin Nutr 44: 301–306
4. Silagy C, Neil A (1994) Garlic as a lipid lowering agent – a meta-analysis. J Roy Coll Physicians Lond 28: 39–45
5. Sotaneimi EA, Haapakoski E, Rautio A (1995) Ginseng therapy in non-insulin-dependent diabetic patients. Diabetes Care 18: 1373–1375
6. Todd PA, Benfield P, Goa KL (1990) Guar gum: a review of its pharmacological properties, and use as a dietary adjunct in hypercholesterolemia. Drugs 39: 917–928
7. Salenius J-P, Harjo E, Jokela H, Reikkinen H, Silvasti M (1995) Long term effects of guar gum on lipid metabolism after carotid endarterectomy. Br Med J 310: 95–96
8. Nomura K, Hayashi K, Kuga Y et al. (1997) Hypolipidemic effect of Saiko-ka-ryukotsu-borei-to (TJ-12) in patients with type II or type IV hyperlipidemia. Curr Ther Res Clin Exp 58: 446–453
9. Dwivedi S, Agarwal MP (1994) Antianginal and cardioprotective effects of terminalia arjuna, an indigenous drug, in coronary artery disease. J Assoc Physicians India 42: 287–289
10. Araghiniknam M, Chung S, Nelson-White T, Eskelson C, Watson RR (1996) Antioxidant activity of dioscorea and dehydroepiandrosterone (DHEA) in older humans. Life Sci 59: PL147–PL157
11. Pittler MH, Abbot NC, Harkness EF, Ernst E (1999) Randomized, double-blind trial of chitosan for body weight reduction. Eur J Clin Nutr 53: 379–381
12. Singh RB (1999) Serum concentration of lipoprotein (a) decreases on treatment with hydrosoluble coenzyme Q10 in patients with coronary artery disease: discovery of a new role. Int J Cardiol 68: 23–29
13. Moghadasian MH, Frohlich JJ (1999) Effects of dietary phytosterols on cholesterol metabolism and atherosclerosis: clinical and experimental evidence. Am J Med 107: 588–594
14. Wang J, Lu Z, Chi J et al. (1997) Multicenter clinical trial of the serum lipid-lowering effects of a monascus purpureus (red yeast) rice preparation from traditional Chinese medicine. Curr Ther Res 58: 964–978
15. Heber D, Yip I, Ashley JM, Elashoff DA, Elashoff RM, Go VLW (1999) Cholesterol-lowering effects of a proprietary Chinese red-yeast-rice dietary supplement. Am J Clin Nutr 69: 231–236
16. Hernandez F, Menendez F, Wong R (1995) Decrease of blood cholesterol and stimulation of antioxidative response in cardiopathy patients treated with endovenous ozone therapy. Free Radical Biol Med 19: 115–119
17. Mahajan AS, Reddy KS, Sachdeva U (1999) Lipid profile of coronary risk subjects following yogic lifestyle intervention. Indian Heart J 51: 37–40

Kongestive Herzinsuffizienz

Synonyme/ Unterteilung	Herzversagen, Linksherzversagen, Rechtsherzversagen
Definition	Zustand, bei dem es durch ungenügende Pumpleistung des Herzens zu einer Stauung im Blutkreislauf kommt

Ein klassisches, konventionell eingesetztes Medikament bei kongestiver Herzinsuffizienz mit pflanzlicher Herkunft ist Digitalis. Neuerdings wird ein abgestuftes körperliches Training bei diesem Krankheitsbild empfohlen. Keine dieser Behandlungsformen kann aber als Naturheilverfahren oder komplementäre Therapie bezeichnet werden. Die für die Indikation am häufigsten empfohlenen naturheilkundlichen Optionen umfassen pflanzliche Heilmittel und verschiedene weitere Nahrungsergänzungsmittel. Eine neuere Umfrage ergab, dass Knoblauch, Ingwer und Petersilie die von Patienten mit kongestiver Herzinsuffizienz am meisten benutzten Präparate sind [1]. Für alle 3 gibt es keine Daten aus straff geplanten klinischen Studien, die ihre Effektivität bei kongestiver Herzinsuffizienz zeigen könnten.

Nutzung von Naturheilverfahren

Akupunktur

Eine kleine (n=12) RKS ließ vermuten, dass Aurikuloakupunktur die Linksherzfunktion bei Patienten mit Herzmuskelerweiterung und kongestiver Herzinsuffizienz verbessern könnte [2]. Die Studie ist methodisch schwach und verlangt eine Widerholung, bevor die Ergebnisse als glaubwürdig anerkannt werden können.

Klinische Evidenz

Nahrungsergänzungsmittel

Aus **L-Arginin** gebildetes Stickstoffmonoxid vermehrt den Blutfluss und könnte daher positive Effekte bei kongestiver Herzinsuffizienz haben. Eine RKS untersuchte diese Hypothese, indem in einem Cross-over-Design 15 Patienten mit kongestiver Herzinsuffizienz 6 Wochen lang Nahrungsergänzungsmittel mit L-Arginin – 5,6–12,6 g/Tag per os – oder Placebo erhielten [7]. Die Ergebnisse zeigen die erwartete Zunahme des Blutflusses; eine signifikante Verbesserung der Belastbarkeit konnte durch eine vergrößerte 6-Minuten-Gehstrecke (390±91 m vs. 433±86 m) demonstriert werden.

Coenzym Q10 wird u. a. gegen Bluthochdruck, koronare Herzkrankheit und kongestive Herzinsuffizienz empfohlen. Verschiedene Studien, von denen die meisten methodische Schwächen aufweisen, ließen vermuten, dass es bei kongestiver Herzinsuffizienz effektiv sein könnte [8]. Zwei neuere methodisch fundierte RKS zeigten jedoch, dass eine Coenzym-Q10-Supplementation die Linksherzfunktion oder die Lebensqualität von Patienten mit kongestiver Herzinsuffizienz nicht verbessert [9, 10].

Pflanzliche Heilmittel

Eine KKS zu **Ginseng** (Panax ginseng) mit 3 parallelen Armen umfasste 45 Patienten mit kongestiver Herzinsuffizienz [3]. Die erste Gruppe wurde mit Digoxin behandelt, die zweite mit Ginseng und die dritte mit einer Kombination aus beidem. Hämodynamische Messungen ließen darauf schließen, dass die Ergebnisse für die beiden mit Ginseng behandelten Gruppen besser waren als für die Gruppe, die nur Digoxin erhielt. Die

Studie hatte allerdings etliche methodische Fehler und verlangt eine neu-erliche Bestätigung.

Es ist seit langem bekannt, dass **Weißdorn** (Crataegus) eine digita-lisähnliche Wirkung hat. Darüber hinaus hat er gefäßerweiternde und herzrhythmisierende Eigenschaften. Ein Überblick über placebokontrol-lierte RKS zeigte, dass er zur Verringerung objektiver Zeichen und sub-jektiver Symptome der kongestiven Herzinsuffizienz im NYHA-Stadi-um II effektiv ist [4]. Weiterhin implizieren mehrere vergleichende kli-nische Studien, dass er genauso wirksam ist wie konventionelle Medika-mente [4].

Sunitang ist ein traditionelles chinesisches Kräutermittel, das bei Kreislaufbeschwerden eingesetzt wird. Eine KKS ließ vermuten, dass es für Patienten mit kongestiver Herzinsuffizienz nützlich sein könnte [5]. Auf-grund methodischer Schwächen verlangt diese Studie eine Bestätigung.

Der ayurvedische Arjunbaum (**Terminalia arjuna**) wurde in einer Cross-over-RKS mit 12 Patienten, die an kongestiver Herzinsuffizienz des NYHA-Stadiums IV litten, untersucht [6]. Sie erhielten über einen Zeit-raum von 2 Wochen alle 8 h 500 mg Rindenextrakt zusätzlich zur Stan-dardtherapie. Die Ergebnisse zeigen, dass während der experimentellen Phase dieser Studie eine signifikante Besserung aller relevanten Zeichen und Symptome von kongestiver Herzinsuffizienz zu verzeichnen war. Nach Abschluss der Studie erhielten alle Patienten noch bis zu 28 Monate lang eine Behandlung; die klinische Verbesserung hielt an, mit gleichzei-tiger Steigerung der Lebensqualität. Diese höchst vielversprechenden Er-gebnisse bedürfen der Bestätigung.

Weitere Therapien

Eine kleine unkontrollierte Studie ließ vermuten, dass eine einstündige **Qi-gong**-Sitzung bei Patienten mit kongestiver Herzinsuffizienz einen po-sitiven hämodynamischen Akuteffekt hat [11]. Dieses Ergebnis müsste in einer RKS bestätigt werden.

Eine neuere unkontrollierte Pilotstudie mit einer kleinen (n=8) Stich-probe ergab keinen relevanten Nutzen einer **gelenkten Imagination** für Patienten mit kongestiver Herzinsuffizienz im NYHA-Stadium III [12].

Bewertung

Es gibt schlüssige Evidenz für Weißdorn als symptomatische Therapie bei leichten bis mittelschweren Formen der kongestiven Herzinsuffizi-enz. Faszinierende Daten liegen für den Arjunbaum vor; die Stärke der Evidenz ist aber nicht ausreichend für eine definitve Empfehlung. Die Evidenz für Coenzym Q10 ist widersprüchlich. Unter ärztlicher Aufsicht sind diese Behandlungsoptionen vermutlich nicht mit ernsten Risiken verbunden. Die konventionellen Therapien der kongestiven Herzinsuf-fizienz sind gut etabliert und von bewiesener Effektivität. Daher sollten die zuvor genannten pflanzlichen Heilmittel nur in speziellen Fällen ver-schrieben werden, z. B. wenn der Patient auf einem »Naturheilmittel« be-steht (◨ Tabelle 5.42).

◻ **Tabelle 5.42.** Zusammenfassung der klinischen Evidenz für kongestive Herzinsuffizienz

Therapie	Gewichtung der Evidenz	Richtung der Evidenz	Schwerwiegende Sicherheitsbedenken
Akupunktur	0	⤢	Ja (s. S. 34)
Nahrungsergänzungsmittel			
Arginin	0	⇧	Nein
Coenzym Q10	00	⇨	Ja (s. S. 115)
Pflanzliche Heilmittel			
Arjunbaum	0	⇧	Ja (s. S. 5)
Ginseng	0	⤢	Ja (s. S. 123)
Sunitang	0	⤢	Ja (s. S. 5)
Weißdorn	000	⇧	Ja (s. S. 196)

0 gering; 00 mittel; 000 hoch; ⇧ eindeutig positiv; ⤢ tendenziell positiv; ⇨ unklar.

Literatur

1. Ackman ML, Campbell JB, Buzak KA (1999) Use of nonprescription medications by patients with congestive heart failure. Ann Pharmacother 33: 674–679
2. Zhou JR (1993) Effect of auriculo-acupuncture plus needle embedding in heart point on left cardiac, humoral and endocrine function. Chung Kuo Chung Hsi I Chieh Ho Tsa Chih K 13: 153–154
3. Ding DZ, Shen TK, Cui YZ (1995) The effects of red ginseng on the congestive heart failure and its mechanism. Chung Kuo Ching Hsi I Chieh Ho Tsa Chih 15: 325–327
4. Weihmayr T, Ernst E (1996) Therapeutic effectiveness of Crataegus. Fortschr Med 114: 27–29
5. Chen HC, Hsieh MT (1987) Hemodynamic effects of orally administered Sunitang in humans. Clin Pharmacol Therapeut 41: 496–501
6. Bharani A, Ganguly A, Bhargava KD (1995) Salutary effect of Terminalia Arjuna in patients with severe refractory heart failure. Int J Cardiol 49: 191–199
7. Rector RS, Bank AJ, Mullen KA et al. (1996) Randomized, double-blind, placebo-controlled study of supplemental oral L-arginine in patients with heart failure. Circulation 93: 2135–2141
8. Ernst E (1999) The cardiovascular »miracle drug« ubiquinone. Herz Kreislauf 31: 79–81
9. Watson PS, Scalia GM, Galbraith A, Burstow DJ, Bett N (1999) Coenzyme Q did not affect severe heart failure or quality of life. J Am Coll Cardiol 33: 1549–1552
10. Khatta M, Alexander BS, Krichten CM et al. (2000) The effect of Coenzyme Q10 in patients with congestive heart failure. Ann Intern Med 132: 636–640
11. Qian L, Zhou Q, Wang Z, Huang J, Yi F (1993) Effects of Qigong Waiqi on hemodynamics and left ventricular systolic function in patients with congestive heart failure. Bull Hunan Medical University 18: 397–399
12. Klaus L, Beniaminovitz A, Choi L et al. (2000) Pilot study of guided imagery use in patients with severe heart failure. Am J Cardiol 86: 101–104

Kopfschmerzen

Synonyme/ Unterteilung	Hartnäckige Kopfschmerzen, Kephalalgie, Kephalgie, Kephalodynie, psychogene Kopfschmerzen, (chronische oder episodische) Spannungskopfschmerzen, Zephalgie, Zerebralschmerz, zervikogener Kopfschmerz (früher Spannungskopfschmerz)
Definition	Schmerzen in verschiedenen Regionen des Kopfes, die nicht auf das Gebiet einer Nervenverzweigung beschränkt sind
Nutzung von Naturheilverfahren	Nach der Umfrage von Eisenberg [1] haben 32% der unter Kopfschmerzen leidenden Amerikaner in den vergangenen 12 Monaten Naturheilverfahren genutzt, am häufigsten Entspannungstechniken und Chiropraktik. Auch die meisten anderen Therapien werden genutzt, besonders pflanzliche Heilmittel, Homöopathie, Akupunktur und Reflexzonenmassage.

Klinische Evidenz

Akupunktur

Drei Studien von guter Qualität, die für Spannungskopfschmerzen analysierbare Daten ergaben (◻ Tabelle 5.43), wurden in einem systematischen Review zu Akupunktur bei allen Arten von Kopfschmerzen identifiziert [2]. Der Review kam zu dem Schluss, dass die vorliegende Evidenz die Vermutung zulässt, dass Akupunktur von Nutzen sein könnte, dass sie aber nicht von ausreichender Qualität und Quantität für gesicherte Empfehlungen ist.

◻ **Tabelle 5.43.** RKS zur Akupunktur bei Kopfschmerzen

Literatur	Stichproben-größe	Interventionen (Behandlungsvorgabe)	Ergebnis	Bemerkungen
Cephalalgia 5: 137–142 (1985)	18	– Akupunktur (2-mal wöchentlich für 3 Wochen) – Scheinakupunktur	Akupunktur ist überlegen	Crossover-Studie
Pain 48: 325–329 (1992)	30	– Akupunktur (1-mal wöchentlich für 8 Wochen) – Scheinakupunktur	Besserungen bei beiden Gruppen, kein Unterschied zwischen den Gruppen	–
Headache 30: 593–599 (1990)	62	– Akupunktur (4- bis 5-mal in 2–4 Wochen) – Physiotherapie (10- bis 12-mal, intensiv)	Physiotherapie ist Akupunktur überlegen (nach 2 und 7 Monaten)	Nur Frauen in der Stichprobe

Autogenes Training

In einer Studie wurden 146 Patienten mit Spannungskopfschmerzen für autogenes Training, Hypnose oder eine Wartelistenkontrolle randomisiert [3]. Autogenes Training (aber nicht die Hypnose) war unmittelbar nach der Behandlung in Bezug auf den Kopfschmerzindex der Patienten der Warteliste signifikant überlegen, nicht aber in Bezug auf den Gebrauch von Kopfschmerzmitteln oder die psychische Belastung. Die Besserung hielt über einen Zeitraum von 6 Monaten an, nach Ablauf dieser Frist fanden sich keine Unterschiede mehr zugunsten einer der beiden Behandlungsoptionen, aber beide waren der Warteliste überlegen. Keine Studie verglich autogenes Training mit einer Aufmerksamkeitskontrolle.

Biofeedback

Ein systematischer Review (Übersicht 5.30) kam zu dem Schluss, dass sowohl Entspannungstechniken als auch Biofeedback (entweder für sich genommen oder in Kombination mit Entspannung) keiner Behandlung und Placebobehandlung überlegen waren. Der Review betrachtete aber alle prospektiven Studien, gleich ob kontrolliert oder unkontrolliert, und fasste die Ergebnisse für alle Behandlungs- oder Kontrollgruppen zusammen. Dies führt mit großer Wahrscheinlichkeit zu einer Überschätzung der Effektgröße.

Verschiedene nachfolgende RKS (◧ Tabelle 5.44) haben Biofeedback bei Jugendlichen und Erwachsenen untersucht, v. a. im Vergleich zu Entspannungstechniken. Die Mehrzahl fand heraus, dass Biofeedback effektiver war. Eine Studie [4] konnte zeigen, dass die klinischen Verbesserungen mit Änderungen der Eigenwirksamkeit korreliert waren, aber nicht mit der elektromyographischen oder der EEG-Aktivität. Eine weitere Studie [5] stellte fest, dass Patienten, die eine hochstrukturierte Praxis bevorzugen, besser reagieren, wenn sie klare Richtlinien erhalten als wenn sie sich selbst überlassen bleiben.

Übersicht 5.30.

Metaanalyse zu Biofeedback und Entspannungstechniken bei Kopfschmerzen; Clin J Pain 10: 174–190 (1994)

- Alles prospektive Studien, einschließlich unkontrollierter Studien
- 78 Studien mit 175 Gruppen wurden in den Review aufgenommen, mit insgesamt 2866 Patienten
- Mittlere Effektgröße aus 29 Studien zu EMG-Biofeedback von 47% (Standardabweichung: 26%)
- Mittlere Effektgröße aus 38 Studien zu Entspannungstechniken von 36% (Standardabweichung: 20%)
- **Zum Vergleich:** mittlere Effektgröße aus pharmakologischer Behandlung von 39% (Standardabweichung: 23%) und für Placebobehandlung von 20% (Standardabweichung: 38%)

◻ Tabelle 5.44. RKS mit Parallelgruppendesign zu Biofeedback bei Kopfschmerzen

Literatur	Stichproben-größe	Interventionen (Behandlungsvorgabe)	Ergebnis	Bemerkungen
Headache 35: 411–419 (1995)	26	– Frontal-EMG-Biofeedback (12-mal) – Trapezmuskel-EMG-Biofeedback (12-mal) – Entspannungstechniken (7 Sitzungen)	Trapezmuskel-EMG-Biofeedback ist Frontal-EMG-Biofeedback und Entspannungstechniken nach 3 Monaten überlegen	–
Cephalagia 18: 463–467 (1998	35	– Biofeedbackent-spannung (10 Sitzungen in 5 Wochen) – Placeboentspannung	Biofeedbackentspannung ist Placeboentspannung nach einem Jahr überlegen	Jugendliche
Applied Psychophys Biof 23: 143–157 (1998)	50	– Biofeedback (12-mal 30 min in 6 Wochen) – Entspannung (6-mal 1 h in 6 Wochen) – Unbehandelte Kontrolle	Kein Unterschied zwischen Biofeedback und Entspannung, beide besser als unbehandelte Kontrolle in einigen Outcome-Parametern	Kinder; Beteiligung der Eltern blieb ohne Einfluss

Elektrotherapie

Die kranielle Elektrotherapie benutzt einen Stimulationsapparat, um hochfrequente transkranielle Ströme mit niederer Intensität zu erzeugen. Sie ist eher zur Behandlung akuter Kopfschmerzen angezeigt denn zur Prävention. In einer Multicenter-RKS mit 100 Patienten wurde die Methode als effektiver als Placebo bewertet. Kopfschmerzscores wurden nach 20 min um 35% gesenkt, im Vergleich zu 18% in der Placebogruppe [6]. Da die Behandlung aber erkannt werden kann, ist die Verblindung problematisch. Der Erfolg der Verblindung wurde in der Studie nicht untersucht.

Entspannungstechniken

Ein systematischer Übersichtsartikel über Biofeedback und Entspannungstechniken (Übersicht 5.30) kam zu der Schlussfolgerung, dass Entspannung bei einer mittleren Effektgröße von 36% effektiv ist. Der Review untersuchte aber alle prospektiven Studien, gleich ob kontrolliert oder nicht, und fasste die Ergebnisse für alle Gruppen, die eine bestimmte Behandlung erhielten oder als Kontrolle dienten, zusammen. Dieses Vorgehen führt mit einiger Wahrscheinlichkeit zu einer Überschätzung des Effekts.

Bei Kindern und Jugendlichen weisen verschiedene RKS darauf hin, dass Entspannung einen positiven Effekt auf Spannungskopfschmerzen hat, obgleich die Effektgröße häufig bescheiden ist. Entspannungstechniken können effizient von ausgebildeten Fachkräften der Gesundheitserziehung an Schulen (»school nurses«) gelehrt werden; in einer Studie berichteten >2/3 der Kinder über eine mindestens 50%ige Verbesserung bei einer Folgeuntersuchung nach 6 Monaten, im Vergleich zu lediglich 1/4 in der Kontrollgruppe [12]. Nachbeobachtungen nach durchschnittlich 4 Jahren zeigten, dass im Vergleich zu einer unbehandelten Kontrollgruppe die Besserungen in Bezug auf kopfschmerzfreie Tage und die Intensität der Schmerzen erhalten blieben, wenn die Entspannungsübungen weiter praktiziert wurden [13].

Die meisten Studien haben allerdings Entspannungstechniken mit keiner Behandlung verglichen. Eine Ausnahme ist eine Studie mit 202 Jugendlichen, in der Entspannung mit Placeboentspannung (ruhig sitzen und über ein Ereignis aus dem eigenen Leben nachdenken) verglichen wurde und in der keine Unterschiede gefunden wurden [14]. Es ist also möglich, dass Entspannungstechniken positiv wirken, allerdings durch unspezifische Effekte.

Homöopathie

Eine methodisch fundierte RKS mit 98 Teilnehmern umfasste Patienten, die an Spannungskopfschmerzen litten, und Migränepatienten und konnte keinen positiven Effekt einer individualisierten homöopathischen Behandlung im Vergleich zu Placebo feststellen [9].

Hypnotherapie

Wie andere Behandlungsformen auch, die eine regelmäßige Entspannung beinhalten, scheint Selbsthypnose effektiver zu sein als eine Wartelistekontrolle (z. B. [10]). Es bleibt jedoch unklar, ob sie anderen Entspannungstechniken überlegen ist. Mehrere Studien haben verschiedene Therapiekombinationen verglichen, darunter Hypnotherapie mit unterschiedlichen Kontrollinterventionen (z. B. [3, 11]). Sehr hypnoseempfängliche Personen zeigen in der Tendenz eine stärkere Verringerung der Kopfschmerzen als Personen, die nicht so leicht hypnotisiert werden können [3].

Pflanzliche Heilmittel

In einer RKS mit 41 Erwachsenen mit positiver Anamnese für Spannungskopfschmerzen wurden 164 akute Kopfschmerzattacken lokal mit **Pfefferminzöl** oder mit Placeboöl sowie oral mit Paracetamol (Acetaminophen) oder einer Placebotablette behandelt [7]. Pfefferminzöl war Placebo überlegen und unterschied sich in der Reduzierung der Kopfschmerzparameter nicht signifikant von dem Analgetikum.

Die Anwendung von »**Tiger-Balm**« wurde mit einer multizentrischen RKS gestützt, bei der 57 Patienten entweder Tiger-Balm oder einen Placebobalsam zur lokalen Applikation oder ein Standardanalgetikum erhielten [8]. Tiger-Balm und die Medikation waren beide zur Verringerung der Intensität der Kopfschmerzen signifikant effektiver als Placebo. Allerdings ist der Erfolg der Verblindung fraglich, da Tiger-Balm ein lokales Wärmegefühl erzeugt.

Wirbelsäulenmanipulation

In einem systematischen Review (Übersicht 5.31) ließ die gesamte Evidenz vermuten, dass Wirbelsäulenmanipulation einen positiven Effekt auf Spannungs-, zervikogenen und posttraumatischen Kopfschmerz hat. In den beiden Studien mit Patienten mit Spannungskopfschmerzen war die Wirbelsäulenbehandlung geringfügig besser als Amitriptylin in Bezug auf einige Ergebnisparameter der einen Studie und nicht besser als Placebolaser in der anderen. Aus der letztgenannten Studie kann kein klarer Schluss gezogen werden, da der Placeboeffekt einer Scheinlaserbehandlung unbekannt ist und beide Gruppen zugleich eine Bindegewebemassage erhielten, deren Effektivität ebenfalls unbekannt ist.

Weitere Therapien

Gelenkte Imagination wurde als Zusatz zu einer Standardtherapie in einer RKS mit 260 Erwachsenen mit chronischen Spannungskopfschmerzen mit und ohne Migräne genutzt [15]. Die Interventionsgruppe erhielt eine Kassette mit »guided imagery«-Anweisungen, die sie über einen Zeitraum von einem Monat täglich anhören sollte, die Kontrollgruppe erhielt nur die Standardbehandlung. In der Gesamtbewertung und in Bezug auf einige Aspekte der Lebensqualität war die gelenkte Imagination überlegen.

In einer doppelblinden RKS, die 32 Patienten umfasste, wurde **Reflexzonenmassage** mit Flunarizin verglichen. Mit der Reflexzonenmassage waren die Besserungen 2-mal so groß, aber der Unterschied war nicht statistisch signifikant, und methodische Fehler verhindern gesicherte Schlussfolgerungen [16].

Handauflegen (»therapeutic touch«) ohne Kontakt war zur Behandlung akuter Kopfschmerzen in einer RKS mit akzeptabler Qualität, die

---

Übersicht 5.31.

Systematischer Review zu Wirbelsäulenmanipulation bei Kopfschmerzen; Compl Ther Med 7: 142–155 (1999)

- 6 RKS zu Spannungs-, zervikogenen oder posttraumatischen Kopfschmerzen mit 286 Patienten
- Insgesamt mäßige Qualität
- Keine placebokontrollierten Studien
- 5 Studien berichten über positive Wirkung, obgleich keine Langzeitergebnisse vorliegen; eine berichtete über keinen zusätzlichen Nutzen bei gleichzeitiger Tiefenmassage
- Keine Nebenwirkungen beobachtet
- Die Wirbelsäulenmanipulation scheint ebenso effektiv wie Amitriptylin zu sein und wirksamer als Eisbeutel oder Bindegewebstherapie

90 Patienten umfasste, signifikant effektiver als ein Pseudohandauflegen.
Nach 4 h war aber kein Unterschied mehr feststellbar [17].

Für kein Naturheilverfahren ist die Evidenz dahingehend überzeugend,
dass es zur Prävention von Spannungskopfschmerzen effektiver ist als
Placebo. Da jedoch wirklich sichere und effektive konventionelle Behandlungsformen fehlen, sollte man beachten, dass Patienten von unterschiedlichen Therapien profitieren können, die eine Entspannung beinhalten.
Entspannung in unterschiedlichen Formen, darunter direkte muskuläre und mentale Entspannung, Hypnotherapie und autogenes Training, ist
einfach, verhältnismäßig sicher und wirkt positiv im Vergleich zu keiner
Behandlung. Allerdings sollten sich die Patienten darüber im Klaren sein,
dass eine Überlegenheit über Placebo nicht nachgewiesen ist. Der ergän-
zende Einsatz von Biofeedback kann den Nutzeffekt im Vergleich zu einfacher Entspannung allein erhöhen.

Bewertung

Handauflegen, Reflexzonenmassage und Akupunktur können – mit
den gleichen Vorbehalten – ebenfalls als lohnend in Betracht gezogen
werden. Jeder potenzielle Nutzen einer Wirbelsäulentherapie wird vermutlich von dem mit einer Halsmanipulation verbundenen Risiko aufge-
wogen. Es gibt einige Evidenz für die lokale Verwendung von Pfefferminze oder Tiger-Balm und möglicherweise von Elektrotherapie zur Behandlung akuter Kopfschmerzen (◘ Tabelle 5.45).

Literatur

1. Eisenberg DM, Davis R, Ettner SL et al. (1998) Trends in alternative medicine use in the United States, 1990–1997. JAMA 280: 1569–1575
2. Melchart D, Linde K, Fischer P et al. (1999) Acupuncture for recurrent headaches: a syste-matic review of randomized controlled trials. Cephalalgia 19: 779–786
3. Ter Kuile MM, Spinhoven P, Linssen ACG et al. (1994) Autogenic training and cognitive self-hypnosis for the treatment of recurrent headaches in three different subject groups. Pain 58: 331–340
4. Rokicki LA, Holroyd KA, France CR et al. (1997) Change mechanisms associated with combined relaxation/EMG biofeedback training for chronic tension headache. Applied Psychophysiol Biofeedback 22: 21–41*
5. Hart JD (1984) Predicting differential response to EMG biofeedback and relaxation trai-ning: the role of cognitive structure. J Clin Psychol 40: 453–457
6. Solomon S, Elkind A, Freitag F et al. (1989) Safety and effectiveness of cranial electrothe-rapy in the treatment of tension headache. Headache 29: 445–450
7. Gobel H, Fresenius J, Heinze A, Dworschak M, Soyka D (1996) Effectiveness of Oleum men-thae piperitae and paracetamol in therapy of headache of the tension type. Nervenarzt 67: 672–681
8. Schattner P, Randerson D (1996) Tiger Balm as a treatment of tension headache. A clinical trial in general practice. Aust Fam Physician 25: 216, 218, 220
9. Walach H, Haeusler W, Lower T et al. (1997) Classical homeopathic treatment of chronic headaches. Cephalalgia 17: 119–126
10. Melis PM, Rooimans W, Spierings EL, Hoogduin CA (1991) Treatment of chronic tension-type headache with hypnotherapy: a single-blind time controlled study. Headache 31: 686–689

□ Tabelle 5.45. Zusammenfassung der klinischen Evidenz für Kopfschmerzen

Therapie	Gewichtung der Evidenz	Richtung der Evidenz	Schwerwiegende Sicherheitsbedenken
Akupunktur	0	⇨	Ja (s. S. 34)
Autogenes Training	0	⬀	Ja (s. S. 44)
Biofeedback	000	⬀	Nein (s. S. 49)
Elektrotherapie	0	⬀	Ja (s. S. 6)
Entspannungstechniken	00	⬀	Nein (s. S. 95)
Homöopathie	0	⬇	Nein (s. S. 64)
Hypnotherapie	00	⬀	Ja (s. S. 68)
Pflanzliche Heilmittel			
Pfefferminze (lokal)	0	⬆	Ja (s. S. 166)
Tiger-Balm (lokal)	0	⬀	Ja (s. S. 5)
Wirbelsäulenmanipulation	00	⬀	Ja (s. S. 55, 83)

0 gering; 00 mittel; 000 hoch; ⬆ eindeutig positiv; ⬀ tendenziell positiv; ⇨ unklar; ⬇ eindeutig negativ.

11. Reich BA (1989) Non-invasive treatment of vascular and muscle contraction headache:a comparative longitudinal clinical study. Headache 29: 34–41
12. Larsson B, Melin L (1986) Chronic headaches in adolescents: treatment in a school setting with relaxation training as compared with information-contact and self-registration. Pain 25: 325–336
13. Engel JM, Rapoff MA, Pressman AR (1992) Long-term follow-up of relaxation training for pediatric headache disorders. Headache 32: 152–156
14. Passchier J, Van Den Bree MB, Emmen HH et al. (1990) Relaxation training in school classes does not reduce headache complaints. Headache 30: 660–664
15. Mannix LK, Chandurkar RS, Rybicki LA et al. (1999) Effect of guided imagery on quality of life for patients with chronic tension-type headache. Headache 39: 326–334
16. Lafuente A, Noguera M, Puy C, Molins A, Titus F, Sanz F (1990) Effekt der Reflexzonen-behandlung am Fuß bezüglich der prophylaktischen Behandlung mit Funarizin bei an Cephalea-Kopfschmerzen leidenden Patienten. Erfahrungsheilkunde 39: 713–715
17. Keller E, Bzdek VM (1986) Effects of therapeutic touch on tension headache pain. Nurs Res 35: 101–106

Krebs

Bösartige Geschwulst, maligner Tumor, Neoplasma

Synonyme

Es handelt sich um eine generelle Bezeichnung für alle Arten maligner Neoplasmen, von denen die meisten in das umliegende Gewebe einwandern. Sie können metastasieren, treten mit einiger Wahrscheinlichkeit nach dem Versuch, sie zu entfernen, wieder auf und führen – werden sie nicht angemessen behandelt – zum Tod des Patienten.

Definition

Präkanzeröse Krankheitsbilder

Verwandte Krankheitsbilder

Verständlicherweise sind Krebspatienten verzweifelt und würden jede Behandlungsform versuchen, die Hoffnung bietet. So nutzen viele Krebspatienten auch die Naturheilverfahren. Ein systematischer Review über Umfragen zu diesem Thema umfasste 26 Untersuchungen aus 13 Ländern, die zwischen 1977 und 1998 publiziert wurden [1]. Die durchschnittliche Häufigkeit der Nutzung naturheilkundlicher Therapien lag bei 31%.

Nutzung von Naturheilverfahren

Jedes Jahrzehnt scheint sein eigenes »Krebsmittel« gehabt zu haben, das zu einiger Beliebtheit gelangte, nur um dann mit dem Aufkommen neuer Therapien wieder zu verschwinden. Koch-Antitoxine (um 1940), die Hoxsey-Behandlung (um 1950), Krebiozen (1960), Laetrile (1970) und die Immunoaugmentativtherapie (1980) sind prominente Beispiele. Derzeit werden häufig die folgenden Methoden oder Substanzen eingesetzt [1]: Coenzym Q10, Diäten, pflanzliche Heilmittel, Homöopathie, Hypnotherapie, Meditation, Entspannungstechniken, Reflexzonenmassage, Haifischknorpel, spirituelles Heilen/Handauflegen, Visualisierung. Einige dieser Therapien werden als »Krebsheilmittel« beworben, einige werden in der palliativen Behandlung eingesetzt, und einige sollen der Krebsprävention dienen.

Die klinische Evidenz ist in 3 Teile untergliedert: Krebsprävention, »Krebsmittel« und palliative/supportive Behandlung.

Klinische Evidenz

Diät

Viele Maßnahmen zur Krebsprävention beziehen sich auf die Aufnahme von Produkten pflanzlicher Herkunft mit der Nahrung. Einige dieser Stoffe, die häufig von Verfechtern der Naturheilverfahren propagiert werden, sind im Folgenden dargestellt.

Krebsprävention

Verschiedene Belege lassen vermuten, dass der regelmäßige Verzehr von Gemüse der Gattung **Allium**, wie etwa Zwiebeln oder Knoblauch, tumorprotektiv wirkt. Ein systematischer Review fasste 20 epidemiologische Studien auf diesem Gebiet zusammen [2]. Mit einer Ausnahme weisen alle darauf hin, dass Alliumgemüse einen gewissen Schutz vor Krebs bietet, insbesondere vor Tumoren des Gastrointestinaltrakts. Für all diese Daten gilt, dass sie ermutigend, aber nicht völlig überzeugend sind. Nichtsdestoweniger ist die Empfehlung für einen regelmäßigen Verzehr von Knoblauch und Zwiebeln vermutlich ein guter Rat für Personen, die dringend etwas zur Krebsprävention tun möchten.

Es gibt eine beträchtliche Menge an Evidenz dafür, dass die Polyphenole in **grünem Tee** protektiv gegen Krebs wirken. Epidemiologische Studien lassen darauf schließen, dass der regelmäßige Verzehr von grünem Tee eine mäßige Verringerung des Krebsrisikos, insbesondere für Tumoren des oberen Verdauungstrakts, bewirkt. Ein neuerer systematischer Übersichtsartikel zu diesen Daten kam zu dem vorsichtigen Schluss, dass es einiges an Evidenz dafür gibt, dass grüner Tee das Auftreten mancher Krebsarten verhindern kann [3].

Indirekte (z. B. epidemiologische) Evidenz spricht dafür, dass der regelmäßige Verzehr von **Phytoöstrogenen** das Risiko für mehrere Krebsarten senkt. Eine Fall-Kontroll-Studie zeigte z. B. eine inverse Assoziation zwischen bestimmten Phytoöstrogenen und dem Risiko für Prostatakrebs [4]. Diese Daten sind jedoch nicht überzeugend genug, um sie in einen aussagekräftigen Rat für die klinische Praxis zu übersetzen.

Häufig wird postuliert, dass eine **vegetarische Lebensweise** vor Krebs schützt. In einer prospektiven Studie aus England wurden 6000 Personen, die sich fleischfrei ernährten, und 5000 fleischessende Personen 12 Jahre lang beobachtet [5]. Am Ende dieses Zeitraums war die Gesamtmortalität in der vegetarischen Population etwa nur halb so groß wie in der Kontrollgruppe. Die Krebstodrate lag bei den Vegetariern nur bei etwa 60% der Rate der Omnivoren. Eine Metaanalyse dieser und von 4 ähnlichen Studien umfasste insgesamt 76.172 Männer und Frauen. Sie fand keine signifikanten Unterschiede in der Mortalität zwischen Vegetariern und Nichtvegetariern in Bezug auf Magen-, kolorektalen, Lungen- oder Brustkrebs (Vegetarier wiesen aber nur ein 24%iges Risiko im Vergleich zu den Omnivoren für eine ischämische Herzerkrankung auf) [6]. Strenger Vegetarismus birgt die Gefahr von Mangelernährung. Ein vernünftiger Ratschlag könnte also die Verringerung des Konsums von Fleisch (insbesondere rotem Fleisch) sein, ohne strenge vegetarische Diät.

Pflanzliche Heilmittel

Eine große Menge an Grundlagenforschung impliziert, dass **Ginseng** (Panax ginseng) aufgrund seiner Effekte auf das Immunsystem tumorprotektiv wirkt. Eine epidemiologische Studie in einem Ginsenganbaugebiet in Korea umfasste 4634 Personen, die mit Hilfe eines Fragebogens zu ihrem Ginsengkonsum befragt wurden [7]. In den 5 Jahren der Nachbeobachtung traten 137 Krebsfälle auf. Bei den Personen, die regelmäßig frischen Ginseng verzehrten, fand sich ein dramatisch niedrigeres Krebsrisiko. Obgleich das Ergebnis dieser Daten positiv ist, sind sie nicht überzeugend; klinische Studien fehlen weitgehend.

◘ Tabelle 5.46. Zusammenfassung der klinischen Evidenz zur Krebsprävention

Therapie	Gewichtung der Evidenz	Richtung der Evidenz	Schwerwiegende Sicherheitsbedenken
Pflanzliche Heilmittel: Ginseng	0	⇧	Ja (s. S. 123)
Diät			
Allium-Gemüse	00	⇧	Nein (s. S. 145, 207)
Grüner Tee	00	⬈	Nein (s. S. 127)
Phytoöstrogene	0	⬈	Ja (s. S. 168)
Vegetarismus	00	⇨	Ja, bei veganischer Diät (s. S. 6)

0 gering; 00 mittel; ⇧ eindeutig positiv; ⬈ tendenziell positiv; ⇨ unklar.

Eine Zusammenfassung der klinischen Evidenz zur Krebsprävention ist in ◘ Tabelle 5.46 dargestellt.

Bewertung zur Krebsprävention

Therapien, die Krebs heilen, die Tumorlast senken oder das Leben von Krebspatienten verlängern sollen, sind im Bereich der Naturheilverfahren und der komplementären Therapien zahlreich vertreten.

»Krebsmittel«

Di-Bella-Therapie

Die »Di-Bella-Therapie« besteht aus Melatonin, Bromocriptin, entweder Somatostatin oder Octreotid und Retinoidlösung (sowie in manchen Fällen Cyclophosphamid und Hydroxyharnstoff). In Italien wurden 11 unabhängige, unkontrollierte, multizentrische Phase-II-Studien mit 386 Patienten mit fortgeschrittener Krebserkrankung initiiert [8]. Bei keinem der Patienten kam es zu einer vollständigen und nur bei 3 zu einer teilweisen Remission. Ein retrospektiver Vergleich passender Paare aus 314 Patienten und »gematchten« Patienten aus dem italienischen Krebsregister zeigte eine signifikant kürzere durchschnittliche Überlebenszeit für die Di-Bella-Patienten [9].

Diät

Verfechter sog. »alternativer Diäten« behaupten, dass ihr Ansatz das Leben von Krebspatienten verlängern könne. Ein Review der Evidenz fand keine überzeugenden Daten zur Unterstützung dieser Hypothesen [10]. Insbesondere sind unbestätigte Daten, die scheinbar eine 6fache Zunahme der 5-Jahres-Überlebensrate bei Patienten mit Melanom nach Behandlung mit der **Gerson-Diät** [11] belegen, aufgrund schwerwiegender methodischer Beeinträchtigungen nicht überzeugend.

Ähnliche Behauptungen zugunsten einer **makrobiotischen Diät** werden ebenfalls nicht von methodisch fundierten klinischen Studien gestützt. Es konnte gezeigt werden, dass 1/3 der mit makrobiotischer Diät ernährten Krebspatienten aufgrund des Gewichtsverlusts, der restriktiven und wenig schmackhaften Gestaltung der Diät, der Kosten sowie der schweren Zugänglichkeit mancher Zutaten Probleme bekommt [12].

Nahrungsergänzungsmittel

Ein systematischer Review über alle klinischen Studien zu **Hydrazinsulfat** umfasste 3 RKS aus den USA. Viele Studien waren methodisch schwach. Keine der RKS deutete auf positive Effekte hin. Daher wurde geschlossen, dass »der Wert von Hydrazinsulfat als Krebsmittel – besonders seine Kapazität zur Stabilisierung der Tumorgröße, zur Auslösung einer Tumorregression und Verbesserung der Überlebensrate – ungesichert bleibt« [21].

Laetrile wurde in mehreren strengen klinischen Studien (z. B. [22]) untersucht. Es wurde kein klinisch relevanter Nutzen gefunden, weder in Bezug auf Heilung noch in Bezug auf Überlebenszeit oder Stabilisierung des Tumorwachstums oder Besserung der Symptome.

Verschiedene Studien haben sich mit der Effektivität einer **Melatonin**supplementation zur Verlangsamung der Tumorprogression befasst [23]. Eine RKS etwa ließ vermuten, dass Patienten mit Hirntumoren unter Behandlung mit Melatonin längere Überlebenszeiten aufwiesen, und zwar im Vergleich zu Patienten, die lediglich eine supportive Behandlung erhielten [24].

Die (teilweise) pflanzliche Mischung **X714** enthält Kampfer, Ammoniumchlorid, Nitrat, Natriumchlorid, Äthylalkohol und Wasser. In Nordamerika und Europa wird es v. a. gegen Prostatakrebs propagiert. Ein systematischer Review fand verschiedene Tierstudien, aber keine klinischen Studien, die seine positive Wirkung stützen [25]. Die Schlussfolgerung lautete: »Nebenwirkungen scheinen minimal zu sein, die Effektivität ist aber nur begrenzt belegt«.

Haifischknorpel soll eine antiangiogene Wirkung haben, die ein malignes Wachstum hemmen könnte. Präklinische Untersuchungen unterstützten diese Hypothese [26]. Insgesamt 60 Patienten mit fortgeschrittenen Krebserkrankungen unterschiedlicher Art wurden in einer unkontrollierten Pilotstudie ausschließlich mit Haifischknorpel behandelt (1 g/kg KG/Tag) [27]. Eine teilweise oder vollständige Remission wurde nicht beobachtet. Die Autoren schlossen, dass Haifischknorpel als Einzeltherapie das Leben nicht verlängert und keine positive Wirkung auf die Lebensqualität hat. Es gibt keine gute Evidenz dafür, dass Haifischknorpel für Krebspatienten von Nutzen sein könnte.

Präklinische Studien haben gezeigt, dass **Rinderthymusextrakte** die Lymphozytenfunktion wiederherstellen, immunologische Parameter verbessern, natürliche Killerzellen aktivieren sowie zytotoxische Aktivitäten und den mitogeninduzierten Interferonspiegel in menschlichen Lymphozyten erhöhen. Darüber hinaus haben Tierexperimente vermuten lassen, dass Thymusextrakte das Tumorwachstum hemmen. Ein systematischer Review aller RKS kam nicht zu positiven Schlussfolgerungen (Übersicht 5.32). Injizierbare Thymusextrakte können schwere allergische Reaktionen auslösen und potenziell ernsthafte Infektionen übertragen.

Übersicht 5.32.

Systematischer Review zu Thymusextrakt bei Krebs; Eur J Cancer 33: 531–535 (1997)

- Es wurden 13 RKS mit insgesamt 802 Patienten, die an unterschiedlichen Krebserkrankungen litten, betrachtet
- Die methodische Qualität war im Durchschnitt gering
- 5 Studien ließen auf positive Wirkung des Thymusextrakts schließen
- **Schlussfolgerung:** »Es gibt keine überzeugende Evidenz für die Effektivität von Thymusextrakt bei menschlichen Krebserkrankungen.«

Pflanzliche Heilmittel

Zahlreiche pflanzliche Heilmittel wurden als Mittel gegen Krebs versuchsweise angewendet. In einer KKS wurden 50 Patienten mit soliden malignen Tumoren, für die es keine effektive Standardkrebstherapie gab, entweder mit Melatonin (20 mg/Tag) oder mit Melatonin und Aloe-vera-Tinktur (1 ml, 2-mal täglich) behandelt [13]. In der ersten Gruppe kam es zu keiner Reaktion, während in der mit **Aloe vera** behandelten Gruppe 2 partielle Reaktionen beobachtet wurden. Dieses Ergebnis muss in strengeren Studien bestätigt werden.

»**Destagnation**« ist eine komplexe Mischung der traditionellen chinesischen Kräutermedizin. Eine RKS mit 188 Patienten, die an einem Karzinom des Nasopharynx litten, untersuchte die Wirksamkeit in Kombination mit Strahlentherapie [14]. Die 5-Jahres-Überlebensrate lag in der behandelten Gruppe bei 53%, in der Kontrollgruppe bei 37%. Der Unterschied war statistisch signifikant.

Essiac ist eine in Nordamerika sehr beliebte Pflanzenmischung und besteht aus Arctium lappa, Rheum palmatum, Rumex acetosella und Ulmus fulva. Ein systematischer Review fand keine einzige publizierte klinische Studie [15]. Verschiedene nichtpublizierte Forschungsarbeiten wurden identifiziert, und es fand sich einige indirekte Evidenz für eine antikarzinogene Aktivität der enthaltenen Pflanzen. Es gibt also nur unzureichende Evidenz für eine Empfehlung dieses Pflanzenpräparats.

Mistelextrakte (Viscum album) enthalten Mistellektine und Viskotoxine. Beide modifizieren die intrazelluläre Proteinsynthese, stimulieren die Zytokinproduktion, inhibieren die Tumorkolonisation und induzieren eine Zellnekrose. Zwei unabhängige systematische Reviews zu Mistel [16, 17] fanden nur eine kleine Zahl klinischer Studien, von denen aufgrund signifikanter methodischer Mängel keine wirklich schlüssig war. Kleijnen et al. schließen daher [17]: »Wir können die Verwendung von Mistelextrakten zur Behandlung von Krebspatienten nicht empfehlen, mit Ausnahme von Patienten, die an klinischen Studien teilnehmen.«

Das Pflanzenpräparat **PC-SPES**[1] enthält Chrysanthemum morifolium, Ganoderma lucidum (glänzender Lackporling), Süßholz, Isatis indigotica, Panax pseudoginseng, Rabdosia rubesceus, Scutellaria baicalensis und Sägepalme. Es konnte gezeigt werden, dass die Mischung den Spiegel des PSA (prostataspezifisches Antigen) bei Patienten mit Prostatakrebs senkt und in vitro das Wachstum von Prostatakrebszellen hemmt [18]. Diese Ergebnisse sind ermutigend, müssen aber durch klinische Studien bestätigt werden.

Sho-saiko-to ist eine chinesische Kräutermedizin, die Extrakte aus 7 Heilpflanzen enthält. Insgesamt 260 Patienten mit Leberzellkrebs und Zirrhose wurden mit täglich 7,5 g der Mischung behandelt, während eine Kontrollgruppe ausschließlich konventionelle Medikamente erhielt [19]. Im Vergleich zur Kontrollgruppe wies die behandelte Gruppe einen (nichtsignifikanten) Trend zu einer höheren 5-Jahres-Überlebensrate auf.

Ein Hypericinextrakt aus **Johanniskraut** (Hypericum perforatum) wurde 3- bis 5-mal/Woche bei Patienten mit Basalzell- oder Plattenepithelzellkarzinom in die Läsionen appliziert [20]. Die Läsionen wurden anschließend mit sichtbarem Licht bestrahlt. Die Autoren postulieren, dass das Hypericin selektiv auf den Tumor wirkte. Nach 6–8 Wochen wurden klinische Remissionen beobachtet. Diese vorläufigen Ergebnisse erfordern Bestätigung durch eine methodisch fundierte RKS.

Selbsthilfegruppen

Es gibt einige, wenngleich nicht zweifelsfreie Evidenz dafür, dass psychosoziale Selbsthilfegruppen (die in der Regel auch therapeutische Elemente, wie Entspannungstechniken oder Selbsthypnose, einschließen) die Überlebensrate bei Krebspatienten erhöhen [23]. Eine vielzitierte RKS zeigte, dass die Überlebenszeit bei der behandelten Gruppe im Vergleich zur Kontrollgruppe 18 Monate länger war [28].

Weitere Therapien

Insgesamt 102 Patienten mit Lungenkrebs wurden in eine konventionell behandelte Gruppe und eine Gruppe, die zusätzlich mit einer individualisierten Behandlung nach den Grundsätzen der **traditionellen chinesischen Medizin** (TCM) behandelt wurde, randomisiert [29]. In der letztgenannten Gruppe war die 2-Jahres-Überlebensrate signifikant höher als in der Kontrollgruppe (56% vs. 16%).

---

[1] PC-SEPS wurde im Februar 2002 vom Markt genommen, nachdem die US-amerikanische FDA eine Warnung gegen die Anwendung ausgesprochen hatte.

Die Bristol Cancer Help Centre Study ist ein tragisches Beispiel für die tiefgehende Verwirrung, die aus methodisch unzulänglicher Forschung resultieren kann [30]. Die Studie zeigte scheinbar, dass die Überlebensrate von mit einem Paket naturheilkundlich-komplementärer Therapien zusätzlich behandelten Brustkrebspatientinnen signifikant schlechter war als bei Kontrollpersonen. Die Studie war aber nicht randomisiert, und so sind die Ergebnisse vermutlich auf Unterschiede in den Ausgangswerten zurückzuführen.

Ein Paarvergleich wurde zum Überleben von Krebspatienten mit Standardtherapie und solchen, die zusätzlich ein Paket von komplementären Therapien (autogene immunverstärkende Vakzine, Calmette-Guérin-Bazillus, vegetarische Diät und Kaffeeklistiere) erhielten, durchgeführt [31]. Es gab keine Unterschiede in der Überlebenszeit, aber die Patienten in der behandelten Gruppe berichteten über eine signifikant schlechtere Lebensqualität.

Insgesamt 11 Patienten mit inoperablem Adenokarzinom des Pankreas wurden mit einem Paket von komplementären Therapien behandelt, das hauptsächlich aus großen oralen Dosen von Pankreasenzymen, verschiedenen Nahrungsergänzungsmitteln, »Entgiftungsmaßnahmen« und Lebensmitteln aus biologischem Anbau bestand [32]. Die Überlebensrate lag bei 81% nach einem und 45% nach 2 Jahren. Die Autoren wiesen darauf hin, dass dieses Ergebnis viel besser ist als nach der Literatur zu erwarten gewesen wäre. Diese Pilotstudie scheint also unabhängige Wiederholung zu verdienen.

Bewertung von »Krebsmitteln«

Insgesamt ist die Evidenz für naturheilkundliche und komplementäre »Krebsmittel« keinesfalls überzeugend. Für einige Therapien gibt es ermutigende Studienergebnisse, die aber eine unabhängige Bestätigung erfordern. Die meisten Therapien sind mit erheblichen Risiken verbunden, z. B. direkter Toxizität oder Verringerung der Lebensqualität, oder sie behindern den Zugang zu konventionellen Therapien (◘ Tabelle 5.47).

Palliative/supportive Therapie

Viele Naturheilverfahren haben das Potenzial, das Wohlbefinden zu steigern. Daher werden sie häufig in der palliativen und supportiven Behandlung von Krebspatienten eingesetzt.

Akupunktur

Ein systematischer Review weist stark darauf hin, dass Akupunktur zur Verringerung der durch Chemotherapie induzierten Übelkeit von Nutzen ist [33].

Entspannungstechniken

Die Effektivität von Entspannungstechniken ist wiederholt getestet worden. So bestand etwa in einer RKS das Programm aus Atemübungen, Muskelentspannung und Imagination. Dieses Behandlungsregime war zur Schmerzkontrolle bei Krebspatienten gegenüber keiner Behandlung

◨ **Tabelle 5.47.** Zusammenfassung der klinischen Evidenz für Krebserkrankungen

Therapie	Gewichtung der Evidenz	Richtung der Evidenz	Schwerwiegende Sicherheitsbedenken
Di-Bella-Therapie	00	⇩	Ja (s. S. 5)
Diät			
Gerson-Diät	0	⬈	Ja (s. S. 5)
Makrobiotik	0	⬊	Ja (s. S. 5)
Nahrungsergänzungsmittel			
Haifischknorpel	0	⇩	Ja (s. S. 131)
Hydrazinsulfat	0	⇨	Ja (s. S. 5)
Laetrile	00	⇩	Ja (s. S. 5)
Melatonin	0	⬈	Ja (s. S. 151)
Thymusextrakt	00	⇨	Ja (s. S. 208)
X714	0	⬊	Ja (s. S. 5)
Pflanzliche Heilmittel			
Aloe vera	0	⬈	Ja (s. S. 102)
»Destagnation«	0	⇧	Ja (s. S. 5)
Essiac	0	⇨	Ja (s. S. 5)
Johanniskraut	0	⇧	Ja (s. S. 137)
Mistel	00	⇨	Ja (s. S. 154)
PC-SPES	0	⬈	Ja (s. S. 5)
Sho-saiko-to	0	⇧	Ja (s. S. 5)
Selbsthilfegruppen	0	⬈	Nein

0 gering; 00 mittel; ⇧ eindeutig positiv; ⬈ tendenziell positiv; ⇨ unklar; ⬊ tendenziell negativ; ⇩ eindeutig negativ.

signifikant überlegen [37]. In einer weiteren RKS wurden 96 Frauen mit fortgeschrittenem Brustkrebs für entweder ein regelmäßiges Entspannungstraining mit Imagination oder eine alleinige Standardbehandlung randomisiert. Die behandelte Gruppe erlebte eine höhere Lebensqualität als die Kontrollgruppe [38].

Hypnotherapie

Verschiedene (hauptsächlich kleine) RKS haben die Nützlichkeit der Hypnotherapie in der palliativen Krebstherapie gezeigt. Es wurde nachgewiesen, dass sie zur Kontrolle von Schmerzen sowie von Übelkeit/Erbrechen in unterschiedlichen Situationen effektiv ist [34]. Bei Kindern war die Hypnotherapie zur Verringerung der Übelkeit wirksamer als eine Aufmerksamkeitskontrolle [35, 36].

Nahrungsergänzungsmittel

Alzoon ist eine pflanzliche Mischung aus Pestwurz, Wacholder, Farn, Brunellia und Löwenzahn, die mit UV-Licht und Sauerstoff behandelt wurde. Sie wird (vor allem, aber nicht ausschließlich) in der Schweiz zur Behandlung von Krebs propagiert. Eine unkontrollierte Studie mit 42 Krebspatienten deutete darauf hin, dass 14% der Patienten eine zeitweise Verbesserung von Lebensqualität und Appetit erfuhren [39].

Orale Mischungen **proteolytischer Enzyme** (Wobe-Mucos) werden in Deutschland angeboten, und zwar unter der kontrovers diskutierten Behauptung, dass sie das Wohlbefinden von Krebspatienten steigern sollen. Ein systematischer Review umfasste 7 prospektive klinische Studien mit insgesamt 692 Patienten [40]. Der Autor kam zu folgendem Schluss: »Es wurde allgemein gefunden, dass die Enzymtherapie eine gut verträgliche Behandlungsform zur Erleichterung von Nebenwirkungen anderer Krebstherapien und zur Steigerung der Lebensqualität ist«. Aufgrund methodischer Begrenzungen der Primärdaten muss diese Hypothese noch in methodisch fundierten RKS überprüft werden.

Spirituelles Heilen

Verschiedene KKS haben die Effektivität des Handauflegens (»therapeutic touch«) zur Verringerung von Angst [41] oder zur Steigerung des Wohlbefindens [42] bei Krebspatienten untersucht. Einige dieser Studien kamen zu positiven Resultaten. Wegen Schwächen im Studiendesign ist unklar, ob die beobachtete Wirkung ein spezifisch therapeutischer oder ein unspezifischer (Placebo-)Effekt war.

Weitere Therapien

Verschiedene Naturheilverfahren könnten das Wohlbefinden von Krebspatienten steigern. Hierzu gehören die Körper-Geist-Programme gegen Stress, Akupunktur, Akupressur oder Ingwer bei Übelkeit, Tai-Chi oder andere behutsame Trainingsmethoden zur Kräftigung, Aromatherapie, therapeutische Massage und Entspannungsverfahren zur Stressverringerung, pflanzliche Heilmittel gegen Depressionen, Angstzustände, Verdauungsstörungen und andere Symptome, ebenso wie Akupunktur gegen Schmerzen. Die Evidenz auf diesem Gebiet ist jedoch oft anekdotisch, nicht konsistent und insgesamt wenig überzeugend [23]. Weitere Details können in den entsprechenden Kapiteln dieses Buches gefunden werden.

Bewertung palliativer/ supportiver Krebstherapien

Insgesamt lassen die Daten vermuten, dass Naturheilverfahren eine wichtige Rolle in der palliativen/supportiven Krebsbehandlung einnehmen können. Leider ist die Evidenz für die meisten Therapien augenblicklich bestenfalls vorläufig. Dieses Gebiet verdient eindeutig mehr Forschung; insbesondere müssen wir herausfinden, ob Behandlungen in irgendeiner Weise konventionellen Methoden der palliativen/supportiven Krebstherapie überlegen sind. Bis mehr Informationen vorliegen, können Naturheilverfahren vorsichtig empfohlen werden, wenn das Risiko einer Schädigung durch angemessene Überwachung minimiert wird (◘ Tabelle 5.48).

Gesamtbewertung

Einige Diätregimes zur Krebsprävention bergen nur geringe Risiken und werden von einigermaßen guter epidemiologischer Evidenz gestützt; sie können daher empfohlen werden – vorausgesetzt, das Prinzip einer ausgewogenen Ernährung wird nicht gefährdet. Naturheilverfahren sollten in Verbindung mit und nicht anstatt konventioneller Krebsvorsorge verwendet werden (z. B. Raucherentwöhnung).

Die meisten naturheilkundlichen und komplementären »Krebsmittel« sind mit bedeutenden Risiken beladen und bieten wenig oder keine Aussicht auf einen Nutzen; sie sollten daher nicht empfohlen werden. Die naturheilkundlichen »Krebsmittel«, für die die Evidenz ermutigend ist, benötigen allesamt weitere Studien, bevor gesicherte Empfehlungen ausgesprochen werden können.

Einige palliative/supportive Behandlungen könnten möglicherweise einen Platz in der Krebsbehandlung bekommen, es bedarf aber weiterer Forschung, um ihren relativen Wert im Vergleich zu konventioneller palliativer Behandlung zu sichern. In der Zwischenzeit können sie vor-

◘ **Tabelle 5.48.** Zusammenfassung der klinischen Evidenz zu palliativen Therapien bei Krebs

Therapie	Gewichtung der Evidenz	Richtung der Evidenz	Schwerwiegende Sicherheitsbedenken
Akupunktur (Übelkeit)	00	⇧	Ja (s. S. 34)
Entspannungstechniken	0	⇧	Nein (s. S. 95)
Hypnotherapie	0	⬈	Ja (s. S. 68)
Nahrungsergänzungsmittel			
Alzoon	0	⇨	Ja (s. S. 5)
Proteolytische Enzyme	0	⬈	Nein
Spirituelles Heilen: Handauflegen	0	⬈	Nein (s. S. 61)

0 gering; 00 mittel; ⇧ eindeutig positiv; ⬈ tendenziell positiv; ⇨ unklar.

sichtig empfohlen werden, insbesondere wenn der Krebspatient einen solchen Ansatz nachdrücklich befürwortet.

Literatur

1. Ernst E, Cassileth BR (1998) The prevalence of complementary/alternative medicine in cancer. A systematic review. Cancer 83: 777–782
2. Ernst E (1997) Can allium vegetables prevent cancer? Phytomedicine 4: 79–83
3. Kaegi E (1998) Unconventional therapies for cancer: 2 Green tea. Can Med Assoc J 158: 1621–1624
4. Storm SS, Yamamura Y, Duphorne CM (1999) Phytoestrogen intake and prostate cancer: a case control study using a new database. Nutr Cancer 33: 20–25
5. Thorogood M, Mann J, Appleby P, McPherson K (1994) Risk of death from cancer and ischaemic heart disease in meat and non meat-eaters. Br Med J 108: 1667–1671
6. Key TJ, Fraser GE, Thorogood M (1999) Mortality in vegetarians and non-vegetarians: detailed findings from a collaborative analysis of 5 prospective studies. Am J Clin Nutr 70: 5165–5245
7. Yun T-K, Choi S-Y (1998) Non-organ specific cancer prevention of ginseng: a prospective study in Korea. Int J Epidemiol 27: 359–364
8. Italian Study Group for the Di Bella Multitherapy Trials (1999) Evaluation of an unconventional cancer treatment (the Di Bella multitherapy): results of phase II trials in Italy. Br Med J 318: 224–228
9. Buiatti A, Arniani S, Verdecchia A, Tomatis L and the Italian Cancer Registries (1999) Results from a historical survey of the survival of cancer patients given Di Bella multitherapy. Cancer 86: 2143–2149
10. Ernst E, Cassileth B (1996) Cancer diets, fads and facts. Cancer Prevent Int 2: 181–187
11. Hildenbrand G (1995) Five-year survival rates of melanoma patients treated by diet therapy after the manner of Gerson: a retrospective review. Alt Ther Health Med 4: 29–37
12. Downer SM, Cody MM, McCluskey P et al. (1994) Pursuit and practice of complementary therapies by cancer patients receiving conventional treatment. Br Med J 309: 86–89
13. Lissoni P, Giana L, Zerbini S, Trabattoni P, Rovelli F (1998) Biotherapy with the pineal immunomodulating hormone melatonin versus melatonin plus aloe vera in untreatable advanced solid neoplasms. Natural Immunity 16: 27–33
14. Xu GZ, Cai WM, Qin DX et al. (1989) Chinese herb «destagnation» series I: Combination of radiation with destagnation in the treatment of nasopharyngeal carcinoma (NPC): a prospective randomized trial on 188 cases. Int J Rad Oncol Biol Phys 16: 297–300
15. Kaegi E (1998) Unconventional therapies for cancer: 1 Essiac. Can Med Assoc J 158: 897–902
16. Kaegi E (1998) Unconventional therapies for cancer: 3 Iscador. Can Med Assoc J 158: 1157–1159
17. Kleijnen J, Knipschild P (1994) Mistletoe treatment for cancer: review of controlled trials in humans. Phytomedicine 1: 255–260
18. De La Taille A, Hayek OR, Buttyan R et al. (1999) Effects of a phytotherapeutic agent, PC-SPES, on prostate cancer: a preliminary investigation on human cell lines and patients. Br J Urol Int 84: 845–850
19. Oka H, Yamamoto S, Kuroki T et al. (1995) Prospective study of chemoprevention of hepatocellular carcinoma with Sho-saiko-to (TJ-9). Cancer 76: 743–749
20. Alecu M, Ursaciuc C, Halalau F et al. (1998) Photodynamic treatment of basal cell carcinoma and squamous cell carcinoma with hypericin. Anticancer Res 18: 4651–4654
21. Kaegi E (1998) Unconventional therapies for cancer: 4 Hydrazine sulfate. Can Med Assoc J 158: 897–902
22. Moertel CG, Fleming TR, Rubin J (1982) A clinical trial of amygdalin (Laetrile) in the treatment of human cancer. New Engl J Med 306: 201–206
23. Jacobson JS, Workman SB, Kronenberg F (2000) Research on complementary/alternative medicine for patients with breast cancer: a review of the biomedical literature. J Clin Oncol 18: 668–683

24. Lissoni P, Barni S, Ardizzoa A (1994) A randomized study with pineal hormone melatonin versus supportive care alone in patients with brain metastases due to solid neoplasms. Cancer 73: 699–701
25. Kaegi E (1998) Unconventional therapies for cancer: 714-X. Can Med Assoc J 158: 1327–1329
26. Ernst E (1998) Antiangiogenic shark cartilage as a treatment for cancer? Perfusion 11: 49
27. Miller DR, Anderson GT, Stark JJ, Granick JL, Richardson D (1998) Phase I/II trial of the safety and efficacy of shark cartilage in the treatment of advanced cancer. J Clin Oncol 16: 3649–3655
28. Spiegel D, Bloom JR, Kraemer HC (1989) Effect of psychosocial treatment on survival of patients with metastatic breast cancer. Lancet: 888–891
29. Li JH (1996) A study on treatment of lung cancer by combined therapy of traditional Chinese medicine and chemotherapy. Chung Kuo Chung Hsi I Chieh Ho Tsa Chih 16: 136–138
30. Bagenal FS, Easton DF, Harris E, Chilvers CED, McElwain TJ (1990) Survival of patients with breast cancer attending Bristol Cancer Help Centre. Lancet 336: 606–610
31. Cassileth BR, Lusk EJ, Guerry D et al. (1991) Survival and quality of life among patients receiving unproven as compared with conventional cancer therapy. New Engl J Med 324: 1180–1185
32. Gonzalez NJ, Isaacs NL (1999) Evaluation of pancreatic proteolytic enzyme treatment of adenocarcinoma of the pancreas, with nutrition and detoxification support. Nutri Cancer 33: 115–116
33. Vickers AJ (1996) Can acupuncture have specific effects on health – a systematic review of acupuncture trials. J Roy Soc Med 89: 303–311
34. Syrjala KL, Cummings C, Donaldson GW (1992) Hypnosis or cognitive behavioral training for the reduction of pain and nausea during cancer treatment: a controlled clinical trial. Pain 50: 237–238
35. Hawkins PJ, Liossi C, Ewart W et al. (1995) Hypnotherapy for control of anticipatory nausea and vomiting in children with cancer: preliminary findings. Psycho-Oncology 4: 101–106
36. Zeltzer LK, Dolgin MJ, LeBaron S, LeBaron C (1991) A randomized, controlled study of behavioral intervention for chemotherapy distress in children with cancer. Pediatrics 88: 34–42
37. Sloman R, Brown P, Aldana E, Chee E (1994) The use of relaxation for the promotion of comfort and pain relief in persons with advanced cancer. Contemporary Nurse 3: 6–12
38. Walker LG, Walker MB, Ogston K et al. (1999) Psychological, clinical and pathological effects of relaxation training and guided imagery during primary chemotherapy. Br J Cancer 80 (1–2): 262–268
39. Hauser SP (1997) Alzoon – anticancer remedy or herbal concoction? Schweizerische Rundschau für Medizin Praxis 86: 1113–1115
40. Leipner J, Saller R (2000) Systematic enzyme therapy in oncology. Forsch Komplementär-med Klass Naturheilkd 7: 45
41. Samarel N, Fawcett J, Davis MM, Ryan FM (1998) Effects of dialogue and therapeutic touch on preoperative and postoperative experiences of breast cancer surgery: an exploratory study. Oncol Nurs Forum 25: 1369–1376
42. Giasson M, Bouchard L (1998) Effect of therapeutic touch on the well-being of persons with terminal cancer. J Holistic Nurs 16: 383–398

Menopause

Klimakterium, Klimax, Wechseljahre der Frau

Physiologisches Ende der Menstruation, das durch Symptome wie Hitzewallungen, Nachtschweiß, Benommenheit, Herzklopfen, Antriebslosigkeit, verringertes sexuelles Interesse und Depression gekennzeichnet ist

Definition

Die bei den Frauen beliebtesten Naturheilverfahren sind Diätzusätze oder Nahrungsergänzungsmittel, spirituelle Ansätze, körperliches Training, pflanzliche Heilmittel und Homöopathie [1].

Nutzung von Naturheilverfahren

Akupunktur

In einer RKS zu Elektroakupunktur und oberflächlicher Nadelung verringerten beide Techniken Hitzewallungen; bei Elektroakupunktur hielt der Effekt bis zu 3 Monate lang an, und es wurden auch positive Effekte auf andere Symptome der Menopause beobachtet [2]. In einer kleinen, mittels Scheinbehandlung kontrollierten RKS (n=10) führte chinesische Akupunktur eine Erleichterung menopausaler Symptome herbei, die weniger als 2 Monate anhielt [3]. Diese Studien lassen darauf schließen, dass kleine, vorübergehende Verbesserungen mit Akupunktur erreicht werden können, durchgreifende Änderungen aber unwahrscheinlich sind.

Klinische Evidenz

Entspannungstechniken

Drei kleine RKS ließen vermuten, dass Entspannungstechniken positive Effekte auf Hitzewallungen haben können (◘ Tabelle 5.49). Die Ergebnisse bezüglich der besten Entspannungsmethode sind uneinheitlich; die progressive Muskelrelaxation erwies sich in 2 Studien als effektiv, aber in der dritten nicht als besser als die Kontrollintervention, hier führte die Atemtechnik zu positiven Ergebnissen.

Nahrungsergänzungsmittel

In vergleichenden RKS [15, 16] reduzierte die Aufnahme von Leinsamen, Soja und Weizen mit der Nahrung die Hitzewallungen; für **Soja** gibt es weitere positive Evidenz aus RKS, und zwar im Vergleich zu Placebo oder normaler Kost (◘ Tabelle 5.50). Die kleine Menge an Evidenz ist ermutigend in Bezug auf die Nützlichkeit von Soja zur Erleichterung der Hitzewallungen, derzeit aber nicht überzeugend.

Unkontrollierten Studien nach ist **Vitamin E** zur Verringerung der Hitzewallungen nützlich (z. B. [17]). Eine placebokontrollierte Studie fand aber keinen spezifischen Effekt dieser Behandlung [18].

Pflanzliche Heilmittel

In Ergänzung mehrerer unkontrollierter Studien (z. B. [4]) lassen 3 RKS aus Deutschland darauf schließen, dass die **Traubensilberkerze** (Cimici-

⬛ Tabelle 5.49. RKS zu Entspannungstechniken in der Menopause

Literatur	Stichprobengröße	Interventionen (Behandlungsvorgabe)	Ergebnis	Bemerkungen
J Consult Clin Psychol 52: 1072–1079 (1984)	14	– Muskelentspannung (1 h/Woche für 6 Wochen) – EEG-Biofeedback	Muskelentspannung ist EEG-Biofeedback in Bezug auf Häufigkeit der Hitzewallungen überlegen	Hitzewallungen nach Eigenbericht erhoben, 1 und 6 Monate nach Behandlung
Am J Obstet Gynecol 167: 436–439 (1992)	33	– »paced respiration« (1h alle 2 Wochen für 16 Wochen) – Muskelentspannung – EEG-Biofeedback	»paced respiration« ist Muskelentspannung und EEG-Biofeedback in Bezug auf Häufigkeit der Hitzewallungen überlegen	Hitzewallung erhoben durch ambulante Messung des Hautwiderstandes für 24 h
J Psychosom Obstet Gynecol 17: 202–207 (1996)	45	– Entspannungstraining (20 min/Tag für 7 Wochen) – Aufmerksamkeitskontrolle – Lesen	Entspannungstraining ist Aufmerksamkeitskontrolle und Lesen in Bezug auf die Intensität der Hitzewallungen sowie der Depression/Angst überlegen	Hitzewallung durch tägliche Aufzeichnung gemessen, Abbruchquote von >25%

fuga racemosa) menopausale Symptome lindern kann (⬛ Tabelle 5.51). Die Verträglichkeit war in allen Studien gut. Leider beschränkt das Fehlen einer Verblindung und von Placebokontrollen in 2 Studien die Aussagekraft der Evidenz.

Eine doppelblinde RKS (n=71) zu **Danggui** (Angelica sinensis) fand nach 6-monatiger Behandlung keine Überlegenheit über Placebo in der Reduktion der menopausalen Symptome und keine Östrogeneffekte [5].

Die Effektivität von **Nachtkerzenöl** (Oenothera biennis) zur Linderung der Hitzewallungen wurde in einer doppelblinden RKS untersucht (n=56) [6]. Es konnte kein höherer Nutzen als durch Placebo in Bezug auf die Häufigkeit der Hitzewallungen in der Nacht und am Tag gezeigt werden.

Ginseng (Panax ginseng) wurde in einer doppelblinden RKS (n=384) in Bezug auf seine Effekte auf die Lebensqualität untersucht [7]. Die Ergebnisse unterschieden sich nicht von Placebo, was die Lebensqualität oder Hitzewallungen betraf, und es konnte keine Wirkung auf die vaginale Zytologie beobachtet werden.

Zwei doppelblinde, placebokontrollierte RKS (n=40) zu **Kava-Kava**[1] (Piper methysticum; 300 mg/Tag für 2–3 Monate) deuteten darauf hin, dass es zur Erleichterung menopausaler Symptome geeignet ist [8, 9].

---

[1] in Deutschland nicht zugelassen

❏ **Tabelle 5.50.** Doppelblinde RKS über Sojasupplemente in der Menopause

Literatur	Stichproben-größe	Interventionen (Behandlungsvorgabe)	Ergebnis	Bemerkungen
Menopause 4: 89–94 (1997)	145	– Sojagetränk (400 ml/Tag für 12 Wochen) – Normale Kost	Sojagetränk ist normaler Kost in Bezug auf Hitzewallungen und Trockenheit der Vagina, nicht aber in Bezug auf Gesamtsymptome überlegen	In der Behandlungskost waren auch andere Phyto-östrogene ent-halten
Obstet. Gynecol. 91: 6–11 (1998)	104	– Sojaprotein (60 g/Tag für 12 Wochen) – Placebo	Sojaprotein ist Placebo in Bezug auf Häufigkeit der Hitzewallungen überlegen	Placeboantwort von 30%
Menopause 6: 7–13 (1999)	51	– Sojaprotein (20 g/Tag als Einzeldosis für 6 Wochen) – Sojaprotein (20 g/Tag in 2 getrennten Dosen) – Komplexe Kohlenhydrate	Sojaprotein in 2 Dosen ist komplexen Kohlen-hydraten in Bezug auf Schwere der Hitzewallungen und östrogene Symptome überlegen; kein Unterschied zwischen den 3 Gruppen bei Sojaprotein als Einzeldosis	Crossover-Studie ohne Auswasch-phase zwischen den Behand-lungsformen
Menopause 7: 105–111 (2000)	39	– Sojaextrakt (400 mg/Tag für 6 Wochen) – Placebo	Sojaextrakt ist Placebo in Bezug auf Häufigkeit und Schwere der Hitzewallungen überlegen	Keine Effekte auf die Vaginal-zytologie

Zwei doppelblinde RKS über ein Isoflavonsupplement aus **Rotklee** (Trifolium pratense) fanden keine Überlegenheit gegenüber Placebo zur Linderung menopausaler Symptome [10, 11]. Bei beiden Studien weisen die Autoren aber darauf hin, dass eine Isoflavonaufnahme mit der Nahrung die Effekte der Behandlung verdeckt haben könnte.

Johanniskraut (Hypericum perforatum; 900 mg/Tag für 3 Monate) hatte in einer unkontrollierten Studie [12] und – kombiniert mit Traubensilberkerze – in einer RKS eine positive Wirkung in Bezug auf psychische Symptome [13].

Wirbelsäulenmanipulation

Eine RKS (n=30) verglich die Effekte von Osteopathie (einmal wöchentlich für 10 Wochen) mit einer Scheinbehandlung [14]. Für die Osteopathie wurde über bessere Ergebnisse in Bezug auf verschiedene menopausale Symptome, darunter Depression und Hitzewallungen, berichtet.

Weitere Therapien

Die Ergebnisse von Fall-Kontroll- und unkontrollierten Studien legen nahe, dass **Aerobic** mit einer Verringerung der menopausalen Symptome

⊠ Tabelle 5.51. RKS über Traubensilberkerze in der Menopause

Literatur	Stichproben-größe	Interventionen (Behandlungsvorgabe)	Ergebnis	Bemerkungen
Med Welt 36: 871–874 (1985)	60	– Traubensilberkerze (80 Trpf./Tag für 3 Monate) – Konjugierte Östrogene (0,625 mg) – Diazepam (2 mg)	Kein Unterschied zwischen den 3 Gruppen in Bezug auf menopausale Symptome	Studie nicht verblindet
Therapeuticon: 123–131 (1987)	80	– Traubensilberkerze (8 mg/Tag für 3 Monate) – Konjugierte Östrogene (0,625 mg) – Placebo	Traubensilberkerze ist konjugierten Östrogenen und Placebo in Bezug auf meno-pausale Symptome überlegen	Doppelblind-studie, die Symptomscores erreichten normale Werte
Zentralbl Gynäkol 110: 611–618 (1988)	60	– Traubensilberkerze (4 Tbl./Tag für 6 Monate) – Östriol (1 mg) – Konjugierte Östrogene (1,25 mg) – Östriol (2 mg) und Norethisteronacetat (1 mg)	Kein Unterschied zwischen den einzelnen Gruppen in Bezug auf menopausale Symptome	Studie nicht ver-blindet, Stich-probe waren hys-terektomierte Frauen mit menopausalen Symptomen

verbunden ist [19–21]. Eine weitere Studie fand keine Korrelation zwischen körperlicher Aktivität und menopausalen Symptomen [22]. Ohne Evidenz aus RKS bleibt unklar, ob körperliches Training positive Effekte hat; die vorliegenden Studien deuten aber auf ein Potenzial hin.

Bewertung

Es gibt keine überzeugende Evidenz für die Effektivität eines Naturheilverfahrens zur Linderung der menopausalen Symptome, insbesondere im Vergleich zu einer Hormonersatztherapie. Die Traubensilberkerze erscheint in diesem Zusammenhang aber ermutigend und hat ein günstiges Sicherheitsprofil. Auch Kava-Kava[1] erscheint vielversprechend und kann als Option betrachtet werden. Soja könnte ein Potenzial haben, insbesondere zur Verringerung von Hitzewallungen, also können sich Anstrengungen zur Erhöhung des Sojaverzehrs lohnen. Auch Entspannungstechniken scheinen einigen Nutzen zu erbringen (⊠ Tabelle 5.52).

---

[1] in Deutschland nicht zugelassen

◘ **Tabelle 5.52.** Zusammenfassung der klinischen Evidenz für die Menopause

Therapie	Gewichtung der Evidenz	Richtung der Evidenz	Schwerwiegende Sicherheitsbedenken
Akupunktur	0	⬈	Ja (s. S. 34)
Entspannungstechniken	00	⬆	Nein (s. S. 95)
Nahrungsergänzungsmittel			
Soja	00	⬆	Nein (s. S. 168)
Vitamin E	0	⬇	Nein
Pflanzliche Heilmittel			
Danggui	0	⬇	Ja (s. S. 5)
Ginseng	0	⬆	Ja (s. S. 123)
Johanniskraut	0	⬆	Ja (s. S. 137)
Kava-Kava[1]	0	⬆	Ja (s. S. 143)
Nachtkerzenöl	0	⬇	Ja (s. S. 161)
Rotklee	0	⬇	Ja (s. S. 177)
Traubensilberkerze	00	⬆	Ja (s. S. 190)
Wirbelsäulenmanipulation: Osteopathie	0	⬆	Ja (s. S. 83)

0 gering; 00 mittel; ⬆ eindeutig positiv; ⬈ tendenziell positiv; ⬇ eindeutig negativ.

Literatur

1. Kass-Annese B (2000) Alternative therapies for menopause. Clin Obstet Gynecol 43: 163–183
2. Wyon Y, Lindgren R, Hammar M, Lundeberg T (1994) Acupuncture against climacteric disorders? Lower number of symptoms after menopause. Lakartidningen 91: 2318–2322
3. Kraft K, Coulon S (1999) Effect of a standardised acupuncture treatment on complaints, blood pressure and serum lipids of hypertensive postmenopausal women. A randomized controlled clinical study. Forsch Komplementärmed 6: 74–79
4. Vorberg G (1984) Therapie klimakterischer Beschwerden. Z Allg Med 60: 626–629
5. Hirata JD, Swiersz LM, Zell B, Small R, Ettinger B (1997) Does dong quai have estrogenic effects in postmenopausal women? A double-blind placebo controlled trial. Fertil Steril 68: 981–986
6. Chenoy S, Hussain S, Tayob Y et al. (1994) Effect of oral gamolenic acid from evening primrose oil on menopausal flushing. Br Med J 308: 501–503
7. Wiklund IK, Mattsson LA, Lindgren R, Limoni C (1999) Effects of a standardized ginseng extract on quality of life and physiological parameters in symptomatic postmenopausal women: a double-blind, placebo-controlled trial. Int J Clin Pharmacol Res 19: 89–99

---

[1] in Deutschland nicht zugelassen

8. Warnecke G, Pfaender H, Gerster G, Gracza E (1990) Wirksamkeit von Kawa-Kawa-Extrakt beim klimakterischen Syndrom. Zeitschr für Phytotherapie 11: 81–86

9. Warnecke G (1991) Psychosomatische Dysfunktionen im weiblichen Klimakterium: KlinischeWirksamkeit undVerträglichkeit von Kava-Extrakt WS 1490. Fortschr der Medizin 109: 119–122

10. Baber RJ, Templeman C, Morton T, Kelly GE, West L (1999) Randomized placebo-controlled trial of an isoflavone supplement and menopausal symptoms in women. Climacteric 2: 85–92

11. Knight DC, Howes JB, Eden JA (1999) The effect of Promensil, an isoflavone extract, on menopausal symptoms. Climacteric 2: 79–84

12. Grube B, Walper A, Wheatley D (1999) St. John's wort extract: efficacy for menopausal symptoms of psychological origin. Adv Ther 16: 177–186

13. Boblitz N, Schrader E, Henneicke-von Zepelin HH, Wüstenberg P (2000) Benefit of a fixed drug combination containing St John's wort and black cohosh for climacteric patients – results of a randomized clinical trial. Focus Alt Compl Ther 5: 85–86

14. Cleary C, Fox JP (1994) Menopausal symptoms: an osteopathic investigation. Compl Ther Med 2: 181–186

15. Murkies AL, Lombard C, Strauss BJ et al. (1995) Dietary flour supplementation decreases post-menopausal hot flushes: effect of soy and wheat. Maturitas 21: 189–195

16. Dalais FS, Rice GE, Wahlqvist ML et al. (1998) Effects of dietary phytoestrogens in postmenopausal women. Climacteric 1: 124–129

17. McLaren HC (1949) Vitamin E in the menopause. Br Med J 2: 1378–1382

18. Blatt MHG, Weisbader H, Kupperman HS (1953) Vitamin E and climacteric syndrome. Arch Intern Med 91: 792–799

19. Hammar M, Berg G, Lindgren R (1990) Does physical exercise influence the frequency of postmenopausal hot flushes? Acta Obstet Gynecol Scand 69: 409–412

20. Wallace JP, Lovell S, Talano C, Webb ML, Hodgson JL (1982) Changes in menstrual function, climacteric syndrome and serum concentrations of sex hormones in pre and post-menopausal women following a moderate intensity conditioning program. Med Sci Sports Exer 14: 154

21. Slaven L, Lee C (1997) Mood and symptom reporting among middle-aged women: the relationship between menopausal status, hormone replacement therapy and exercise participation. Health Psychol 16: 203–208

22. Wilbur J, Holm K, Dan A (1992) The relationship of energy expenditure to physical and psychologic symptoms in women at midlife. Nurs Outlook 40: 269–275

Weiterführende Literatur

Seidl MM, Stewart DE (1998) Alternative treatments for menopausal symptoms: systematic review of scientific and lay literature. Can Fam Physic 44: 1299–1308 (nützlicher Einblick in das Maß, in dem medizinische Behauptungen in der Literatur für Laien durch klinische Evidenz gestützt wird)

Migräne

Halbseitenkopfschmerz, halbseitiger Kopfschmerz; kann auch nach den assoziierten Symptomen benannt werden, z. B. hemiplegische oder ophthalmoplegische bzw. retinale Migräne

Synonyme

Es handelt sich um episodische Kopfschmerzen, denen häufig eine Aura vorangeht. Sie dauern in der Regel 6–24 h lang an und sind mit vorübergehenden visuellen, neurologischen und/oder gastrointestinalen Störungen assoziiert.

Definition

Patienten mit diesem chronischen Krankheitsbild suchen mit großer Wahrscheinlichkeit Hilfe bei Naturheilverfahren; die häufigsten Formen für Migräne sind dabei pflanzliche Heilmittel, Wirbelsäulenmanipulation, Akupunktur, Homöopathie und Reflexzonenmassage [1].

Nutzung von Naturheilverfahren

Die vorliegende Evidenz bezieht sich überwiegend auf die Vorbeugung der Migräne und nicht auf die Behandlung des akuten Anfalls.

Klinische Evidenz

Akupunktur

Ein systematischer Review (Übersicht 5.33) kam zu einer vorsichtig positiven Beurteilung von Akupunktur zur Migränevorbeugung; die allgemein mäßige Studienqualität verhinderte jedoch eine gesichertere Aussage. In einer Studie mit 85 Migränepatienten wurde Akupunktur mit Scheinakupunktur und Metoprolol in einer Doppelblindstudie verglichen [2]. Beide Gruppen zeigten eine Besserung in Bezug auf Häufigkeit und Dauer der Anfälle, allerdings ohne signifikante Unterschiede zwischen den Gruppen. In der Gesamtbewertung durch die Patienten wurde Metoprolol jedoch als besser beurteilt. In einer RKS mit 179 Patienten im Frühstadium eines akuten Migräneanfalls verringerte Akupunktur im Vergleich zu Placebo-Sumatriptan die Anzahl derjenigen Patienten, die

---

Übersicht 5.33.

Systematischer Review zu Akupunktur bei Migräne; Cephalalgia 19: 779–786 (1999)

- 22 RKS mit 1042 Personen mit chronischen Kopfschmerzen
- 15 RKS ausschließlich zu Migräne
- Unterschiedliche Studienqualität
- Responderrate insgesamt für placebokontrollierte Studien zu Migräne von 1,55 (Konfidenzintervall: 1,04–2,33)
- Die einzelne Studie von guter Qualität fand keinen Effekt
- **Schlussfolgerung:** Akupunktur hat eine Wirkung, aber Qualität und Menge der Evidenz sind nicht völlig überzeugend

innerhalb von 48 h eine voll ausgeprägte Migräne entwickelten; der Effekt glich dem von Sumatriptan [3].

Diät

Von 88 Kindern mit schwerer, häufig auftretender Migräne zeigten 93% eine Besserung bei allergenarmer Diät. Die Rolle, die Nahrungsmittel in der Migräneauslösung spielen, wurde durch einen doppelblinden Provokationstest mit 40 dieser Kinder nachgewiesen [4]. Eine Studie mit 43 erwachsenen Migränepatienten, die einem Allergiehauttest unterzogen wurden, bestätigte die Rolle von Nahrungsmittelallergien bei der Migräneauslösung [5]. Die positiv reagierenden Personen zeigten eine signifikant höhere Wahrscheinlichkeit, auf Koständerungen zu reagieren, als die negativ reagierenden. In mehreren Fällen wurden durch verblindete Nahrungsmittelprovokation, aber nicht durch Placebo, Anfälle ausgelöst (71%). Wurden Lebensmittel wie etwa Schokolade, Käse, Muscheln oder Rotwein als Auslöser identifiziert, sollten sie natürlich gemieden werden. Es gibt keine methodisch fundierten Studien zu anderen diätetischen Ansätzen.

Entspannungstechniken und Biofeedback

Einer Metaanalyse (Übersicht 5.34) zufolge lässt die Evidenz insgesamt vermuten, dass diese Therapieformen bei Erwachsenen mit Migräne von Nutzen sind; jedoch müssen die Schlussfolgerungen mit Vorsicht ausgesprochen werden, da angemessene Kontrollen nur schwer durchzuführen sind. Darüber hinaus umfasste der Review alle prospektiven Studien, gleich ob kontrolliert oder nicht, und vereinigte die Reaktionen aller Gruppen, die eine bestimmte Therapie erhielten oder als Kontrolle dienten. Dies führt mit höherer Wahrscheinlichkeit zu einer Überschätzung der Effektgröße.

Übersicht 5.34.

Metaanalyse zu Entspannungstechniken/Biofeedback bei Migräne (Erwachsene); Pain 42: 1–13 (1990)

- 35 prospektive Studien zu Entspannungstechniken und/oder Biofeedback (Stichprobengröße nicht angegeben)
- Zum Vergleich simultane Analyse von 25 Studien zu Propranolol
- Gesamteffektgröße ähnlich wie bei Propranolol, und zwar 43%ige Verringerung der Kopfschmerzaktivität (Verbesserung als Prozentsatz von Symptomen des Ausgangswertes)
- Effektgröße bei Patienten mit Placebomedikation bei 14%, bei der unbehandelten Gruppe bei 0%
- **Schlussfolgerung:** die Evidenz liefert substanzielle Argumente für die Effektivität von Entspannungstechniken/Biofeedback und für Propranolol

Ein »NIH-Technology-Assessment«-Ausschuss [6] fand 1995 mäßige Evidenz zugunsten der Hypothese, dass Biofeedback zur Behandlung von Migräne effektiver ist als entweder Entspannungstherapie oder keine Therapie. Im Vergleich zu Placebo war die Evidenz weniger eindeutig. Einige RKS lassen vermuten, dass die Reaktion auf Entspannungstraining und Biofeedback größtenteils auf einen Placeboeffekt zurückzuführen sein könnte. So wurden z. B. 116 Patienten randomisert entweder einer von 3 Behandlungsmethoden (Biofeedback, Biofeedback in Verbindung mit Erkenntnistherapie oder nur Aufmerksamkeitskontrolle) oder keiner zusätzlichen Behandlung zugeteilt [7]. Alle 3 Interventionsgruppen zeigten deutlichere Verbesserungen als die unbehandelten Kontrollpatienten, ohne signifikante Unterschiede zwischen den Gruppen. Die Hauptreaktion war eine Verringerung der Häufigkeit der Anfälle, während ihre Dauer weitgehend gleich blieb.

Prospektive Studien zu Migräne bei Kindern weisen auf die Effektivität von Biofeedback allein oder in Verbindung mit Entspannungstechniken hin, mit einem ähnlichen Effekt wie Propranolol, obgleich das Ergebnis nicht von Evidenz aus kontrollierten Studien gestützt wird (Übersicht 5.35).

Homöopathie

Ein systematischer Review zur Homöopathie bei chronischen Kopfschmerzen, v. a. Migräne (Übersicht 5.36), kam zu dem Ergebnis, dass die Evidenz keine Überlegenheit dieser Behandlungsweise gegenüber Placebo vermuten lässt.

Übersicht 5.35.

Metaanalyse zu Entspannungstechniken/Biofeedback bei Migräne (Kinder); Pain 60: 239–256 (1995)

- 29 prospektive Untersuchungen zu verhaltenstherapeutischen Ansätzen, hauptsächlich Biofeedback und/oder Entspannung, mit 471 Patienten
- Untersuchungen zu Medikamententherapie (n=556) zum Vergleich herangezogen
- Effektgrößen (gemessen in Standardabweichungen): für Biofeedback 2,6, für Entspannung 1,0, für Biofeedback in Kombination mit Entspannung 3,1, für Placebo 0,6, für Warteliste 0,6, für Propranolol 2,8, für Ergotamin 1,6, für Clonidin 1,5
- Weitere Analyse, die auf kontrollierte Studien beschränkt war, fand keine signifikanten Unterschiede
- **Schlussfolgerung:** vorsichtig positiv, es fehlen Studien guter Qualität

Übersicht 5.36.

Systematischer Review zu Homöopathie bei Migräne; J Pain Symptom
Manage 18: 353–357 (1999)

- 4 RKS mit 294 Personen
- Eine Studie umfasste auch Patienten mit anderen Formen
  chronischer Kopfschmerzen
- Eine RKS der niedrigsten Qualitätsstufe fand signifikante Ver-
  besserungen in Bezug auf Häufigkeit, Dauer und Intensität der
  Anfälle
- Die restlichen 3 RKS hatten negative Ergebnisse in Bezug auf
  die Häufigkeit der Anfälle sowie Schwere und Intensität; bei
  einer favorisierte allerdings die neurologische Beurteilung die
  Homöopathie
- **Schlussfolgerung:** die Effektivität von Homöopathie ist nicht
  geklärt

Übersicht 5.37.

Systematischer Review zu Mutterkraut bei Migräne; Cochrane Library
(2000)

- 4 RKS mit 196 Personen
- Die Ergebnisse sprachen für Mutterkraut im Vergleich zu
  Placebo, wiesen aber Schwächen auf, insbesondere die kurze
  Studiendauer
- Die Studie mit der höchsten methodischen Qualität war negativ
- **Schlussfolgerung:** Effektivität nicht zweifelsfrei erwiesen

Pflanzliche Heilmittel

Ein systematischer Review zu **Mutterkraut** (Tanacetum parthenium;
Übersicht 5.37) fand 3 positive Studien, die aber fast alle Schwächen aufweisen. Die Evidenz zugunsten von Mutterkraut wurde als nicht schlüssig eingeschätzt.

Wirbelsäulenmanipulation

Zwei RKS (◻ Tabelle 5.53) fanden keinen Nutzen für die Behandlung von
Migräne mit Wirbelsäulenmanipulationen.

Weitere Therapien

In einer 4 Monate andauernden RKS mit 20 Patienten mit verschiedenen
Formen der Migräne und von Spannungskopfschmerzen erzielte **Yoga** als
zusätzliche Behandlung neben der Standardmedikation eine signifikante Verringerung der Kopfschmerzaktivität im Vergleich zur Standardmedikation allein [8].

◻ Tabelle 5.53. RKS zur Wirbelsäulenmanipulation bei Migräne

Literatur	Stichproben- größe	Interventionen (Behandlungsvorgabe)	Ergebnis
Aust NZ J Med 8: 589–593 (1978)	85	– Manipulation durch Arzt oder Physiotherapeut (für 8 Wochen) – Manipulation durch Chiropraktiker – Mobilisierung (Kontrolle)	Kein Unterschied zwischen den 3 Gruppen
J Manip Physiol Ther 21: 511–519 (1998)	218	– Chiropraktische Manipulation (für 8 Wochen) – Amitriptylin	Kein Unterschied zwischen den beiden Gruppen

Bewertung

Können Nahrungsmittelallergene identifiziert werden, sollten sie aus der Kost ausgeschlossen werden. Die beste Wahl zur Migräneprophylaxe scheint Biofeedback zu sein (entweder allein oder in Kombination mit Entspannungstechniken). Dabei könnte die Wahl des Therapeuten von Bedeutung sein, da der Effekt weitgehend unspezifisch zu sein scheint. Biofeedback scheint mindestens genauso effektiv zu sein wie die Medikamente, mit denen es verglichen wurde. Dies gilt wohl auch für die Akupunktur, obgleich die Evidenz hier sehr begrenzt ist.

Es gibt einige Evidenz, die die Verwendung von Mutterkraut stützt, und Yoga erscheint vielversprechend, ist aber nicht ausreichend geprüft worden. Wie andere Selbsthilfeverfahren auch, muss es über längere Zeit angewendet werden und hilft mit größerer Wahrscheinlichkeit bei davon überzeugten Patienten. Keine dieser Therapien ist mit schwerwiegenden Nebenwirkungen assoziiert, daher könnten sie der Langzeitbehandlung mit konventionellen präventiven Medikamenten vorgezogen werden, die nur begrenzt wirksam ist und bekanntermaßen Nebenwirkungen hat. Die Rolle von Naturheilverfahren zur Behandlung des akuten Migräneanfalls ist nicht untersucht worden, sie wurden nicht mit modernen Medikamenten, wie den Triptanen, verglichen (◻ Tabelle 5.54).

◘ Tabelle 5.54. Zusammenfasssung der klinischen Evidenz für Migräne

Therapie	Gewichtung der Evidenz	Richtung der Evidenz	Schwerwiegende Sicherheitsbedenken
Akupunktur	00	⬀	Ja (s. S. 34)
Biofeedback	00	⬆	Nein (s. S. 49)
Diät	00	⬆	Nein
Entspannungstechniken			
Kinder	00	⬇	Nein (s. S. 95)
Erwachsene	00	⬆	
Homöopathie	00	⬂	Nein (s. S. 64)
Pflanzliche Heilmittel: Mutterkraut	00	⬀	Ja (s. S. 159)
Wirbelsäulenmanipulation	00	⬇	Ja (s. S. 55, 83)

00 mittel; ⬆ eindeutig positiv; ⬀ tendenziell positiv; ⬂ tendenziell negativ; ⬇ eindeutig negativ.

Literatur

1. Eisenberg DM, Davis R, Ettner SL et al. (1998) Trends in alternative medicine use in the United States, 1990–1997. JAMA 280: 1569–1575
2. Hesse J, Mogelvang B, Simonsen H (1994) Acupuncture versus metoprolol in migraine prophylaxis: a randomised trial of trigger point inactivation. J Intern Med 235: 451–456
3. Melchart D, Thormaehlen J, Hager S, Liao J (2000) Acupuncture versus sumatriptan for early treatment of acute migraine attacks – a randomized controlled trial. Forsch Komplementärmed Klass Naturheilkd 7: 53
4. Egger J, Carter CM, Wilson J, Turner MW, Soothill JF (1983) Is migraine food allergy? A double-blind controlled trial of oligoantigenic diet treatment. Lancet 2: 865–869
5. Mansfield LE, Vaughan TR, Waller SF, Haverly RW, Ting S (1985) Food allergy and adult migraine: double-blind and mediator confirmation of an allergic etiology. Ann Allergy 55: 126–129
6. NIH Technology Assessment Statement (1995) Integration of behavioral and relaxation approaches into the treatment of chronic pain and insomnia. NIH Technology Assessment Statement 16–18: 1–34
7. Blanchard EB, Appelbaum KA, Radnitz GL et al. (1990) A controlled evaluation of thermal biofeedback and thermal biofeedback combined with cognitive therapy in the treatment of vascular headache. J Consult Clin Psychol 58: 216–224
8. Latha, Kaliappan KV (1992) Efficacy of yoga therapy in the management of headaches. J Indian Psychol 10: 41–47

Multiple Sklerose

MS, Herdsklerose, Demyelinisierungskrankheit, Entmarkungskrankheit

Synonyme/ Unterteilung

Verbreitete demyelinisierende Erkrankung des Zentralnervensystems, die Skleroseherde (Plaques) in Gehirn und Wirbelsäule verursacht

Definition

Es gibt keine verwandten Krankheitsbilder, jedoch können zahlreiche andere Erkrankungen die extrem unterschiedlichen Symptome der multiplen Sklerose insbesondere in den frühen Stadien imitieren.

Verwandte Krankheitsbilder

Umfrageergebnisse lassen vermuten, dass 64% der MS-Patienten Naturheilverfahren nutzen [1]. Entspannungstechniken, Homöopathie, pflanzliche Heilmittel und Diätbehandlungen sind die am häufigsten genutzten Methoden. In unserer Umfrage bei Organisationen der komplementären Medizin (s. S. 3) wurden folgende Therapien empfohlen: Aromatherapie, Hypnotherapie, Massage, Reflexzonenmassage und Yoga.

Nutzung von Naturheilverfahren

Feldenkrais-Methode

Klinische Evidenz

In einer kleinen (n=20) Crossover-RKS wurden MS-Patienten entweder Feldenkrais- oder Pseudobehandlungen für 8 Wochen zugeteilt [2]. Die Patienten berichteten über eine Verringerung von Stress und Angstgefühlen nach der Feldenkrais-Behandlung im Vergleich zur Scheinbehandlung.

Imagination (Bilderleben)

Eine RKS mit ambulanten MS-Patienten untersuchte Imaginationstechniken im Vergleich zu keiner Behandlung [4]. Ihre Ergebnisse zeigten eine signifikante Verringerung der momentanen Angst, aber keine Änderungen der Depression oder der mit MS assoziierten körperlichen Symptome.

Magnetfeldtherapie

Es liegen 2 scheinbehandlungskontrollierte RKS zur Magnetfeldtherapie gegen MS-Symptome vor [5, 6]. Eine Studie (n=38) zeigte eine Verbesserung der Spastik, aber nicht der anderen Symptome [5]. Die andere Studie fand signifikante Verbesserungen in der kombinierten Beurteilung von Blasenkontrolle, kognitiver Leistung, Erschöpfungsgrad, Beweglichkeit, Spastik und Sehfähigkeit. Es wurde jedoch keine Änderung in der Gesamtsymptomskala gefunden. Einige Patienten hatten zu Beginn der Behandlung vermehrt Kopfschmerzen [8].

Massage

Insgesamt 24 MS-Patienten wurden neben der Standardversorgung für entweder eine regelmäßige Massagetherapie oder keine Behandlung randomisiert [7]. Am Ende einer 5-wöchigen Behandlungsphase wies die erste Gruppe signifikant weniger Angst und geringere Depressionen auf. Darüber hinaus hatten diese Patienten an Selbstachtung, Körperbewusstsein und sozialen Fähigkeiten gewonnen.

Nahrungsergänzungsmittel

Epidemiologische Studien (z. B. [10]) lassen eine Effektivität von **Linolsäure** bei MS vermuten. In der ersten RKS wurden 87 MS-Patienten für die Einnahme von Supplementen aus Mischungen pflanzlicher Öle (2-mal täglich für 2 Jahre) randomisiert. Diese enthielten entweder insgesamt 17,2 g Linolat oder 7,6 g Oleat (Kontrolle) [11]. Die Ergebnisse deuten auf einen höheren Schweregrad der klinischen Rezidive bei denjenigen Patienten hin, die Oleat einnahmen, im Vergleich zu den Patienten, die Linolat zu sich nahmen.

Die zweite Studie [12] umfasste 116 MS-Patienten in einer RKS zu mehrfach ungesättigten Fettsäuren, die 2 Jahre lang eingenommen wurden. Die Patienten wurden randomisiert einer von 4 Gruppen zugeteilt. Zwei Gruppen erhielten Linolsäure, entweder als Brotaufstrich (23 g Linolsäure) oder in Gelatinekapseln (2,92 g Linolsäure und 0,34 g γ-Linolsäure). Zwei Kontrollgruppen erhielten Ölsäure (täglich 16 g oder 4 g). Der Grad der klinischen Zustandsverschlechterung und die Häufigkeit der Anfälle zeigten keine Unterschiede zwischen den behandelten und den Kontrollgruppen. Die Exazerbationen waren bei den Patienten, die die höhere Dosis Linolsäure erhielten, im Vergleich zu den Kontrollen minimal kürzer und weniger schwer.

In der dritten RKS [13] wurden 96 Patienten für entweder 17 g Linolsäure/Tag oder 21 g Ölsäure/Tag randomisiert. Die Studienergebnisse zeigten keinen therapeutischen Nutzen während der 30-monatigen Einnahme von Linolsäure.

Eine RKS untersuchte die Effekte von **Eicosapentaen-** (EPS) und **Docosahexaensäure** (DHS) auf die Symptome von MS-Patienten [14]; 312 Patienten wurden zur Einnahme von täglich 20 Kps. Fischöl mit einem Gehalt von 18% EPS und 12% DHS oder von 20 Kps. Olivenöl randomisiert. In der behandelten Gruppe verschlimmerte sich der Zustand von 66 Patienten, bei 79 blieb er gleich oder verbesserte sich. In der Kontrollgruppe verschlimmerte er sich bei 82 Patienten, während er bei 65 gleich blieb oder sich besserte. Diese Unterschiede waren statistisch nicht signifikant.

Neuraltherapie

Die Behandlung wurde in einer kleinen (n=21) doppelblinden RKS im Vergleich zu Placebo getestet [8]. Eine signifikant größere Patientenzahl zeigte in der aktiv behandelten Gruppe Besserungen im Vergleich zur

Kontrollgruppe, wie anhand der validierten Ergebnisskalen zur Messung subjektiver Symptome bestimmt wurde.

Pflanzliche Heilmittel

Derzeit wird vermutet, dass **Cannabis** (Cannabis sativa) die Spastik bei MS-Patienten verringert, jedoch ist die Evidenz hauptsächlich anekdotischer Art (z. B. [3]). Für keine anderen pflanzlichen Heilmittel wurde Wirksamkeit bei MS beschrieben.

Reflexzonenmassage

Insgesamt 71 MS-Patienten wurden für entweder eine 11 Wochen lang andauernde regelmäßige (Fuß-)Reflexzonenmassage oder eine unspezifische (Schein-)Massage der Wade randomisiert [9]. Signifikante Verbesserungen wurden in Bezug auf Parästhesien, Symptome der Harnwege, Muskelkraft und Spastik beobachtet.

Es gibt einige ermutigende Evidenz dafür, dass verschiedene Naturheilverfahren die Symptome der multiplen Sklerose lindern können. Da sie nicht mit Risiken verbunden sind, können sie zur Anwendung bei Patienten, die gerne naturheilkundlich behandelt werden möchten, gut geheißen werden. Vermutlich werden sie am besten als begleitende Therapien genutzt. Ob Nahrungsergänzungsmittel wie Linolsäure den Verlauf der Krankheit verzögern, ist derzeit unklar. Im Vergleich zu konventionellen Behandlungen könnten Naturheilverfahren zur Steigerung der Lebensqualität von MS-Patienten nützlich sein. Keines der Verfahren bietet Heilungsaussichten (❑ Tabelle 5.55).

Bewertung

Literatur

1. Winterholler M, Erbguth F, Neudorfer B (1997) Use of alternative medicine by patients with multiple sclerosis – users characterization and patterns of use. Fortschr Neurol Psychiatr 65: 555–561
2. Johnson SK, Frederick J, Kaufman M et al. (1999) A controlled investigation of body work in multiple sclerosis. J Alt Compl Med 5: 237–243
3. Brenneisen R, Egli A, Elsohly MA, Henn V, Spiess Y (1996) The effect of orally and rectally administered Ä-tetrahydrocannabinol on spasticity: a pilot study with 2 patients. Int J Clin Pharmacol Therapeut 34: 446–452
4. Maguire BL (1996) The effects of imagery on attitudes and moods in multiple sclerosis patients. Alt Ther Health Med 2: 75–79
5. Nielson JF, Sinkjaer T, Jakobsen J (1996) Treatment of spasticity with repetitive magnetic stimulation; a double-blind placebo-controlled study. Multiple Sclerosis 2: 227–232
6. Richards TL, Lappin MS, Acosta-Urquidi J et al. (1997) Double-blind study of pulsing magnetic field effects on multiple sclerosis. J Alt Compl Med 3: 21–29
7. Hernandez-Reif M, Field T, Scafidi F et al. (1998) Multiple sclerosis patients benefit from massage therapy. J Bodywork Movement Ther 2: 168–174
8. Gibson RG, Gibson SLM (1999) Neural therapy in the treatment of multiple sclerosis. J Alt Compl Med 5: 543–552
9. Siev-Ner I, Gamus D, Lermer-Gevea L et al. (1997) Reflexology treatment relieves the symptoms of multiple sclerosis: a randomized controlled study. Focus Alt Compl Ther 2: 196

◘ Tabelle 5.55. Zusammenfassung der klinischen Evidenz für multiple Sklerose

Therapie	Gewichtung der Evidenz	Richtung der Evidenz	Schwerwiegende Sicherheitsbedenken
Feldenkrais-Methode	0	⬈	Nein (s. S. 94)
Imagination	0	⬈	Nein (s. S. 95)
Magnetfeldtherapie	00	⬈	Nein (s. S. 95)
Massage	0	⬈	Nein (s. S. 77)
Nahrungsergänzungsmittel			
Linolsäure	00	⇨	Nein
Eicosapentaensäure/Docosahexaensäure	0	⇩	Nein
Neuraltherapie	0	⬈	Ja (s. S. 95)
Pflanzliche Heilmittel: Cannabis	0	⇨	Ja (s. S. 5)
Reflexzonenmassage	0	⇧	Nein (s. S. 86)

0 gering; 00 mittel; ⇧ eindeutig positiv; ⬈ tendenziell positiv; ⇨ unklar; ⇩ eindeutig negativ.

10. Agranoff BW, Goldberg D (1974) Diet and the geographical distribution of multiple sclerosis. Lancet 2: 1061–1066
11. Millar JHD, Zilkha KJ, Langman MJS et al. (1973) Double-blind trial of linoleate supplementation of diet in multiple sclerosis. Br Med J 1: 765–768
12. Bates D, Fawcett PRW, Shaw DA et al. (1978) Polyunsaturated fatty acids in treatment of acute remitting multiple sclerosis. Br Med J 2: 1390–1391
13. Paty DW (1983) Double-blind trial of linoleic acid in multiple sclerosis. Arch Neurol 40: 693–694
14. Bates D, Cartlidge NEF, French JM et al. (1989) A double-blind controlled trial of long chain n-3 polyunsaturated fatty acids in the treatment of multiple sclerosis. J Neurol Neurosurg Psychiatr 52: 18–22

Nackenschmerzen

Definition

Es handelt sich um Schmerzen in der Halsregion, die sich auch auf Schulter und Arm erstrecken können. Die Symptome können auf ein weites Spektrum an Ursachen zurückzuführen sein, bedingt durch Muskeln, Gelenke, Bandscheiben, Bänder oder degenerative Erkrankungen. Nackenschmerzen können auch bei diffusen Bindegewebeerkrankungen auftreten, etwa bei rheumatoider Arthritis, mit Spondylitis assoziierter Arthritis und einer Reihe weiterer systemischer Krankheiten.

Umfrageergebnissen aus den USA zufolge [1] haben 57% der Patienten mit Nackenschmerzen in den zurückliegenden 12 Monaten Naturheilverfahren genutzt, 2/3 davon haben einen Arzt aufgesucht. Häufig werden manuelle Therapien genutzt, ebenso Akupunktur. Etwa 30% der chiropraktischen Behandlung betreffen Patienten mit dem Primärproblem »Nackenschmerzen«.

Nutzung von Naturheilverfahren

Akupunktur

Ungeachtet klinischer Berichte, dass Nackenschmerzen gut auf Akupunktur ansprechen, liefert ein systematischer Review über RKS (Übersicht 5.38) keine Evidenz, die eine Überlegenheit über Placebo zeigt. Eine nachfolgende RKS mit 40 Patienten ergab, dass Akupunktur an den korrekten Punkten in Bezug auf einige Zielgrößen besser wirkte als Akupunktur an nicht korrekten Punkten. Allerdings sind die Ergebnisse nicht ganz eindeutig, da auch eine Wärmebehandlung durchgeführt wurde [2].

Klinische Evidenz

Elektromagnetfeldtherapie

Es gibt einige Evidenz aus einem systematischen Review über RKS einer Forschergruppe für die Effektivität dieser Behandlungsform (Übersicht 5.39), Bestätigung durch andere Zentren ist aber notwendig.

Übersicht 5.38.

Systematischer Review zu Akupunktur bei Nackenschmerzen; Rheumatology 38: 143–147 (1999)
- 14 RKS mit 724 Patienten mit Nackenschmerzen aus unterschiedlichen Ursachen
- 7 Studien von guter Qualität
- Akupunktur war besser als Warteliste (eine Studie), im Vergleich zu Physiotherapie gleich gut oder überlegen (3 Studien) und ohne Unterschied im Vergleich zu Placeboakupunktur (4 von 5 Studien)
- **Schlussfolgerung:** keine Evidenz dafür, dass Akupunktur Placebo überlegen ist

---

Übersicht 5.39.

Systematischer Review zu (gepulster) Elektromagnetfeldtherapie bei Nackenschmerzen; Cochrane Library (1998)
- 2 RKS mit 60 Personen
- Beide von guter Qualität
- Kurzzeitige Schmerzreduktion im Vergleich zu Placebo, nicht mehr bei Folgeuntersuchung nach 6 Wochen
- Daten ungenügend für eine Abschätzung der Effektgröße

Niedrigdosierte Lasertherapie

Ein systematischer Review und eine Metaanalyse (Übersicht 5.40) fanden keinen Effekt einer niedrigdosierten Lasertherapie.

Übersicht 5.40.

Metaanalyse zu niedrigdosierter Lasertherapie bei Nackenschmerzen; Cochrane Library (1998)
- 3 RKS mit 138 Patienten
- Mäßige Qualität
- Daten zusammengefasst, um die Effektgröße der verbesserten Beweglichkeit abzuschätzen; diese betrug 0,8 (Konfidenzintervall: −4,07 bis 9,67)
- **Schlussfolgerung:** nicht besser als Placebo

Wirbelsäulenmanipulation

Ein systematischer Review (Übersicht 5.41) war in seinen Schlussfolgerungen vorsichtig, da viele RKS die Manipulation in Verbindung mit anderen Therapien nutzten.

Von 3 späteren RKS fand eine mit 323 Patienten mit entweder Rücken- oder Nackenschmerzen im Verlauf von 12 Monaten in Bezug auf das Ergebnis oder die Kosten keinen Unterschied zwischen Physiotherapie und chiropraktischer Manipulation [3]. Bei der zweiten wurde bei 119 Patienten die Manipulation mit einem intensiven Training der Halsmuskeln und mit Physiotherapie verglichen [4]. Alle Gruppen zeigten Besserungen im Verlauf von 12 Monaten, ohne Unterschiede zwischen den Gruppen. In einer dritten RKS mit 76 Personen mit Nacken- oder Rückenschmerzen wurde eine Überlegenheit der Wirbelsäulenmanipulation gegenüber Akupunktur und entzündungshemmender Medikation postuliert [5]. Aufgrund erheblicher praktischer Schwierigkeiten in der Durchführung der Studie müssen die Ergebnisse aber als unzuverlässig eingestuft werden. Somit gibt es zwar Evidenz dafür, dass bei Nackenschmer-

---

Übersicht 5.41.

Systematischer Review zu Wirbelsäulenmanipulation und Mobilisierung bei Nackenschmerzen; Br Med J 313: 1291–1296 (1996)
- 9 RKS mit 508 Patienten
- Qualität wechselhaft, von gering bis gut
- 2 RKS zu alleiniger manueller Behandlung – eine positiv, eine negativ
- 7 RKS zu manueller Therapie in Kombination mit anderen Interventionen insgesamt positiv; die zusammengefasste Effektgröße zur Schmerzreduktion betrug −0,6 (Konfidenzintervall: −0,9 bis −0,4)
- Aufgrund ungenügender Daten keine Schlussfolgerung angegeben

zen kombinierte physikalische Ansätze, zu denen auch die Wirbelsäulen-manipulation gehört, effektiv sind, jedoch reicht sie für eine Empfehlung für Wirbelsäulenmanipulation als alleinige Therapie nicht aus.

Konventionelle Methoden zur Behandlung von Nackenschmerzen wer-den entweder nur von wenig Evidenz gestützt (Physiotherapie, Halskra-gen) oder können ernsthafte Nebenwirkungen haben (z. B. nichtstero-idale Entzündungshemmer). Komplementäre Therapien sind aus die-sem Grund potenziell wichtig, werden aber auch nicht besser durch Evi-denz zu ihrer Effektivität abgesichert. Die Daten zur Elektromagnetthe-rapie sehen vielversprechend aus; die Methode steht aber nicht verbrei-tet zur Verfügung. Wirbelsäulenmanipulation erscheint möglicherweise wirksam, ist aber bereits mit schwerwiegenden Nebenwirkungen, darun-ter Schlaganfälle und Todesfälle, verbunden gewesen; deren Häufigkeit ist gering, aber nicht genau bekannt. Somit ist die Sicherheit einer Wirbel-säulenmanipulation im Vergleich zu derjenigen von nichtsteroidalen Ent-zündungshemmern nicht genau abzuschätzen und bleibt der eigenen Be-urteilung überlassen. Da Akupunktur des Nackens mit dem Risiko eines Pneumothorax assoziiert ist, kann sie nur bei Durchführung durch einen geübten Therapeuten empfohlen werden (◘ Tabelle 5.56).

Bewertung

◘ **Tabelle 5.56.** Zusammenfassung der klinischen Evidenz für Nackenschmerzen

Therapie	Gewichtung der Evidenz	Richtung der Evidenz	Schwerwiegende Sicherheitsbedenken
Akupunktur	00	↘	Ja (s. S. 34)
Elektromagnetfeldtherapie	0	⇧	Nein
Niedrigdosierte Lasertherapie	00	⇩	Nein
Wirbelsäulenmanipulation	00	↗	Ja (s. S. 55, 83)

0 gering; 00 mittel; ⇧ eindeutig positiv; ↗ tendenziell positiv; ↘ tendenziell negativ; ⇩ eindeutig negativ.

Literatur

1. Eisenberg DM, Davis R, Ettner SL et al. (1998) Trends in alternative medicine use in the United States, 1990–1997. JAMA 280: 1569–1575
2. Birch S, Jamison RN (1998) Controlled trial of Japanese acupuncture for chronic myofascial neck pain: assessment of specific and nonspecific effects of treatment. Clin J Pain 14: 248–255
3. Skargren EI, Oberg BE, Carlsson PG, Gade M (1997) Cost and effectiveness analysis of chiropractic and physiotherapy treatment for low back and neck pain. Six-month follow-up. Spine 22: 2167–2177
4. Jordan A, Bendix T, Nielsen H et al. (1998) Intensive training, physiotherapy, or manipulation for patients with chronic neck pain. A prospective, single-blinded, randomized clinical trial. Spine 23: 311–318
5. Giles LG, Muller R (1999) Chronic spinal pain syndromes: a clinical pilot trial comparing acupuncture, a nonsteroidal anti-inflammatory drug, and spinal manipulation. J Manip Physiol Ther 22: 376–381

Obstipation

Synonyme	Konstipation, Stuhlverstopfung, Verstopfung
Definition	Ein durch unregelmäßige oder unvollständige Darmentleerung gekennzeichnetes Krankheitsbild
Nutzung von Naturheilverfahren	Zur Behandlung der Obstipation werden häufig pflanzliche Heilmittel eingesetzt.

Klinische Evidenz

Akupunktur

Über einen Kontroll- und einen Behandlungszeitraum von 3 Wochen wurden 8 Patienten untersucht [1]. Sechs Akupunkturbehandlungen wurden durchgeführt, wobei elektrisch mit 10 Hz stimulierte Nadeln verwendet wurden. Es traten keine signifikanten Unterschiede bezüglich Stuhlfrequenz und Kolonpassagezeit zwischen Kontroll- und Behandlungsperioden auf.

Biofeedback

Eine Reihe von RKS haben die Effektivität von Biofeedback bei Erwachsenen und Kindern untersucht (◘ Tabellen 5.57 und 5.58). Diese Studien lassen alle vermuten, dass Biofeedback zur Behandlung der Obstipation positive Effekte hat. Eine Studie weist darauf hin, dass Biofeedback eine effektive Langzeitbehandlung für erwachsene Patienten ist [2], wohingegen eine weitere [3] darüber berichtet, dass bei Kindern die Langzeitheilungsraten nicht höher sind als nach konventioneller Behandlung.

⬛ Tabelle 5.57. RKS zum Biofeedback für erwachsene Patienten mit Obstipation

Literatur	Stichproben-größe	Interventionen (Behandlungsvorgabe)	Ergebnis	Bemerkungen
Am J Gastroenterol 89: 1021–1026 (1994)	20	– Elektromyographiebio-feedbacktraining (EBT) – Ballonbiofeedback (1-mal wöchentlich für 8 Wochen)	EBT ist Ballonbiofeedback in der Gesamtverbesserung überlegen	Es wurde ange-raten, zu Hause zu üben; kleine Stichproben-größe
Gut 37: 95–99 (1995)	60	– Muskeltraining und Elektromyographiebio-feedbacktraining (EBT; 1- bis 7-mal) – Muskeltraining (1- bis 4-mal)	Durch Muskeltraining und EBT Besserung bei 14 von 31 Patienten, durch Muskel-training bei 12 von 28 Patienten; Verringerung der für die Stuhlentleerung er-forderlichen Zeit im Vergleich zum Ausgangswert beim Muskeltraining	Ähnliche Ergebnisse in beiden Behand-lungsgruppen
Dis Colon Rectum 40: 889–895 (1997)	26	– Analmanometrie-biofeedback (1- bis 2-mal wöchentlich, lich, maximal 10-mal) – Sphinkterelektromyo-graphiebiofeedback-training (Sphinkter-EBT; 1- bis 2-mal wöchentlich, maximal 10-mal)	Stuhlfrequenz in beiden Gruppen erhöht	Keine signifikan-ten Unterschiede zwischen den Gruppen in Bezug auf die Effektivität
Dis Colon Rectum 42: 1388–1393 (1999)	36	– Intraanales Elektromyo-graphiebiofeedback-training (EBT) – EBT + intrarektales Ballontraining – EBT + Heimübungen – EBT, Ballontraining und Heimübungen	Darmbewegung in allen Gruppen, außer bei EBT + Heimübungen, im Vergleich zum Ausgangswert signifikant vermehrt	Keine genaue Beschreibung des Behandlungs-regimes

◻ Tabelle 5.58. RKS zum Biofeedback für Kinder mit Obstipation

Literatur	Stichproben-größe	Interventionen (Behandlungsvorgabe)	Ergebnis	Bemerkungen
J Pediatr 116: 214–222 (1990)	43	– Elektromyographiebio-feedbacktraining (EBT; 1-mal wöchentlich, maximal 6-mal) + konventionelle Behandlung (Magnesia-milch und Ballaststoffe) für 6 Monate – Konventionelle Behandlung	EBT + konventionelle Be-handlung ist alleiniger konventioneller Behandlung in Bezug auf die Defäka-tionsdynamik überlegen	Ballondefäkation besserte sich bei den Patienten, die normale Defäkations-dynamik lernten, nicht
Lancet 348: 776–778 (1996)	192	– Biofeedback + konventio-nelle Behandlung (Diät-beratung, Toiletten-training, Abführmittel; 5-mal in 6 Wochen) – Konventionelle Behandlung	Biofeedback + konventionelle Behandlung ist alleiniger konventioneller Behandlung in Bezug auf Defäkations-dynamik überlegen Gruppen	Bei Nachbe-obachtung nach einem Jahr kein Unterschied zwischen den
Ann Behav Med 20: 70–76 (1998)	87	– Elektromyographiebio-feedbacktraining (EBT) + Toilettentraining, Abführ-mittel und Klistiere – Toilettentraining + Abführmittel und Klistiere – Konventionelle Behandlung (Magnesia-milch, Sennasirup, Klistiere)	EBT + Toilettentraining, Abführmittel und Klistiere sowie Toilettentraining + Abführmittel und Klistiere sind der konventionellen Behandlung in Bezug auf Ver-schmutzungen überlegen; Toilettentraining + Abführ-mittel und Klistiere ist EBT + Toilettentraining, Abführmittel und Klistiere sowie der konventionellen Behandlung in Bezug auf den Gebrauch von Abführmitteln und Kosten überlegen	Patienten wurden nach Behandlungs-beginn 3 Monate lang überwacht

Massage

Die Evidenz für Massage des Abdomens wurde in einem systematischen Review überprüft (Übersicht 5.42). Bedenken beziehen sich auf die Hete-rogenität der Studien in Bezug auf das Studiendesign, die Patientengrup-pen und die Art der verwendeten Massage. Der Review kommt zu dem vorsichtigen Schluss, dass Abdominalmassage eine vielversprechende Be-handlungsoption bei dieser Indikation sein könnte.

> **Übersicht 5.42.**
>
> Systematischer Review zu Massage des Abdomens bei Obstipation;
> Forsch. Komplementärmed. 6: 149–151 (1999)
> - Eine RKS und 3 KKS mit 101 Patienten
> - Studienqualität gering
> - 2 KKS berichten über eine Verbesserung der Stuhlfrequenz
>   und -beschaffenheit, dies wird von den Daten einer RKS nicht
>   gestützt
> - Schlussfolgerungen sind aufgrund der geringen Zahl und der
>   schlechten Qualität der verfügbaren Studien nur begrenzt
>   möglich

Pflanzliche Heilmittel

Ein pflanzliches Kombinationspräparat, das **Aloe vera,** Flohsamen und
Schöllkraut enthält, wurde in einer doppelblinden RKS untersucht [4];
35 Patienten erhielten entweder 28 Tage lang täglich bis zu 3 Kps. (1,5 g)
des Pflanzenpräparats oder Placebo. Es kam zu einer signifikanten Zunahme der Darmbewegungen in der Behandlungsgruppe im Vergleich
zum Ausgangswert, die sich aber nicht von einer Placebowirkung unterschied. Insgesamt gaben signifikant mehr Patienten der Behandlungsgruppe als der Placebogruppe an, dass es ihnen besser gehe.

Eine RKS untersuchte die Effekte einer flüssigen **ayurvedischen Pflanzenmischung** (Misrakasneham), die Clitoria ternata (Schmetterlings-
wicke), Gelbwurz und Weinrebe, ebenso wie Rhizinusöl enthält, in der
Behandlung opiatinduzierter Obstipation [5]; 50 Krebspatienten erhielten 14 Tage lang entweder täglich die ayurvedische Pflanzenmischung
oder bis zu 360 mg aufgereinigten Sennaextrakt. 17 von 20 Patienten, die
in der Ayurvedagruppe die Studie abschlossen, hatten eine zufriedenstellende Darmmotilität im Vergleich zu 11 von 16 in der Sennagruppe. Es gab
keine signifikanten Unterschiede zwischen den Gruppen.

Eine doppelblinde RKS untersuchte die Effektivität von **Flohsamen**
bei chronischer Verstopfung bei 20 Patienten, von denen 10 ein assoziiertes Reizdarmsyndrom hatten [6]. Die Patienten erhielten einen Monat
lang entweder 20 g Flohsamenextrakt (Plantago ovata) oder Placebo. Die
Anzahl der Stühle pro Woche und das Fäkalgewicht nahmen in der behandelten Gruppe im Vergleich zum Ausgangswert signifikant zu, in der
Placebogruppe wurden keine Änderungen festgestellt.

Reflexzonenmassage

Insgesamt 130 Frauen im postoperativen Zustand wurden für eine tägliche 15-minütige Behandlung mit entweder Reflexzonenmassage, Bein-
/Fußmassage oder Gesprächen randomisiert, der Behandlungszeitraum
betrug 5 Tage [7]. Es gab keine signifikanten Unterschiede zwischen den

Gruppen in der Stuhlfrequenz nach der Behandlungsperiode und während der 4-tägigen Nachbeobachtung.

Weitere Therapien

Eine KKS untersuchte die akute Wirkung von sulfathaltigem **Mineralwasser** (2754 mg/l) auf die Darmmotilität und die Stuhlbeschaffenheit [8]; 43 gesunde Freiwillige erhielten entweder 500 ml Mineralwasser oder Leitungswasser (29 mg Sulfat/l). Es wird über signifikante positive Effekte in Bezug auf die Zeit bis zur Darmentleerung und die Stuhlkonsistenz zugunsten von Mineral- im Vergleich zu Leitungswasser berichtet.

Häufig wird die **Kolonirrigation** bei Obstipation propagiert, aber es gibt keine Studiendaten, und das Risiko-Nutzen-Verhältnis ist unklar.

Bewertung

Die Evidenz für die Kurzzeiteffektivität von Biofeedback ist überzeugend. Zieht man seine relative Sicherheit und die Risiken einer konventionellen Langzeitbehandlung in Betracht, ist es eine vernünftige Option für Patienten mit Verstopfung. Bei Erwachsenen gibt es keine konkrete Evidenz für seine Langzeitwirkung, allerdings ist auch die konventionelle Behandlung häufig auf eine nur kurzzeitige Erleichterung begrenzt. Bei Kindern spricht die Evidenz für eine positive Wirkung der Kombination von Biofeedback und konventioneller Behandlung, es scheint aber nur einen geringen Langzeitnutzen zu geben. Ermutigende Evidenz liegt für Massage des Abdomens vor, und in Anbetracht ihrer relativen Sicherheit kann sie für einige Patienten sinnvoll sein. Bei weiteren Behandlungsoptionen reicht die Evidenz für eine gesicherte Beurteilung nicht aus (◘ Tabelle 5.59).

◘ Tabelle 5.59. Zusammenfassung der klinischen Evidenz für Obstipation

Therapie	Gewichtung der Evidenz	Richtung der Evidenz	Schwerwiegende Sicherheitsbedenken
Akupunktur	0	⇩	Ja (s. S. 34)
Biofeedback	000	⇧	Nein (s. S. 49)
Massage	00	⬈	Nein (s. S. 77)
Pflanzliche Heilmittel			
Aloe vera	0	⬈	Ja (s. S. 102)
Ayurveda	0	⬈	Ja (s. S. 74)
Flohsamen	0	⬈	Ja (s. S. 204)
Reflexzonenmassage	0	⇩	Nein (s. S. 86)

0 gering; 00 mittel; 000 hoch; ⇧ eindeutig positiv; ⬈ tendenziell positiv; ⇩ eindeutig negativ.

Literatur

1. Klauser AG, Rubach A, Bertsche O, Müller-Lissner SA (1993) Body acupuncture: effect on colonic function in chronic constipation. Zeitschr für Gastroenterologie 31: 605–608
2. Chiotakakou-Faliakou E, Kamm MA, Roy AJ, Storrie JB, Turner IC (1998) Biofeedback provides long term benefit for patients with intractable, slow and normal transit constipation. Gut 42: 517–521
3. Loening-Baucke V (1995) Biofeedback treatment for chronic constipation and encopresis in childhood: long-term outcome. Pediatrics 96: 105–110
4. Odes HS, Madar Z (1991) A double-blind trial of a celandin, aloe vera and psyllium laxative preparation in adult patients with constipation. Digestion 49: 65–71
5. Ramæsh PR, Kumar KS, Rajagopal MR, Balachandran P, Warrier PK (1998) Managing morphine-induced constipation: a controlled comparison of an Ayurvedic formulation and senna. J Pain Symptom Manage 16: 240–244
6. Tomás-Ridocci M, Añón R, Minguez M et al. (1992) Eficacia del Plantago ovata como regulador del tránsito intestinal. Estudio doble ciego comparativo frente a placebo. Rev Esp Enf Digest 82: 17–22
7. Kesselring A, Spichiger E, Müller M (1998) Fussreflexzonenmassage. Pflege 11: 213–218
8. Gutenbrunner C, Gundermann G (1998) Kontrollierte Studie über die abführende Wirkung eines Heilwassers. Z Allg Med 74: 648–651

Weiterführende Literatur

Moriarty KJ, Irving MH (1992) Constipation. Br Med J 304: 1237–1240 (Review, bietet zuverlässige Informationen zur Einordnung und Behandlung von Obstipation)

Prämenstruelles Syndrom

Synonyme	PMS, prämenstruelle Spannung, prämenstruelle Verstimmung, prämenstruelles Verstimmungssyndrom

Definition

Regelmäßiges Auftreten von physischen, psychologischen und Verhaltenssymptomen in der Gelbkörperphase des menstruellen Zyklus, die innerhalb weniger Tage nach dem Einsetzen der Menstruation verschwinden und die die gewöhnliche persönliche und berufliche Funktionsfähigkeit unterbrechen

Nutzung von Naturheilverfahren

Umfragen aus den USA und England berichten, dass die bei an PMS leidenden Frauen beliebtesten Naturheilverfahren körperliches Training, Vitamine/Nahrungsergänzungsmittel, Meditation, Massage, Homöopathie und Chiropraktik sind [1, 2].

Klinische Evidenz

Biofeedback

In 2 RKS mit identischem Studienbericht wurde bei 30 Frauen ein Vaginaltemperatur-Feedback (12 wöchentliche Sitzungen) mit keiner Behandlung verglichen [3]. Biofeedback soll sowohl die physiologischen als auch die affektiven Symptome gelindert haben. Mehrere Unzulänglichkeiten im Verfahren und Diskrepanzen in der Darstellung dieser Studien lassen aber an der Validität der Ergebnisse zweifeln.

Entspannungstechniken

Progressive Muskelentspannung (2-mal wöchentlich für 2 Monate) linderte die physischen PMS-Symptome in einer RKS (n=46) im Vergleich zu Kontrollinterventionen, wie Lesen und Aufzeichnen der Symptome [11]. Bei Frauen mit schwerer Symptomatik gab es auch Besserungen der emotionalen Symptome.

Homöopathie

Zwei doppelblinde, placebokontrollierte RKS zur klassischen Homöopathie wurden durchgeführt. In der ersten Studie führten strenge Ausschlusskriterien dazu, dass die Stichprobe für aussagekräftige Ergebnisse zu klein war (n=10) [7]. Die andere Studie beobachtete 105 Patientinnen 3 Monate lang [8]. Am Ende waren die Symptommesswerte in der Homöopathiegruppe signifikant niedriger. Hier wurden auch weniger Beruhigungs- und Schmerzmittel gebraucht und weniger Arbeitstage verloren als in der Placebogruppe.

Massage

Eine RKS (n=24) zur Massagetherapie für Frauen mit prämenstrueller Verstimmung berichtete über Besserungen der Symptome unmittelbar nach den Massagesitzungen und einen Monat nach der Behandlung. Die

Stimmungssymptome, die bei der prämenstruellen Verstimmung zentral sind, waren aber nach einem Monat nicht signifikant gesenkt. Als Kontrolle wurden Entspannungstechniken genutzt, Analysen im Gruppenvergleich wurden aber nicht durchgeführt [9].

Nahrungsergänzungsmittel

In 2 doppelblinden RKS wurde gezeigt, dass eine **Kalzium**supplementation bei den meisten Arten von PMS-Symptomen Placebo überlegen ist (◼ Tabelle 5.60). Die zweite dieser Studien ist in Bezug auf Umfang und Strenge eindrucksvoll und liefert vielversprechende Evidenz zugunsten von Kalzium.

Zwei kleine doppelblinde RKS zur **Magnesium**supplementation haben einen besseren Nutzen als Placebo erkennen lassen (◼ Tabelle 5.61). Die Symptome, die sich besserten, waren aber in jeder Studie unterschiedlich, und die Daten sind nicht überzeugend.

◼ **Tabelle 5.60.** Doppelblinde RKS zu Kalzium bei prämenstruellem Syndrom

Literatur	Stichproben-größe	Interventionen (Behandlungsvorgabe)	Ergebnis	Bemerkungen
J Gen Intern Med 4: 183–189 (1989)	33	– Kalzium (1000 mg/Tag für 3 Monate) – Placebo	Kalzium in Bezug auf 3 von 4 Symptomuntergruppen überlegen	Crossover-Studie; hohe Abbruchsrate, Non-Compliance
Am J Obstet Gynecol 179: 444–452 (1998)	466	– Kalzium (1200 mg/Tag für 3 Monate) – Placebo	Kalzium in Bezug auf alle Symptomuntergruppen überlegen	Studie rigoros durchgeführt, aber nicht alle anderen Behandlungsformen ausgeschlosse

◼ **Tabelle 5.61.** Placebokontrollierte, doppelblinde RKS zu Magnesium bei prämenstruellem Syndrom

Literatur	Stichproben-größe	Interventionen (Behandlungsvorgabe)	Ergebnis	Bemerkungen
Obstet Gynecol 78: 177–181 (1991)	28	– Magnesium (360 mg/Tag für 2 Monate) – Placebo	Magnesium ist insgesamt und in Bezug auf das Symptom »negative Grundstimmung« überlegen	Ungewöhnliches Fehlen einer Placeboantwort
J Wom Health 7: 1157–1165 (1998)	38	– Magnesium (200 mg/Tag für 2 Monate) – Placebo	Magnesium nur in Bezug auf Flüssigkeitseinlagerung überlegen	Crossover-Studie; andere Behandlungen zugelassen

Kalium wurde als Therapie in einer nichtrandomisierten, placebokontrollierten Studie untersucht [13]. Die Ergebnisse zeigten keine Wirkung auf PMS-Symptome oder die prämenstruelle Gewichtszunahme.

Die RKS-Evidenz für **Vitamin B6** wurde in 2 systematischen Reviews untersucht. Einer kam zu dem Schluss, dass keine Evidenz für die Effektivität vorliegt [14]. Der andere fasste die Daten statistisch zusammen und berichtete über einen größeren Effekt als Placebo in Bezug auf die Gesamtsymptome und die prämenstruelle Depression, warnte aber, dass Schlussfolgerungen aufgrund der geringen Qualität der meisten Studien nur begrenzt möglich sind (Übersicht 5.43). Die Autoren wiesen darauf hin, dass Dosen von >100 mg/Tag wegen neurologischer Nebenwirkungen nicht gerechtfertigt sind.

Vitamin E wurde in 2 doppelblinden, placebokontrollierten RKS untersucht [15, 16]. Obgleich beide für einige PMS-Symptome positive Ergebnisse aufweisen, ist die Gesamtevidenz unklar.

Pflanzliche Heilmittel

Für **Mönchspfeffer**extrakt (Vitex agnus-castus) gibt es mehrere unkontrollierte Studien mit positiven Ergebnissen, darunter eine große (n=1634) Studie, bei der 81% der Behandelten ihre eigenen Symptome als »stark gebessert« einstuften [4]. Die Ergebnisse zweier doppelblinder RKS (◘ Tabelle 5.62) deuten aber nicht darauf hin, dass Mönchspfefferextrakt ein effektives Mittel ist.

Ein systematischer Review zu **Nachtkerzenöl** (Oenothera bieenis) umfasste unkontrollierte wie auch randomisierte, placebokontrollierte Studien (Übersicht 5.44). Keine der Studien wies große Stichproben auf. Aus der vorliegenden Evidenz wurde die Schlussfolgerung gezogen, dass Nachtkerzenöl – wenn überhaupt – bei PMS nur von geringem Nutzen ist.

Ginkgo (Ginkgo biloba) wurde in einer doppelblinden, placebokontrollierten RKS mit 163 Frauen untersucht (160 mg/Tag für 2 Monate) [5]. Die Ergebnisse ließen vermuten, dass er gegen Brustschmerzen hilfreich sein kann, aber nicht gegen andere PMS-Symptome.

Übersicht 5.43.

Metaanalyse zu Vitamin B6 bei prämenstruellem Syndrom; Br Med J 318: 1375–1381 (1999)

- 9 doppelblinde, placebokontrollierte RKS mit 940 Patienten
- 3 nutzten eine Mehrfachsupplementation, die auch Vitamin B6 enthielt
- Studienqualität generell gering
- Besser als Placebo (Odds Ratio: 2,32; Konfidenzintervall: 1,95–2,54)
- Schlussfolgerungen begrenzt, und zwar wegen der geringen Studienqualität

> **Übersicht 5.44.**
>
> Systematischer Review zu Nachtkerzenöl bei prämenstruellem Syndrom;
> Controlled Clin Trials 17: 60–68 (1996)
> - 11 Studien jeden Designs (4 RKS) mit 455 Patientinnen
> - Studienqualität generell gering
> - Die 3 strengsten Studien hatten negative Ergebnisse
> - Es wird auf – wenn überhaupt – nur geringen Nutzen
>   geschlossen

⬛ Tabelle 5.62. Doppelblinde RKS zu Mönchspfeffer bei prämenstruellem Syndrom

Literatur	Stichproben-größe	Interventionen (Behandlungsvorgabe)	Ergebnis	Bemerkungen
Compl Ther Med 1: 73–77 (1993)	217	– Mönchspfeffer (1800 mg/Tag) – Placebo	Kein Unterschied zwischen Mönchspfeffer und Placebo	Postalische Befragung; andere Behandlungsformen nicht ausgeschlossen
Phytomedicine 4: 183–189 (1997)	127	– Mönchspfeffer (3,5–4,2 mg/Tag) – Vitamin B6 (200 mg/Tag)	Kein Unterschied zwischen Mönchspfeffer und Vitamin B6	Stichprobengröße statistisch nicht aussagekräftig genug; Effektivität der Kontrollintervention (Vitamin B6) unklar

Eine kleine unkontrollierte Pilotstudie (n=19) zu **Johanniskraut** (Hypericum perforatum; 300 mg/Tag für 2 Monate) berichtete über Verbesserungen in Bezug auf alle Arten von PMS-Symptomen, insbesondere die simmungsbezogenen [6]. Diese Pflanze ist noch nicht in RKS zu diesem Krankheitsbild untersucht worden.

Reflexzonenmassage

Eine RKS (n=35) zur Reflexzonenmassage (einmal wöchentlich für 2 Monate) kam im Vergleich zu einer Scheinreflexzonenmassage, bei der Punkte behandelt wurden, die nicht mit PMS in Verbindung stehen, zu überlegenen Ergebnissen, sowohl in Bezug auf somatische als auch auf psychologische PMS-Symptome [10]. Es hat bislang keine Wiederholung dieser Studie gegeben.

Wirbelsäulenmanipulation

Eine Crossover-RKS (n=25) zu chiropraktischer Manipulation (2- bis 3-mal prämenstruell für 3 Monate) berichtete über bessere Ergebnisse im

Vergleich zu einer Scheinmethode [12]. Die Besserungen waren aber jeweils mit der zuerst erhaltenen Behandlung am besten, sodass die Ergebnisse lediglich einer Placeboreaktion entsprechen könnten.

Weitere Therapien

Es gibt keine RKS zum Thema »**körperliches Training** und PMS«. Vorläufige Evidenz aus Fragebogenstudien, nichtrandomisierten Studien und Fall-Kontroll-Studien lässt aber vermuten, dass Aerobic helfen könnte, PMS-Symptomen vorzubeugen oder sie zu lindern (z. B. [17–20]).

Bewertung

Die Evidenz ist für kein Naturheilverfahren überzeugend. Zieht man jedoch in Betracht, dass einige nur geringe Risiken aufweisen, dass konventionelle Behandlungsmöglichkeiten nur begrenzt zur Verfügung stehen und dass es bei PMS auch eine nicht unerhebliche Placeboantwort gibt, kann es sich lohnen, solche Verfahren zu beachten. Es konnte gezeigt werden, dass eine Supplementation mit Vitamin B6, Kalzium oder Magnesium bei einigen Frauen von Nutzen ist. Andere Therapien, für die die vorläufige Evidenz vielversprechend erscheint, sind u. a. Aerobic und Entspannungstechniken. Diese können als Teil einer gesunden Lebensweise allen Frauen empfohlen werden (◘ Tabelle 5.63).

Literatur

1. Singh B, Berman B, Simpson R, Annechild A (1998) Incidence of premenstrual syndrome and remedy usage: a national probability sample study. Alt Ther Health Med 4: 75–79
2. Corney RH, Stanton R (1991) A survey of 658 women who report symptoms of premenstrual syndrome. J Psychosom Res 35: 471–482
3. Van Zak DB (1994) Biofeedback treatments for the premenstrual and premenstrual affective syndromes. Int J Psychosom 41: 53–60
4. Loch EG, Selle H, Boblitz N (2000) Treatment of premenstrual syndrome with a phytopharmaceutical formulation containing Vitex agnus castus. J Wom Health Gender-Based Med 9: 315–320
5. Tamborini A, Taurelle R (1993) Intérêt de l'extrait standardisé de Ginkgo biloba (Egb 761) dans la prise en charge des symptômes congestifs du syndrome prémenstruel. Rev Fr Gynécol Obstét 88: 447–457
6. Stevinson C, Ernst E (2000) A pilot study of Hypericum for premenstrual syndrome. Br J Obstet Gynecol 107: 870–876
7. Chapman EH, Angelica J, Spitalny G, Strauss M (1994) Results of a study of the homeopathic treatment of PMS. J Am Inst Homeopath 87: 14–21
8. Yakir M, Kreitler S, Bzizinsky A, Bentwich Z, Vithoulkas G (2000) Homeopathic treatment of premenstrual syndrome – repeated study. Proceedings of the Annual Conference of the International Homoeopathic League. Budapest, Hungary, May
9. Hernandez-Reif M, Martinex A, Field T et al. (2000) Premenstrual symptoms are relieved by massage therapy. J Psychosom Obstet Gynecol 21: 9–15
10. Oleson T, Flocco W (1993) Randomized controlled study of premenstrual symptoms treated with ear, hand and foot reflexology. Obstet Gynecol 82: 906–907
11. Goodale IL, Domar AD, Benson H (1990) Alleviation of premenstrual syndrome symptoms with the relaxation response. Obstet Gynecol 75: 649–655
12. Reeves BD, Garvin JE, McElin TW (1971) Premenstrual tension: symptoms and weight changes related to potassium therapy. Am J Obstet Gynecol 109: 1036–1041

◻ **Tabelle 5.63.** Zusammenfassung der klinischen Evidenz für das prämenstruelle Syndrom

Therapie	Gewichtung der Evidenz	Richtung der Evidenz	Schwerwiegende Sicherheitsbedenken
Biofeedback	0	⬀	Nein (s. S. 49)
Entspannungstechniken	0	⇧	Nein (s. S. 95)
Homöopathie	0	⇧	Nein (s. S. 64)
Massage	0	⬀	Nein (s. S. 77)
Nahrungsergänzungsmittel			
Kalium	0	⇩	Ja (s. S. 5)
Kalzium	00	⇧	Nein
Magnesium	0	⬀	Ja (s. S. 5)
Vitamin B6	00	⬀	Ja (s. S. 5)
Vitamin E	0	⇨	Nein
Pflanzliche Heilmittel			
Ginkgo	0	⬂	Ja (s. S. 120)
Johanniskraut	0	⇧	Ja (s. S. 137)
Mönchspfeffer	0	⬂	Ja (s. S. 156)
Nachtkerzenöl	00	⬂	Ja (s. S. 161)
Reflexzonenmasssage	0	⇧	Nein (s. S. 86)
Wirbelsäulenmanipulation: Chiropraktik	0	⬀	Ja (s. S. 55)

0 gering; 00 mittel; ⇧ eindeutig positiv; ⬀ tendenziell positiv; ⇨ unklar; ⬂ tendenziell negativ; ⇩ eindeutig negativ.

13. Kleijnen J, Ter Riet G, Knipschild P (1990) Vitamin B6 in the treatment of the premenstrual syndrome – a review. Br J Obstet Gynaecol 97: 847–852
14. London RS, Sundaram GS, Murphy L, Goldstein PJ (1983) The effect of α-tocopherol on premenstrual symptomology: a double-blind study. J Am Col Nutr 2: 115–122
15. London RS, Murphy L, Kitlowski KE, Reynolds MA (1987) Efficacy of α-tocopherol in the treatment of premenstrual syndrome. J Reprod Med 32: 400–402
16. Walsh MJ, Polus BI (1999) A randomized, placebo-controlled clinical trial on the efficacy of chiropractic therapy on premenstrual syndrome. J Manip Physiol Ther 22: 582–585
17. Choi PYL, Salmon P (1995) Symptom changes across the menstrual cycle in competitive sportswomen, exercisers and sedentary women. Br J Clin Psychol 34: 447–460
18. Aganoff JA, Boyle GJ (1994) Aerobic exercise, mood states and menstrual cycle symptoms. J Psychosom Res 38: 183–192

19. Steege JF, Blumenthal JA (1993) The effects of aerobic exercise on premenstrual symptoms in middle aged women: a preliminary study. J Psychosom Res 37: 127–133
20. Prior JC, Vigna Y, Sciarretta D et al. (1987) Conditioning exercise decreases premenstrual symptoms: a prospective controlled 6 month trial. Fertil Steril 47: 402–408

Weiterführende Literatur

Carter J, Verhoef MJ (1994) Efficacy of self-help and alternative treatments of premenstrual syndrome. Women's Health Issues 4: 130–137 (Kritik der klinischen Evidenz für einige populäre, nicht verschreibungspflichtige Mittel)

Raucherentwöhnung

Synonyme	Nikotinentwöhnung, Nikotinabhängigkeit
Definition	Wunsch, mit dem Rauchen aufzuhören
Nutzung von Naturheilverfahren	Akupunktur und Hypnotherapie sind die zur Raucherentwöhnung am häufigsten genutzten komplementären Therapien.

Klinische Evidenz

Akupunktur

Akupunktur scheint zur Raucherentwöhnung hilfreicher zu sein als Nichtstun (Warteliste), ist aber wohl ein Placeboeffekt oder unspezifisch, weil eine Metaanalyse keine Überlegenheit der Akupunktur über eine Placeboakupunktur fand (Übersicht 5.45).

Elektrostimulation

Insgesamt 101 Raucher erhielten randomisiert 5 Tage lange entweder eine tägliche Elektrostimulation oder eine Placebostimulation [1]. Es gab keinen Unterschied zwischen den Gruppen in Bezug auf Entzugssymptome oder erfolgreiche Entwöhnung.

Übersicht 5.45.

Metaanalyse zu Akupunktur zur Raucherentwöhnung; Cochrane Library (1999)

- 20 scheinbehandlungskontrollierte RKS mit 2069 Rauchern
- Qualität gering bis gut
- Verschiedene Akupunkturtechniken wurden genutzt
- Akupunktur war Scheinakupunktur zu keinem Zeitpunkt überlegen; Odds Ratio für die unmittelbaren Ergebnisse: 1,22 (Konfidenzintervall: 0,99–1,49)
- Keine einzige Technik war überlegen
- Keine klare Evidenz für Effekte, außer einem Placeboeffekt

Entspannungstechniken

Entspannung zur Raucherentwöhnung ist nicht methodisch fundiert untersucht worden, eine RKS testete aber den Effekt einer Entspannungstherapie mit Imagination zur Rückfallprophylaxe bei 76 kurz zuvor erfolgreich entwöhnten Teilnehmern eines Raucherentwöhnungsprogramms. Entspannende Imagination im Verlauf der folgenden 3 Monate führte zu einer Stressverringerung und verbesserter Abstinenz im Vergleich zu keiner zusätzlichen Behandlung [2].

Hypnotherapie

Es gibt viele anekdotische Berichte über Patienten, die mit Hilfe von Hypnotherapie mit dem Rauchen aufhörten; die in unkontrollierten Studien erreichten Abstinenzraten schwanken zwischen 4 und 88%. Ein systematischer Review fand keine zuverlässige Evidenz dafür, dass Hypnotherapie zur Raucherentwöhnung effektiver ist als die verschiedenen Kontrollmethoden, die selbst unbewiesen sind (Übersicht 5.46).

Übersicht 5.46.

Systematischer Review zu Hypnotherapie zur Raucherentwöhnung; Cochrane Library (1998)

- 9 RKS verglichen Hypnotherapie mit einer Reihe von Kontrollverfahren bei 677 Rauchern; Nachuntersuchungszeitraum: 6 Monate
- Geringe Qualität – keine Validierung des erfolgreichen Entzugs
- Verschiedene Methoden und Behandlungsvorgaben der Hypnotherapie
- Widersprüchliche Ergebnisse beim Vergleich mit keiner Behandlung oder mit Beratung
- **Schlussfolgerung:** keine Evidenz für Effektivität im Vergleich zu »Schnellrauchen« (»rapid smoking«) und anderen psychologischen Verfahren

---

Körperliches Training

Ein systematischer Review über 9 RKS zu körperlichem Training als Begleitmaßnahme bei einem Raucherentwöhnungsprogramm umfasste nur 2 Studien mit großen Stichproben. Eine davon zeigte eine Überlegenheit des körperlichen Trainings gegenüber einem Verhaltensprogramm (Übersicht 5.47).

Weitere Therapien

Eine kleine Studie (n=20), in der Eigenmassage der Hand und des Ohres mit keiner **Massage** verglichen wurde, ließ vermuten, dass diese Behandlung für die Verringerung von Stress und Zigarettenkonsum effektiv sein könnte, ihre Rolle in der Raucherentwöhnung ist aber unbekannt [3].

In unkontrollierten Studien (z. B. [4]) hat die **REST-Methode** (»restricted environmental stimulation therapy«), bei der die Patienten 12

> **Übersicht 5.47.**
> Systematischer Review zu auf körperlichem Training basierenden
> Therapien zur Raucherentwöhnung; Cochrane Library (2000)
> ▬ 8 RKS zu körperlichem Training als Begleittherapie bei einem
>   Raucherentwöhnungsprogramm
> ▬ 744 Raucher, Nachuntersuchungszeitraum von mindestens
>   6 Monaten
> ▬ Kontrollgruppen nahmen ausschließlich an mehreren Sitzun-
>   gen einer kognitiven Verhaltenstherapie teil
> ▬ 6 Studien hatten <25 Personen in jedem Behandlungsarm
> ▬ Nur eine Studie (mit 281 Frauen) zeigte, dass begleitendes
>   körperliches Training besser war als das Programm allein
> ▬ **Schlussfolgerung:** ungenügende Evidenz, um zu einer Aussage
>   zu gelangen

oder 24 h lang in einer speziellen Kammer mit ständig wiederholten Ton-bandanweisungen verbleiben, hat bei Rauchern zu Entwöhnungsraten von 20% oder mehr geführt, kontrollierte Studien stehen aber nicht zur Verfügung. Eine ähnliche Therapie, bei der die Patienten eine gewisse Zeit mit beschränktem sensorischem Input in **Flotationstanks** verbringen, zeigte keinen Nutzen im Vergleich zu unterschiedlichen Kontrollmethoden [5].

Bewertung

Die konventionellen Methoden der Raucherentwöhnung, wie Nikotiner-satztherapie oder Medikation mit Buproprion, erzielen höhere Entwöh-nungsraten als alles, was die Naturheilverfahren hier bieten können, und sie sind die kostengünstigsten medizinischen Interventionen. Dennoch tragen spezialisierte Kliniken, Mehrfachinterventionen und fortgesetz-te Unterstützung zu diesem Erfolg bei, daher könnten Naturheilverfah-ren unter bestimmten Voraussetzungen eine begleitende Rolle spielen. Es scheint vernünftig, zu argumentieren, dass aufgrund der Bedeutung der Raucherentwöhnung jede sichere Therapieform, die Raucher hilf-reich finden, zugelassen werden kann, selbst wenn die Evidenz lediglich auf einen Placeboeffekt hindeutet. Patienten sollten über die Art der Evi-denz und alle notwendigen Vorsichtsmaßnahmen aufgeklärt werden. Zur Rückfallprophylaxe scheint Entspannungstherapie mit Imagination viel-versprechend zu sein, wobei allerdings der Nutzen des persönlichen Kon-takts nicht unterschätzt werden sollte (◘ Tabelle 5.64).

Literatur

1. Pickworth WB, Fant RV, Butschky MF et al. (1997) Evaluation of cranial electrostimulation therapy on short-term smoking cessation. Biol Psychiatr 42: 116–121
2. Wynd CA (1992) Relaxation imagery used for stress reduction in the prevention of smo-king relapse. J Adv Nurs 17: 294–302
3. Hernandez-Reif M, Field T, Hart S (1999) Smoking cravings are reduced by self-massage. Prev Med 28: 28–32

◻ Tabelle 5.64. Zusammenfassung der klinischen Evidenz zur Raucherentwöhnung

Therapie	Gewichtung der Evidenz	Richtung der Evidenz	Schwerwiegende Sicherheitsbedenken
Akupunktur	000	⇩	Ja (s. S. 34)
Elektrostimulation	0	⇩	Ja (s. S. 6)
Entspannungstechniken	0	⇧	Nein (s. S. 95)
Hypnotherapie	00	⇩	Ja (s. S. 68)
Körperliches Training	00	⇨	Ja (s. S. 5)

0 gering; 00 mittel; 000 hoch ⇧ eindeutig positiv; ⇨ unklar; ⇩ eindeutig negativ.

4. Suedfeld P, Baker-Brown G (1987) Restricted environmental stimulation therapy of smoking: a parametric study. Addict Behav 12: 263–267
5. Forgays DG (1987) Flotation rest as a smoking intervention. Addict Behav 12: 85–90

Weiterführende Literatur

Hughes JR, Fiester S, Goldstein M et al. (1996) Practice guideline for the treatment of patients with nicotine dependence. Am J Psychol 153 (Suppl 10): 1–31 (nützlicher Führer zu den zur Raucherentwöhnung zur Verfügung stehenden Therapien und ihrer angemessenen individuellen Anwendung)

Reizdarmsyndrom

Synonyme

Muköse Kolitis, Colon irritabile, irritables Kolon, spastisches Kolon

Definition

Unspezifischer Begriff, der Symptome wie Schmerzen im Abdomen, Blähungen und Durchfall im Wechsel mit Verstopfung beschreibt, die auf einem vermehrten Muskeltonus des Kolons beruhen sollen

Nutzung von Naturheilverfahren

Umfragen aus Nordamerika zufolge werden bei Reizdarmsyndrom v. a. pflanzliche Heilmittel, Entspannungstherapie und Homöopathie eingesetzt [1, 2].

Klinische Evidenz

Akupunktur

Für dieses Krankheitsbild gibt es nur wenige Daten aus methodisch fundierten Studien zur Akupunktur. Eine RKS publizierte positive Effekte im Vergleich zu einer Scheinakupunktur [3]. Wichtige Details fehlen jedoch, sodass der Bericht nicht voll gewertet werden kann. In einer unkontrollierten Studie erhielten 7 Patienten 4 Wochen lang einmal wöchentlich Akupunkturbehandlungen [4]. Die Ergebnisse ließen auf eine Besserung des allgemeinen Wohlbefindens und der Blähungssymptome schließen.

Biofeedback

Insgesamt 40 Patienten nahmen an einer unkontrollierten Studie teil, die computerunterstütztes thermisches Biofeedbacktraining untersuchte [5]. Die Patienten erreichten zunehmend tiefere Entspannungsebenen nach 4 halbstündigen Sitzungen. Die Ergebnisse lassen auf eine Verringerung der Gesamt- und der Darmsymptommesswerte schließen. Zwei kontrollierte Studien mit insgesamt 122 Patienten untersuchten eine Mehrkomponentenbehandlung, die aus thermischem Biofeedback, Entspannungstherapie und Erkenntnistherapie bestand, und fanden in Bezug auf die Gesamtsymptommesswerte keinen Vorteil gegenüber einer Aufmerksamkeitskontrolle [6].

Hypnotherapie

Drei RKS untersuchten, ob Hypnotherapie zur Behandlung des Reizdarmsyndroms effektiv ist (◘ Tabelle 5.65). Diese Studien und eine weitere Folgestudie [15] berichten über eine symptomatische Besserung nach Hypnotherapie im Vergleich zu verschiedenen Kontrollinterventionen. Diese ermutigenden Ergebnisse weisen darauf hin, dass Hypnotherapie eine vielversprechende Option ist; die Heterogenität der zur Verfügung stehenden Studien in Bezug auf das Studiendesign und die geringe Stichprobengröße verhindern aber abschließende Beurteilungen.

◘ **Tabelle 5.65.** RKS zur Hypnotherapie bei Reizdarmsyndrom

Literatur	Stichproben-größe	Interventionen (Behandlungsvorgabe)	Ergebnis	Bemerkungen
Lancet 2: 1232–1234 (1984)	30	– Hypnotherapie (7 Sitzungen in 3 Monaten) – Orales Placebo + Psychotherapie	Hypnotherapie ist oralem Placebo + Psychotherapie in Bezug auf abdominale Schmerzen, Darmfunktion, Meteorismus und Wohlbefinden überlegen	Patienten wurden angehalten, täglich Selbsthypnose auszuüben; beträchtliche Placeboreaktion
Lancet 1: 424–425 (1989)	33	– Gruppenhypnotherapie (4 Sitzungen in 7 Wochen) – Individuelle Hypnotherapie	Keine Unterschiede zwischen den Gruppen; 20 Patienten zeigten Besserungen der Symptomscores	Patienten wurden angehalten, täglich Selbsthypnose auszuüben
Appl Psychophysiol Biofeedback 23: 219–232 (1998)	12	– Hypnotherapie (12 Sitzungen in 6 Wochen) – Wartelistenkontrolle	Hypnotherapie ist Wartelistenkontrolle in Bezug auf Besserung der Symptome insgesamt überlegen	Kleine Stichprobe

Nahrungsergänzungsmittel

Eine multizentrische RKS untersuchte die Effektivität eines Nahrungser-
gänzungsmittels (**Florelax**), das Hefe, Vitamin B, Nicotinamid, Folsäure
und pflanzliche Extrakte aus Kamille, Engelwurz, Baldrian und Pfefferminze enthält [16]; 380 Patienten erhielten 6 Wochen lang entweder eine ballaststoffreiche Diät zuzüglich täglich 2 Tbl. des Supplements oder
die Diät allein. Die Ergebnisse zeigen eine Verringerung von Intensität,
Häufigkeit und Dauer der Symptome in der behandelten Gruppe im Vergleich zu Diät allein.

Pflanzliche Heilmittel

Ein Kombinationspräparat (**Appital**), das unterschiedliche Pflanzenextrakte enthält, z. B. Kümmelöl, wurde in einer doppelblinden RKS mit
59 Patienten untersucht [7], bei denen die Diagnose anhand der Manning-Kriterien gestellt worden war. Nach 8-twöchiger Behandlung fanden
sich keine Unterschiede in den Symptomscores in der behandelten Gruppe im Vergleich zu Placebo.

Eine doppelblinde, placebokontrollierte RKS untersuchte die Effekte
von **Asam** (0,1%ige alkoholische Verdünnung) und Asam in einem Kombinationspräparat, das auch **Brechnuss** (0,01%ige alkoholische Verdünnung) enthielt [8]. Die Ergebnisse zeigen in den behandelten Gruppen
einen positiven Effekt in der Besserung der Symptome insgesamt; im Vergleich zu Placebo wurde aber keine Signifikanz erreicht.

In einer placebokontrollierten, doppelblinden RKS wurden 169 Patienten 6 Wochen lang entweder mit einer Standardtherapie behandelt, die
aus Clidiniumbromid, Chlordiazepoxid und indischem Flohsamen bestand, oder mit einem **ayurvedischen Präparat,** das Aegle marmelos Cor-
rea und Bacopa monnieri enthielt [9]. Langzeitergebnisse zeigen, dass
keine Therapieform besser war als Placebo.

Eine doppelblinde RKS verglich eine individualisierte sowie eine
Standardtherapie mit **chinesischen Kräuterpräparaten** und Placebo bei
103 Patienten, die entsprechend der anerkannten Kriterien diagnostiziert
worden waren [10]. Nach 16 Wochen wurden allgemeine Verbesserungen
der Symptome in beiden Behandlungsgruppen im Vergleich zu Placebo festgestellt. Die individualisierte Behandlung war nicht besser als die
Standardbehandlung.

Eine doppelblinde RKS untersuchte eine Kombination von Extrakten
aus Schleifenblume, Kamilleblüten, Pfefferminzblättern, Kümmelsamen,
Süßholzwurzel und Melissenöl (**Iberogast**) an 103 Patienten [11]. Nach
4 Wochen Behandlung beobachteten die Autoren eine signifikante Besserung der Gesamtsymptomscores des Reizdarmsyndroms im Vergleich
zu Placebo.

Drei RKS haben Präparate untersucht, die **indischen Flohsamen** enthielten (Plantago ovata; ◘ Tabelle 5.66). Zwei Studien berichten über positive Effekte, wohingegen eine Studie keine signifikante Besserung der Gesamtsymptome im Vergleich zu Placebo fand. Insgesamt ist die Evidenz

5

◻ Tabelle 5.66. Doppelblinde RKS über indischen Flohsamen (Plantago ovata) bei Reizdarmsyndrom

Literatur	Stichproben- größe	Interventionen (Behandlungsvorgabe)	Ergebnis	Bemerkungen
Br Med J 1: 376–378 (1979)	96	– Flohsamenschalen (2-mal 1 Btl./Tag für 3 Monate) – Hyoscinbutylbromid (Buscopan; 4-mal täglich 10 mg) – Lorazepam (2-mal täglich 1 mg) – Placebo	Flohsamenschalen sind Placebo in der Gesamt-besserung überlegen	Nur in der mit Flohsamen behandelten Gruppe war der Unterschied zwischen Behandlung und Placebo signifikant
J Assoc Phys India 30: 353–355 (1982)	26	– Flohsamenschalen (2,5 g/Tag für 3 Wochen) – Placebo	Flohsamenschalen sind Placebo in der Gesamtbesserung überlegen	Patienten mit zusätzlichen psychiatrischen Symptomen zeigten die geringste Besserung
Ir Med J 76: 253 (1983)	80	– Flohsamenpoloxamer (2 Btl./Tag für 4 Wochen) – Placebo	Keine signifikanten Unterschiede zwischen den Gruppen, auch nicht bei der Gesamtbesserung	Alle Patienten erhielten 30 g Ballaststoffe

ermutigend; die Heterogenität der zur Verfügung stehenden Daten in Bezug auf die verwendete Medikation, die Dosierung und den Behandlungszeitraum lässt aber kein gesichertes Urteil zu.

Eine Metaanalyse untersuchte die vorliegende Evidenz zu **Pfefferminzöl** [12]. Von 8 RKS zu Pfefferminzölmonopräparaten umfassten 7 Patienten, die nicht nach den anerkannten Kriterien diagnostiziert worden waren. Obgleich die Metaanalyse auf positive Effekte schließen lässt, wurde gefolgert, dass die Effektivität von Pfefferminzöl zur symptomatischen Behandlung des Reizdarmsyndroms nicht zweifelsfrei nachgewiesen ist (Übersicht 5.48). Eine doppelblinde RKS, die nach der Metaanalyse publiziert wurde, berichtet über positive Effekte in Bezug auf Schmerzen des Abdomens, Spannungsgefühl und Stuhlhäufigkeit. Jedoch wurden auch hier die Patienten nicht nach den anerkannten Rom- oder Manning-Kriterien diagnostiziert [13].

Eine doppelblinde RKS verglich 2 verschiedene Präparationen einer festgelegten Kombination aus **Pfefferminz-** und **Kümmelöl** [14]; 233 Patienten mit nichtulzerativer Dyspepsie in Verbindung mit Reizdarmsyndrom erhielten entweder magensaftresistente Kapseln mit 90 mg Pfefferminz- und 50 mg Kümmelöl oder eine magenlösliche Formulierung mit 36 mg Pfefferminz- und 20 mg Kümmelöl. Die Ergebnisse zeigen eine

Übersicht 5.48.

Metaanalyse zu Pfefferminzöl bei Reizdarmsyndrom; Am J Gastroenterol
93: 1131–1135 (1998)
- 8 RKS (7 doppelblind) mit 295 Patienten
- Die einzige Studie, bei der die Patienten nach den anerkannten
  Kriterien (Manning) diagnostiziert wurden, war negativ
- Dosierung: 3-mal täglich 0,2–0,4 ml für 2–4 Wochen
- Signifikanter Effekt in Bezug auf Gesamtverbesserung der
  Symptome (n=5; Odds Ratio: 0,2; Konfidenzintervall: 0,04–0,89)
- 2 von 3 Studien, die nicht in die Metaanalyse eingeschlossen
  wurden, waren positiv
- Nebenwirkungen bestanden u. a. in Sodbrennen, perianalem
  Brennen, Sehstörungen, Übelkeit und Erbrechen

Verringerung der Schmerzintensität im Vergleich zum Ausgangswert und
eine gleichwertige Effektivität der Präparate.

Die Evidenz ist für kein Naturheilverfahren zwingend überzeugend. Viele **Bewertung**
konventionelle Therapien sind für dieses Krankheitsbild ebenso unbe-
friedigend, obgleich gezeigt werden konnte, dass bei einem Vorherrschen
des Symptoms »abdominelle Schmerzen« Relaxanzien der glatten Muskulatur nützlich sind. Die Daten für Pfefferminzöl sind ermutigend, aber
noch immer nicht zuverlässig genug, um sichere Empfehlungen auszusprechen. Zieht man jedoch in Betracht, wie wenig Behandlungsoptionen
zur Verfügung stehen, und bedenkt man sein günstiges Sicherheitsprofil,
so könnte Pfefferminzöl der Beachtung Wert sein. Die Evidenz für Hypnotherapie sieht vielversprechend aus und macht sie zu einer möglichen
Option für einige Patienten, wenn sie von einem verantwortungsbewussten Therapeuten praktiziert wird. Weitere Behandlungsformen, die einige
positive Effekte gezeigt haben, aber nicht sehr überzeugend sind, umfassen chinesische Kräutermedizin und Extrakt von indischem Flohsamen
(◘ Tabelle 5.67).

Literatur

1. Smart HL, Mayberry JF, Atkinson M (1986) Alternative medicine consultations and remedies in patients with the irritable bowel syndrome. Gut 27: 826–828
2. Eisenberg DM, Davis RB, Ettner SL et al. (1998) Trends in alternative medicine use in the
   United States, 1990–1997. JAMA 280: 1569–1575
3. Kunze M, Seidel H-J, Stübe G (1990) Vergleichende Untersuchung zur Effektivität der
   kleinen Psychotherapie, der Akupunktur und der Papaverintherapie bei Patienten mit
   Colon irritabile. Z Gesamte Inn Med 45: 625–627
4. Chan J, Carr I, Mayberry JF (1997) The role of acupuncture in the treatment of irritable
   bowel syndrome: a pilot study. Hepato-Gastroenterol 44: 1328–1330

5. Leahy A, Clayman C, Mason I, Lloyd G, Epstein O (1998) Computerised biofeedback games: a new method for teaching stress management and its use in irritable bowel syndrome. J Roy Soc Phys Lond 32: 552–556

6. Blanchard EB, Schwartz SP, Suls JM et al. (1992) Two controlled evaluations of multi-component psychological treatment of irritable bowel syndrome. Behav Res Ther 30: 175–189

7. Pedersen BS, Helø OH, Jørgensen FB, Kromann-Andersen H (1998) Behandling af colon irritabile med kosttilskuddet Appital. Ugeskr Læger 160: 7259–7262

8. Rahlfs VW, Mössinger P (1976) Zur Behandlung des Colon irritabile. Arzneim-Forsch/Drug Res 26: 2230–2234

9. Yadav SK, Jain AK, Tripathi SN, Gupta JP (1989) Irritable bowel syndrome: therapeutic evaluation of indigenous drugs. Ind J Med Res 90: 496–503

10. Bensousson A, Talley NJ, Hing M et al. (1998) Treatment of irritable bowel syndrome with Chinese herbal medicine. A randomized controlled trial. JAMA 280: 1585–1589

11. Madisch A, Holtmann G, Mayr G, Plein K, Hotz J (2000) Benefit of a herbal preparation in patients with irritable bowel syndrome: result of a double-blind, randomized, placebo-controlled multicenter trial. Gastroenterology 118 (2): 4444

12. Pittler MH, Ernst E (1998) Peppermint oil for irritable bowel syndrome: a critical review and meta-analysis. Am J Gastroenterol 93: 1131–1135

13. Liu J-H, Chen G-H, Yeh H-Z et al. (1997) Enteric-coated peppermint-oil capsules in the treatment of irritable bowel syndrome: a prospective, randomized trial. J Gastroenterol 32: 765–768

14. Freise J, Köhler S (1999) Pfefferminzöl/Kümmelöl-Fixkombination bei nicht-säurebedingter Dyspepsie – Vergleich der Wirksamkeit und Verträglichkeit zweier galenischer Zubereitungen. Pharmazie 54: 210–215

◻ Tabelle 5.67. Zusammenfassung der klinischen Evidenz für das Reizdarmsyndrom

Therapie	Gewichtung der Evidenz	Richtung der Evidenz	Schwerwiegende Sicherheitsbedenken
Akupunktur	0	⇧	Ja (s. S. 34)
Biofeedback	0	↘	Nein (s. S. 49)
Hypnotherapie	00	⇧	Ja (s. S. 68)
Nahrungsergänzungsmittel: Florelax	0	⇧	Ja (s. S. 5)
Pflanzliche Heilmittel			
Appital	0	⇩	Ja (s. S. 5)
Asam	0	↘	Ja (s. S. 5)
Ayurveda	0	⇩	Ja (s. S. 74)
Chinesische Kräutermedizin	0	⇧	Ja (s. S. 74)
Indischer Flohsamen	00	↗	Ja (s. S. 204)
Pfefferminze	000	↗	Ja (s. S. 166)

0 gering; 00 mittel; 000 hoch ⇧ eindeutig positiv; ↗ tendenziell positiv; ↘ tendenziell negativ; ⇩ eindeutig negativ.

15. Whorwell PJ, Prior A, Colgan SM (1987) Hypnotherapy in severe irritable bowel syndrome: further experience. Gut 28: 423–425
16. Grattagliano A, Anti M, Luchetti R et al. (1998) Studie clinico randomizzato sull'efficacia di un integratore biologico nei pazienti affetti da sindrome dell'intestino irritabile. Minerva Gastroenterol Dietol 44: 51–55

Weiterführende Literatur

Harris MS (1997) Irritable bowel syndrome: a cost-effective approach for primary care physicians. Postgrad Med 101: 3–15
Jailwala J, Imperiale TF, Kroenke K (2000) Pharmacological treatment of the irritable bowel syndrome: a systematic review of randomized, controlled trials. Ann Intern Med 133: 136–147

Rheumatoide Arthritis

Arthritis deformans, chronische Polyarthritis

Synonyme

Systemische Erkrankung, die das Bindegewebe betrifft, mit Entzündungen der Gelenke als dominierendem klinischem Zeichen

Definition

Andere rheumatische Erkrankungen, wie etwa die Spondylitis ankylosans

Verwandte Krankheitsbilder

Wie die meisten chronischen Erkrankungen, ist auch die rheumatoide Arthritis (RA) mit einer starken Nutzung der Naturheilverfahren und komplementären Therapien verbunden. Insbesondere probieren die Patienten häufig pflanzliche Heilmittel und andere Nahrungsergänzungsmittel [1]. Oft wird auch die normale Kost modifiziert (z. B. vegetarisch). Die meisten dieser Ansätze sind aber konventionelle therapeutische Optionen. In unserer Umfrage bei Organisationen der KAM (s. S. 3) wurden die folgenden Behandlungsmöglichkeiten der Arthritis empfohlen: Aromatherapie, Homöopathie, Hypnotherapie, Magnetfeldtherapie, Massage, Ernährungstherapie, Reflexzonenmassage und Yoga.

Nutzung von Naturheilverfahren

Akupunktur

Obgleich die Akupunktur häufig für RA empfohlen wird, sind nur verhältnismäßig wenige methodisch fundierte klinische Studien publiziert worden. Ein Review zu Akupunktur für alle Arten entzündlicher rheumatischer Erkrankungen kam zu dem Schluss, dass aufgrund der methodischen Schwächen der Primärstudien gesicherte Schlussfolgerungen nicht möglich waren [2]. Dies wurde in einem formalen systematischen Review (Übersicht 5.49) bestätigt. Auch wenn dieser Artikel nicht neueren Datums ist, sind seine Schlussfolgerungen immer noch gültig.

Klinische Evidenz

Übersicht 5.49.

Systematischer Review zu Akupunktur bei rheumatoider Arthritis; Sem Arthr Rheum 14: 225–231 (1985)

- Eingeschlossen waren 8 KKS
- 5 von 3 Studien berichteten, dass Akupunktur zur Schmerzkontrolle effektiv war
- Eine Studie gab entzündungshemmende Effekte der Akupunktur an
- Zahlreiche methodische Schwächen
- **Schlussfolgerung:** zufriedenstellende Studien müssen dringend durchgeführt werden

Diät

Verschiedene (überwiegend konventionelle) diätetische Ansätze wurden für RA versucht, in der Regel mit geringem Erfolg. Verschiedene skandinavische Studien zeigen ermutigende Ergebnisse für Fasten, auf das eine vegetarische Diät folgt. Ein systematischer Übersichtsartikel umfasste 4 solcher Studien [3]. Die Metaanalyse der Daten lässt auf Langzeitbesserungen schließen, und zwar in Bezug auf Schmerzen und verwandte Parameter. Sowohl das Fasten als auch eine strenge vegetarische Diät sind aber mit dem Risiko der Mangelernährung verbunden, angemessene medizinische Überwachung ist daher unumgänglich.

Entspannungstechniken

Verschiedene Entspannungstechniken werden bei RA propagiert. In einer RKS mit 68 RA-Patienten konnte gezeigt werden, dass Muskelentspannungstraining besser war als keine Behandlung [17]. Die Patienten erhielten 10 Wochen lang 2-mal wöchentlich eine halbstündige Therapie und zeigten danach Besserungen sowohl in Bezug auf Funktion als auch in Bezug auf Wohlbefinden. Ein neuerer systematischer Review aller RKS zu Entspannungstechniken bei chronischen Schmerzen kam zu vorsichtig positiven Ergebnissen [18].

Homöopathie

Ein neuerer Übersichtsartikel fasste 3 RKS mit 226 Patienten zusammen, bei denen die RA homöopathisch behandelt wurde [15]. Die Odds Ratio lag bei 2,04 zugunsten der homöopathischen Mittel im Verhältnis zu Placebo. Kein einzelnes homöopathisches Mittel erschien effektiver als ein anderes.

Hypnotherapie

Die meisten klinischen Studien zu diesem Thema lassen vermuten, dass Hypnotherapie im Schmerzmanagement nützlich sein kann. Insbesondere scheint die Schmerzwahrnehmung positiv beeinflusst zu werden [16].

Methodische Schwächen sind aber zahlreich vertreten, und es gibt keine methodisch fundierten RKS speziell für RA.

Nahrungsergänzungsmittel

Fischöl ist reich an Eicosapentaensäure und Docosahexaensäure, die mit dem Prostaglandinmetabolismus interagieren und damit entzündungshemmend wirken. Verschiedene RKS haben einen klinischen Nutzen der regelmäßigen Fischölsupplementation bei RA gezeigt [20]. Die Gesamteffektgröße ist jedoch in der Regel bescheiden. Interessanterweise scheint α-Linolensäure (z. B. aus **Leinsamenöl**), die der Vorläufer dieser mehrfach ungesättigten Omega-3-Fettsäuren ist, nicht die gleichen klinischen Effekte zu haben [21].

Grünlippmuschel (Perna canaliculus) wurde in einer RKS mit 30 RA-Patienten untersucht, die entweder täglich 1150 mg Grünlippmuschelpulver oder täglich 210 mg Grünlippmuschellipidextrakt einnahmen [22]; 76% der Patienten wiesen eine positive klinische Reaktion auf, ohne Unterschiede zwischen den Gruppen. Da die Studie keine Placebokontrollgruppe mitführte, kann nicht bestimmt werden, ob die beiden Behandlungsvarianten gleich effektiv oder gleich ineffektiv waren.

In einer offenen Pilotstudie erhielten 20 RA-Patienten 4 Wochen lang 20 oder 1000 µg **Selen** per os [23]. Am Ende dieser Behandlungsphase ließen die klinischen und die immunologischen Zielgrößen auf einen positiven Effekt schließen. Diese Studie sollte in einer straff geplanten RKS wiederholt werden.

Pflanzliche Heilmittel

Eine **ayurvedische Mischung** aus Withania somnifera (Schlafbeere), Weihrauch, Ingwer und Gelbwurz wurde in einer doppelblinden RKS mit 182 Patienten, die an chronischer RA litten, untersucht [4]. Die Patienten erhielten 16 Wochen lang entweder die Pflanzenmischung oder Placebo. Von einer Vielzahl von Zielgrößen zeigte nur die Gelenkschwellung einen signifikanten Unterschied zwischen den Gruppen in Bezug auf die therapeutische Wirkung.

Schwarze Johannisbeersamen (Ribes nigrum) haben einen hohen Gehalt an γ-Linolensäure, die entzündungshemmende Wirkungen entfaltet, indem sie in den Prostaglandinmetabolismus eingreift. Eine RKS wurde zu Öl aus den Samen der schwarzen Johannisbeere (15 Kps./Tag für 25 Wochen) im Vergleich zu Placebo durchgeführt [5]. Obgleich die 34 RA-Patienten objektive Zeichen einer verringerten Krankheitsaktivität zeigten, war die klinische Reaktion in der behandelten Gruppe im Vergleich zur Kontrollgruppe nicht signifikant besser.

Borretsch (Borago officinalis) ist ebenfalls eine reichhaltige Quelle für γ-Linolensäure. Zwei RKS wurden publiziert, eine davon mit 37 RA-Patienten, die an aktiver Synovitis litten [6], die andere mit 56 Patienten mit aktiver RA [7]. In beiden Studien wurden signifikante klinische Besserungen bei der behandelten im Vergleich zur Kontrollgruppe beobachtet.

Weihrauch (Boswellia serrata) wird in der ayurvedischen Medizin verwendet und hat, wie gezeigt werden konnte, aufgrund einer Verringerung der Leukotriensynthese entzündungshemmende Eigenschaften. Ein vorläufiger Bericht zu einer placebokontrollierten RKS ließ erkennen, dass 3600 mg des Extrakts täglich zur Verringerung der Schmerzen oder zur Verbesserung der Funktionsfähigkeit bei 37 RA-Patienten nicht effektiv waren [8].

Nachtkerzenölkapseln (Oenothera biennis), die 540 mg γ-Linolensäure enthielten, wurden in einer 3-armigen RKS im Vergleich zu 240 mg Eicosapentaensäure (d. h. Fischöl) zuzüglich 540 mg γ-Linolensäure oder im Vergleich zu Placebo bei 49 RA-Patienten untersucht [9]. Die Ergebnisse zeigen eine Reduktion des Verbrauchs nichtsteroidaler Entzündungshemmer in beiden behandelten Gruppen, aber keine signifikanten Änderungen der klinischen Parameter.

Mutterkraut (Tanacetum parthenium) wurde in einer RKS zu RA untersucht; 41 Patienten wurden für entweder eine Behandlung mit täglich 70–86 mg gehackter, getrockneter Blätter oder mit Placebo über einen Zeitraum von 6 Wochen randomisiert [10]. Die Ergebnisse zeigen keinen Nutzen des Mutterkrauts in Bezug auf subjektive Symptome oder objektive Zeichen im Vergleich zu Placebo.

Knoblauchextrakt (Allium sativum) wurde in einer täglichen Dosis von 300 mg 4–6 Wochen lang an 15 RA-Patienten verabreicht, während die Kontrollgruppe eine konventionelle Therapie erhielt [11]; 87% der mit Knoblauch behandelten Patienten zeigte eine »gute Teilreaktion«. Diese Studie sollte in einer RKS wiederholt werden.

In einem unkontrollierten Experiment wurden 28 RA-Patienten mit **Ingwer** (Zingiber officinalis) behandelt [12]. Anscheinend reagierten 75% der Patienten mit Schmerzlinderung und einem Rückgang der Schwellungen. Kontrollierte Studien müssen dieses Ergebnis bestätigen.

Verschiedene europäische Pflanzenmischungen wurden in klinischen Studien mit positiven Ergebnissen für RA-Patienten getestet. Von diesen Präparaten wurde nur **Phytodolor** (ein geschütztes deutsches Medikament, das Extrakte der Zitterpappel – Populus tremula –, der Esche – Fraxinus excelsior – und der Goldrute – Solidago virgaurea – enthält) unabhängigen klinischen Wiederholungsstudien unterzogen (Übersicht 5.50).

Tripterygium wilfordii Hook wird in der traditionellen chinesischen Medizin für eine Vielzahl von Indikationen empfohlen. Zwei RKS lassen auf entzündungshemmende Eigenschaften schließen und auf seine Effektivität zur Verringerung der objektiven Zeichen und der subjektiven Symptome der RA [13, 14].

Spirituelles Heilen

Verschiedene RKS zu unterschiedlichen Formen des spirituellen Heilens wurden publiziert [19]. Die Frage, ob spirituelles Heilen die arthritischen Schmerzen stärker als Placebo lindert, wird in diesen Untersuchungen

Übersicht 5.50.

Systematischer Review zu Phytodolor bei rheumatoider Arthritis;
J Natural Med 2: 3–8 (1999)

- 10 RKS entsprachen den Einschlusskriterien; bei 6 wurde gegen Placebo verglichen, bei 4 gegen eine Referenzmedikation
- Gesamtstichprobe von 1035 Patienten
- Die meisten Studien umfassten Patienten mit unterschiedlichen rheumatischen Erkrankungen
- Studienqualität im Durchschnitt gut
- Die Ergebnisse lassen darauf schließen, dass Phytodolor Placebo überlegen ist und ebenso effektiv wie als Standard verwendete nichtsteroidale Entzündungshemmer zur Erleichterung der arthritischen Schmerzen und zur Wiederherstellung der Funktion
- **Schlussfolgerung:** Phytodolor ist eine sichere und effektive Behandlungsoption bei muskuloskelettalen Schmerzen

nicht einheitlich beantwortet. Gesicherte Empfehlungen sind daher derzeit nicht möglich.

Weitere Therapien

Eine Beobachtungsstudie ließ vermuten, dass eine **Aromatherapie**massage das Wohlbefinden von RA-Patienten erhöht [24]. Kinder mit juveniler RA erhielten täglich 15 min lang für einen Zeitraum von 30 Tagen Massage durch ihre Eltern [25]. In Folge wurde über eine Verringerung der selbst festgestellten und der durch einen Arzt bewerteten Schmerzen berichtet. Ermutigende, aber überwiegend anekdotische Evidenz lässt vermuten, dass **Yoga** RA-Patienten nutzen könnte [26]. Leider ist diese Hypothese bislang nicht in methodisch fundierten klinischen Studien überprüft worden.

Bewertung

Es gibt kein Naturheilverfahren oder komplementäre Therapie, das die RA-Erkrankung modifiziert. Die Evidenz für Naturheilverfahren als symptomatische Therapie ist unterschiedlich. Betrachtet man die hohe Rate von Nebenwirkungen der synthetischen Medikamente, die bei RA eingesetzt werden, erscheinen die folgenden Naturheilverfahren als vernünftige Behandlungsoptionen: Borretsch, Fischöl, Phytodolor, Tripterygium wilfordii und Entspannungstechniken. Bei all diesen Therapien ist die Effektgröße mäßig bis klein. Demnach sind sie normalerweise eher als vernünftige Begleittherapien denn als tatsächliche therapeutische Alternative zu betrachten (■ Tabelle 5.68).

◻ Tabelle 5.68. Zusammenfassung der klinischen Evidenz für rheumatoide Arthritis

Therapie	Gewichtung der Evidenz	Richtung der Evidenz	Schwerwiegende Sicherheitsbedenken
Akupunktur	00	⇨	Ja (s. S. 34)
Diät: Fasten und Vegetarismus	00	⇧	Ja (s. S. 6)
Entspannungstechniken	00	⇧	Nein (s. S. 95)
Homöopathie	00	⬈	Nein (s. S. 64)
Hypnotherapie	0	⬈	Ja (s. S. 68)
Nahrungsergänzungsmittel			
α-Linolensäure	0	⬇	Ja (s. S. 5)
Fischöl	000	⇧	Ja (s. S. 5)
Leinsamenöl	0	⬇	Ja (s. S. 5)
Grünlippmuschel	0	⇨	Ja (s. S. 5)
Selen	0	⇧	Ja (s. S. 5)
Pflanzliche Heilmittel			
Borretsch	00	⇧	Ja (s. S. 201)
Ingwer	0	⬈	Ja (s. S. 135)
Knoblauch	0	⬈	Ja (s. S. 145)
Mutterkraut	0	⬈	Ja (s. S. 159)
Nachtkerze	0	⇧	Ja (s. S. 161)
Phytodolor	000	⬇	Ja (s. S. 5)
Schwarze Johannisbeere	0	⬂	Ja (s. S. 5)
Tripterygium wilfordii	00	⇧	Ja (s. S. 5)
Weihrauch	0	⬂	Ja (s. S. 5)
Spirituelles Heilen	0	⇨	Nein (s. S. 61)

0 gering; 00 mittel; 000 hoch ⇧ eindeutig positiv; ⬈ tendenziell positiv; ⇨ unklar; ⬂ tendenziell negativ; ⬇ eindeutig negativ.

Literatur

1. Resch KL, Hill S, Ernst E (1997) Use of complementary therapies by individuals with »arthritis«. Clin Rheumatol 16: 391–395

2. Lautenschlager J (1997) Acupuncture in treatment of inflammatory rheumatoid diseases. Zeitschr für Rheumatol 56: 8–20

3. Müller H, Wilhelmi de Toledo F, Resch KL (2000) A systematic review of clinical studies on fasting and vegetarian diets in the treatment of rheumatoid arthritis. Forsch Komplementärmed Klass Naturheilkd 7: 48

4. Chopra A, Lavin P, Patwardhan B, Chitre D (2000) Randomized double blind trial of an Ayurvedic plant derived formulation for treatment of rheumatoid arthritis. J Rheumatol 27: 1365–1372

5. Leventhal LJ, Boyce EG, Zurier RB (1994) Treatment of rheumatoid arthritis with blackcurrant seed oil. Br J Rheumatol 33: 847–852

6. Leventhal LJ, Boyce EG, Zurier RB (1993) Treatment of rheumatoid arthritis with gamma-linolenic acid. Ann Intern Med 119: 867–873

7. Zurier RB, Rossett RG, Jacobson EW et al. (1996) Gamma-linolenic acid treatment of rheumatoid arthritis. Arthritis Rheum 39: 1808–1817

8. Sander O, Herborn G, Rau R (1998) Is H15 (resin extract of Boswellia serrata, »incense«) a useful supplement to established drug therapy of chronic polyarthritis? Results of a double-blind pilot study. Zeitschr Rheumatol 57: 11–16

9. Belch JJF, Ansell D, Madhok R et al. (1988) Effects of altering dietary essential fatty acids on requirements for non-steroidal anti-inflammatory drugs in patients with rheumatoid arthritis: a double blind placebo controlled study. Ann Rheum Dis 47: 96–104

10. Pattrick M, Heptinstall S, Doherty M (1989) Feverfew in rheumatoid arthritis: a double blind, placebo controlled study. Ann Rheum Dis. 48: 547–549

11. Denisov LN, Andrianova IV, Timofeeva SS (1999) Garlic effectiveness in rheumatoid arthritis. Tereapevticheskii Arkhiv 71: 55–58

12. Srivastaya KC, Mustafa T (1992) Ginger (Zingiber officinale) in rheumatism and musculoskeletal disorders. Medical Hypotheses 39: 342–348

13. Tao XL, Sun Y, Dong Y et al. (1989) A prospective, controlled, double-blind, cross-over study of tripterygium wilfordii hook F in treatment of rheumatoid arthritis. Chin Med J 102: 327–332

14. Li RL, Liu PL, Wu XC (1996) Clinical and experimental study on sustained release tablet of Tripterygium wilfordii in treating rheumatoid arthritis. Chung-Kuo Chung Hsi I Chieh Ho Tsa Chih 16: 10–13

15. Jonas W, Linde L, Ramirez G (2000) Homeopathy and rheumatic disease. Rheum Dis Clin North Am 26: 117–123

16. Weissenberg M (1998) Cognitive aspects of pain and pain control. Int J Clin Exper Hypnosis 46: 44–61

17. Lundgren S, Stenstrom CH (1999) Muscle relaxation training and quality of life in rheumatoid arthritis. A randomized controlled clinical trial. Scand J Rheumatol 28: 47–53

18. Carroll D, Seers K (1998) Relaxation for the relief of chronic pain: a systematic review. J Adv Nurs 27: 476–487

19. Astin JA, Harkness E, Ernst E (2000) The efficacy of »distant healing«: a systematic review of randomized trials. Ann Intern Med 132: 903–910

20. McCarthy GM, Kenny D (1992) Dietary fish oil and rheumatic diseases. Semin Arthritis Rheum 21: 368–375

21. Nordstrom DCE, Honkanen VEA, Nasu Y et al. (1995) Alpha-linolenic acid in the treatment of rheumatoid arthritis: a double-blind, placebo-controlled and randomized study: flaxseed vs safflower seed. Rheumatol Int 14: 231–234

22. Gibson SLM, Gibson RG (1998) The treatment of arthritis with a lipid extract of Perna canaliculus: a randomized trial. Compl Ther Med 6: 122–126

23. Maleitzke R, Gottl KH (1996) Treatment of rheumatoid arthritis with selenium. Therapiewoche 46: 1529–1532

24. Brownfield A (1998) Aromatherapy in arthritis: a study. Nurs Standard 13: 34–35

25. Field T, Hernandez-Reif M, Seligman S et al. (1997) Juvenile rheumatoid arthritis: benefits from massage therapy. J Paediatr Psychol 22: 607–617

26. Haslock I, Monro R, Nagarathna R et al. (1994) Measuring the effects of yoga in rheumatoid arthritis. Br J Rheumatol 33: 787–788

Rückenschmerzen

Synonyme/ Unterteilung	Kreuzschmerzen, Lendenwirbelsäulenschmerzen, idiopathische Rücken- schmerzen, mechanische Rückenschmerzen, Lumbago
Definition	Verbreitete Symptomatik mit vielen (häufig undefinierten) Ursachen, die durch Schmerzen und verringerte Beweglichkeit des Rückens charakteri- siert ist, insbesondere in der Lumbosakralregion
Verwandte Krankheitsbilder	Rückenschmerzen aus spezifischen Ursachen, d. h. spezifische Rücken- schmerzen (z. B. aufgrund einer Spondylitis ankylosans oder einer Wir- belkanalstenose), können von Rückenschmerzen ohne identifizierbare Ursache unterschieden werden. Diese Art ist sehr viel verbreiteter und wird häufig als »unspezifischer«, »idiopathischer« oder »mechanischer Rückenschmerz« bezeichnet. Es kann zwischen verschiedenen Formen differenziert werden, z. B. akut, subakut und chronisch oder unkompli- ziert und kompliziert (d. h. mit neurologischen Zeichen).
Nutzung von Naturheilverfahren	Umfragen nach, die zu diesem Thema durchgeführt wurden, sind Rückenschmerzen die häufigste Indikation, für die Patienten Naturheil- verfahren in Anspruch nehmen (z. B. [1]). Die am meisten genutzten Ver- fahren der KAM sind dabei Akupunktur, pflanzliche Heilmittel, Massa- ge und Wirbelsäulenmanipulation (Chiropraktik oder Osteopathie). In unserer Umfrage bei KAM-Organisationen (s. S. 3) wurden die folgen- den Behandlungsmethoden für Rückenschmerzen empfohlen: Bowen- Technik, Chiropraktik, Magnetfeldtherapie, Massage, Reflexzonenmassa- ge und Yoga.
Klinische Evidenz	

Akupunktur

Eine Metaanalyse führte zu einem positiven Urteil für Akupunktur (Übersicht 5.51). Ein nichtquantitativer, systematischer Cochrane-Review der (nahezu) gleichen RKS [2] schloss, dass die Evidenz für Akupunktur nicht völlig überzeugend sei. Eine neuere vergleichende RKS über Aku- punktur vs. TENS (transkutane elektrische Nervenstimulierung) zeigte ermutigende Ergebnisse für beide therapeutische Modalitäten [3].

Massage

Diese Therapieform wird in Europa häufig bei Kreuzschmerzen genutzt, ist aber nicht gründlich in kontrollierten klinischen Studien untersucht worden. Ein systematischer Review [6] fand 4 KKS, bei denen Massage als Kontrollintervention genutzt wurde. Er kam zu dem Schluss, dass sie ein gewisses Potenzial haben könnte, dass aber weitere Forschung notwendig ist. Eine neuere vergleichende RKS ließ vermuten, dass der positive Effekt der Massage nur kurzlebig ist [7].

Übersicht 5.51.

Metaanalyse zu Akupunktur bei Rückenschmerzen; Arch Intern Med 158: 2235–2241 (1998)

- 12 RKS eingeschlossen, 9 in der Metaanalyse analysiert
- Alle Arten von Akupunktur wurden untersucht, und zwar für alle Formen von Kreuzschmerzen
- Studienqualität im Durchschnitt angemessen
- Odds Ratio von 2,3 (Konfidenzintervall: 1,28–4,13) zugunsten der Akupunktur im Vergleich zu (verschiedenen) Kontrollbehandlungen
- Odds Ratio für alle 4 Studien mit Scheinbehandlungskontrolle und Untersucher-Verblindung von 1,37 (Konfidenzintervall: 0,34–2,25)
- Es ergab sich keine eindeutige Empfehlung in Bezug auf die optimale Form der Akupunkturbehandlung
- Weitere Studien werden benötigt, um mit Sicherheit zu definieren, ob Akupunktur neben ihren unspezifischen (z. B. Placebo-)Wirkungen spezifische Effekte hat

Pflanzliche Heilmittel

Verschiedene pflanzliche Heilmittel haben vielversprechende Ergebnisse zur Linderung muskuloskelettaler Schmerzen gezeigt [4]. Das einzige, das spezifisch für Rückenschmerzen untersucht wurde, ist **Teufelskralle** (Harpagophytum procumbens). Zwei unabhängige, unkontrollierte Studien ließen auf positive Effekte schließen. Eine placebokontrollierte, doppelblinde RKS betrachtete 118 Patienten mit akuten Kreuzschmerzen [5]. Sie erhielten 4 Wochen lang entweder Placebo oder Teufelskrallenextrakt (3-mal täglich 800 mg). Die kumulative Tramalol-Einnahme (primärer Endpunkt der Studie) unterschied sich nicht signifikant zwischen den Gruppen (95 vs. 102 mg). Die Zahl der Patienten, die am Ende der Untersuchung schmerzfrei waren, zeigte jedoch einen signifikanten Unterschied zugunsten der Teufelskralle.

Wasserinjektionen

Injektionen von sterilem Wasser wurden für eine Reihe von Schmerzsyndromen genutzt. Theoretische Grundlage ist die Vorstellung, dass solche Injektionen Nozizeptoren der Haut stimulieren sollen und damit die »Leitung« für die Wahrnehmung peripherer Schmerzen schließen. Zwei unabhängige placebokontrollierte RKS ließen vermuten, dass die Behandlung zur Erleichterung von Rückenschmerzen unterschiedlicher Ursache effektiv ist [7, 10]. In der jüngsten Studie wurden 34 Frauen, die während der Wehen an Kreuzschmerzen litten, zufällig entweder intrakutanen Injektionen von sterilem Wasser, TENS oder einer Standardbehandlung mit Massage zugeteilt [7]. Die Gruppe, die Wasserinjektionen erhalten hatte, verspürte in den folgenden 90 min signifikant weniger Schmerzen.

Wirbelsäulenmanipulation

Chiropraktische Wirbelsäulenmanipulation wurde in mehreren systematischen Reviews untersucht. Der maßgeblichste davon lässt erhebliche Zweifel an der These aufkommen, dass die Effektivität zweifelsfrei erwiesen sei (Übersicht 5.52). Weitere Studien ergeben keine Daten zugunsten der chiropraktischen Manipulation (■ Tabelle 5.69). Das steht in offenem Widerspruch zu neueren Richtlinien zur Behandlung von Rückenschmerzen. Ein Cochrane-Review ist in Arbeit, und eine neuere »Best-evidence«-Synthese ließ darauf schließen, dass die Wirbelsäulenmanipulation als Behandlung der akuten oder chronischen Rückenschmerzen von mäßig schlüssiger Evidenz gestützt wird [8].

Osteopathische Wirbelsäulenmanipulation und Mobilisierung sind weniger gründlich evaluiert worden als ihr chiropraktisches Gegenstück. Eine neuere RKS verglich einen komplexen osteopathischen Behandlungsansatz, wie er häufig von US-amerikanischen Osteopathen praktiziert wird, mit einer Standardversorgung bei 178 Patienten mit subakutuen oder chronischen Kreuzschmerzen [9]. Beide Patientengruppen zeigten Besserungen im Verlauf der 12-wöchigen Behandlungsperiode, ohne signifikante Unterschiede zwischen ihnen. Daraus könnte man schließen, dass die osteopathische Behandlung ebenso wirksam (oder ineffektiv) ist wie die konventionelle medizinische Versorgung. Es gibt zu wenige vergleichende Studien, die prüfen, ob die eine Form der Wirbelsäulenmanipulation (z. B. Chiropraktik) effektiver ist als die andere (z. B. Osteopathie).

Weitere Therapien

Viele, wenn nicht gar die meisten Naturheilverfahren und komplementären Therapien sind gegen Rückenschmerzen ausprobiert worden. So führte z. B. eine Kombination aus Rückenschule, **Entspannungstechniken** und **Qi-Gong** zu vielversprechenden vorläufigen Ergebnissen [11], und es gibt ermutigende Daten in Bezug auf **Yoga** [12] und **Hypnotherapie** [13]. In jedem Fall gibt es aber nur wenige klinische Studien, und für eine gesicherte Schlussfolgerung fehlen unabhängige Wiederholungen.

Bewertung

Basierend auf der derzeit vorliegenden Evidenz sind die vielversprechendsten Naturheilverfahren zur Behandlung von Rückenschmerzen

---

Übersicht 5.52.

Systematischer Review zu chiropraktischer Wirbelsäulenmanipulation bei Rückenschmerzen; J Manipul Physiol Ther 19: 499–507 (1996)
- 8 RKS eingeschlossen
- Verschiedene Kontrollinterventionen verwendet
- Alle Studien mit ernstlichen methodischen Schwächen
- Keine überzeugende Evidenz für die Effektivität der Chiropraktik bei akuten und chronischen Kreuzschmerzen

⬛ Tabelle 5.69. Neuere kontrollierte Studien über chiropraktische Methoden bei Rückenschmerzen

Literatur	Stichproben-größe	Interventionen (Behandlungsvorgabe)	Ergebnis	Bemerkungen
New Engl J Med 333: 913–917 (1995)	1555	– Chiropraktiker in der Stadt – Chiropraktiker auf dem Land – Hausärzte in der Stadt – Hausärzte auf dem Land – Orthopäden – Hausärzte in Modell-Gesundheitszentren	Funktionelle Besserung in allen Gruppen vergleichbar	Patienten wurden nicht randomisiert; bei den Chiropraktikern und den Orthopäden war der Mittelwert der Gesamtrechnungsforderungen für ambulant-behandelte Patienten am höchsten
Pain 77: 201–207 (1998)	323	– Chiropraktik – Physiotherapie	Kein Unterschied zwischen den Gruppen	Individualisierte Behandlung
New Engl J Med 339: 1021–1029 (1998)	321	– Chiropraktik – McKenzie-Physiotherapie – Minimalintervention (Beratungsbroschüre)	Chiropraktik nach einem Monat am besten, aber nicht signifkant nach Berichtigung für Nichtnormalverteilung	Unterschiede von fragwürdiger Relevanz, im Wesentlichen alle Gruppen mit ähnlichen Ergebnissen

Akupunktur (insbesondere bei chronischen Rückenschmerzen), Wirbelsäulenmanipulation (insbesondere bei akuten Rückenschmerzen) und Injektionen von sterilem Wasser. Keine dieser Therapien ist risikofrei, ernsthafte Komplikationen sind aber vermutlich selten. Der Effekt von Wasserinjektionen mag nur kurzlebig sein, hier wird weitere Forschung benötigt. Es ist schwierig, relevante Vorteile pflanzlicher Heilmittel im Vergleich zu synthetischen analgetischen Präparaten nachzuweisen. Die Effektgrößen der Naturheilverfahren bei Kreuzschmerzen sind stets klein bis mäßig, dies gilt aber auch für alle konventionellen Verfahren, die heute für Rückenschmerzen zur Verfügung stehen [14].

Der gemeinsame Nenner ist daher, dass Akupunktur, Wirbelsäulenmanipulation und Wasserinjektionen einen Behandlungsversuch wert sind, insbesondere in Verbindung mit konventionellen Formen der medizinischen Versorgung, z. B. (andere) Analgetika und regelmäßiges körperliches Training. Der wichtigste Rat für Patienten, die an Rückenschmerzen leiden, besteht darin, soweit wie möglich die normale Aktivität aufrechtzuerhalten und sich klar zu machen, dass Rückenprobleme keine Krankheit, sondern ganz normal sind (⬛ Tabelle 5.70).

Literatur

1. Eisenberg DM, David RB, Ettner SL et al. (1998) Trends in alternative medicine use in the United States, 1990–1997. JAMA 280: 1569–1575
2. Van Tulder MW, Cherkin DC, Berman B, Lao L, Koes BV (1999) Acupuncture for low back pain (Cochrane Review). Cochrane Library. Oxford, Update Software
3. Grant DJ, Bishop-Miller J, Winchester DM et al. (1999) A randomized comparative trial of acupuncture versus transcutaneous electrical nerve stimulation for chronic back pain in the elderly. Pain 82: 9–13
4. Ernst E, Chrubasik S (2000) Phyto-antiinflammatories. A systematic review of randomized, placebo-controlled, double-blind trials. Rheum Dis Clin North Am 26: 13–27
5. Chrubasik S, Zimpfer C, Schütt U, Ziegler R (1996) Effectiveness of Harpagophytum procumbens in treatment of acute low back pain. Phytomedicine 3: 1–10
6. Ernst E (1999) Massage therapy for low back pain: a systematic review. J Pain Symptom Manage 17: 65–69
7. Labrecque M, Nouwen A, Bergeron M, Rancourt J (1999) A randomized controlled trial of non-pharmacologic approaches for relief of low back pain during labor. J Fam Pract 48 (4): 259–263
8. Bonfort G (1999) Spinal manipulation, current state of research and its indications. Neurol Clin North Am 17 (1): 91–111
9. Andersson GBJ, Lucente T, Davis AM et al. (1999) A comparison of osteopathic spinal manipulation with standard care for patients with low back pain. New Engl J Med 341: 1426–1431
10. Trolle B, Moller M, Kronborg H, Thomsen S (1991) The effect of sterile water blocks on low back labor pain. Am J Obstet Gynecol 164: 1277–1281
11. Berman BM, Sing BB (1997) Chronic low back pain: an outcome analysis of a mind-body intervention. Compl Ther Med 5: 29–35
12. Nespor K (1989) Psychosomatics of back pain and the use of yoga. Int J Psychosom 36: 72–78
13. McCauley JD, Thelen MH, Frank RG et al. (1983) Hypnosis compared to relaxation in the outpatient management of chronic low back pain. Arch Phys Med Rehab 64: 548–552
14. Van Tulder MW, Koes BW, Bouter LM (1997) Conservative treatment of acute and chronic non-specific low back pain: a systematic review of the most common interventions. Spine 22: 2128–2156

◻ Tabelle 5.70. Zusammenfassung der klinischen Evidenz für Rückenschmerzen

Therapie	Gewichtung der Evidenz	Richtung der Evidenz	Schwerwiegende Sicherheitsbedenken
Akupunktur	00	⬈	Ja (s. S. 34)
Massage	0	⇨	Nein (s. S. 77)
Pflanzliche Heilmittel: Teufelskralle	0	⬈	Ja (s. S. 186)
Wirbelsäulenmanipulation			
chronische Schmerzen	00	⇨	Ja (s. S. 55, 83)
akute Schmerzen	00	⬈	Ja (s. S. 55, 83)
Wasserinjektionen	0	⬈	Ja (s. S. 97)

0 gering; 00 mittel; ⇧ tendenziell positiv; ⇩ unklar

Weiterführende Literatur

Ernst E (1998) Back pain. Practical ways to restore health using complementary medicine. Godsfield Press, London (praktischer Ratgeber für Patienten; erhältlich auch in Spanisch und Portugiesisch)

Frymoyer JW (ed) (1999) The adult spine. Bd 1 und 2. Raven Press, New York (besonders gründlicher und maßgeblicher Text für Angehörige medizinischer Berufe)

Schlaflosigkeit

Agrypnie, Asomnie, Insomnie, Schlafstörungen
Synonyme

Andauernder Zustand unbefriedigenden Schlafes in Bezug auf Quantität und/oder Qualität, einschließlich Einschlaf- und Durchschlafprobleme
Definition

Einer Umfrage in den USA zufolge ist Schlaflosigkeit ein verbreiteter Grund für die Nutzung von Naturheilverfahren, wobei Entspannungstechniken und pflanzliche Heilmittel die populärsten Therapieformen sind [1].
Nutzung von Naturheilverfahren

Akupunktur
Klinische Evidenz

Eine RKS (n=40) berichtete über stärkere subjektive und objektive Besserungen des Schlafes nach Akupunktur als nach Scheinbehandlung [2], während in einer Studie, bei der die Patienten ihre Behandlung auswählen konnten, sich der Schlaf sowohl nach Nadel- als auch nach Elektroakupunktur, ebenso aber auch in der Wartelistekontrollgruppe besserte [3]. Akupressur führte in einer RKS (n=84) von älteren an Schlaflosigkeit leidenden Patienten zu besseren Ergebnissen als eine Scheinbehandlung oder keine Behandlung [4]. Positive Effekte der Akupressur auf den Schlaf wurden ebenfalls von einer sehr kleinen (n=6) scheinbehandlungskontrollierten RKS mit gesunden Freiwilligen berichtet [5]. Akupunktur/ Akupressur scheinen einigen Erfolg zur Förderung des Schlafes zu versprechen, die Evidenz ist derzeit aber begrenzt.

Biofeedback

Verschiedene kontrollierte Studien haben keine oder nur minimale Verbesserungen des Schlafes mit Biofeedback im Vergleich zu anderen Interventionen, keiner Behandlung oder Scheinbiofeedback gefunden [6–9]. In 2 RKS wurde jedoch über positive Ergebnisse bei Patienten berichtet, für die die spezielle Form des Feedback angemessen war [8, 9]. EEG-Biofeedback z. B. half Patienten mit angstassoziierter Schlaflosigkeit, und ein sensomotorisches Rhythmus-Feedback half nichtängstlichen Schlaflosen. Die Daten sprechen dafür, dass Biofeedback nicht generell bei Schlaflosigkeit von Nutzen ist, es aber sein kann, wenn es auf den Patienten individuell abgestimmt wird.

Entspannungstechniken

Eine große Zahl klinischer Studien hat vermuten lassen, dass Entspannungstechniken den Schlaf verbessern können, nur wenige davon sind aber kontrolliert, noch weniger sind randomisiert. Eine RKS (n=22) berichtete, dass progressive Muskelentspannung (10 Sitzungen in 2 Wochen) im Vergleich zu keiner Behandlung bei schlaflosen Alkoholikern überlegen war [21], während eine weitere (n=53) sie als ebenso effektiv wie eine Stimuluskontrolle einschätzte [22]. Eine weitere RKS (n=26) berichtete, dass im Vergleich zu keiner Behandlung Entspannungstraining und Schlafhygiene allein bessere Langzeitergebnisse aufwiesen als wenn zusätzlich Schlafmittel erlaubt waren [23].

Zwei Metaanalysen zu nichtpharmakologischen Behandlungsmethoden der Schlaflosigkeit kamen zu dem Schluss, dass Entspannungstechniken effektive Therapieoptionen sind [24, 25]. Beide umschlossen jedoch unkontrollierte Studien und ordneten unterschiedliche Verfahren den Entspannungstechniken zu (z. B. autogenes Training, Biofeedback, Desensibilisierung, Meditation), sodass sie keine zwingende Evidenz liefern. Außerdem war die Größe der beobachteten Verbesserungen ziemlich gering, blieb allerdings über die Zeit gut erhalten.

Hypnotherapie

Es wurde über positive Ergebnisse mit Hypnose vs. keine Behandlung in einer nichtrandomisierten Studie mit 37 Frauen berichtet [17], ebenso vs. unterschiedlicher Vergleichs- und Placebointerventionen in RKS [18–20]. Auch wenn man die unterschiedlichen methodischen Schwächen dieser Studien in Betracht zieht, scheint die Hypnotherapie einiges Potenzial für die Verbesserung des Schlafes zu haben.

Körperliches Training

Eine große Menge an Evidenz von gesunden Freiwilligen lässt darauf schließen, dass sowohl kurzzeitiges als auch regelmäßiges Training kleine bis mittlere positive Effekte auf Schlafdauer und -qualität haben [10]. Eine RKS mit älteren Personen (n=43) mit mäßigen Schlafstörungen zeigte Besserungen in Bezug auf verschiedene Schlafparameter nach einem strukturierten Trainingsprogramm im Vergleich zu den Personen auf der Warteliste [11].

Nahrungsergänzungsmittel

Die Evidenz für die Effektivität von **Melatonin** zur Behandlung der Schlaflosigkeit besteht aus einer Reihe von kleinen placebokontrollierten Studien, darunter mindestens 5 randomisierte. Zwei kamen zu negativen Ergebnissen [26, 27], während 3 weitere mit 2 mg Melatonin, eingenommen 2 h vor dem Zubettgehen, über Verbesserungen in Bezug auf unterschiedliche Schlafparameter berichten (◻ Tabelle 5.71). Positive Effekte wurden auch aus kontrollierten Studien mit gesunden Freiwilligen berichtet [28, 29]. Obgleich einige Studien vermuten lassen, dass die Melatoninsupplementation am effektivsten wirkt, wenn der natürliche Spiegel niedrig ist wie bei Älteren [30, 31], gibt es auch dem widersprechende Evidenz [32, 33]. Melatonin scheint eine gute Verträglichkeit aufzuweisen. Derzeit ist die Gesamtheit der vorliegenden Evidenz noch nicht schlüssig, sie weist aber darauf hin, dass Melatonin ein Potenzial für die Behandlung der Schlaflosigkeit hat.

Die schlaffördernden Effekte von **Vitamin B12** wurden in einer RKS (n=50) an Patienten mit einem verzögerten Schlafphasensyndrom untersucht [34] und in einer kleinen nichtrandomisierten Studie (n=10) mit Schichtarbeitern [35]. Keine der beiden Studien fand eine Überlegenheit gegenüber Placebo.

Pflanzliche Heilmittel

Kava-Kava[1] (Piper methysticum) verbesserte in einer placebokontrollierten Studie mit gesunden Freiwilligen (n=12) subjektive und objektive Schlafparameter nach Akutgabe (300 mg) [12]. Im Zusammenhang mit Schlaflosigkeit wurde es nicht untersucht.

Ein systematischer Review über 9 placebokontrollierte RKS zu den Effekten von **Baldrian** (Valeriana officinalis) auf den Schlaf berichtete über einige positive Ergebnisse zu den akuten und kumulativen Effekten bei Patienten mit Schlaflosigkeit und bei gesunden Freiwilligen (Übersicht 5.53). Es gab aber nur wenig Übereinstimmung zwischen den Studi-

❑ **Tabelle 5.71.** Doppelblinde, placebo-kontrollierte Crossover-RKS über Melatonin bei Schlaflosigkeit

Literatur	Stichproben-größe	Interventionen (Behandlungsvorgabe)	Ergebnis	Bemerkungen
Lancet 346: 541–544 (1995)	12	– Melatonin (2 mg, 2 h vor dem Zubettgehen für 21 Tage) – Placebo	Melatonin ist Placebo in Bezug auf Schlafeffizienz und durchwachte Zeit nach Schlafbeginn überlegen, nicht in Bezug auf Schlaflatenz oder Gesamtschlaf	Ältere, chronisch kranke Patienten, die Schlafmittel einnahmen
Sleep 18: 598–599 (1995)	26	– Melatonin (2 mg »fast release«, 2 h vor dem Zubettgehen für 7 Tage) – Melatonin (2 mg »slow release«) – Placebo	Melatonin »fast release« ist Placebo in Bezug auf Schlaflatenz überlegen; Melatonin »slow release« ist Placebo in Bezug auf Schlafeffizienz und Aktivität überlegen	Selbstständige und in Heimen lebende ältere Patienten mit Schlaflosigkeit
Arch Gerontol Geriatr 24: 223–231 (1997)	21	– Melatonin (2 mg, 2 h vor dem Zubettgehen für 21 Tage) – Placebo	Melatonin ist Placebo in Bezug auf alle Schlafparameter überlegen	Ältere Schlaflose, die Benzodiazepine einnahmen

[1] in Deutschland nicht zugelassen

> **Übersicht 5.53.**
>
> Systematischer Review zu Baldrian bei Schlaflosigkeit;
> Sleep Med. 1:91-99 (2000)
> - 9 doppelblinde placebokontrollierte RKS mit 390 Freiwilligen
> - Freiwillige litten an Schlaflosigkeit (vier Studien) oder waren ge-
>   sunde Schläfer (fünf Studien)
> - Baldrian wurde als Einmaldosis gegeben (sechs Studien) oder
>   mehrere Wochen lang (drei Studien)
> - Studienqualität insgesamt gering
> - Einige positive Ergebnisse, aber die Gesamtheit der Evidenz ist
>   nicht schlüssig

en, und die Gesamtheit der Evidenz ist bei weitem nicht zwingend überzeugend. Eine weitere RKS (n=75) berichtete über vergleichbare Effekte
von Baldrian und Oxazepam zur Verbesserung der Schlafqualität schlaf-
loser Patienten [13]. Eine nachfolgende Crossover-RKS verglich Baldrian
mit Placebo (n=16) und fand auf eine Einmaldosis hin keine akuten Effekte; die Besserungen nach 14-tägiger Behandlung beschränkten sich auf
den orthodoxen Schlaf [14]. Positive Ergebnisse gibt es auch aus RKS zu
Präparaten, in denen Baldrian mit anderen Heilpflanzen, wie Hopfen und
Zitronenmelisse, kombiniert ist [15, 16].

Weitere Therapien

Eine Studie zur **Aromatherapie** mit gesunden Freiwilligen unter Stress-
bedingungen zeigte, dass die Schlaflatenz signifikant durch den Duft von
ätherischem Öl aus bitteren Orangen verringert wurde, nicht aber durch
5 andere Öle, darunter Lavendel und Baldrian [36].

Bewertung

Es gibt keine zwingende Evidenz für die Effektivität irgendeines Naturheilverfahrens und nur geringe Anzeichen dafür, dass eines so wirksam
sein könnte wie konventionelle Schlafmittel. Es gibt aber vorläufige, vielversprechende Evidenz für Baldrian und Melatonin. Die Verträglichkeit
beider Medikationen scheint gut zu sein. Entspannungstechniken und regelmäßiges körperliches Training scheinen einen kleinen bis mittleren
Nutzen für den Schlaf zu haben, und die Patienten sollten dazu ermutigt
werden – insbesondere wenn man ihre Harmlosigkeit und weitere positive Wirkungen auf die Gesundheit bedenkt (◨ Tabelle 5.72).

Literatur

1. Eisenberg DM, Davis RB, Ettner SL et al. (1998) Trends in alternative medicine use in the
   United States, 1990–1997. JAMA 280: 1569–1575
2. Montakab H (1999) Acupuncture and insomnia. Forsch Komplementärmed 1 (Suppl):
   29–31

⊟ Tabelle 5.72. Zusammenfassung der klinischen Evidenz für Schlaflosigkeit

Therapie	Gewichtung der Evidenz	Richtung der Evidenz	Schwerwiegende Sicherheitsbedenken
Akupunktur	0	⇧	Ja (s. S. 34)
Biofeedback	00	↘	Nein (s. S. 49)
Entspannungstechniken	00	⇧	Nein (s. S. 95)
Hypnotherapie	00	⇧	Ja (s. S. 68)
Körperliches Training	0	⇧	Ja (s. S. 5)
Nahrungsergänzungsmittel			
Melatonin	00	⬈	Ja (s. S. 151)
Vitamin B12	0	⇩	Nein
Pflanzliche Heilmittel			
Baldrian	00	⬈	Ja (s. S. 106)
Kava-Kava[1]	0	⇧	Ja (s. S. 143)

0 gering; 00 mittel; ⇧ eindeutig positiv; ⬈ tendenziell positiv; ↘ tendenziell negativ; ⇩ eindeutig negativ..
[1] in Deutschland nicht zugelassen

3. Becker-Carus C, Heyden T, Kelle A (1985) Die Wirksamkeit von Akupunktur und Einstel-
lungs-Entspannungstraining zur Behandlung primärer Schlafstörungen. Z Klin Psychol
Psychopathol Psychopath 33: 161–172
4. Chen ML, Lin LC, Wu SC, Lin JG (1999) Effectiveness of acupressure in improving the quality of sleep of institutionalised residents. J Gerontol Med Sci 54A: M389–M394
5. Buguet A, Sartre M, LeKerneau J (1995) Continuous nocturnal automassage of an acupuncture point modifies sleep in healthy subjects. Neurophysiologie Clinique 25: 78–83
6. Freedman R, Papsdorf JD (1976) Biofeedback and progressive relaxation treatment of
sleep-onset insomnia: a controlled all-night investigation. Biofeedback Self Regulation 1:
253–271
7. Nicassio PM, Boylan MB, McCabe TG (1982) Progressive relaxation, EMG biofeedback and
biofeedback placebo in the treatment of sleep-onset insomnia. Br J Med Psychol 55:
159–166
8. Hauri P (1981) Treating psychophysiologic insomnia with biofeedback. Arch Gen Psychiatr 38: 752–758
9. Hauri PJ, Percy L, Hellekson C, Hartmann E, Russ D (1982) The treatment of psychophysiologic insomnia with biofeedback: a replication study. Biofeedback Self Regulation 7:
223–235
10. Kubitz KA, Landers DM, Petruzzello SJ, Han M (1996) The effects of acute and chronic
exercise on sleep. Sports Med 21: 277–291
11. King AC, Oman RF, Brassington GS, Bliwise DL, Haskell WL (1997) Moderate intensity exercise and self-rated quality of sleep in older adults: a randomized controlled trial. JAMA
277: 32–37
12. Emser W, Bartylla K (1991) Verbesserung der Schlafqualität: Zur Wirkung von Kava-Extrakt
WS 1490 auf das Schlafmuster bei Gesunden. Neurologie/Psychiatrie 5: 636–642

13. Dorn M (2000) Baldrian versus oxazepam: efficacy and tolerability in non-organic and non-psychiatric insomniacs: a randomized, double-blind, clinical comparative study. Forsch Komplementärmed Klass Naturheilkd 7: 79–84

14. Donath R, Quispe S, Diefenbach K et al. (2000) Critical evaluation of the effect of valerian extract on sleep structure and sleep quality. Pharmacopsychiatry 33: 47–53

15. Cerny A, Schmid K (1999) Tolerability and efficacy of valerian/lemon balm in healthy volunteers (a double-blind, placebo-controlled, multicentre study). Fitoterapia 70: 221–228

16. Gerhard U, Linnenbrink N, Georghiadou C, Hob V (1996) Effects of two plant-based sleep remedies on vigilance. ÐÐ 85: 473–481

17. Borkovec TD, Fowles DC (1973) Controlled investigation of the effects of progressive and hypnotic relaxation on insomnia. J Abnormal Psychol 82: 153–158

18. Anderson JA, Dalton ER, Basker MA (1979) Insomnia and hypnotherapy. J Roy Soc Med 72: 734–739

19. Barabasz AF (1976) Treatment of insomnia in depressed patients by hypnosis and cerebral electrotherapy. Am J Clin Hypnos 19: 120–122

20. Stanton HE (1989) Hypnotic relaxation and the reduction of sleep onset insomnia. Int J Psychosom 36: 64–68

21. Greeff AP, Conradie WS (1998) Use of progressive relaxation training for chronic alcoholics with insomnia. Psychol Reps 82: 407–412

22. Engle Friedman M, Bootzin RR, Hazlewood L, Tsao C (1992) An evaluation of behavioural treatments for insomnia in the older adult. J Clin Psychol 48: 77–90

23. Hauri PJ (1997) Can we mix behavioural therapy with hypnotics when treating insomniacs? Sleep 20: 1111–1118

24. Morin CM, Culbert JP, Schwartz SM (1994) Nonpharmacological interventions for insomnia: a meta-analysis of treatment efficacy. Am J Psychiatr 151: 1172–1180

25. Murtagh DR, Greenwood KM (1995) Identifying effective psychological treatments for insomnia: a meta-analysis. J Consult Clin Psychol 63: 79–89

26. Dawson D, Rogers NL, Van Den Heuvel C et al. (1998) Effect of sustained nocturnal trans-buccal melatonin administration on sleep and temperature in elderly insomniacs. J Biol Rhythms 13: 532–538

27. Ellis CM, Lemmens G, Parkes JD (1996) Melatonin and insomnia. J Sleep Res 5: 61–65

28. Waldhauser F, Saletu B, Trinchard-Lugan I (1990) Sleep laboratory investigations on hypnotic properties of melatonin. Psychopharmacology 100: 222–226

29. Dollins AB, Zhdanova IV, Wurtman RJ, Lynch HJ, Deng MH (1994) Effect of inducing nocturnal serum melatonin concentrations in daytime on sleep, mood, body temperature and performance. Proc Natl Acad Sci 91: 1824–1828

30. Nave R, Peled R, Lavie P (1995) Melatonin improves evening napping. Eur J Pharmacol 275: 213–216

31. Haimov I, Laudon M, Zisapel N et al. (1994) Sleep disorders and melatonin rhythms in elderly people. Br Med J 309: 167

32. Lushington K, Pollard K, Lack L, Kennaway DJ, Dawson D (1997) Daytime melatonin administration in elderly good and poor sleepers: effects on core body temperature and sleep latency. Sleep 20: 1135–1144

33. Hughes RJ, Sack RL, Lewy AJ (1997) The role of melatonin and circadian phase in age-related sleep maintenance insomnia: assessment in a clinical trial of melatonin replacement. Sleep 21: 52–68

34. Okawa M, Takahashi K, Egashira K et al. (1997) Vitamin B12 treatment for delayed sleep phase syndrome: a multi-centre double-blind study. Psychiatr. Clin Neurosci 51: 275–279

35. Bohr KC (1996) Effect of vitamin B12 on sleep quality and performance of shift workers. Wien Medizin Wochenschr 146: 289–291

36. Miyake Y, Nakagawa M, Asakura Y (1991) Effects of odors on humans (I). Effects on sleep latency. Chemical Senses 16: 183

Weiterführende Literatur

Ernst E (1998) Insomnia. Godsfield, New York (Einführung in Möglichkeiten zur Behandlung der Schlaflosigkeit für ein Laienpublikum)

Morin CM, Mimeault V, Gagné A (1999) Nonpharmacological treatment of late-life insomnia. J Psychosom Res 46: 103–116 (Überblick über die Evidenz für psychologische und verhaltenstherapeutische Techniken zur Behandlung der Schlaflosigkeit bei Älteren)

Schlaganfall

Apoplex(ie), Apoplexia cerebri, apoplektischer Insult, Gehirninfarzierung, Hirn(ein)blutung, Hirngefäßthrombose, Hirninfarkt, Hirnschlag, Infarctus cerebri, intrakraniale Blutung, Schädel(b)innenblutung, Schlagfluss, Subarachnoidalblutung, Zerebralapoplexie, Zerebralembolie, Zerebralthrombose, zerebrovaskulärer Insult	**Synonyme/ Unterteilung**
Es handelt sich um ein klinisches Syndrom, das durch sich schnell entwickelnde Symptome und/oder Zeichen eines fokalen, gelegentlich auch globalen Verlusts von Hirnfunktionen gekennzeichnet ist. Die Symptome halten länger als 24 h an oder führen zum Tod ohne anderen ersichtlichen Grund als den Gefäßschaden. Der Vollständigkeit halber werden plötzlich einsetzende Kopfschmerzen und isolierte Zeichen eines Meningismus ohne fokale oder globale neurologische Dysfunktion als Schlaganfall aufgrund einer Subarachnoidalblutung aufgenommen.	**Definition**
Reversibles ischämisches neurologisches Defizit (RIND), transiente ischämische Attacke (TIA)	**Verwandte Krankheitsbilder**
Im Westen wird kein Naturheilverfahren besonders häufig für die Rehabilitation nach Schlaganfall eingesetzt; vielmehr ist ihre Nutzung experimenteller Art oder basiert auf persönlicher Empfehlung. Im Osten werden Akupunktur und die chinesische Kräutermedizin verbreitet zur Behandlung von Schlaganfallpatienten verwendet. Es konnte keine spezifische Rolle der Naturheilverfahren zur Prävention von Schlaganfällen festgestellt werden.	**Nutzung von Naturheilverfahren**

Übersicht 5.54.

Systematischer Review zu Akupunktur bei Schlaganfall; J Neurol 248 (7): 558–563 (2001)

- 9 RKS mit 538 Patienten mit akutem, subakutem oder länger zurückliegendem Schlaganfall
- Nur 2 Studien von guter Qualität
- 6 Studien ließen vermuten, dass Akupunktur effektiv ist; die beiden Studien guter Qualität waren negativ
- **Schlussfolgerung:** die Evidenz ist interessant, aber keineswegs zwingend überzeugend

Klinische Evidenz

Akupunktur

Ein systematischer Review (Übersicht 5.54) konnte mehrere Studien identifizieren, die Akupunktur im Vergleich zu keiner zusätzlichen Therapie als besser befunden hatten; placebokontrollierte RKS lassen aber vermuten, dass dieser Effekt nicht spezifisch auf dem »Nadeln« beruhen könnte, sondern durch andere Faktoren zustande kommt, wie etwa die zusätzlich erhaltene Aufmerksamkeit.

Diät

Es erscheint logisch, dass kardioprotektive Diäten – z. B. hoher Verzehr von Obst und Gemüse, komplexen Kohlehydraten und fetthaltigem Fisch oder eine »Mittelmeerdiät« – auch protektiv gegen Schlaganfall wirken (z. B. [1]). In einer 17 Jahre andauernden Kohortenstudie mit 11.000 gesundheitsbewussten Personen in England hatten Vegetarier eine niedrigere Gesamtmortalität (auch kardiovaskuläre Erkrankungen) als Nichtvegetarier [17]. In der Framingham-Studie [3] erfuhr eine Kohorte von 832 gesunden Männern eine signifikante Verringerung des Schlaganfallrisikos durch jede Zunahme des Verzehrs von Obst und Gemüse. Ein systematischer Review (Übersicht 5.55) fand eine überzeugende inverse Korrelation zwischen Vitamin-C-Aufnahme bzw. Blutmarkern der Vitamin-C-Aufnahme und Tod durch Schlaganfall (im Gegensatz zu einer negativen Assoziation mit einer Koronararterienerkrankung). Ein möglicher Mechanismus ist die Wirkung auf einen leichten Bluthochdruck. Eine RKS mit 459 Erwachsenen mit Bluthochdruck kam zu dem Ergebnis, dass ein erhöhter Verzehr von Obst und Gemüse den Blutdruck senkte, aber nicht so deutlich wie eine Kost, die sowohl reich an Obst und Gemüse war als auch fettarm [4].

Eine retrospektive epidemiologische Studie fand eine leicht höhere Inzidenz von Schlaganfällen bei Männern mit dem höchsten angegebe-

---

Übersicht 5.55.

Systematischer Review zu Vitamin C bei Schlaganfall; J Cardiovasc Risk 3: 513–521 (1996)

- Die Studien quantifizierten die Aufnahme von Vitamin C mit der Nahrung oder maßen biologische Marker des Vitamin-C-Status
- 2 ökologische Studien fanden eine starke Korrelation (–0,68 und –0,38)
- Eine Fall-Kontroll-Studie (47 Fälle, 44 Kontrollen) fand keine Korrelation
- 7 prospektive Kohortenstudien (110.506 Personen); 2 fanden eine signifikante protektive Assoziation
- Die Evidenz lässt einen protektiven Effekt wahrscheinlich erscheinen; Vorsicht ist jedoch angebracht, und zwar aufgrund der Limitationen durch Art und Dauer der Studien und mangelnde Genauigkeit der Daten

nen Fischverzehr [5], es gibt aber keine direkte Evidenz hierfür. Die mögliche Wirkung einer erhöhten körperlichen Aktivität und verringerten Rauchens zur Prävention von Schlaganfällen wurden nicht bestimmt.

Homöopathie

Zwei doppelblinde RKS zu Arnika (Arnica montana), die unmittelbar nach dem Schlaganfall verabreicht wurde, fand keinen Unterschied in Mortalität, Überleben oder Funktionsfähigkeit in einer 3 Monate andauernden Beobachtungszeit im Vergleich zu Placebo [9, 10].

Meditation

Es gibt einige Evidenz dafür, dass transzendentale Meditation einen leichten Bluthochdruck senken kann (z. B. [11]), obwohl ein Übersichtsartikel zu dem Schluss kam, dass frühere positive Postulate auf Studien basierten, die kaum einen Unterschied zwischen Meditation und Pseudotechniken gefunden hatten [12]. In einer RKS, bei der Meditation mit Entspannungstraining bei 73 älteren Menschen in Altersheimen verglichen wurde, war die Meditation zu einem Zeitpunkt nach 3 Jahren mit niedrigerem Blutdruck und einer längeren Lebenszeit verbunden, und zwar von 65% für die Entspannungsgruppe auf 100% für die Meditationsgruppe [13]. Die Studie erfasste nicht dezidiert Tod durch Schlaganfall. Eine RKS, bei der 138 Personen mit Bluthochdruck entweder transzendentale Meditation erlernten oder eine Standardgesundheitsberatung erhielten, fand heraus, dass im Vergleich zu den Kontrollen bei den Personen, die mindestens 6–9 Monate lang meditierten, die Dicke der Intima Media der Karotisarterien verringert war [14]. Die Wirkung auf klinische Zielgrößen, wie den Schlaganfall selbst, wurde nicht untersucht, Langzeitfolgeuntersuchungen sind nötig, bevor Schlussfolgerungen gezogen werden könne.

Nahrungsergänzungsmittel

In einer großen RKS in Italien mit 11.324 Patienten, die vor kurzem einen Myokardinfarkt überlebt hatten, bewirkte die Supplementation mit n-3-PUFA (PUFA = »polyunsatured fatty acids«, n-3 mehrfach ungesättigte Fettsäuren) eine klinisch relevante Abnahme kardiovaskulärer Todesfälle, einschließlich Schlaganfall [15].

In einer großen RKS mit 29.584 Chinesen, die vordringlich darauf abzielte, die Krebsrate zu senken, wurde eine Assoziation zwischen einer niedrigeren Inzidenz von Schlaganfällen über den Zeitraum von 5 Jahren mit der Supplementation einer Mischung aus **Selen, Vitamin A** und **Vitamin E** beobachtet [16]. Die Bioverfügbarkeit von Selen ist in der westlichen Kost häufig gering [17].

Pflanzliche Heilmittel

Knoblauch (Allium sativum) hat bekanntermaßen einen kleinen, aber eindeutigen Effekt auf den Serumcholesterinspiegel und soll auch die Thrombozytenaggregation verringern. Seine Rolle in der Prävention von

Schlaganfällen wurde nie klinisch überprüft. Vielversprechende Ergebnisse ergab jedoch eine RKS mit 60 jugendlichen Freiwilligen mit vermehrter Thrombozytenaggregation, die ein Risiko für zerebrale ischämische Episoden aufwiesen [6]. Die tägliche Aufnahme von 800 mg pulverisierten Knoblauchs für 4 Wochen war mit einer Verringerung der Thrombozytenaggregation assoziiert, die wieder auf die vorhergehenden Werte anstieg, nachdem die Knoblauchaufnahme eingestellt wurde.

In einer placebokontrollierten RKS mit 50 Patienten mit Zerebralinsuffizienz nach Operation wegen subarachnoidaler Blutungen bewirkte **Ginkgo** (Ginkgo biloba) in einer Dosis von 150 mg/Tag für 12 Wochen Besserungen der Aufmerksamkeit, der Reaktionszeit und des Kurzzeitgedächtnisses [7]. Ein i.v.-Ginkgopräparat wurde 20 Patienten in einer Beobachtungsstudie zu akutem Schlaganfall verabreicht [8]; 10 Patienten erholten sich vollständig oder nahezu vollständig. Es wurden keine Nebenwirkungen beobachtet, aber es können keine Schlussfolgerungen zu seiner Anwendung bei akutem Schlaganfall gezogen werden, bis kontrollierte Studien durchgeführt worden sind. Der Stellenwert von Ginkgo in der Prävention wurde nicht untersucht.

Weitere Therapien

Musik mit einem starken rhythmischen Impuls kann dem Schritttempo zur Verbesserung der Rehabilitation angepasst werden. Messungen des Wadenmuskel-EMG zeigen in Laborstudien Verbesserungen, es gibt aber keine KKS, und diese Therapieform ist immer noch auf einzelne akademische oder klinische Zentren beschränkt, die ein besonderes Interesse daran haben [18].

Bewertung

Der einzige Faktor, von dem bekannt ist, dass er das Endergebnis nach akutem Schlaganfall positiv beeinflusst, ist die Einlieferung in ein spezialisiertes Zentrum. Da aber für keine konventionelle Therapie zweifelsfrei erwiesen ist, dass sie die Rehabilitation verbessert, kann es von persönlichen Vorlieben und individueller Beurteilung abhängen, ob die verschiedenen möglichen Naturheilverfahren versucht werden. Es scheint wahrscheinlich, dass die zusätzliche Aufmerksamkeit, die eine individualisierte, interaktive Behandlung begleitet, selbst als Stimulans wirkt und der Genesung förderlich ist.

Obgleich die Evidenz für die Prävention des Schlaganfalls weniger vollständig ist als zur Prävention einer ischämischen Herzerkrankung, ist es gerechtfertigt, eine Kost zu empfehlen, die reich an Gemüse, Früchten und Fisch ist, ebenso wie die Supplementation von Selen bei ungenügender Aufnahme dieses Minerals mit der Nahrung (◘ Tabelle 5.73).

◻ Tabelle 5.73. Zusammenfassung der klinischen Evidenz für Schlaganfall

Therapie	Gewichtung der Evidenz	Richtung der Evidenz	Schwerwiegende Sicherheitsbedenken
Akupunktur	000	↗	Ja (s. S. 34)
Diät: Vegetarismus (Prävention)	0	↗	Nein
Homöopathie	0	⇩	Nein (s. S. 64)
Meditation	0	↗	Ja (s. S. 95)
Nahrungsergänzungsmittel: n-3-PUFA (n-3 mehrfach ungesättigte Fettsäuren; Prävention)	0	⇧	Nein
Pflanzliche Heilmittel			
Ginkgo	0	↗	Ja (s. S. 120)
Knoblauch (Prävention)	0	↗	Ja (s. S. 145)

0 gering; 000 hoch; ⇧ eindeutig positiv; ↗ tendenziell positiv; ⇩ eindeutig negativ..

Literatur

1. Bradley S, Shinton R (1998) Why is there an association between eating fruit and vegetables and a lower risk of stroke? J Human Nutr Dietet 11: 363–372
2. Key TJA, Thorogood M, Appleby PN, Burr ML (1996) Dietary habits and mortality in 1100 vegetarians and health conscious people: results of a 17 year follow up. Br Med J 313: 775–779
3. Gillman MW, Cupples A, Gagnon D et al. (1995) Protective effect of fruits and vegetables on development of stroke in men. JAMA 273: 1113–1117
4. Appel LJ, Moore TJ, Obarzanek E et al. (1997) A clinical trial of the effects of dietary patterns on blood pressure. New Engl J Med 336: 1117–1124
5. Orencia AJ, Daviglus ML, Dyer AR et al. (1996) Fish consumption and stroke in men: 30-year findings of the Chicago Western Electric Study. Stroke 27: 204–209
6. Kiesewetter H, Jung F, Jung EM et al. (1993) Effect of garlic on platelet aggregation in patients with increased risk of juvenile ischemic attack. Eur J Clin Pharmacol 45: 333–336
7. Maier-Hauf K (1991) LI 1370 nach zerebraler Aneurysma-Operation. Münch Med Wochenschr 133 (Suppl 1): S34–S37
8. Buttner T, Ruhmann S, Przuntek H (1994) The treatment of acute cerebral ischemia. Ginkgo: free radical scavenger and PAF antagonist. Therapiewoche 44: 1394–1396
9. Savage RH, Roe PF (1977) A double blind trial to assess the benefit of Arnica montana in acute stroke illness. Br Homeopath J 66: 207–220
10. Savage RH, Roe PF (1978) A further double-blind trial to assess the benefit of Arnica montana in acute stroke illness. Br Homeopath J 67: 210–222
11. Wenneberg SR, Schneider RH, Walton KG et al. (1997) A controlled study of the effects of transcendental meditation programme on cardiovascular reactivity and ambulatory blood pressure. Int J Neurosci 89: 15–28
12. Eisenberg DM, Delbanco TL, Berkey CS et al. (1993) Cognitive behavioral techniques for hypertension: are they effective? Ann Intern Med 118: 964–972
13. Alexander CN, Langer EJ, Davies JL et al. (1989) Transcendental meditation, mindfulness, and longevity: an experimental study with the elderly. J Pers Soc Psychol 57: 950–964

14. Castillo-Richmond A, Schneider RH, Alexander CN et al. (2000) Effects of stress reduction on carotid atherosclerosis in hypertensive African Americans. Stroke 31: 568–573
15. Valagussa F, Franzosi MG, Geraci E et al. (1999) Dietary supplementation with N-3 poly-unsaturated fatty acids and vitamin E after myocardial infarction: results of the GISSI-Prevenzione trial. Lancet 354: 447–455
16. Mark SD, Wang W, Fraumeni JF Jr et al. (1998) Do nutritional supplements lower the risk of stroke or hypertension? Epidemiology 9: 9–15
17. Rayman MP (1997) Dietary selenium: time to act. Br Med J 314: 387–388
18. Purdie H (1997) Music therapy in neurorehabilitation: recent developments and new challenges. Crit Rev Phys Med Rehabil 9: 205–217

Tinnitus

Definition

Anhaltendes oder vorübergehendes Klingeln oder Pfeifen oder andere Geräusche im Ohr ohne äußeren Stimulus

Nutzung von Naturheilverfahren

Nach einer schwedischen Umfrage unter Tinnituspatienten waren Akupunktur und Entspannungstechniken die am häufigsten genutzten Naturheilverfahren [1].

Klinische Evidenz

Akupunktur

Ein systematischer Review über 6 RKS zu Akupunktur oder Elektroakupunktur fand keine überzeugende Evidenz für ihre Effektivität (Übersicht 5.56). Zwei offene Studien, in denen Akupunktur mit anderen Interventionen verglichen wurde, berichteten über einige positive Effekte; 4 scheinbehandlungskontrollierte Studien kamen aber zu negativen Ergebnissen. Die Schlüssigkeit der Ergebnisse wird durch methodische Schwächen eingeschränkt; die derzeit vorliegende Evidenz spricht aber nicht dafür, dass Akupunktur bei Tinnitus einen spezifischen Effekt hat.

Biofeedback

Positive Ergebnisse für Biofeedback sind in RKS beobachtet worden, und zwar beim Vergleich mit keiner Behandlung [2], mit Pseudo-Feedback [3] und mit anderen Behandlungen [3, 4]. Eine weitere RKS (n=26) fand jedoch keinen Unterschied zwischen Gruppen, die Biofeedback, »heimli-

---

Übersicht 5.56.

Systematischer Review zu Akupunktur bei Tinnitus; Arch Otolaryngol 126: 489–492 (2000)

- 6 RKS mit 185 Patienten
- Studien zu Akupunktur (4) und Elektroakupunktur (2)
- Studienqualität generell gering
- 4 scheinbehandlungskontrollierte Studien kamen zu negativen Ergebnissen
- **Schlussfolgerung:** Effektivität ist nicht gezeigt worden

ches« Biofeedback (den Patienten wurde gesagt, dass sie in den ersten 5 Wochen keine Behandlung erwarten sollten) oder keine Behandlung erhielten [5]. Die mangelnde methodische Strenge der meisten Studien zusammen mit widersprüchlichen Ergebnissen verhindert Schlussfolgerungen über die Effektivität von Biofeedback bei Tinnitus.

Entspannungstechniken

RKS haben darauf hingewiesen, dass Entspannungstechniken im Vergleich zu keiner Behandlung [7, 8] überlegen sind und ebenso effektiv sein könnten wie kognitive Therapien [9, 10], in den meisten Fällen können aber Placeboeffekte nicht ausgeschlossen werden. In einer Studie (n=30) unterschieden sich die Verbesserungen mit 2 verschiedenen Entspannungstechniken nicht von denen in der Kontrollgruppe [11]. Insgesamt scheint die Evidenz darauf hinzudeuten, dass Entspannungstechniken die Beeinträchtigung durch den Tinnitus verringern können, die positiven Effekte scheinen aber nur ziemlich bescheiden und kurzlebig zu sein.

Homöopathie

Eine doppelblinde RKS (n=28) zu einem homöopathischen Mittel mit der Bezeichnung »Tinnitus« konnte in Bezug auf Intensität oder Beeinträchtigung durch den Tinnitus oder in Bezug auf audiologische Messwerte keine Überlegenheit gegenüber Placebo nachweisen [6].

☐ **Tabelle 5.74.** RKS zu Hypnotherapie bei Tinnitus

Literatur	Stichproben-größe	Interventionen (Behandlungsvorgabe)	Ergebnis	Bemerkungen
Scand Audiol 19: 245–249 (1990)	36	– Selbsthypnose (4-mal 50 min) – Auditorischer Stimulus – Warteliste	Tinnitus bei 73% der Selbst-hypnosepatienten und bei 24% der Stimuluspatienten vollständig verschwunden	Audiologische Tests zeigten keine Änderung
Audiology 32: 205–212 (1993)	45	– Selbsthypnose (50 min/ Woche für 5 Wochen) – Maskierung – Aufmerksamkeits-kontrolle	Besserung in Bezug auf Schweregrad des Tinnitus signifikant bei Selbsthypnose, teilweise vorhanden bei Aufmerksamkeitskontrolle, nicht vorhanden bei Maskierung	Keine Analyse von Unterschieden zwischen den Gruppen
J Laryngol Otol 110: 117–120 (1996)	86	– Hypnotherapie (3 Sitzungen) – Beratung (1 Sitzung)	Kein Unterschied zwischen den Gruppen in Bezug auf Schweregrad oder Lautstärke des Tinnitus, in Bezug auf das Gefühl der Besserung aber überlegen	Mehr Kontakt zwischen Therapeuten und Patienten bei Hypnose

Hypnotherapie

Drei RKS haben vermuten lassen, dass Hypnotherapie oder Selbsthypnose einer Beratung oder einer maskierenden Intervention zur Verringerung der subjektiven Tinnitussymptome überlegen sind (☐ Tabelle 5.74). Zieht man einige methodische Schwächen in Betracht, so kann die Evidenz als ermutigend eingestuft werden.

Nahrungsergänzungsmittel

Eine doppelblinde Crossover-RKS (n=30) zu **Melatonin** fand insgesamt keine Überlegenheit gegenüber Placebo, obgleich eine Untergruppenanalyse darauf schließen ließ, dass bei Patienten mit beidseitigem Tinnitus bessere Ergebnisse vorlagen als bei Patienten mit einseitigem [12].

Negative Ergebnisse für eine **Zink**supplementation wurden aus einer doppelblinden, placebokontrollierten RKS mit 48 Patienten berichtet [13]. Die Patienten hatten aber alle normale Zinkspiegel vor der Behandlung.

Pflanzliche Heilmittel

Ein systematischer Review über 5 RKS zu **Ginkgo** (Ginkgo biloba) im Vergleich zu Placebo oder pharmakologischer Behandlung kam zu dem Schluss, dass die Evidenz positiv, aber nicht vollständig schlüssig ist, und zwar aufgrund der kleinen Zahl von Studien und wegen methodischer Schwächen (Übersicht 5.57).

Bewertung

Yoga

Yoga erwies sich in einer 3 Monate andauernden RKS mit 43 Patienten in den psychoakustischen Messwerten und Symptombewertungen als viel weniger hilfreich als eine kognitive Verhaltenstherapie und als nicht besser als eine selbstbeobachtende Kontrollgruppe [14].

Es gibt keine überzeugende Evidenz für die Effektivität irgendeines Naturheilverfahrens. Berücksichtigt man jedoch den Mangel an effektiven konventionellen Behandlungsoptionen und die bei Tinnitus beobachtete Bereitschaft zu Placeboreaktionen, sind Therapien mit geringen Nebenwirkungen erwägenswert. Ginkgo kann einigen Nutzen in der Therapie

---

Übersicht 5.57.

Systematischer Review zu Ginkgo bei Tinnitus; Clin Otolaryngol 24: 164–167 (1999)

- 5 RKS mit 541 Patienten
- Methodische Qualität insgesamt gemischt
- Ergebnisse durchgängig positiv, mit einer Ausnahme, bei der eine niedrige Ginkgodosis verwendet wurde
- **Schlussfolgerung:** Evidenz spricht für Ginkgo, ist aber nicht zwingend überzeugend

□ Tabelle 5.75. Zusammenfassung der klinischen Evidenz für Tinnitus

Therapie	Gewichtung der Evidenz	Richtung der Evidenz	Schwerwiegende Sicherheitsbedenken
Akupunktur	00	⇩	Ja (s. S. 34)
Biofeedback	0	⇨	Nein (s. S. 49)
Entspannungstechniken	0	⬀	Nein (s. S. 95)
Homöopathie	0	⇩	Nein (s. S. 64)
Hypnotherapie	00	⬀	Ja (s. S. 68)
Nahrungsergänzungsmittel			
Melatonin	0	⇩	Ja (s. S. 151)
Zink	0	⇩	Ja (s. S. 5)
Pflanzliche Heilmittel: Ginkgo	00	⬀	Ja (s. S. 120)
Yoga	0	⇩	Ja (s. S. 92)

0 gering; 00 mittel; ⬀ tendenziell positiv; ⇨ unklar; ⇩ eindeutig negativ..

versprechen, und sowohl Entspannungstechniken als auch Hypnose sind mit gewissen Verbesserungen verbunden (□ Tabelle 5.75).

Literatur

1. Andersson G (1997) Prior treatments in a group of tinnitus sufferers seeking treatment. Psychother Psychosom 66: 107–110
2. White TP, Hoffman SR, Gale EN (1986) Psychophysiological therapy for tinnitus. Ear Hearing 7: 397–399
3. Podoshin L, Ben-David Y, Fradis M et al. (1991) Idiopathic subjective tinnitus treated by biofeedback, acupuncture and drug therapy. Ear Nose Throat J 70: 284–289
4. Erlandsson SI, Rubinstein B, Carlsson SG (1991) Tinnitus: evaluation of biofeedback and stomatognathic treatment. Br J Audiol 25: 151–161
5. Haralambos G, Wilson PH, Platt-Hepworth S et al. (1987) EMG biofeedback in the treatment of tinnitus: an experimental evaluation. Behav Res Ther 25: 49–55
6. Simpson JJ, Donaldson I, Davies WE (1998) Use of homeopathy in the treatment of tinnitus. Br J Audiol 32: 227–233
7. Lindberg P, Scott B, Melin L, Lyttkens L (1989) The psychological treatment of tinnitus: an experimental evaluation. Behav Res Ther 27: 593–603
8. Scott B, Lindberg P, Melin L, Lyttkens L (1985) Psychological treatment of tinnitus. An experimental group study. Scand Audiol 14: 223–230
9. Jakes SC, Hallam RS, Rachman S, Hinchcliffe R (1986) The effects of reassurance, relaxation training and distraction on chronic tinnitus sufferers. Behav Res Ther 24: 497–507
10. Davies S, McKenna L, Hallam RS (1995) Relaxation and cognitive therapy: a controlled trial in chronic tinnitus. Psychol Health 10: 129–143
11. Ireland CE, Wilson PH, Tonkin JP, Platt-Hepworth S (1985) An evaluation of relaxation training in the treatment of tinnitus. Behav Res Ther 23: 423–430
12. Rosenberg SI, Silverstein H, Rowan PT, Olds MJ (1998) Effect of melatonin on tinnitus. Laryngoscope 108: 305–310

13. Paaske PB, Pedersen CB, Kjems G, Sam IL (1991) Zinc in the management of tinnitus. Placebo-controlled trial. Ann Otol Rhinol Laryngol 100: 647–649
14. Kroner-Herwig B, Hebing G, Van Rijn-Kalkmann U et al. (1995) The management of chronic tinnitus – comparison of a cognitive-behavioural group training with yoga. J Psychosom Res 39: 153–165

Weiterführende Literatur

Dobie RA (1999) A review of randomized clinical trials in tinnitus. Laryngoscope 109: 1202–1211 (nichtsystematischer, aber einigermaßen umfassender kritischer Review über die rigorose Forschung zu allen Behandlungsformen des Tinnitus)

Übelkeit und Erbrechen

Synonyme

Nausea, Emesis

Definition

Erbrechen ist das Ausstoßen von Mageninhalt durch den Mund, während Übelkeit das mit dem Erbrechen assoziierte bzw. ihm vorausgehende Gefühl ist. Hier sollen Übelkeit und Erbrechen betrachtet werden, die mit Schwangerschaft, Operationen, Chemotherapie und Bewegung verbunden sind.

Nutzung von Naturheilverfahren

Für Übelkeit in der frühen Schwangerschaft werden Akupunktur und Akupressur verbreitet eingesetzt, gegen Seekrankheit finden kommerziell erhältliche Akupressurmanschetten Verwendung, und verschiedene Naturheilverfahren werden als Begleittherapien in der Krebstherapie eingesetzt.

Klinische Evidenz

Akupunktur

Die Stimulation des relevanten Punkts (PC6) durch Akupunktur, Akupressurmanschetten oder elektrische Apparaturen wird häufig als derart ähnlich betrachtet, dass sie in Reviews zusammengefasst werden. Ein systematischer Review vereinte 33 RKS und KKS zu Akupunktur und verwandten Stimulationsformen, die überwiegend als Begleittherapie zu einer Standardbehandlung eingesetzt wurden, und zwar für Übelkeit und Erbrechen in der frühen Schwangerschaft sowie postoperativ und chemotherapieinduziert [1]; 27 Studien kamen zu positiven Ergebnissen, in den 4 negativen Studien wurde die Akupunktur nach dem Auslöser des Erbrechens und unter Allgemeinanästhesie durchgeführt. Nachfolgende Reviews kamen zu einer vorsichtig positiven Bewertung in Bezug auf Übelkeit in der Schwangerschaft (Übersicht 5.58) und zu einer eindeutig positiven Bewertung für postoperative Übelkeit und Erbrechen (Übersicht 5.59).

Für chemotherapieinduzierte Übelkeit waren alle 5 KKS in dem Originalübersichtsartikel [1] positiv. In nachfolgenden RKS verringerte die

Übersicht 5.58.

Systematischer Review zur Stimulation von Akupunkturpunkten bei Übelkeit und Erbrechen (in der Schwangerschaft); Obstet Gynecol 91: 149–155 (1998)

- 7 RKS mit 686 Frauen
- Qualität nicht bewertet, einige Studien vermerken Probleme mit der Verblindung
- 6 positiv, eine ohne Effekt
- **Schlussfolgerung:** die Frauen scheinen davon zu profitieren, obgleich dies nicht zweifelsfrei als einem Placeboeffekt überlegen nachgewiesen wurde

Übersicht 5.59.

Metaanalyse zur Stimulation von Akupunkturpunkten bei Übelkeit und Erbrechen (postoperativ); Anesth Analg 88: 1362–1369 (1999)

- 19 Studien mit 1679 Teilnehmern
- Generell Qualität durchschnittlich
- 4 Studien mit Kindern – alle negativ
- Akupunktur besser als Placebo gegen frühe Übelkeit und frühes Erbrechen (nicht für späteren Beginn)
- Akupunktur vergleichbar mit als Standard verwendeter antiemetischer Medikation (für frühe und späte Übelkeit sowie frühes und spätes Erbrechen)
- **Schlussfolgerung:** 20–25% der Erwachsenen würden davon profitieren

Elektrostimulation von PC6 den Schweregrad der chemotherapieinduzierten Übelkeit bei 42 gynäkologischen Krebspatientinnen in einer doppelblinden RKS [2]. Weiterhin reduzierte manuelle Akupressur durch die Patientin auf einen von 2 Punkten die Inzidenz und den Schweregrad der Übelkeit bei 17 Frauen in einem 10-tägigen Chemotherapieprogramm [3].

Bei Seekrankheit (◼ Tabelle 5.76) kamen 2 von 3 RKS, die die Akupunkturstimulation im Labor mit experimentell induzierten Symptomen untersuchten, zu positiven Ergebnissen. Eine kontrollierte Laborstudie mit 18 Teilnehmern [4] fand keinen Vorteil von Akupressurmanschetten im Vergleich zu Hyoscin. Eine schlecht geplante kontrollierte Studie mit partiellem Crossover zu einer elektrischen Apparatur, die von 9 Personen bei schwerem Seegang eingesetzt wurde, ließ einen positiven Effekt vermuten, es wurde aber nicht zufriedenstellend auf Placeboeffekte hin kontrolliert [5].

Bei Übelkeit im Rahmen der Hospizversorgung fand eine kleine Crossover-Studie mit 6 Patienten keinen Effekt von Akupressurmanschetten [6].

◘ Tabelle 5.76. RKS zur Akupunkturpunktstimulierung bei Übelkeit und Erbrechen (Reisekrankheit)

Literatur	Stichproben-größe	Interventionen (Behandlungsvorgabe)	Ergebnis	Bemerkungen
Aviat Space Environ Med 62: 776–778 (1991)	36	– Akupressur (bilaterale Manschette, 15 min lang) – Placebostimulation	Kein Unterschied	Doppelblind: experimentell induzierte Übelkeit
Aviat Space Environ Med 66: 631–634 (1995)	64	– Akupressur (unilaterale Fingerpressur von 1 Hz, 12 min lang) – Akupressur von Pseudopunkten – Placeboakupressur – Keine Behandlung	Akupressur allen anderen Gruppen überlegen	Experimentell induzierte Übelkeit
Gastroenterology 102: 1854–1858 (1992)	45	– Elektrostimulation (unilateral 10 Hz, 15 min lang) – Scheinstimulation – Kontrolle	Elektrostimulation ist Scheinstimulation und Kontrolle überlegen	Experimentell induzierte Übelkeit

Biofeedback

Nach ersten vielversprechenden Fallstudien verglich eine RKS elektromyographisches Biofeedback und Biofeedback des Hautwiderstands (hautgalvanische Reaktion) mit Entspannungstechniken und keiner Behandlung gegen Übelkeit bei 81 Krebspatienten unter Chemotherapie [7]. Im Vergleich zu den Entspannungstechniken war das Biofeedback nicht effektiv. Eine weitere RKS fand keinen Effekt von Biofeedback im Vergleich zu einem Placebo-Feedback oder keiner Behandlung bei experimentell induzierter Seekrankheit [8].

Entspannungstechniken

Insgesamt zeigt die Evidenz aus einem Dutzend RKS, dass Entspannung zur Verhinderung von Übelkeit und Erbrechen vor, während und nach einer Chemotherapie effektiv ist (◘ Tabelle 5.77). Die Ergebnisse eines der Zentren wurden vom Studienleiter zusammengefasst [15], der zu dem Schluss kam, dass die Entspannungstechniken wirksamer sind, wenn sie vor dem Beginn der Chemotherapie erlernt werden. Eine RKS mit 60 Krebspatienten fand heraus, dass die verwandte Technik der systematischen Desensibilisierung (erlernte Entspannung als Reaktion auf die Übelkeit) effektiver war als Beratung oder keine Behandlung [16].

Hypnotherapie

Selbsthypnose wurde als hilfreich bei antizipatorischer/m und postoperativer/m Übelkeit und Erbrechen bei Kindern und Jugendlichen beschrie-

◘ **Tabelle 5.77.** RKS zu Entspannungstechniken bei Übelkeit und Erbrechen (antizipatorische und postchemotherapeutische Übelkeit)

Literatur	Stichproben-größe	Interventionen (Behandlungsvorgabe)	Ergebnis	Bemerkungen
Cognitive Ther Res 10: 421–466 (1986)	92	– Entspannung – Systematische Desensibilisierung – Beratung – Keine Behandlung	Entspannung und systematische Desensibilsierung sind Beratung und keiner Behandlung überlegen	Systematische Desensibilsierung in Bezug auf antizipatorische Übelkeit besser als Entspannung
Cancer Nurs 20: 342–349 (1997)	60	– Entspannung – Aufmerksamkeits-kontrolle	Entspannung besser	–
J Consult Clin Psychol 55: 732–737 (1987)	50	– Entspannung mit professionellem Therapeut – Entspannung mit trainierten Freiwilligen – Entspannung durch Hörkassette – Standardbehandlung	Entspannung mit professionellem Therapeuten ist allen anderen Gruppen überlegen	–
Pain 63: 189–198 (1995)	94	– Standardbehandlung – Unterstützung durch Therapeut – Entspannung und Imagination – Entspannung und Imagination, zusätzlich kognitives Training	Keine Unterschiede zwischen den Gruppen	–

ben, und mehrere kontrollierte Studien stützen diese Annahme. So fand z. B. eine RKS mit 20 Kindern, dass ein Hypnosetraining antizipatorische Übelkeit verhinderte und die Notwendigkeit einer antiemetischen Medikation verringerte [10–12]. Zwei dieser Studien liefern Evidenz dafür, dass der Effekt größer ist als mit einer Aufmerksamkeitskontrolle allein: In einer RKS mit 30 Kindern und Jugendlichen war das Hypnosetraining effektiver als keine Behandlung und als der Therapeutenkontakt (Aufmerksamkeitskontrolle) zur Verhinderung anitzipatorischer Übelkeit bei Chemotherapie [11]. Die zweite Studie befand bei 54 pädiatrischen Krebspatienten sowohl Hypnotherapie als auch Ablenkung/Entspannung als besser wirksam gegen Übelkeit als eine Aufmerksamkeitskontrolle [12]. Hypnotherapie könnte einer RKS zufolge bei Erwachsenen weniger wirksam sein; die verwendeten Techniken gingen aber kaum über Entspannungsmethoden hinaus [13]. Hypnotherapie war effektiv gegen postoperative Übelkeit und Erbrechen bei Frauen, die sich Brustoperationen unterziehen mussten [14].

Nahrungsergänzungsmittel

Ein systematischer Review zu **Vitamin B6** (Übersicht 5.60) in der Schwangerschaft kam zu einer vorsichtig positiven Schlussfolgerung.

Pflanzliche Heilmittel

Die kleine Zahl von Studien, die sich mit **Ingwer** (Zingiber officinale) bei Übelkeit unterschiedlicher Ursachen beschäftigten und in einem systematischen Review Aufnahme fanden (Übersicht 5.61), sind alle positiv und lassen vermuten, dass Ingwer effektiver ist als Placebo und ungefähr genauso effektiv wie Metoclopramid.

Pfefferminzöl war Placebo und keiner Behandlung in einer RKS überlegen, wenn es präoperativ eingesetzt wurde [9].

Weitere Therapien

Eine einzige RKS mit 33 Patienten weist darauf hin, dass **Musik** in der Behandlung chemotherapieinduzierter Übelkeit zusätzlich zur Standardtherapie von einigem Nutzen sein kann [17].

Übersicht 5.60.

Systematischer Review zu Vitamin B6 bei Übelkeit und Erbrechen (in der Schwangerschaft); Cochrane Library (1998)

- 2 RKS mit 416 Frauen
- Pyridoxin (Vitamin B6) in einer Dosierung von 75 mg/Tag oder 30 mg/Tag
- Qualität nicht angegeben
- Kein Effekt auf das Erbrechen
- Die Ergebnisse lassen eine Wirkung auf die Übelkeit erkennen, die Evidenz reicht aber für gesicherte Empfehlungen nicht aus

---

Übersicht 5.61.

Systematischer Review zu Ingwer bei Übelkeit und Erbrechen; Br J Anaesth 84: 367–371 (2000)

- 6 RKS mit 480 Patienten
- Insgesamt gute Studienqualität
- **Postoperative Übelkeit und Erbrechen:** 2 Studien positiv, in einer anderen positiver Trend
- **Seekrankheit und morgendliche Übelkeit** (s. S. 134): besser als Placebo
- Eine Studie zu **chemotherapieinduzierter Übelkeit** positiv, aber unvollständige Details
- **Schlussfolgerung:** Ingwer ist ein vielversprechendes antiemetisches pflanzliches Heilmittel; für gesicherte Empfehlungen reichen die Daten jedoch nicht aus

Vitamin B6 kann bei Übelkeit und Erbrechen in der Schwangerschaft, wofür keine konventionelle medikamentöse Therapie akzeptabel ist, eine Rolle spielen. Akupressur ist bekanntermaßen nützlich und sicher, es könnte sich aber um einen Placeboeffekt handeln. Ingwer ist zwar vermutlich effektiv, aber kontraindiziert.

Bei Übelkeit und Erbrechen aus anderen Ursachen scheinen sich einige Naturheilverfahren als zusätzliche Therapien neben konventioneller Behandlung anzubieten. Bei postoperativer Übelkeit und postoperativem Erbrechen sind die konventionellen Therapien effektiv, aber teuer und haben bekannte Nebenwirkungen. Akupressurmanschetten sind billig, sicher und leicht anzuwenden; sowohl sie als auch Ingwer können empfohlen werden.

Normalerweise stehen aufgrund der hohen Inzidenz und der Schwere der Symptome für chemotherapieinduzierte Übelkeit effektive konventionelle Medikamente zur Verfügung. Sowohl die Hypnotherapie als auch Entspannungstechniken scheinen jedoch bei Kindern zur Prävention der Übelkeit und des Erbrechens vor, während und nach der Chemotherapie von Nutzen zu sein. Bei Erwachsenen ist die Wirkung der Hypnotherapie in diesem Zusammenhang weniger sicher. Auch Akupunktur und Akupressur sind nützlich.

Bei Seekrankheit lohnen Ingwer und Akupunktur den Einsatz, da konventionelle Medikamente zwar effektiv sind, aber Nebenwirkungen haben können (■ Tabelle 5.78).

Bewertung

Literatur

1. Vickers A (1996) Can acupuncture have specific effects on health? A systematic review of acupuncture antiemesis trials. J Roy Soc Med 89: 303–311
2. Pearl ML, Fischer M, McCauley DL, Valea FA, Chalas E (1999) Transcutaneous electrical nerve stimulation as an adjunct for controlling chemotherapy-induced nausea and vomiting in gynecologic oncology patients. Cancer Nurs 22: 307–311
3. Dibble SL, Chapman J, Mack KA, Shih A-S (2000) Acupressure for nausea: results of a pilot study. Oncol Nurs Forum 27: 41–47
4. Bruce DG, Golding JF, Hockenhull N, Pethybridge RJ (1990) Acupressure and motion sickness. Aviat Space Environ Med 61: 361–365
5. Bertolucci LE, DiDario B (1995) Efficacy of a portable acustimulation device incontrolling seasickness. Aviat Space Environ Med 66: 1155–1158
6. Brown S, North D, Marvel MK, Fons R (1992) Acupressure wrist bands to relieve nausea and vomiting in hospice patients: do they work? Am J Hospice Palliat Care 9: 26–29
7. Burish TG, Jenkins RA (1992) Effectiveness of biofeedback and relaxation training in reducing the side effects of cancer chemotherapy. Health Psychol 11: 17–23
8. Jozsvai EE, Pigeau RA (1996) The effect of autogenic training and biofeedback on motion sickness tolerance. Aviat Space Environ Med 67: 963–968
9. Tate S (1997) Peppermint oil: a treatment for postoperative nausea. J Adv Nurs 26: 543–549
10. Jacknow DS, Tschann JM, Link MP, Boyce WT (1994) Hypnosis in the prevention of chemotherapy-related nausea and vomiting in children: a prospective study. J Develop Behav Ped 15: 258–264

◘ **Tabelle 5.78.** Zusammenfassung der klinischen Evidenz für Übelkeit und Erbrechen

Therapie	Gewichtung der Evidenz	Richtung der Evidenz	Schwerwiegende Sicherheitsbedenken
Übelkeit in der Schwangerschaft			
Akupunkturpunktstimulation	000	⤴	Ja (s. S. 34)
Nahrungsergänzungsmittel: Vitamin B6	0	⇧	Ja (s. S. 5)
Pflanzliche Heilmittel: Ingwer	0	⇧	Ja (s. S. 135)
Postoperative Übelkeit und postoperatives Erbrechen			
Akupunkturpunktstimulation	000	⇧	Ja (s. S. 34)
Hypnotherapie	0	⇧	Ja (s. S. 68)
Pflanzliche Heilmittel: Ingwer	00	⇧	Ja (s. S. 135)
Pflanzliche Heilmittel: Pfefferminze	0	⇧	Ja (s. S. 166)
Chemotherapieinduzierte Übelkeit und Erbrechen			
Akupunkturpunktstimulation	00	⇧	Ja (s. S. 34)
Biofeedback	0	⇩	Nein (s. S. 49)
Entspannungstechniken	00	⤴	Nein (s. S. 95)
Hypnotherapie	00	⤴	Ja (s. S. 68)
Musiktherapie	0	⇧	Nein (s. S. 95)
Seekrankheit			
Akupunkturpunktstimulation	00	⤴	Ja (s. S. 34)
Biofeedback	0	⇩	Nein (s. S. 49)
Pflanzliche Heilmittel: Ingwer	0	⇧	Ja (s. S. 135)

0 gering; 00 mittel; 000 hoch; ⇧ eindeutig positiv; ⤴ tendenziell positiv; ⇩ eindeutig negativ..

11. Hawkins PJ, Liossi C, Ewart BW et al. (1995) Hypnotherapy for control of anticipatory nausea and vomiting in children with cancer: preliminary findings. Psycho-Oncology 4: 101–106
12. Zeltzer LK, Dolgin MJ, LeBaron S, LeBaron C (1991) A randomized, controlled study of behavioral intervention for chemotherapy distress in children with cancer. Pediatrics 88: 34–42
13. Syrjala KL, Cummings C, Donaldson GW (1992) Hypnosis or cognitive behavioral training for the reduction of pain and nausea during cancer treatment: a controlled clinical trial. Pain 48: 137–146

14. Enqvist B, Bjorklund C, Engman M, Jakobsson J (1997) Preoperative hypnosis reduces postoperative vomiting after surgery of the breasts. A prospective, randomized and blinded study. Acta Anaesthes Scand 41: 1028–1032

15. Burish TG, Tope DM (1992) Psychological techniques for controlling the adverse side effects of cancer chemotherapy: findings from a decade of research. J Pain Symptom Manage 7: 287–301

16. Morrow GR, Morrell C (1982) Behavioral treatment for the anticipatory nausea and vomiting induced by cancer chemotherapy. New Engl J Med 307: 1476–1480

17. Ezzone S, Baker C, Rosselet R, Terepka E (1998) Music as an adjunct to antiemetic therapy. Oncol Nurs Forum 25: 1551–1556

Übergewicht

Beleibtheit, Korpulenz

Synonyme

Es handelt sich um eine abnormale Zunahme des Körperfetts, insbesondere im subkutanen Bindegewebe. Übergewicht und Fettsucht sind nach dem BMI (»body mass index«) definiert, der sich ergibt als Körpergewicht in kg dividiert durch das Quadrat der Körpergröße in m. Übergewicht liegt vor bei einem BMI von 23,9–29,9 kg/m², Fettleibigkeit bei 30 kg/m² und mehr [1, 2].

Definition

Naturheilverfahren, die häufig zur Gewichtsreduktion genutzt werden, umfassen Akupunktur, Nahrungsergänzungsmittel und pflanzliche Heilmittel.

Nutzung von Naturheilverfahren

Akupunktur/Akupressur

Klinische Evidenz

Ein systematischer Review zu dem Thema fand keine eindeutige Evidenz für die Effektivität (Übersicht 5.62). Zwei der analysierten Studien berichteten über positive Effekte zur Verringerung des Hungergefühls, wohingegen 2 weitere die Vorstellung, dass Akupunktur/Akupressur zur Verringerung des Körpergewichts beitragen könnten, nicht unterstützen. Es wird geschlossen, dass Postulate über spezifische Effekte der Akupunktur/Akupressur zur Gewichtsreduktion nicht auf Ergebnissen

---

Übersicht 5.62.

Systematischer Review zu Akupunktur/Akupressur bei Übergewicht; Wien Klin Wochenschr 109: 60–62 (1997)

- 4 scheinbehandlungskontrollierte RKS mit 270 Personen
- Heterogen in Bezug auf Behandlungsmodalitäten und Design
- 2 Studien untersuchten Hungergefühl (positiv) und 2 Körpergewicht (negativ) als primären Endpunkt
- Methodische Qualität bei den beiden negativen Studien höher

methodisch fundierter klinischer Studien beruhen. In einer nachfolgend publizierten RKS wurden 60 übergewichtige Patienten entweder mit Elektroakupunktur oder mit einer Pseudoakupunktur 4 Wochen lang 2-mal täglich behandelt [3]. Die Autoren berichten, dass die Zahl der Patienten, die abnahmen, ebenso wie die mittlere Gewichtsabnahme in der Akupunkturgruppe signifikant größer war.

Nahrungsergänzungsmittel

Eine Metaanalyse von RKS zu **Chitosan** fand einige positive Evidenz zu diesem Thema (Übersicht 5.63). Sie kam jedoch zu dem Schluss, dass aufgrund der methodischen Schwächen der vorliegenden Daten die Effektivität von Chitosan zur Gewichtsreduktion nicht zweifelsfrei belegt ist. Zwei doppelblinde RKS [10, 11], die nach der Metaanalyse durchgeführt wurden, wiesen ebenfalls darauf hin, dass Chitosan keinen positiven Effekt bei dieser Indikation hat. Insgesamt gibt es keine überzeugende Evidenz dafür, dass Chitosan zur Reduktion des Körpergewichts von Nutzen ist.

Pflanzliche Heilmittel

Eine doppelblinde RKS untersuchte 70 übergewichtige Personen, die 3 Monate lang eine von 3 **ayurvedischen Formulierungen** oder davon nicht unterscheidbares Placebo erhielten [4]. Alle Patienten, die in die Studie aufgenommen wurden, hatten mindestens 20% Übergewicht und waren keine Diabetiker. Die Autoren berichten, dass die Patienten in der mittels Ayurveda behandelten Gruppe im Vergleich zur Kontrollgruppe signifikant an Gewicht verloren.

Ob **Guar-Gummi,** ein aus der indischen Büschelbohne (Cyamopsis tetragonolobus) gewonnener Ballaststoff, für diese Indikation eine Behandlungsoption darstellt, wurde in einer Metaanalyse untersucht (Übersicht 5.64). Die Ergebnisse der Studie lassen vermuten, dass – im Gegensatz zu anderen Berichten [5, 6] – Guar-Gummi zur Reduktion des Körpergewichts nicht effektiv ist.

Eine doppelblinde RKS untersuchte den Effekt von **Garcinia-cambogia**-Extrakt bei 135 übergewichtigen Personen [7], die entweder 12 Wo-

---

Übersicht 5.63.

Metaanalyse zu Chitosan bei Übergewicht; Perfusion 11: 461–465 (1998)
- 5 doppelblinde RKS mit 386 Teilnehmern
- Studienqualität gut
- Behandlungszeitraum betrug in allen Studien 28 Tage
- Hypokalorische Diät (1000–2000 kcal/Tag) in allen Studien eingehalten
- **Schlussfolgerung:** Effektivität konnte nicht zweifelsfrei nachgewiesen werden

> ## Übersicht 5.64.
> Metaanalyse zu Guar-Gummi bei Übergewicht; Am J Med 110 (9): 724–730 (2001)
> - 20 doppelblinde, placebokontrollierte RKS mit 392 Patienten; Metaanalyse von 11 Studien
> - Studienqualität zufriedenstellend
> - 2 Studien berichten über positive Ergebnisse
> - Metaanalyse lässt keinen positiven Effekt vermuten (gewichtete mittlere Differenz: –0,04 kg; Konfidenzintervall: –2,22 bis 2,14)

chen lang 3-mal täglich 1 g des Extrakts (50% Hydroxyzitrat) oder Placebo erhielten. Die Ergebnisse lassen keinen größeren positiven Effekt auf die Gewichtsreduktion als durch Placebo erkennen. Ein Kombinationspräparat mit 400 mg Garcinia cambogia (50% Hydroxyzitrat) und 25 mg Koffein (Guarana und grüner Tee) wurde in einer doppelblinden RKS bewertet, die keine signifikanten Effekte im Vergleich zu Placebo fand [8]. Mateextrakt wurde in einer kleinen (n=12), doppelblinden RKS bewertet, die über einen Anstieg des respiratorischen Quotienten berichtete, was einen Anstieg des Prozentsatzes der Fettverbrennung anzeigt [9]. Andere Extrakte, etwa aus der Haselnuss (Corylus avellana), aus Meerfenchel (Crithmum maritinum), aus Meerträubel (Ephedra sinica) und aus Guarana (Paullinia cupana) wurden in der gleichen Studie untersucht. Für sie wurde kein positiver Effekt gefunden.

Bewertung

Konventionelle Behandlungsansätze, die aus einer Kostmodifikation, vermehrter körperlicher Aktivität und Änderungen des Lebensstils bestehen, sind die erfolgreichsten Maßnahmen zur Gewichtsreduktion. Es gibt nur wenige ermutigende Ergebnisse zu Naturheilverfahren, einige liegen aber zu einer ayurvedischen Kräutermischung vor. Für kein anderes Naturheilverfahren gibt es überzeugende Evidenz. Somit kann zurzeit keines dieser Verfahren zum Erreichen einer Gewichtsreduktion empfohlen werden (◘ Tabelle 5.79).

Literatur

1. Hill T, Roberts J (1996) Changing the thresholds of body mass index that indicates obesity affects health targets. Br Med J 313: 815–816
2. World Health Organization (1998) Obesity: preventing and managing the global epidemic. World Health Organization, Geneva
3. Richards D, Marley J (1998) Stimulation of auricular acupuncture points in weight loss. Aust Fam Physician 27 (Suppl 2): S73–77
4. Paranjpe P, Patki P, Patwardhan B (1990) Ayurvedic treatment of obesity: a randomised double-blind, placebo-controlled clinical trial. J Ethnopharmacol 29: 1–11
5. Pizzorno JE, Murray MT (eds) (1999) Textbook of natural medicine. Churchill Livingstone, London, pp 1434–1436

◘ **Tabelle 5.79.** Zusammenfassung der klinischen Evidenz für Übergewicht

Therapie	Gewichtung der Evidenz	Richtung der Evidenz	Schwerwiegende Sicherheitsbedenken
Akupunktur/Akupressur	00	⇨	Ja (s. S. 34)
Nahrungsergänzungsmittel: Chitosan	00	⇲	Ja (s. S. 111)
Pflanzliche Heilmittel			
Ayurveda	0	⇧	Ja (s. S. 74)
Garcinia cambogia	0	⇩	Ja (s. S. 5)
Guar-Gummi	000	⇩	Ja (s. S. 128)

0 gering; 00 mittel; 000 hoch; ⇧ eindeutig positiv; ⇨ unklar; ⇲ tendenziell negativ; ⇩ eindeutig negativ.

6. Murray MT (ed) (1996) Encyclopedia of nutritional supplements. Prima Health, Rocklin, pp 317–319
7. Heymsfield SB, Allison DB, Vasselli JR et al. (1998) Garcinia cambogia (hydroxycitric acid) as a potential antiobesity agent. JAMA 280: 1596–1600
8. Rothacker DQ, Waitman BE (1997) Effectiveness of a Garcinia cambogia and natural caffeine combination in weight loss – a double-blind, placebo-controlled pilot study. Int J Obes 21 (Suppl 2): 53
9. Martinet A, Hostettmann K, Schutz Y (1999) Thermogenic effect of commercially available plant preparations aimed at treating human obesity. Phytomedicine 6: 231–238
10. Wuolijoki E, Hirvela T, Ylitalo P (1999) Decrease in serum LDL cholesterol with microcrystalline chitosan. Methods Find Exper Clin Pharmacol 21: 357–361
11. Pittler MH, Abbot NC, Harkness EF, Ernst E (1999) Randomised, double blind trial of chitosan for body weight reduction. Eur J Clin Nutr 53: 379–381

Weiterführende Literatur
Rosenbaum M, Leibel RL, Hirsch J (1997) Obesity. New Engl J Med 337: 396–407 (gründlicher Überblick über die zurzeit gültigen Vorstellungen zur Pathogenese des Übergewichts)

Naturheilverfahren heute

Komplementäre und alternative Medizin aus kanadischem Blickwinkel

Heather Boon, Marja J. Verhoef

Einleitung

Therapien der komplementären und alternativen Medizin (KAM) sind zu einem bedeutenden Thema in der kanadischen Gesundheitsversorgung geworden, das v. a. durch die große Zahl von Patienten vorangetrieben wird, die KAM-Produkte und -Therapien in Anspruch nehmen wollen. Dieses Kapitel will zunächst einen Überblick über das Ausmaß der Nutzung von Naturheilverfahren in Kanada sowie über Charakteristika dieser Nutzung geben. Daran schließen sich eine Darlegung der Einstellungen kanadischer Ärzte zu den Naturheilverfahren und komplementären Therapien sowie ein Überblick über die derzeitige Integration dieses Themenbereichs in die medizinische Ausbildung in Kanada an. Das Kapitel endet mit einem Überblick über die derzeitigen gesetzlichen Regelungen zu KAM-Produkten und -Therapeuten in Kanada.

Nutzung von Naturheilverfahren durch die Kanadier

Naturheilverfahren in der Allgemeinbevölkerung

Die erste kanadische Umfrage zu Naturheilverfahren wurde 1990 für den **Canada Health Monitor** durchgeführt [1]. Diese Erhebung zeigte, dass 20% der Kanadier in den der Umfrage vorangegangenen 6 Monaten Naturheilverfahren in Anspruch genommen hatten. Zwei neuere, in ganz Kanada durchgeführte Umfragen berichten über höhere Raten der Nutzung von KAM. Eine Umfrage des **Fraser Institute** (kanadisches Marktforschungsunternehmen) fand heraus, dass die Hälfte der Personen, die den Fragebogen ausgefüllt hatten, in den der Umfrage vorausgegangenen 12 Monaten Naturheilverfahren in Anspruch genommen hatten, fast 2/3 (73%) hatten irgendwann in ihrem Leben eine KAM-Therapie angewandt [2]. Eine Umfrage von **Angus Reid** (weiteres kanadisches Marktforschungsunternehmen), die fast zur gleichen Zeit durchgeführt wurde, kam zu dem Ergebnis, dass 42% der befragten Kanadier bereits Naturheilverfahren genutzt hatten [3].

Generell ist die Nutzung von Naturheilverfahren bei Einwohnern von British Columbia (BC), der westlichsten kanadischen Provinz, am größten, hier gaben 84% der Responder an, dass sie mindestens einmal in ihrem Leben KAM in Anspruch genommen hatten. Geht man geographisch in Richtung Osten, so nimmt der Anteil der Nutzung regional ab, in den atlantischen Provinzen hatten nur 69% der Responder irgendwann Naturheilverfahren in Anspruch genommen. Die Inanspruchnahme naturheilkundlicher Behandlung innerhalb der letzten 12 Monate lag bei einer Häufigkeit zwischen 60% in BC und 45% in den atlantischen Provinzen [2]. Die am häufigsten genutzten Verfahren entsprachen den 1990 identifizierten; dies sind: Chiropraktik (36%), Massage (23%), Entspannungstechniken (23%), Gebet (21%), pflanzliche Heilmittel (17%),

spezielle Diäten (12%), Hausmittel der Volksmedizin (12%) und Akupunktur (12%) [2].

Durchschnittlich gaben die Kandier an, Naturheilverfahren etwa 4,4-
mal in dem der Umfrage vorausgegangenen Jahr genutzt zu haben, am
häufigsten zur Prävention zukünftiger Erkrankungen oder zur Aufrechterhaltung von Gesundheit und Vitalität (81% insgesamt). Unter den übrigen angegebenen Gründen waren die meistgenannten Nacken- und Rückenprobleme (71%), gynäkologische Beschwerden (70%), Angstzustände
(69%), Beschwerden beim Laufen (67%), häufige Kopfschmerzen (65%)
und Verdauungsprobleme (63%; Prozentzahlen der an der jeweiligen Erkrankung Leidenden). Offenbar glauben die Kanadier, dass die Anwendung von Naturheilverfahren in Kombination mit konventioneller Medizin von größerem gesundheitlichen Nutzen ist als beides jeweils für sich
genommen [2]. Mehr als die Hälfte der Kanadier, die KAM-Therapien in
Anspruch nehmen, berichteten ihren Ärzten nicht darüber [2, 4].

Der Umfrage des Fraser Institute zufolge nahm die Altersgruppe der
18- bis 24-Jährigen mit der größten Wahrscheinlichkeit KAM-Produkte
oder -Therapien in Anspruch [2], die Angus-Reid-Gruppe dagegen fand
heraus, dass die Nutzung bei den 35- bis 54-Jährigen am weitesten verbreitet war [3]. Kanadier mit einer weiterführenden Ausbildung nutzten
Naturheilverfahren mit leicht erhöhter Wahrscheinlichkeit [2]. Das Einkommen schien in der einen Umfrage nicht mit KAM-Nutzung korreliert zu sein [2], in der anderen jedoch war die Wahrscheinlichkeit der
naturheilkundlichen Behandlung bei Kanadiern mit höherem Einkommen größer [3].

Obgleich beide Umfragen interessante Daten lieferten, sollten sie mit
Vorsicht betrachtet werden. Die Teilnahmerate bei der Umfrage des Fraser Institute lag lediglich bei 26%, sodass die Ergebnisse verzerrt sein
könnten. Für die Angus-Reid-Umfrage wird keine Teilnahmerate angegeben. Darüber hinaus lagen den Umfragen sehr unterschiedliche De-
finitionen von KAM zugrunde. Der vom Fraser Institute genutzte Fragebogen basiert auf dem von Eisenberg et al. [5] verwendeten und umfasst Methoden, die vielfach der konventionellen Versorgung zugerechnet
werden, wie etwa lebensstilassoziierte Diäten. In der Angus-Reid-Umfrage werden Naturheilverfahren und komplementäre Therapien durch die
Frage nach »Medikamenten und Praktiken, wie z. B. Akupunktur, Homöopathie, Kräutermedizin, Makrobiotika, Chiropraktik und andere Therapien, die normalerweise nicht von einem konventionellen Arzt verschrieben werden« gesucht [3].

Naturheilverfahren bei ausgewählten Bevölkerungsgruppen

Es wurden verschiedene Studien zur Nutzung von Naturheilverfahren bei
spezifischen kanadischen Bevölkerungsgruppen mit chronischen Krankheiten durchgeführt. In **◘** Tabelle 6.1 sind einige Beispiele aufgelistet.
Alter, Bildungsstand und Einkommen waren signifikant mit der Nutzung
von Naturheilverfahren korreliert, und zwar bei Brustkrebs und HIV-In-

◘ Tabelle 6.1. Beispiele von Studien zur Nutzung von Naturheilverfahren in ausgewählten kanadischen Bevölkerungsgruppen

Quelle	Stichprobe	Nutzung [%]	Behandlungsart (die 4 häufigsten)
Boon et al. 2000 [4]	422 Patientinnen; Diagnose: Brustkrebs	67 (jemals; 62 Produkte, 39 Therapeuten)	**Produkte:** Vitamine/Mineralien (50%), pflanzliche Heilmittel (25%), grüner Tee (17%), spezielle Nahrungsmittel/Diäten (15%) **Therapeuten:** Chiropraktiker (29%), Kräuterheilkundler (7%), Therapeuten für traditionelle chinesische Medizin/Akupunktur (7%), naturheilkundliche Ärzte (6%)
Verhoef et al. 1999 [7]	167 Patienten; Diagnose: Hirntumoren	24 (im vorausgegangenen Jahr)	Pflanzliche Heilmittel (65%), Körper-Geist-Programme (33%), Produkte aus Tieren oder Pflanzen (25%), Vitamine (20%)
Hilsden et al. 1998 [8]	134 Patienten; Diagnose: entzündliche Darmerkrankungen	33 (im vorausgegangenen Jahr)	Vitamine (65%), pflanzliche Heilmittel (40%), Diäten (16%), physikalische Therapien (30%)
Ostrow et al. 1997 [6]	657 Patienten; Diagnose HIV-Infektion	39 (jemals)	Nahrungsergänzungsmittel (30%), pflanzliche Heilmittel oder medikamentöse Therapie (22%), Berührungstherapien (22%), Entspannungstechniken (20%)

fektion [4, 6]. Jüngere Patienten sowie Patienten mit höherer Ausbildung und höherem Einkommen nahmen mit größerer Wahrscheinlichkeit KAM in Anspruch. Auch bei Hirntumorpatienten waren Alter und Einkommen signifikant mit naturheilkundlicher Behandlung korreliert, jedoch nicht der Bildungsstand [7]. Bei entzündlichen Darmerkrankungen war nur der Bildungsstand der Patienten signifikant mit naturheilkundlicher Behandlung korreliert [8].

Dies scheint eine bemerkenswerte Übereinstimmung mit Charakteristika der Nutzung von Naturheilverfahren in der allgemeinen Bevölkerung zu zeigen. Krankheits- und behandlungsbedingte Variablen waren bei allen 4 Studien bedeutsam. Bei Brustkrebspatientinnen hatten naturheilkundlich Behandelte mit höherer Wahrscheinlichkeit Selbsthilfegruppen besucht und im Verlauf ihrer konventionellen Behandlung eine Chemotherapie erhalten. Hirntumorpatienten, die KAM nutzten, waren mit größerer Wahrscheinlichkeit als Nicht-KAM-Nutzer krankgeschrieben und hatten bereits eine konventionelle Behandlung durchgemacht. Krankheitsaktivität und -dauer sowie vorausgegangene Operationen und Krankenhausaufenthalte, ebenso wie eine Steroidtherapie in der Krankengeschichte waren bei Patienten mit entzündlichen Darmerkrankungen signifikant mit naturheilkundlicher Behandlung assoziiert und mit stärkeren physischen Schmerzen bei HIV-infizierten Patienten.

Die letztgenannten Ergebnisse lassen vermuten, dass Patienten mit ernsthafterer Erkrankung oder Patienten, die bereits konventionelle Methoden versucht haben, mit größerer Wahrscheinlichkeit Naturheilverfahren nutzen. Alle Studien legen nahe, dass die meisten Patienten, die angeben, Naturheilverfahren angewandt zu haben, die moderne westliche Medizin nicht ablehnen, sondern KAM-Therapien als zusätzlichen Ansatz betrachten.

Teilnehmer der Hirntumorstudie wurden nach 6–9 Monaten erneut befragt. Während der Prozentsatz der KAM-nutzenden Patienten nur geringfügig zugenommen hatte, wurden bedeutende Unterschiede in Art und Zahl der von den Patienten genutzten Naturheilverfahren und komplementären Therapien festgestellt. Nur 20% der Anwender erhielten zum Zeitpunkt der Zweitbefragung die gleiche Zahl und Art naturheilkundlicher Therapien wie zuvor. Darüber hinaus hatten einige Patienten aufgehört, KAM in Anspruch zu nehmen, andere Patienten hatten damit begonnen. Aufgrund von Ausfällen war die Zahl der Zweitbefragten ziemlich klein. Daher müssen diese Ergebnisse in weiteren Untersuchungen bestätigt werden.

Fast die Hälfte der Brustkrebs- und Hirntumorpatienten, die Naturheilverfahren und komplementäre Therapien in Anspruch nahmen, gaben an, ihre Ärzte darüber informiert zu haben (46% bzw. 45%); 62% der Patienten mit entzündlichen Darmerkrankungen informierten ihre Ärzte.

Häufige, von den Patienten angegebene Gründe für die Nutzung von KAM waren Stärkung des Immunsystems, Verbesserung der Lebensqualität, Behandlung von Nebenwirkungen der konventionellen Medikamente, Rückfallprävention, das Erlangen eines Gefühls der Kontrolle über die Behandlung sowie der Wunsch, etwas zu tun, wenn alle konventionellen Möglichkeiten ausgeschöpft sind [4, 6–8]. Auch gaben die Patienten ihrem Glauben an die Einzigartigkeit des Individuums Ausdruck sowie einem ganzheitlichen Ansatz in Bezug auf Gesundheit und medizinische Behandlung [8, 9]. Die häufigsten Hindernisse, die der Nutzung von Naturheilverfahren entgegenstehen, sind Kosten, Informationsmangel, Furcht vor Schäden durch das Produkt oder die Therapie, Mangel an Zeit, sich der naturheilkundlichen Behandlung widmen zu können, und mangelnde Zugangsmöglichkeiten. Die Furcht vor der Reaktion des behandelnden Arztes auf die Nutzung von KAM scheint kein signifikanter Hinderungsgrund zu sein [4, 10].

Verschiedene Studien haben die Einstellungen kanadischer Ärzte zu KAM untersucht. ◘ Tabelle 6.2 zeigt die Ergebnisse von Studien unter Hausärzten in den Provinzen Alberta, Ontario und Quebec [11, 12]. Diese Untersuchungen zeigen, dass ungeachtet mangelhafter Kenntnisse über Naturheilverfahren und komplementäre Therapien ein großer Teil der Hausärzte naturheilkundliche Ansätze für nützlich hielten und Patienten an entsprechende Therapeuten verwiesen.

Einstellungen der Ärzte zu Naturheilverfahren

Leitlinien für ärztliche Überweisungen an komplementäre Therapeuten befinden sich in den verschiedenen kanadischen Provinzen in unterschiedlichen Entwicklungsstadien. Ein kritischer Faktor für die Entscheidung, ob eine Überweisung entsprechend der universitären Richtlinien
stattfinden kann, ist, ob es gesetzliche Regelungen für das Naturheilverfahren gibt. Derzeit gibt es große Unterschiede zwischen den einzelnen
Provinzen dahingehend, welche Methoden reguliert werden (s. S. 442).
Sechs von 10 Provinzen (British Columbia, Alberta, Saskatchewan, Manitoba, Ontario und Quebec) haben formelle Erklärungen hinsichtlich
der ärztlichen Praxis von Naturheilverfahren. Von diesen 6 haben 5 generelle politische Erklärungen herausgegeben, wohingegen in einer (Saskatchewan) offenbar Praxisleitlinien für spezifische Therapien entwickelt
werden. Neufundland entwickelt derzeit politische Richtlinien; die restlichen 3 Provinzen können nichts dergleichen vorweisen (New Brunswick,
Nova Scotia und Prince Edward Island).

Andere kanadische Studien haben sich auf die Einstellungen von Ärzten zu Naturheilverfahren und komplementären Therapien bei Krebspatienten konzentriert. Diese Untersuchungen scheinen zu zeigen, dass Ärz-

◻ **Tabelle 6.2.** Allgemeines Wissen, Meinungen zu und Umgang mit komplementären Therapien bei Hausärzten in Kanada (Angaben in Prozent) [11, 12]

Variablen	Provinz		
	Alberta	Ontario	Quebec
Reichliches Wissen zu			
Chiropraktik	25	32	10
Akupunktur	20	31	11
Hypnotherapie	25	21	8
Hält für nützlich oder sehr nützlich			
Chiropraktik	79	77	78
Akupunktur	70	75	70
Hypnotherapie	65	65	50
Sonstiges			
Wünscht mehr Ausbildung zu Naturheilverfahren	43	63	48
Verweist an naturheilkundliche Therapeuten	44	65	77
Praktiziert Naturheilverfahren	14	17	13

te über viele alternative Krebstherapien nicht Bescheid wissen und häufig angeben, dass ihre Patienten die Hauptinformationsquelle zu diesen therapeutischen Optionen sind [11]. In diesen Umfragen erklärten die Ärzte, dass leicht zugängliche, objektive Informationen benötigt werden. Die konventionelle Versorgung ihrer Patienten wurde nicht infrage gestellt; die meisten Ärzte gaben an, dass sie den Wunsch ihrer Patienten nach einer naturheilkundlichen Behandlung unterstützen würden [13].

Es gab jedoch nur geringes Interesse daran, den Wissensaustausch über Naturheilverfahren zu initiieren; die meisten Befragten sahen in solchen Diskussionen reine Zeitverschwendung. Andererseits bewies die Etablierung naturheilkundlicher Sektionen in einigen medizinischen Gesellschaften der Provinzen (Ontario, Nova Scotia, British Columbia) und die 1996 erfolgte Gründung der **Canadian Complementary Medical Association** (CCMA) das Interesse der Ärzteschaft an Naturheilverfahren. Die CCMA ist eine nationale Ärzteorganisation, die die kombinierte Anwendung naturheilkundlicher und konventioneller Ansätze fördert.

Untersuchungen zu den Ansichten kanadischer Medizinstudenten über Naturheilverfahren zeigen ihre Überzeugung, dass Ärzte grundlegendes Wissen über verbreitete naturheilkundliche Therapieoptionen benötigen. Die Mehrzahl der befragten Medizinstudenten wünschte sich zusätzliche Ausbildung auf dem Gebiet der Naturheilverfahren [14, 15]. Die Überzeugung von der Nützlichkeit eines Naturheilverfahrens war mit dem Wissen der Studenten über spezifische naturheilkundliche Therapien korreliert [14]. Chiropraktik, Massage und pflanzliche Heilmittel waren die bekanntesten Optionen und wurden von Medizinstudenten im 4. Jahr der **University of Western Ontario** für am wirksamsten gehalten [14]. Chiropraktik, Akupunktur und Massage waren die bekanntesten Naturheilverfahren bei Medizinstudenten im 1. Jahr der **University of Calgary** [15].

Naturheilverfahren in konventionellen Ausbildungsprogrammen

Eine neuere Umfrage an kanadischen medizinischen Lehrstätten kam zu dem Ergebnis, dass 81% (13 Hochschulen) derzeit eine Art der naturheilkundlichen Unterweisung anbieten. Die restlichen 3 Hochschulen planen die Integration von KAM in ihr Kurrikulum für die Zukunft. Zwei Drittel (69%) der Hochschulen, die zurzeit Medizinstudenten im Grundstudium in Naturheilverfahren unterrichten, führen hierzu separate, vorgeschriebene Kurse durch. Viele Einrichtungen berichten auch über wählbare oder selektive Kurse zu Naturheilverfahren (46%) oder Gelegenheit zu unabhängigen Studien (54%). Die am häufigsten behandelten Themen sind Akupunktur (77%), Homöopathie (69%), pflanzliche Heilmittel (62%), Chiropraktik (46%) und naturheilkundliche Medizin, traditionelle chinesische Medizin oder Biofeedback (38%). Die Mehrzahl der Hochschulen geben augenblicklich keine Informationen zur praktischen Ausübung der Naturheilverfahren und komplementären Therapien[16].

Die Diskussion von Naturheilverfahren wird auch in die Kurrikula anderer medizinischer Bildungsprogramme in Kanada aufgenommen.

In Ontario scheinen sich andere Angehörige medizinischer Berufe (z. B. Pharmazeuten, Krankenpfleger, Beschäftigungstherapeuten, Physiotherapeuten) in ihrer Ausbildung länger mit Naturheilverfahren zu befassen als Medizinstudenten. In einer vergleichenden Studie berichteten Pharmaziestudenten im letzten Ausbildungsjahr über mehr Wissen zu pflanzlichen Heilmitteln und Homöopathie als andere Studierende medizinischer Fachgebiete im letzten Studienjahr. Physiotherapeuten im letzten Ausbildungsjahr hatten mehr Wissen über Akupunktur, Chiropraktik und Massageformen als alle anderen Fakultäten, und Krankenpfleger im letzten Ausbildungsjahr berichteten über das umfangreichste Wissen zum Handauflegen (»therapeutic touch«). Mehr als 2/3 aller befragten Studentengruppen, mit Ausnahme der Medizinstudenten, bekundeten ein Interesse an praktischer Unterweisung in einigen Naturheilverfahren als Teil ihrer Grundausbildung [14].

Reglementierung von Naturheilverfahren in Kanada

In Kanada werden naturheilkundliche Produkte durch Bundesgesetze reguliert; für die gesetzliche Zulassung der medizinischen Therapeuten, auch der naturheilkundlich tätigen, sind die einzelnen Provinzen zuständig. Das Ergebnis dieser Rechtslage ist, dass zwar die Reglementierung von naturheilkundlichen Produkten in ganz Kanada standardisiert ist, aber die Regularien zur naturheilkundlichen Praxis von Provinz zu Provinz stark variieren. Somit kann eine bestimmte Gruppe von Therapeuten in einer Provinz staatlichen Regelungen unterworfen sein, nicht jedoch in anderen. Die derzeitige Situation wird im Folgenden zusammengefasst.

KAM-Produkte

Die Reglementierung von KAM-Produkten (inzwischen als »natural health products« bezeichnet) ist in Kanada derzeit im Umbruch. Daher muss das augenblicklich gültige Regelwerk geschildert werden sowie der Übergangsprozess und die Empfehlungen für ein neues Regelwerk. Zurzeit werden alle in Kanada verkauften Produkte entweder als Lebensmittel oder als Medikamente eingestuft, wie im Food and Drugs Act festgesetzt. Einige naturheilkundliche Produkte werden derzeit als Nahrungsmittel eingestuft (z. B. Nahrungsergänzungsmittel, wie Glukosamin), andere als Medikamente (z. B. Homöopathika), wieder andere können, je nachdem ob sie bestimmten Kriterien entsprechen oder therapeutische Wirkungen versprechen (»health claims«), entweder Nahrungsmittel oder Medikamente sein (z. B. pflanzliche Produkte). Einige spezifische Produkte wurden von Health Canada identifiziert, die in Kanada in keiner Kategorie verkauft werden dürfen [17].

Zurzeit darf der Hersteller eines als Lebensmittel verkauften Produkts (wozu auch viele pflanzliche Produkte und verschiedene nichtpflanzliche Nahrungsergänzungsmittel gehören) keine medizinischen Behauptungen (»claims«) auf dem Beipackzettel des Produkts unterbringen. Darüber hinaus werden für Lebensmittel keine Warnhinweise, Nebenwirkungen etc. auf der Packung verlangt.

In Kanada werden homöopathische Mittel derzeit als Medikamente eingestuft und erhalten somit Identifikationsnummern (»drug identification number«, DIN) [18] und müssen den Anforderungen der »good manufacturing practice« [19] sowie den Kennzeichnungsstandards [20] entsprechen. Sie durchlaufen jedoch in Bezug auf die Erbringung von Evidenz zu Sicherheit und Effektivität nicht den gleichen Zulassungsprozess, der für andere pharmazeutische Produkte verlangt wird [18]. Hersteller von stark verdünnten (8 CH oder geringer) Homöopathika aus mehreren Bestandteilen können therapeutische Behauptungen auf dem Etikett aufstellen, wenn die Erkrankung Eigendiagnose und -behandlung zulässt und selbstlimitierend ist. Alle genannten Indikationen müssen von mindestens 2 traditionellen homöopathischen Referenzquellen gestützt werden, die von Health Canada anerkannt werden müssen [21].

Einige pflanzliche Produkte sind als Medikamente einer speziellen Kategorie aufgelistet, die als »traditional herbal medicines« (traditionelle Pflanzenheilmittel) bezeichnet wird. »Traditional herbal medicines« müssen ausschließlich zur Selbstmedikation bestimmt und alle aktiven Bestandteile pflanzlicher Herkunft sein, und die therapeutische Indikation muss durch Referenztexte zu Heilpflanzen in der angegebenen Dosis belegt sein [22]. Hersteller traditioneller Pflanzenheilmittel dürfen genehmigte medizinische Behauptungen auf den Produktetiketten unterbringen, aber auf den Produkten muss auch vermerkt sein, dass sie nur für die Verwendung durch Erwachsene bestimmt sind (es gibt einige Ausnahmen) und dass sie nicht während Schwangerschaft und Stillzeit verwendet werden sollten (es sei denn, ihre Anwendung bei diesem Personenkreis wird von der entsprechenden Heilpflanzenliteratur gestützt). Der Begriff »natürlich« darf nur für ein Produkt verwendet werden, das im Originalzustand verkauft wird (d. h. ohne Prozessierung oder Verfeinerung) [22].

Kennzeichnungsstandards gibt es derzeit für Kamille, Echinaceawurzel, Ephedra, Mutterkrautblätter, Pfefferminze und Baldrian. Darüber hinaus müssen sich alle Hersteller traditioneller Pflanzenheilmittel an die »good manufacturing practice« halten [23]. Kein in Kanada verschreibungsfrei verkauftes Produkt (d. h. ohne Konsultation eines Therapeuten direkt an das Publikum verkauft) darf andeuten, dass es zur Behandlung für Krankheitsbilder der Liste A des **Food and Drug Act** – darunter Arthritis, Asthma und Krebs – geeignet ist.

In Anbetracht der verwirrenden und häufig widersprüchlichen Reglementierung von naturheilkundlichen Produkten, die derzeit in Kanada gültig ist, wurde ein Beratungsstab zu naturheilkundlichen Produkten **(Advisory Panel on Natural Health Products)** etabliert, der 1998 einen Bericht an das **Standing Committee** on Health (ständiger Gesundheitsrat) lieferte. Im März 1999 akzeptierte der kanadische Bundesgesundheitsminister alle 53 vom ständigen Gesundheitsrat ausgesprochenen Empfehlungen, darunter auch die Schaffung eines neuen **Federal Office of Natural Health Products**. Aufgabe dieser neuen Behörde ist es, »sicherzustellen, dass alle Kanadier leichten Zugang zu sicheren und effektiven naturheilkundlichen Produkten von hoher Qualität haben, während gleichzeitig die Wahlfreiheit sowie die philosophische und kulturelle Vielfalt respektiert werden sollen« [24].

Das neue **Office of Natural Health Products** ist zuständig für die Entwicklung:

- einer Arbeitsdefinition des Begriffs »natural health product«,
- von Zulassungsanforderungen für Hersteller,
- von Richtlinien für den Import naturheilkundlicher Produkte nach Kanada für den persönlichen Gebrauch,
- eines Zulassungssystems für naturheilkundliche Produkte, das Kriterien zu Sicherheit, Qualität und den therapeutischen Forderungen beinhaltet,
- Produktzulassungsmonographien und Anforderungen der »good manufacturing practice«.

Eindeutig ist hier viel Arbeit zu leisten, bevor neue Regelungen verwirklicht werden können, und augenblicklich ist es nicht möglich, vorauszusagen, wann das neue Regelwerk in Kraft treten wird.

Naturheilkundliche Therapeuten

Die Regularien für KAM-Therapeuten sind in jeder Provinz verschieden. Die meisten naturheilkundlichen Therapeuten (z. B. Spezialisten der Kräuterheilkunde, Homöopathen, Therapeuten der Reflexzonenmassage, Reiki-Therapeuten u. v. a.) haben überhaupt keinen staatlichen Richtlinien zu folgen. Das bedeutet, dass jeder, gleich mit welcher Erfahrung und Ausbildung, diese Therapien anbieten kann. Diese Situation führt zu einer Atmosphäre erhöhter »Verbrauchervorsicht« für die Patienten. Andere Therapien – wie Chiropraktik, Massage, naturheilkundliche Medizin und Akupunktur – werden bis zu einem gewissen Grad in einigen Provinzen geregelt, in anderen aber nicht. Die Provinzen, in denen diese Therapien jeweils gesetzlichen Regelungen unterliegen, werden im Folgenden benannt, und die Regelungen werden für eine oder 2 Provinzen dargestellt, um Beispiele für den gesetzlichen Rahmen, innerhalb dessen sich die Therapeuten im gesamten Land bewegen, zu geben.

Chiropraktik

Chiropraktiker unterliegen derzeit in allen kanadischen Provinzen gesetzlichen Regelungen. Jede Provinz hat ihr eigenes Gesetz zur Chiropraktik, in allen Provinzen gehören aber zu den Mindestanforderungen:

- Abschluss von einem anerkannten chiropraktischen College,
- mindestens 3 Jahre Studium an der Universität oder einem College vor Berufsausübung,
- Bestehen einer nationalen Prüfung durch das **Canadian Chiropractic Examining Board,**

■ Bestehen von Zulassungsprüfungen in den Provinzen.

In einigen Provinzen sind auch ein Mindestalter, eine Mindestdauer des Wohnsitzes in der Provinz und ein Zeugnis über einen einwandfreien moralischen Charakter vorgeschrieben. Zurzeit gibt es 2 chiropraktische Ausbildungseinrichtungen in Kanada, das **Canadian Memorial Chiropractic College** in Toronto, Ontario, und das chiropraktische Programm der **Université de Québec à Trois-Rivières** (UQTR).

Die eigentliche Gesetzgebung, die die Chiropraktik kontrolliert, unterscheidet sich von Provinz zu Provinz. Als Beispiele zur genaueren Darstellung der Regelungen sollen Ontario und Saskatchewan dienen. In Ontario fallen Chiropraktiker unter den **Regulated Health Professions Act** (1991) und den **Chiropractic Act** (1991), und zwar mit einem Arbeitsbereich, der definiert ist als »Diagnose, Behandlung und Prävention von Beschwerden der Wirbelsäule, anderer Gelenke und damit zusammenhängender Gewebe«. Chiropraktiker in Ontario dürfen den Titel »Doctor« führen. Die Chiropraktik wird als Teil der gesundheitlichen Grundversorgung angesehen, somit können Patienten ohne Überweisung den Chiropraktiker aufsuchen. In Saskatchewan ist die Chiropraktik seit 1943 ein selbstregulierter Beruf gewesen und derzeit dem **Chiropractic Act** unterstellt (1994). In Saskatchewan dürfen Chiropraktiker Diagnosen stellen, direkt an Fachärzte verweisen, Krankenhausprivilegien wie Zugang zu diagnostischen Röntgendiensten nutzen sowie an sie überweisen und sie anfordern, zudem auf Anfrage des behandelnden Arztes Patienten in Krankenhäusern behandeln.

Auch die Kostenerstattung für chiropraktische Behandlung ist von Provinz zu Provinz unterschiedlich. Derzeit ist sie in die Gesundheitspläne der Provinzen Ontario, Manitoba, Saskatchewan, Alberta und British Columbia aufgenommen und wird teilweise staatlich unterstützt. In den anderen kanadischen Provinzen müssen die Patienten für chiropraktische Behandlungen direkt zahlen.

Massage

Massagetherapeuten unterliegen nur in Ontario und British Columbia gesetzlichen Bestimmungen. In anderen Regionen Kanadas ist die Praxis nicht reguliert, somit ist die Berufsbezeichnung »Massagetherapeut« nur in Ontario und British Columbia geschützt. Der Arbeitsbereich eines Massagetherapeuten in Ontario wird im **Regulated Health Professions Act** (1991) folgendermaßen definiert: »Untersuchung der Weichteile und Gelenke des Körpers und die Behandlung und Prävention physischer Dysfunktionen und Schmerzen der Weichteile und Gelenke durch Manipulation zur Entwicklung, Erhaltung und Rehabilitation oder Verbesserung der körperlichen Leistungsfähigkeit oder zur Schmerzlinderung«. Die meisten Massagetherapeuten sind selbstständig, obgleich sie in einer Vielzahl äußerer Rahmenbedingungen arbeiten, wie Massagekliniken, Chiropraktikpraxen, öffentliche Kliniken, Rehabilitationszentren, Kurorte, Gesundheits- und Fitness-Clubs, Pflegeheime und Krankenhäuser. Die Mehrzahl der Patienten sucht den Massagetherapeuten eigenverantwortlich auf, aber auch Überweisungen durch Ärzte und Chiropraktiker sind möglich.

Die Massagetherapie ist derzeit in keiner der Provinzen im Krankenversicherungsplan aufgenommen. Sie wird aber von einer Reihe von Policen privater Versicherungsgesellschaften abgedeckt, darunter Sun Life, Blue Cross und Liberty Health. Darüber hinaus zahlt das **Workplace Safety and Insurance Board** für Massagetherapien bei am Arbeitsplatz verletzten Personen. Einige Zusatzversicherungen verlangen einen Überweisungsschein von einem Arzt, damit der Patient die Behandlungskosten der Massagetherapie erstattet bekommt [25].

Ärzte der Naturheilkunde

Ärzte der Naturheilkunde unterstehen derzeit in 4 Provinzen (British Columbia, Saskatchewan, Manitoba und Ontario; in Alberta ist die Rechtslage derzeit schwebend) gesetzlichen Regelungen. In diesen Provinzen müssen naturheilkundlich tätige Ärzte eine 4-jährige Vollzeitausbildung an einem anerkannten Institut durchlaufen und dann Zulassungsprüfungen der Provinzen sowie nationale Zulassungsprüfungen absolvieren. Die nationale Zulassungsprüfung (**Naturopathic Physicians Licensing Examination,** NPLEX) wird von allen zugelassenen Gerichtsständen in Nordamerika angewendet und vom **North American Board of Naturopathic Examinations** (NABNE) verwaltet. Anerkannte Ausbildungsinstitute sind u. a. das **Canadian College of Naturopathic Medicine** (Toronto, Ontario), die **Bastyr University** (Seattle, Washington), das **National College of Naturopathic Medicine** (Portland, Oregon) und das **Southwest College of Naturopathic Medicine and Health Sciences** (Scottsdale, Arizona).

In Ontario unterliegen Ärzte der Naturheilkunde seit 1925 dem **Drugless Practitioners Act.** Zurzeit wird die Möglichkeit ihrer Integration in den **Regulated Health Professions Act** durch das **Health Professions Regulatory Advisory Council** geprüft. Unter diesem Dach sollen mit der Zeit sämtliche Gesundheitsberufe in Ontario zusammengefasst werden. Weder die Kosten: für Besuche bei naturheilkundlich tätigen Ärzten noch für naturheilkundliche Produkte werden derzeit in Ontario von der Krankenversicherung (**Ontario Health Insurance Plan,** OHIP) übernommen. Viele private Versicherungsgesellschaften bieten aber Privatpersonen oder Arbeitgebern Kostenübernahmepläne an, die auch die Konsultation von naturheilkundlich tätigen Ärzten umfassen.

In British Columbia wurde der **Naturopathic Physicians Act** im Jahre 1936 verabschiedet, der naturheilkundlich tätige Ärzte in dieser Provinz mit einem eigenen Gesetz versorgt. Das Gesetz definiert Naturheilkunde als »die Kunst, mit natürlichen Mitteln zu heilen, wie sie in Schulen der Naturheilkunde gelehrt wird«. In British Columbia werden die Kosten des Besuchs eines Arztes der Naturheilkunde im Rahmen des **Medical Services Plan** (MSP) teilweise von der Provinzregierung erstattet.

Akupunktur

Auch die gesetzlichen Regelungen der traditionellen chinesischen Medizin und der Akupunktur sind von Provinz zu Provinz verschieden. Die Akupunktur wird derzeit in British Columbia, Alberta und Quebec reguliert. In Alberta zählen Akupunkturtherapeuten zu den 14 »ernannten Gesundheitsdisziplinen« (»designed health disciplines«) und fallen unter den **Health Disciplines Act.** Für dieses Gesetz wird Akupunktur definiert als »die Stimulierung eines Akupunkturpunktes auf oder nahe der Körperoberfläche durch die Insertion von Nadeln zur Normalisierung der physiologischen Funktionen oder des Qi-Flusses zur Behandlung körperlicher Beschwerden, mittels der Techniken Nadelakupunktur, Elektroakupunktur, Akupressur und Moxibustion«. Das Gesetz bestimmt auch, dass Akupunkturtherapeuten einen Patienten nur behandeln dürfen, wenn er vorher bereits einen Arzt aufgesucht hat (oder bei Zahnbeschwerden einen Zahnarzt). In Alberta dürfen Akupunkturtherapeuten ihren Patienten nicht mitteilen, dass die Akupunktur eine Krankheit »heile«, noch dürfen sie ihren Patienten raten, eine vom Arzt oder Zahnarzt verschriebene Behandlung abzubrechen. Schließlich müssen Patienten, deren Befinden sich nicht innerhalb von 6 Monaten nach Behandlungsbeginn bessert, an einen Arzt (oder ggf. Zahnarzt) zurücküberwiesen werden.

In British Columbia wird die Akupunkturpraxis derzeit gesetzlich geregelt, im Juni 1999 kündigte die Provinzregierung an, dass auch eine neue Regelung für Ärzte der traditionellen chinesischen Medizin eingeführt werden soll. Hierzu wird eine Änderung des Namens des **College of Acupuncturists of British Columbia** in **College of Traditional Chinese Medicine and Acupuncture Practitioners of British Columbia** gehören. Die Gesetze für diese Entscheidung sind noch nicht verabschiedet worden. Ähnlich überprüft in Ontario derzeit das **Health Professions Regulatory Advisory Council** Eingaben zur Regelung der Therapeuten der traditionellen chinesischen Medizin/Akupunktur. Der Abschlussbericht sollte dem Gesundheitsminister von Ontario im Dezember 2000 vorgelegt werden.

Zusammenfassung und Diskussion

Naturheilverfahren und komplementäre Therapien werden von einer wachsenden Zahl von Kanadiern in Anspruch genommen. Die meisten dieser Personen lehnen die konventionelle westliche Medizin nicht ab, sondern wünschen die Naturheilverfahren als unterstützende Behandlung. Die Gesundheitsdienstleister erkennen i. Allg. an, dass es der hohe Gebrauch von KAM in der kanadischen Bevölkerung notwendig macht, dass sie Wissen zu den gebräuchlichsten Naturheilverfahren erlangen, die ihre Patienten nutzen. Solange die konventionelle Versorgung nicht torpediert wird, unterstützen die Ärzte in der Regel die Entscheidung ihrer Patienten, KAM in Anspruch zu nehmen. Ein Beispiel für das Interesse der Ärzteschaft an naturheilkundlichen Themen liefert die neu gegründete **Canadian Complementary Medical Association.**

Dennoch erscheint die gesetzliche Regulierung der Naturheilverfahren und KAM-Produkte – ungeachtet des weit verbreiteten Gebrauchs in Kanada – einigermaßen zufällig. KAM-Produkte werden durch Bundesgesetze geregelt; die Bestimmungen unterliegen derzeit einem größeren Änderungs- und Restrukturierungsprozess durch das neu gegründete **Office of Natural Health Products**. KAM-Therapeuten unterliegen weitgehend keinen gesetzlichen Bestimmungen. Wo es Regelungen gibt, gelten sie nur in einzelnen Provinzen, und die Standards unterscheiden sich im ganzen Land. Viele Provinzen bewerten im Augenblick den gesetzlichen Status von Therapeuten der Naturheilverfahren neu.

Zu guter Letzt sollte noch bemerkt werden, dass kanadische Forscher, Ärzte, KAM-Therapeuten und Verwaltungsbeamte im Jahre 1999 das **Integrative Medicine and Health Network** gegründet haben [26]. Dieses Netzwerk war wesentlich dafür, dass die Naturheilverfahren in die Agenda des **Canadian Institute of Health Research** (neue Bundesbehörde, die für die kanadische Forschungsförderung im Bereich »Medizin« zuständig ist) aufgenommen wurde. Darüber hinaus erhielt die **Health Systems Division** von **Health Canada** das Mandat, den Einfluss der KAM auf das Gesundheitssystem und die Implikationen für seine Erneuerung zu untersuchen [27]. Allgemein finden diese Initiativen in einem Klima der Zusammenarbeit der Interessensvertreter statt. Angesichts des steigenden Gebrauchs von Naturheilverfahren in Kanada erscheinen zunehmende Bemühungen um gesetzliche Regelungen für Produkte und Therapeuten sowie zur Integration der KAM und der konventionellen Versorgung wahrscheinlich.

Literatur

1. Berger E (1990) The Canada Health Monitor. Survey No. 4. Price-Waterhouse, Toronto
2. Ramsay C, Walker M, Alexander J (1999) Alternative medicine in Canada: use and public attitudes. Public Policy Sources Number 21. The Fraser Institute, Vancouver
3. CTV/Angus Reid Group (1997) Use of alternative medicines and practices. Angus Reid Group, Winnipeg
4. Boon H, Stewart M, Kennard MA et al. (2000) The use of complementary/alternative medicine by breast cancer survivors in Ontario: prevalence and perceptions. J Clin Oncol 18: 2515–2521
5. Eisenberg DM, Kessler RC, Foster C et al. (1993) Unconventional medicine in the United States: prevalence, costs and patterns of use. New Engl J Med 328: 246–252
6. Ostrow MJ, Cornelisse PG, Heath KV et al. (1997) Determinants of complementary therapy use in HIV-infected individuals receiving antiretroviral or anti-opportunistic agents. J Acq Immune Defic Syndr Human Retrovirol 15: 115–120
7. Verhoef MJ, Hagen N, Pelletier G, Forsyth P (1999) Alternative therapy use in neurologic disease. Use in brain tumour patients. Neurology 52: 617–622
8. Hilsden RJ, Scott CM, Verhoef MJ (1998) Complementary medicine use by patients with inflammatory bowel disease. Am J Gastroenterol 93: 697–701
9. Pawluch D, Cain R, Gillett J (1994) Ideology and alternative therapy use among people living with HIV/AIDS. Health Can Soc 2: 63–84
10. Boon H, Brown JB, Gavin A, Kennard MA, Stewart M (1999) Breast cancer survivors' perceptions of complementary/alternative medicine (CAM): making the decision to use or not to use. Qual Health Care 9: 639–653

11. Bourgeault IL (1996) Physicians' attitudes toward patients' use of alternative cancer therapies. Can Med Assoc J 155: 1679–1685

12. Verhoef MJ, Sutherland LR (1995) Alternative medicine and general practitioners: opini-
ons and behaviour. Can Fam Physician 41: 1005–1011

13. Gray RE, Fitch M, Greenberg M et al. (1997) Physician perspectives on unconventional
cancer therapies. J Palliat Care 13: 14–21

14. Baugniet J, Boon H, Ostbye T (2000) Complementary/alternative medicine: comparing
the view of medical students with students in other health care professions. Fam Med 32:
178–184

15. Duggan K, Verhoef MJ, Hilsden RJ (1999) First-year medical students, and complementary
and alternative medicine: attitudes, knowledge and experiences. Ann Roy Coll Physicians
Surgeons Canada 32: 157–160

16. Ruedy J, Kaufman DM, MacLeod H (1999) Alternative and complementary medicine in
Canadian medical schools: a survey. Can Med Assoc. J 160: 816–817

17. Drugs Directorate (Bureau of Nonprescription Drugs) (1995) Medicinal herbs in traditional herbal medicines. Drugs Directorate (Bureau of Nonprescription Drugs), Ottawa

18. Drugs Directorate (1990) Drugs Directorate guidelines. Homeopathic preparations: application for drug identification numbers. Health Canada, Ottawa

19. Drugs Directorate (1996) Good manufacturing practices. Supplementary guidelines for
homeopathic preparations. Health Canada, Ottawa

20 Drugs Directorate (1995) Labelling standard. Homeopathic preparations. Health Canada,
Ottawa

21. Therapeutics Products Programme (1998) Indications for use – multi-ingredient low
dilution homeopathic preparations (revised). Health Canada, Ottawa

22. Drugs Directorate (1995) Drugs Directorate guideline. Traditional herbal medicines
(revised). Health Canada, Ottawa

23. Drugs Directorate (1996) Good manufacturing guidelines for the manufacture of herbal
medicinal products. Final version. Drugs Directorate, Ottawa

24. Transition Team of the Office of Natural Health Products (2000) A fresh start: final report
of the ONHP Transition Team. Office of Natural Health Products, Ottawa

25. Leach E (2000) Persönliche Mitteilung. Ontario Massage Therapists Association, July
2000

26. Best A, Balon J (1999) Design for a Canadian Office for Complementary and Alternative
Health Care. A White Paper for the Interim Governing Committee of the Canadian Institutes of Health Research. Integrative Medicine and Health Network (unpublished)

27. Simpson JE (1999) Attention to complementary and alternative practices and therapies.
Health Canada, Ottawa

Komplementäre und alternative Medizin sowie ihre Anwendung in den USA: Epidemiologie und Trends 1999–2000

D. Eisenberg

Terminologie

Alternative (bezeichnet auch als »komplementäre«, »unkonventionelle«, »unorthodoxe« oder »integrative«) Therapien umfassen ein weites Spektrum von Praktiken und Überzeugungen [1]. Vom Standpunkt der Medizinsoziologie aus betrachtet, kann man sie definieren »... als Praktiken, die nicht als richtig, angemessen oder geeignet anerkannt werden oder nicht mit den Überzeugungen der dominierenden Gruppe der Ärzteschaft in einer Gesellschaft übereinstimmen« [2]. Zwei nationale Umfragen, die in den USA durchgeführt wurden, haben alternative (bzw. komplementäre, integrative) Therapien funktionell definiert als »Interventionen, die weder verbreitet an US-amerikanischen Medizinschulen gelehrt werden noch generell in amerikanischen Krankenhäusern zur Verfügung stehen« [3, 4].

Ernst et al. [5] geben an, dass komplementäre Medizin Diagnose-, Behandlungs- und/oder Präventionsmethoden umfasst, die die gängige Medizin ergänzen und zu einem gemeinsamen Ganzen beitragen, indem ein Bedarf gedeckt wird, den die konventionellen Verfahren nicht bedienen können, oder indem das konzeptionelle Rahmenwerk der Medizin diversifiziert wird. Eine persönliche Definition steuerte eine Krebspatientin bei, die ihr Überleben der Kombination aus konventioneller Operation, Chemo- und Strahlentherapie sowie der regelmäßigen Nutzung von Naturheilverfahren und komplementären Therapien zuschrieb: »Komplementäre und alternative Therapien sind diejenigen Therapien, für die ich in den letzten 20 Jahren selbst bezahlen musste und bei denen ich mich stets unwohl fühlte, wenn ich sie mit meinem Arzt besprochen habe.«

Es ist nützlich, sich zu erinnern, dass der Begriff »alternative« Medizin nicht allgemein verbreitet war, bevor das **United States Senate Committee on Approbations** unter dem Vorsitz von Senator Tom Harkin im Jahre 1992 das **Office of Alternative Medicine** gründete. Seitdem enthalten Bundesdokumente der USA und Behandlungsanfragen an das **National Institute of Health** (NIH) die Bezeichnung »alternative« Medizin; seit Mitte der 1990er Jahre wird in allen Bundespublikationen der USA die Bezeichnung »komplementäre und alternative Medizin« (KAM) verwendet. Während der Begriff »integrative Medizin« in den USA immer populärer wird und mit zunehmender Häufigkeit von Forschern in einer ganzen Reihe von medizinischen Institutionen und Universitäten benutzt wird, sprechen die US-amerikanischen Regierungsbehörden von KAM, um dieses Forschungsgebiet zu beschreiben. Im vorliegenden Kapitel wird durchgehend die Bezeichnung »KAM« benutzt.

Es ist eine interessante Übung, über die Meilensteine der KAM-Nutzung, des öffentlichen Bewusstseins, des professionellen Interesses sowie der Entwicklung von Ressourcen und Politik der USA im Zeitraum 1990–2000 nachzugrübeln.

Man kann argumentieren, dass die Gründung des **Office of Alternative Medicine** in der Legislaturperiode 1992/1993 einen entscheidenden Wendepunkt markiert. Wie zuvor erwähnt, saß Senator Thomas Harkin dem Zulassungsunterkomitee vor und schrieb – mit Billigung seiner demokratischen und republikanischen Kollegen – Gesetzesvorlagen und veranstaltete Anhörungen, die zur Gründung des **Office of Alternative Medicine** innerhalb des **Office of the Director of the National Institutes of Health** führten. Das neue Büro hatte 1992 ein Budget von 2 Mio. Dollar.

Im Januar 1993 publizierte das **New England Journal of Medicine** die erste landesweite Umfrage aus den USA zur Verbreitung von KAM, ihren Kosten und den Anwendungsmustern (s. unten) [4]. Die Daten dieser Umfrage bestätigten das enorme Ausmaß, zu dem Naturheilverfahren und naturheilkundliche Dienstleistungen zum Guten oder zum Schlechten ein Teil des US-amerikanischen Gesundheitssystems waren. Die Kontroversen, die auf dieser ersten Umfrage beruhten, vergrößerten die Entschlossenheit der Verfechter und Antagonisten gleichermaßen, sich mehr und mehr mit dem Thema auseinander zu setzen, die Forschungsintensität zu erhöhen und zu einer verantwortungsbewussten Gesundheitspolitik beizutragen.

Bis 1995 hatte das **Office of Alternative Medicine** des NIH zunächst 10 Zentren mit der Hauptaufgabe, Forschungsgelegenheiten zu identifizieren und bei der Formulierung einer nationalen Forschungsagenda zu helfen, gegründet. Mitte der 1990er Jahre war das Budget des **Office of Alternative Medicine** von jährlich 2 auf 20 Mio. Dollar gestiegen.

Im Jahre 1998 richtete das NIH das **National Center for Complementary and Alternative Medicine** ein, das das **Office of Alternative Medicine** ersetzte, und zwar durch ein Zentrum, das autorisiert war, Projekten und Programmen, die von seinem durch die Regierung eingesetzten Beratungsstab für wichtig gehalten wurden, Priorität einzuräumen und sie finanziell zu fördern. Vor diesem Datum musste jegliche finanzielle Unterstützung von KAM-Projekten partnerschaftlich mit bestehenden Zentren und Instituten des NIH abgesprochen werden. Das Budget dieses neuen **National Center of Complementary and Alternative Medicine** lag bei 50 Mio. Dollar pro Jahr.

Das Jahr 1998 war auch ein Wendepunkt für Leitartikel zum Thema »KAM« im Ganzen. In einem nun schon als klassisch zu bezeichnenden Editorial von **Dr. Angell** und **Dr. Kassirer** – zu dieser Zeit Herausgeber des **New England Journal of Medicine** – wurde festgestellt: »it's time to stop giving alternative medicine a free ride« (höchste Zeit, die Naturheilverfahren nicht mehr als Trittbrettfahrer zu akzeptieren) [6]. **Angell** und **Kassirer** fuhren fort: »Es kann keine 2 Arten von Medizin geben

– konventionelle und alternative. Es gibt nur Medizin, die angemessen überprüft wurde, und Medizin, bei der dies nicht der Fall ist; Medizin, die wirkt, und solche, die vielleicht oder vielleicht auch nicht wirkt« [6].

Im November 1998 widmeten sich das **Journal of the American Medical Association** (JAMA) und alle 9 in diesem Monat veröffentlichten fachbezogenen Zeitschriften der **American Medical Association** (AMA) dem Thema »Naturheilfahren und komplementäre Therapien«. Diese Publikationen umfassten insgesamt 80 in Peer-review-Verfahren ausgewählte Manuskripte, darunter 18 RKS [7]. Im Editorial der 11. Nummer des **JAMA** vom November stellte der damalige Chefredakteur **George Lundberg,** MD, fest: »there is no alternative medicine« (alternative Medizin gibt es nicht) [8]. Im Gegensatz zum **New England Journal of Medicine** argumentierten die JAMA-Editoren, dass die wissenschaftliche Bewertung von KAM gemeinsame Aufgabe der gesamten medizinischen Gesellschaft sei.

Ein Editorial von **Frank Davidoff, MD,** von den **Annals of Internal Medicine** kam zu dem Schluss: »Eine Änderung unserer Vorgehensweisen angesichts dieser existierenden Lücken mag schmerzhaft sein; wird sie jedoch sorgfältig angegangen, gibt es keinen Grund für die Annahme, dass darunter die wissenschaftliche Sorgfalt leidet. Die wirkliche Aufgabe der konventionellen Medizin ist hier nicht die Frage, wie die Hinwendung unserer Patienten zu alternativen Therapien gesteuert werden kann, sondern vielmehr – mit den Worten **T.S. Elliots** – wie man von alternativen Therapien lernen kann, in dem Bemühen, das Wissen, das wir mit zunehmender Information verloren haben, zurückzugewinnen« [9].

Bis 1999 hat das **National Center for Complementary and Alternative Medicine** eine Vielzahl von neuen Zentren und klinischen Studien der Phase III finanziell ausgestattet bzw. unterstützt, und sein Budget ist auf jährlich 68,5 Mrd. Dollar angewachsen. Im gleichen Jahr begannen große pharmazeutische Unternehmen der USA (und weltweit) mit der Vermarktung pflanzlicher Heilmittel und von »Nutraceuticals« (Nahrungsergänzungsmittel). Beispiele umfassten Produkte von **American Home Products, Whitehall Robbins, Warner Lambert, Bayer Pharmaceuticals, Johnson & Johnson** und **Bristol-Myers Squibb.**

Im März 2000 unterzeichnete Präsident **Clinton** eine Verfügung, um eine Kommission des Weißen Hauses zur KAM-Politik (**White House Commission on Complementary and Alternative Medicine Policy**) zu etablieren [10]. Aufgabe dieser Kommission ist es, sich um folgende Bereiche zu kümmern:

- Training und Ausbildung,
- Forschungskoordinierung,
- Bereitstellung nützlicher Information,
- Leitlinien für angemessenen Zugang und angemessene Praxis von KAM-Diensten

Im Jahre 2000 rief die Föderation der staatlichen **Medical Boards** ein Komitee ins Leben, das die Zulassungsbestimmungen für Ärzte, die KAM praktizieren und/oder Patienten in Zusammenarbeit mit KAM-Anbietern versorgen, evaluieren sollte. Die **Josiah-Macy-Stiftung**, die sich traditionsgemäß für Reformen der medizinischen Ausbildung einsetzt, veranstaltete ihre jährliche Konferenz zum Thema »Ausbildung in Naturheilverfahren und komplementären Therapien«, die **American Association of Medical Colleges** hat eine fachspezifische Interessensgruppe zur KAM-Ausbildung eingerichtet. Das **National Center for Complementary and Alternative Medicine** (NCCAM) unterstützt derzeit 200 Studien zu KAM-Therapien (zusätzliche Informationen zum NCCAM bieten die websites http://www.aamc.org und http://www.fsmb.org).

Als letzter Punkt sei erwähnt, dass die Zahl der privaten Firmen, darunter auch Internet-Anbieter, die Inhalte und Dienste mit KAM-Praktiken zu entwickeln suchen, weiterhin in erstaunlichem Tempo ansteigt. Insgesamt lässt die rapide Entwicklung zwischen 1990 und 2000 vermuten, dass die Verbreitung von KAM sowie ihre Kosten und Anwendungsmuster weiterhin Felder von großem Interesse und lebhafter Diskussion auch im neuen Jahrhundert bleiben werden.

Ergebnisse landesweit repräsentativer Umfragen

Epidemiologie der Naturheilverfahren in den USA

Eisenberg et al. publizierten die erste landesweite Umfrage zu Verbreitung, Kosten und Anwendungsmuster der KAM, in der repräsentative Daten aus dem Jahre 1990 zusammengefasst wurden [4]. Die ursprüngliche Umfrage bestand aus Telefonbefragungen von 1539 Erwachsenen (Teilnahmerate: 67%). In einer landesweiten Stichprobe von mindestens 18 Jahre alten Erwachsenen wurden die Teilnehmer gebeten, jede ernsthafte oder belastende Erkrankung sowie Details zur Nutzung konventioneller medizinischer Versorgung anzugeben. Dann fragten die Interviewer nach der Nutzung von 16 komplementären/alternativen Therapieformen. Zu den Hauptergebnissen dieser ersten Umfrage zählt die Beobachtung, dass einer von 3 Teilnehmern (34%) angab, im abgelaufenen Jahr mindestens eine unkonventionelle Therapie angewendet zu haben; 1/3 der KAM-Nutzer suchte einen oder mehrere professionelle Anbieter alternativer Therapien auf. Am häufigsten nutzten nichtschwarze, 25–49 Jahre alte Personen mit relativ hohem Bildungsstand und höherem Einkommen die Naturheilverfahren. Die Mehrzahl der Patienten nutzte KAM bei chronischen, im Gegensatz zu lebensbedrohlichen Erkrankungen.

Eine Extrapolation auf die Gesamtbevölkerung der USA lässt vermuten, dass die Amerikaner im Jahre 1990 insgesamt 425-Mio.-mal Anbieter von Naturheilverfahren aufsuchten. Diese Zahl übersteigt die Anzahl der Besuche bei allen amerikanischen Hausärzten (388 Mio.). Ausgaben im Zusammenhang mit KAM-Therapien beliefen sich im Jahre 1990 auf rund 13,7 Mrd. Dollar, 3/4 davon (10,3 Mrd. Dollar) wurden selbst bezahlt. Diese Zahl war vergleichbar mit der jährlich für Krankenhausaufenthalte selbst gezahlten Summe. Die Autoren schlossen, dass die Häufigkeit der Nutzung von Naturheilverfahren in den USA weit über früheren Angaben lag. Sie schlugen vor, dass Ärzte ihre Patienten bei jeder

Aufnahme der Krankengeschichte nach der Nutzung von KAM-Therapien fragen sollten [4].

In Ermangelung einer nachfolgenden nationalen Umfrage war es zeitweise unklar, ob die 1990 gemachten Beobachtungen repräsentativ für einen »heimlichen Hauptversorgungsweg« waren, der – ohne dass es das medizinische Establishment bemerkt hatte – ein gleichbleibendes Niveau erreicht hatte, oder im Gegenteil einen ersten Punkt auf einer Kurve hin zu zunehmender Verbreitung und Ausgaben für KAM-Dienste darstellte. Aus diesem Grund wurde 1997 eine landesweite Folgeuntersuchung von Eisenberg et al. durchgeführt, finanziert von den **US National Institutes of Health,** mit Unterstützung des **John-E.-Fetzer-Institute** und der **American Society of Actuaries.**

Im Jahre 1998 veröffentlichten **Eisenberg** et al. die Ergebnisse dieser landesweiten Folgeuntersuchung zu Verbreitung, Kosten und Anwendungsmustern der KAM, in die alle 16 in der früheren Studie von 1990 abgefragten Naturheilverfahren aufgenommen wurden [3]. Diese Ergebnisse werden im Folgenden zusammengefasst.

Das Design der Folgeuntersuchung glich demjenigen der ersten landesweiten Umfrage, eingedenk der Nutzungsraten von 1990. Insbesondere stützte sich die Umfrage von 1997 auf eine landesweite Telefonbefragung repräsentativer, zufällig ausgewählter Haushalte und zudem auf die Nutzung eines Fragebogens, welcher dem im Jahre 1990 verwendeten vergleichbar war. Im Jahre 1997 schlossen insgesamt 2055 Teilnehmer (Teilnahmerate: 60%) die Befragung ab.

Wie in ◘ Abb. 6.1 dargestellt, nahm die Nutzung von mindestens einer der 16 Therapien von 34% im Jahre 1990 auf 42% im Jahre 1997 zu. Die Therapieformen, deren Nutzung am meisten zunahm, umfassten pflanz-

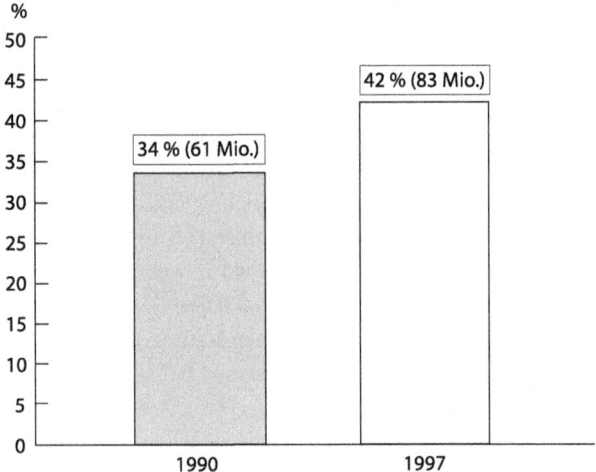

◘ **Abb. 6.1.** Anteil der erwachsenen Bevölkerung der USA, der in den vergangenen 12 Monaten alternative Therapien genutzt hat. (Nach [3])

liche Heilmittel, Massage, hochdosierte Vitamine, Selbsthilfegruppen, Hausmittel der Volksmedizin, Heilungsmethoden über den Energiefluss (»energy healing«) und Homöopathie. Die Wahrscheinlichkeit, dass Nutzer von KAM auch KAM-Anbieter aufsuchten, nahm von 36% im Jahre 1990 auf 46% im Jahre 1997 zu. In beiden Umfragen wurden KAM-Therapien am häufigsten für chronische Beschwerden eingesetzt, darunter Rückenprobleme, Angstzustände, Depressionen und Kopfschmerzen.

Wie in ◘ Abb. 6.2 dargestellt, gab es keinen signifikanten Unterschied zwischen den Umfragen bezüglich der Häufigkeit, mit der die Patienten ihren Arzt informierten; 40% der KAM-Therapien wurden 1990 dem Arzt mitgeteilt, 39% im Jahre 1997.

Wie ◘ Abb. 6.3 zeigt, weist eine Extrapolation auf die US-amerikanische Gesamtbevölkerung darauf hin, dass die Gesamtmenge der Besuche bei KAM-Anbietern um 47% zugenommen hat, von 427 Mio. im Jahre 1990 auf 629 Mio. im Jahre 1997. Dies übersteigt die Gesamtzahl der Besuche beim Hausarzt in den USA um >200 Mio. Besuche/Jahr.

Wie ◘ Abb. 6.4 zeigt, sind mehr als die Hälfte der 629 Mio. jährlichen Besuche auf Chiropraktiker oder Massagetherapeuten verteilt. Interessanterweise wird keine der beiden Methoden in US-amerikanischen Hochschulen der Medizin, Pflegewissenschaften oder Pharmazie angesprochen.

Die Umfrage schätzte auch, dass im Jahre 1997 insgesamt 15 Mio. Erwachsene verschreibungspflichtige Medikamente zusammen mit pflanzlichen Heilmitteln und/oder hochdosierten Vitaminen einnahmen. Dies entsprach 18% der Nutzer verschreibungspflichtiger Medikamente. Diese Beobachtung nahm neuere Beschreibungen klinisch signifikanter Arzneimittelwechselwirkungen vorweg [11–14].

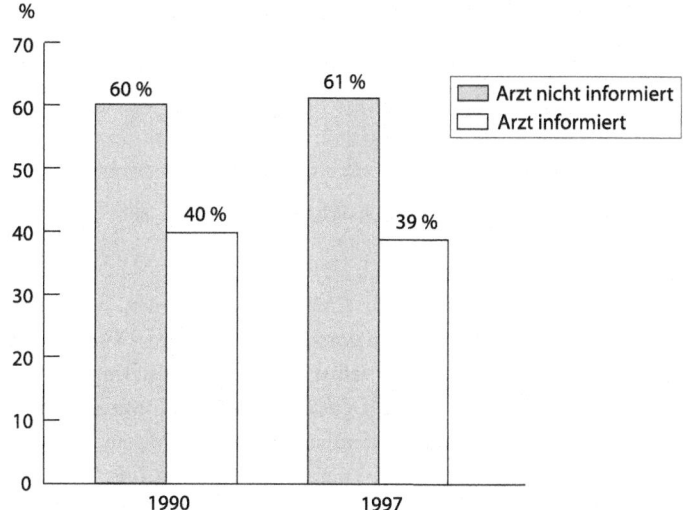

◘ **Abb. 6.2.**   Prozent der KAM-nutzenden Bevökerung, die ihren Arzt darüber informierten. (Nach [3])

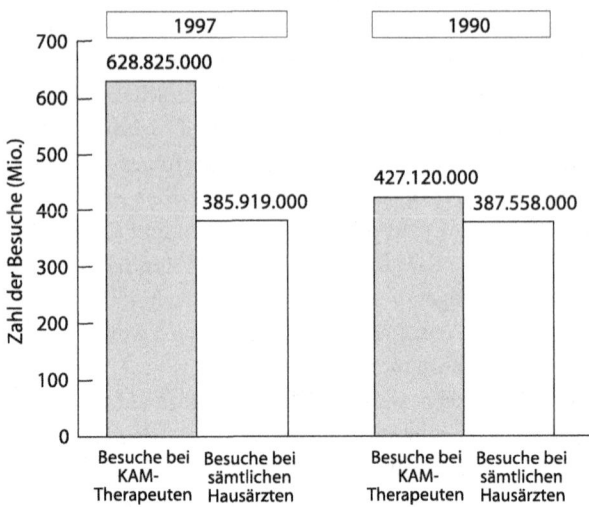

❏ Abb. 6.3.   Trends in der Zahl der jährlichen Besuche bei KAM-Anbietern im Vergleich zu Besuchen beim Hausarzt, 1997 vs. 1990; Daten aus den Umfragen des National Ambulatory Medical Care, 1996 [46] und 1990 [47]

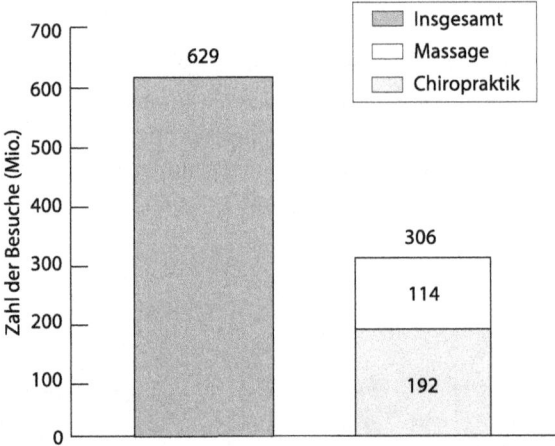

❏ Abb. 6.4.   Besuche bei naturheilkundlich tätigen Ärzten im Jahre 1997. (Nach [3]).

Die geschätzten Ausgaben für KAM-Dienste nahmen zwischen 1990 und 1997 um 45% zu und wurden vorsichtig auf 21 Mrd. Dollar geschätzt, davon mindestens 12 Mrd. Dollar selbst gezahlt. Dieser Betrag (❏ Abb. 6.5) überstieg die im Jahre 1997 selbst gezahlten Aufwendungen für alle US-amerikanischen Krankenhausaufenthalte. Darüber hinaus wurden die Gesamteigenleistungen für KAM-Therapien vorsichtig auf 27 Mrd. Dollar geschätzt (weniger zurückhaltend auf 34 Mrd.), was vergleichbar ist mit den Ausgaben für alle selbst gezahlten ärztlichen Dienste in den USA. Eisenberg et al. schlossen, dass die Nutzung und die Kosten von Naturheil-

Komplementäre und alternative Medizin in den USA:
Epidemiologie und Trends 1999–2000

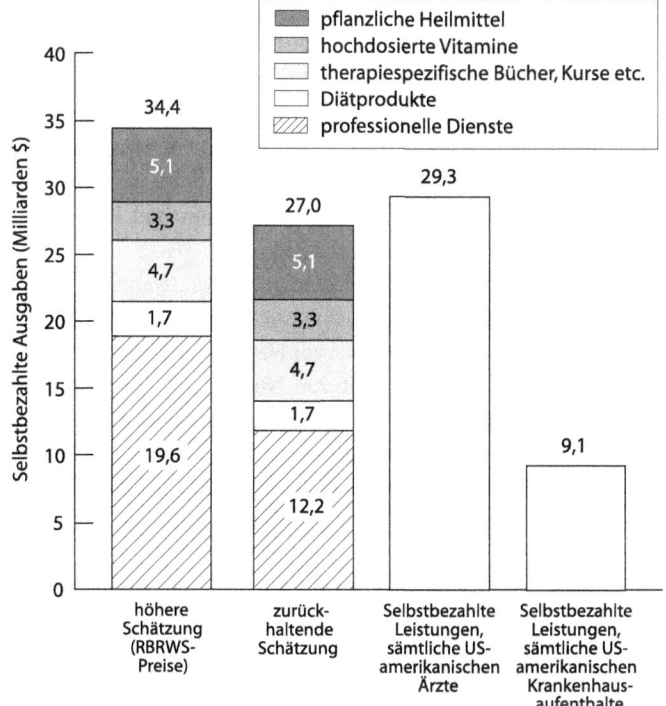

Abb. 6.5. Geschätzte jährliche Ausgaben für alternative Therapien vs. konventionelle medizinische Versorgung in den USA im Jahre 1997. RBRWS = ressourcenbasierte Referenzwertskala. (Nach [3])

verfahren zwischen 1990 und 1997 substanziell zugenommen hatten und führten dies v. a. auf eine Zunahme der Anzahl derjenigen Erwachsenen zurück, die KAM-Therapien in Anspruch nahmen, nicht auf eine Zunahme der Anzahl der Einzelbesuche pro erwachsenem KAM-Nutzer.

In einer **Paramore-Studie** [15] wurden Daten aus einer allgemeinen Wahrscheinlichkeitsstichprobe mit 3450 Personen analysiert. Die Ergebnisse ließen vermuten, dass etwa 10% der US-amerikanischen Bevölkerung (geschätzte 25 Mio. Personen) im Jahre 1994 einen professionellen Anbieter folgender 4 Therapieformen aufsuchten: Chiropraktik, Entspannungstechniken, therapeutische Massage, Akupunktur. Die Studie beobachtete auch, dass KAM-Nutzer nahezu 2-mal so oft Schulmediziner aufsuchten wie Nicht-KAM-Nutzer. Darüber hinaus besuchte die Mehrzahl der Patienten, die professionelle Hilfe von Anbietern der Naturheilverfahren suchten, im Referenzjahr auch konventionell arbeitende Ärzte. Diese Ergebnisse stimmen mit den zuvor diskutierten Umfragen von Eisenberg et al. überein.

Astin publizierte Ergebnisse einer Umfrage mit 1035 zufällig ausgewählten Personen aus einer Liste von ausgewählten Teilnehmern, die zugestimmt hatten, an postalischen Umfragen teilzunehmen, und in den gesamten USA lebten [16]. Diese Umfrage untersuchte mögliche Prädiktoren der Nutzung von Naturheilverfahren, darunter höhere Bildung, schlechter Gesundheitszustand, ganzheitliche Orientierung in Bezug auf Gesundheit, die gesamten Lebensanschauungen verändernde Erfahrungen; außerdem die gesundheitlichen Probleme Angstzustände, Rückenschmerzen, chronische Schmerzen, Harnwegsbeschwerden sowie Einordnung in eine kulturelle Gruppe, die sich durch hohe Wertung von Umweltschutz, Feminismus, Interesse an Spirituellem und Psychologie der Persönlichkeitsentwicklung auszeichnete.

Astin berichtete, dass Unzufriedenheit mit konventioneller Versorgung kein Prädiktor für die Nutzung von KAM war. Zusätzlich gaben nur 4,4% der Teilnehmer an, sich primär auf Naturheilverfahren zu verlassen. Astin folgerte, dass »die Mehrheit von Nutzern alternativer Therapien diese weniger aufgrund einer Unzufriedenheit mit konventionellen Heilmethoden in Anspruch nimmt, sondern v. a. deshalb, weil diese Alternativen der Gesundheitsversorgung besser mit ihren eigenen Werten, Überzeugungen und ihrer philosophischen Orientierung in Bezug auf Gesundheit und Leben übereinstimmten« [16].

Ein Artikel von **Druss u. Rosenbeck** [17] untersuchte den Zusammenhang zwischen unkonventionellen Therapien (KAM) und konventioneller Versorgung in einer landesweiten Stichprobe aus der im Jahre 1996 durchgeführten Umfrage des Ausschusses zu Medizinausgaben (n=16.068 Erwachsene). Die Autoren berichten, dass im Jahre 1996 geschätzte 6,5% der Bevölkerung der USA Anbieter von KAM und Anbieter konventioneller Medizin aufsuchten. Weniger als 2% nahmen ausschließlich Naturheilverfahren in Anspruch, 60% nutzten nur die konventionelle Versorgung und 32% keines von beiden. Ein Vergleich der Teilnehmer, die nur die konventionelle medizinische Versorgung in Anspruch nahmen, mit denjenigen, die beides nutzten, zeigte, dass letztere signifikant häufigere ambulante Arztbesuche im Referenzjahr aufwiesen und häufiger alle möglichen Arten präventiver medizinischer Angebote, mit Ausnahme der Mammographie, nutzten. Personen im oberen Viertel der Zahl der Arztbesuche zeigten im Vergleich zu Personen aus dem untersten Viertel eine mehr als 2-mal so hohe Wahrscheinlichkeit für die Nutzung von KAM-Therapien im vorausgegangenen Jahr. Die Autoren schlossen, dass aus der Perspektive des Gesundheitswesens ambulant angebotene KAM-Therapien mehr als Ergänzung denn als Ersatz konventioneller Medizin dienen [17].

Nutzung von Naturheilverfahren bei älteren Erwachsenen (≥65 Jahre)

Foster et al. untersuchten Verbreitung, Kosten und Anwendungsmuster von KAM-Therapien bei älteren Personen (≥65 Jahre) anhand von Daten aus der gleichen landesweiten, repräsentativen, randomisierten Telefonumfrage [18]. Die Stichprobe umfasste 311 Teilnehmer im genannten Alter, die alle auch Teilnehmer der großen landesweiten Umfrage (n=2055) von Eisenberg et al. waren [3].

Zu den Ergebnissen dieser Analyse gehört die Beobachtung, dass 30% der älteren Erwachsenen in einem Alter von >65 Jahren mindestens ein Naturheilverfahren in den vergangenen 12 Monaten in Anspruch genommen hatten. Dies wurde mit den 46% KAM-Nutzern in einem Alter von <65 Jahren verglichen (p<0,001); 19% der älteren Erwachsenen suchten einen KAM-Anbieter in den abgelaufenen 12 Monaten auf (verglichen mit 26% bei den <65-Jährigen). Interessanterweise waren die am häufigsten genutzten KAM-Therapien bei den >65-Jährigen:

- Chiropraktik (11%),
- pflanzliche Heilmittel (8%),
- Entspannungstechniken (5%),
- hochdosierte oder Megavitamine (5%).

Ältere Erwachsene, die häufiger ihren Arzt aufsuchten, nutzten auch mit höherer Wahrscheinlichkeit KAM-Therapien. Es ist wichtig zu vermerken, dass 6% angaben, sowohl pflanzliche Heilmittel als auch verschreibungspflichtige Medikamente gleichzeitig einzunehmen. Von den älteren Erwachsenen, die KAM-Dienste in Anspruch nahmen, berichteten 57% ihrem Arzt nicht darüber.

Foster et al. kamen zu dem Schluss, dass bei ≥65-Jährigen 30% (d. h. geschätzte 10 Mio. Erwachsene) angaben, im abgelaufenen Jahr KAM-Therapien genutzt zu haben, 19% suchten einen KAM-Anbieter auf [18]. Extrapoliert auf alle Erwachsene der US-amerikanischen Gesamtbevölkerung ließe dies auf geschätzte 63 Mio. Besuche von älteren Erwachsenen (≥65 Jahre) bei KAM-Anbietern schließen. Die am häufigsten genutzten Verfahren waren Chiropraktik und pflanzliche Heilmittel, die beide bei älteren Patienten nicht unproblematisch sind. Somit rieten die Autoren allen Ärzten, alle Patienten – auch diejenigen, die 65 Jahre und älter sind – nach der Nutzung einzelner Naturheilverfahren zu fragen. Bei der Versorgung von Personen in einem Alter von >65 Jahren sollten Ärzte gezielt nach der Nutzung von Chiropraktik und pflanzlichen Heilmitteln fragen.

Zusammenhang zwischen Einkommen und Nutzung von Naturheilverfahren

Unter Verwendung der gleichen landesweiten Datenbank wie **Eisenberg** et al. untersuchten **Foster** et al. die Bedeutung des Einkommens für die Nutzung von KAM-Therapien [19]. Gefragt wurde auch nach den selbst gezahlten Aufwendungen für KAM-Therapien. Zum Zweck der Analyse wurden die Einkommen etwa in Viertel eingeteilt (<20.000 $, 20.000–29.999 $, 30.000–49.999 $, ≥50.000 $). **Foster** et al. fanden heraus, dass in den unteren Einkommensgruppen mit höherer Wahrscheinlichkeit Frauen, Nichtweiße und Personen mit weniger Ausbildungsjahren vertreten waren (jeweils p<0,05). Darüber hinaus war ein geringeres Einkommen auch mit einem schlechteren Gesundheitszustand, häufigeren Krankheiten und geringerer Kostendeckung durch Krankenversicherungen assoziiert. Die Nutzung von Naturheilverfahren änderte sich mit den Einkommensvierteln (bei dem niedrigsten 43% – 37% – 44% – beim höchsten 48%; p <0,05). Die durchschnittlichen jährlichen Eigenausgaben der KAM-Nutzer nehmen mit dem Einkommen den Vierteln entsprechend zu (265 $, 440 $, 321 $, 505 $; p<0,05). Die Autoren folgerten, dass ein höheres Einkommen insgesamt mit einer stärkeren Nutzung von Naturheilverfahren assoziiert ist. Nach Korrektur für weitere demographische Variablen und Krankheitsbilder wird der Unterschied noch wesentlich deutlicher [19].

Zusammenfassend lässt sich feststellen, dass, obgleich die Höhe des Einkommens ein Hinderungsgrund für die Nutzung von Naturheilverfahren zu sein scheint, in der Gruppe mit dem geringsten Einkommen (<20.000 $ jährlich) geschätzte 43% der Teilnehmer KAM-Therapien in Anspruch genommen hatten und dafür jährlich durchschnittlich 250 $ ausgaben.

Zusammenhang zwischen gewählter Krankenversicherung und Zugang zu KAM

Wolsko et al. nutzten die gleiche nationale Datenbank und analysierten die Daten nach folgender Fragestellung: Würden die Teilnehmer beim Angebot zweier ansonsten gleichwertiger Versicherungspläne diejenige Krankenversicherung wählen, die auch Naturheilverfahren anbietet, oder nicht? [20]. Von den geeigneten Teilnehmern gaben 69% an, dass sie mit größerer Wahrscheinlichkeit diesen Versicherungsvorschlag unterzeichnen würden, 25% war es gleichgültig, und 6,5% gaben an, dass es für sie unwahrscheinlicher sei, diesen Versicherungsplan zu wählen. Wolsko et al. schlossen daraus, dass die Mehrheit der Teilnehmer, die im vergangenen Jahr eine KAM-Therapie in Anspruch genommen hatten, eine Krankenversicherung wünschten, die auch Naturheilverfahren einschloss. Eine Extrapolation dieser Ergebnisse auf die Gesamtbevölkerung der USA lässt vermuten, dass es nach vorsichtiger Schätzung 75 Mio. US-amerikanische Erwachsene gibt, bei denen die Aufnahme oder der Ausschluss von KAM-Therapien in die Leistungen der Krankenversicherung die Wahl des Versicherers beeinflusst [20].

Nutzung von Naturheilverfahren bei Erwachsenen mit Angstzuständen und Depression

Kessler et al. verwendeten die gleiche landesweite Datenbank wie Eisenberg et al. in einer Folgeumfrage aus dem Jahre 1998 und untersuchten die Nutzung von Naturheilverfahren zur Behandlung von Angstzuständen und Depressionen in einer landesweit repräsentativen Stichprobe mit US-amerikanischen Erwachsenen [21]. Von den 2055 Teilnehmern der Telefonumfrage aus dem Zeitraum 1997/1998 gaben 10,5% an, in den vergangenen 12 Monaten an »Angstattacken« gelitten zu haben, 8,8% berichteten über »schwere Depression«; 57% der Teilnehmer mit Angstzuständen und 54% der Teilnehmer mit Depression gaben an, zur Behandlung dieser Beschwerden im vergangenen Jahr KAM-Therapien in Anspruch genommen zu haben.

Diese Raten der Nutzung von Naturheilverfahren lagen über denen für alle anderen untersuchten Krankheitsbilder, mit Ausnahme der Behandlung von Nacken- und Rückenschmerzen. Eine Vielzahl von KAM-Therapien wurden zur Behandlung von Angstzuständen und Depression eingesetzt; die überwiegende Anwendung fand jedoch ohne Überwachung statt – lediglich 20% der Patienten mit Angstzuständen und nur 19% der Patienten mit Depression suchten einen professionellen Anbieter von Naturheilverfahren auf. Die subjektiv wahrgenommene Wirksamkeit der Naturheilverfahren zur Behandlung von Angstzuständen und Depression glich derjenigen von konventionellen medizinischen Interventionen. Die Autoren schlossen, dass KAM-Therapien von Personen mit selbstdefinierten Angstzuständen und schweren Depressionen häufiger genutzt werden als konventionelle Therapien. Im Licht der neueren Berichte über Arzneimittelwechselwirkungen (darunter auch die Johanniskraut zugeschriebenen, das häufig zur Behandlung von Depression eingesetzt wird) ermutigten die Autoren dringend zur besseren Kommunikation zwischen psychiatrischen Ärzten und ihren Patienten [21].

Die oben genannten Umfragen basieren alle auf landesweit repräsentativen, zufällig ausgewählten Stichproben erwachsener Amerikaner. Darüber hinaus gibt es eine Reihe von ausgewählten Stichproben, anhand derer die Nutzung von Naturheilverfahren bei Personen mit einem bestimmten Krankheitsbild untersucht wird. Beispiele sind Umfragen zur Nutzung von KAM-Therapien bei Krebspatienten [22–31] sowie bei Personen mit rheumatischen Beschwerden [32–34], selbst angegebener Arbeitsunfähigkeit [35], HIV-Infektion [36], entzündlichen Darmerkrankungen [37] und Rhinosinusitis [38] sowie von Patienten nach Operationen [39] und Patienten in der Notaufnahme [40]. Diese Liste von Beispielen soll durchaus nicht vollständig sein, sondern vielmehr repräsentativ für die Umfragen mit ausgewählten Teilnehmern aus bestimmten US-amerikanischen Patientengruppen im vergangenen Jahrzehnt. Ohne Ausnahme bestätigen diese Umfragen die weite Verbreitung der Inanspruchnahme von Naturheilverfahren bei Patienten mit chronischen und/oder lebensbedrohlichen Krankheiten.

Umfrage zu Kursen über KAM-Therapien an medizinischen Hochschulen der USA

Wetzel et al. beschrieben Verbreitung, Umfang und Diversität der Ausbildung in Themen der KAM an medizinischen Hochschulen anhand einer postalischen Umfrage mit weiteren Folgeanschreiben an die für die Lehrplanerstellung zuständigen Dekane und Fakultäten jeder der 125 medizinischen Hochschulen der USA [41].

Die Antworten auf diese Umfrage kamen von 117 (94%) der 125 Schulen. Von den antwortenden Schulen berichteten 75 (64%), dass sie Wahlkurse zu KAM-Themen im Lehrplan hätten und/oder solche Themen Bestandteil von Pflichtkursen seien. Die Mehrzahl dieser Kurse waren eigenständige Wahlkurse. Zu den pädagogischen Angeboten zählten Vorlesungen, Vorlesungen praktizierender Ärzte und/oder Demonstrationen und Patientenpräsentationen. Zu den verbreiteten Themen dieser Kurse zählten Chiropraktik, pflanzliche Heilmittel, Geist-Körper-Techniken, Akupunktur und Homöopathie. **Wetzel** et al. folgerten, dass es an den US-amerikanischen Medizinschulen eine gewaltige Heterogenität und Diversität in Inhalt, Form und Anforderungen zwischen den angebotenen Kursen zu KAM-Therapien gibt.

Epidemiologie der Versicherungsansprüche wegen ärztlicher Kunstfehler bei konventionellen und KAM-Therapeuten

Studdert et al. benutzten Daten von ärztlichen Haftpflichtversicherungen, um Ansprüche gegen Chiropraktiker, Massagetherapeuten und Akupunkteure im Zeitraum 1990–1996 zu untersuchen [42]. Sie fanden heraus, dass es seltener zu Regressforderungen an diese Therapeuten kam und dass die jeweiligen Verletzungen von geringerem Schweregrad waren als bei Ärzten (MD, DO) im gleichen Zeitraum. Sie betrachteten auch die relevanten Rechtsgrundlagen und Fallrechtssammlungen, um nachvollziehen zu können, wie sich die Gesetzgebung zu ärztlichen Kunstfehlern auf diesem Gebiet voraussichtlich entwickeln wird [42]. Zwei Textsammlungen von **Michael Cohen** [43, 44] beleuchten unterschiedliche mit Naturheilverfahren assoziierte rechtliche Belange aus dem Blickwinkel der US-amerikanischen Gesetzgebung. Erlasse, die sich auf die Haftungspflicht für ärztliche Kunstfehler im Bereich der Naturheilverfahren beziehen, werden in den USA und international in den kommenden Jahrzehnten zweifellos immer bedeutsamer werden.

Zusammenfassung

Das Gebiet der KAM hat sich in den USA im Jahrzehnt 1990–2000 mit außerordentlicher Geschwindigkeit entwickelt. Wie in diesem Kapitel zusammenfassend dargestellt, ist die Epidemiologie von KAM in den USA gut genug belegt, um zuverlässig voraussagen zu können, dass komplementäre und integrative Therapien fest verankerte Bestandteile des US-amerikanischen Gesundheitssystems sind und im neuen Jahrhundert sein werden.

Jede epidemiologische Forschung führt typischerweise zu einer Priorisierung von Forschungmöglichkeiten und zu einer kritischen Bestandsaufnahme der vorliegenden Evidenz. In dieser Position befinden wir uns nun. Die nächste Phase der Entwicklung der Naturheilverfahren wird vermutlich durch umfassende zuverlässige Evaluierung einzelner KAM-Therapien gekennzeichnet sein, wie auch durch eine Bewertung der Modelle naturheilkundlicher medizinischer Versorgung zu Prävention, Behandlung und Management von Krankheiten. Ferner können wir die Aufwendung zusätzlicher Mittel für die Erforschung plausibler Erklärungsmodelle für eine Reihe von Naturheilverfahren voraussehen.

Einige Elemente der KAM werden vermutlich als relativ sicher, effektiv und geeignet zur Verringerung der Gesamtgesundheitskosten befunden werden, andere dagegen nicht. Die Ansätze mit attraktiven Risiko-

Nutzen-Verhältnissen werden in die konventionelle Medizin aufgenommen werden, andere wird man meiden und/oder verbieten. Darüber hinaus ist es wahrscheinlich, dass individuelle Therapien, die als nicht wirksam und/oder gefährlich befunden wurden, durch eine neue Generation »komplementärer und alternativer« medizinischer Behandlungen ersetzt werden. Solcherart wird die medizinische Vielgestaltigkeit noch über Generationen hinaus bestehen bleiben. Angesichts dieser Vorhersage ist es nützlich, sich an einen von **David Grimes** formulierten Ansatz zu erinnern: »Für jeden alles zu tun ist weder tragbar noch wünschenswert. Was gemacht wird, sollte idealerweise vom Mitgefühl bestimmt sein und von der Wissenschaft geleitet werden und nicht einfach widerspiegeln, was der Markt hergibt« [45].

Die Abbildungen 6.1–6.5 werden mit freundlicher Erlaubnis des JAMA reproduziert.

Literatur

1. Murray RH, Rubel AJ (1992) Physicians and healers – unwitting partners in health care. N Engl J Med 326: 61–64
2. Gevitz N (1988) Three perspectives on unorthodox medicine. In: Gevitz N (ed) Other healers: unorthodox medicine in America.: Johns Hopkins University Press, Baltimore, pp 1–28
3. Eisenberg DM, Davis RB, Ettner SL et al. (1998) Trends in alternative medicine use in the United States, 1990–1997: results of a follow-up national survey. JAMA 280: 1569–1575
4. Eisenberg DM, Kessler RC, Foster C et al. (1993) Unconventional medicine in the United States: prevalence, costs, and patterns of use. N Engl J Med 328: 246–252
5. Ernst E, Resch KL, Mills S et al. (1995) Complementary medicine – a definition. Br J Gen Pract 45: 506
6. Angell M, Kassirer JP (1998) Alternative medicine – the risks of untested and unregulated remedies (editorial). New Engl J Med 339: 839–841
7. Fontanarosa PB (ed) (2000) Alternative medicine: an objective assessment. American Medical Association
8. Fontanarosa PB, Lundberg GD (1998) Alternative medicine meets science (editorial). JAMA 280: 1618–1619
9. Davidoff F (1998) Weighing the alternatives: lessons from the paradoxes of alternative medicine. Ann Intern Med 129: 1068–1070
10. http://www.whccamp.hhs.gov
11. Fugh-Berman A (2000) Herb-drug interactions. Lancet 355: 134–138
12. Ernst E (1999) Second thoughts about safety of St. John's wort. Lancet 354: 2014–2016
13. Piscitelli SC, Burstein AH, Chaitt D, Alfaro RM, Falloon J (2000) Indinavir concentrations and St. John's wort. Lancet 355: 547–548
14. Nortier JL, Muniz Martinez MC, Schmeiser HH et al. (2000) Urothelial carcinoma associated with the use of a Chinese herb (Aristolochia fangchi). New Engl J Med 342: 1686–1692
15. Paramore LC (1997) Use of alternative therapies: estimates from the 1994 Robert Wood Johnson Foundation National Access to Care Survey. J Pain Symptom Manage 13: 83–89
16. Astin JA (1998) Why patients use alternative medicine: results of a national study. JAMA 279: 1548–1553
17. Druss BG, Rosenheck RA (1999) Association between use of unconventional therapies and conventional medical services. JAMA 282: 651–656
18. Foster DF, Phillips RS, Hamel MB, Eisenberg DM (2000) Alternative medicine use in older Americans. J Am Geriatr Soc 48: 1560–1565

19. Foster D, Phillips RS, Davies RB, Eisenberg D (2000) Income and alternative medicine use. J Gen Intern Med 15 (Suppl 1): 67

20. Wolsko PM, Phillips RS, Davis RB, Eisenberg D (2000) Choice of insurance plans offering alternative medicine benefits. J Gen Intern Med 15 (Suppl 1): 155

21. Kessler RC, Soukup J, Davis RB et al. (2001) The use of complementary and alternative therapies to treat anxiety and depression in the United States. Am J Psychiatr 158: 289–294

22. Adler SR, Fosket JR (1999) Disclosing complementary and alternative medicine use in the medical encounter: a qualitative study in women with breast cancer. J Fam Pract 48: 453–458

23. Burstein HJ, Gelber S, Guadagnoli E et al. (1999) Use of alternative medicine by women with early-stage breast cancer. New Engl J Med 340: 1733–1739

24. Cassileth BR, Lusk EJ, Strouse TB et al. (1984) Contemporary unorthodox treatments in cancer medicine: a study of patients, treatments, and practitioners. Ann Intern Med 101: 105–112

25. Goldstein J, Chao C, Valentine E et al. (1991) Use of unproved cancer treatment by patients in a radiation oncology department: a survey. J Psychosoc Oncol 9: 59–66

26. Lee MM, Lin SS, Wrensch MR et al. (2000) Alternative therapies used by women with breast cancer in four ethnic populations. J Nat Cancer Inst 92: 42–47

27. Lerner IJ, Kennedy BJ (1992) The prevalence of questionable methods of cancer treatment in the United States. CA Cancer J Clinic 42: 181–191

28. Mooney K (1987) Unproven cancer treatment usage in cancer patients who have received conventional therapy. Oncol Nurs Forum 92 (Suppl): 112

29. Newell SM (1985) An investigation into the utility of the modified health belief model in predicting treatment compliance for advanced adult cancer patients in hospital outpatient clinics. Dissertation Abstracts Int 45: 3201B

30. Richardson MA, Sanders T, Palmer JL, Greisinger A, Singletary SE (2000) Complementary/alternative medicine use in a comprehensive cancer center and the implications for oncology. J Clin Oncol 18: 2505–2514

31. Van de Creek L, Rogers E, Lester J (1999) Use of alternative therapies among breast cancer outpatients compared with the general population. Alt Ther Health Med 5: 71–76

32. Rao JK, Mihaliak K, Kroenke K, Bradley J, Tierney WM, Weinberger M (1999) Use of complementary therapies for arthritis among patients of rheumatologists. Ann Intern Med 131: 409–416

33. Nicassio PM, Schuman C, Kim J, Cordova A, Weisman MH (1997) Psychosocial factors associated with complementary treatment use in fibromyalgia. J Rheumatol 24: 2008–2013

34. Cronan TA, Kaplan RM, Posner L, Blumberg E, Kozin F (1989) Prevalence of use of unconventional remedies for arthritis in a metropolitan community. Arthritis Rheum 32: 1604–1607

35. Krauss HH, Godfrey C, Kirk J, Eisenberg DM (1998) Alternative health care: its use by individuals with physical disabilities. Arch Phys Med Rehab 79: 1440–1447

36. Fairfield KM, Eisenberg DM, Davis RB, Libman H, Phillips RS (1998) Patterns of use, expenditures, and perceived efficacy of complementary and alternative therapies in HIV-infected patients. Arch Intern Med 158: 2257–2264

37. Rawsthorne P, Shanahan F, Cronin NC et al. (1999) An international survey of the use and attitudes regarding alternative medicine by patients with inflammatory bowel disease. Am J Gastroenterol 94: 1298–1303

38. Krouse JH, Krouse HJ (1999) Patient use of traditional and complementary therapies in treating rhinosinusitis before consulting an otolaryngologist. Laryngoscope 109: 1223–1227

39. Norred CL, Zamudio S, Palmer SK (2000) Use of complementary and alternative medicines by surgical patients. AANA J 68: 13–18

40. Gulla J, Singer AJ (2000) Use of alternative therapies among emergency department patients. Ann Emerg Med 35: 226–228

41. Wetzel MS, Eisenberg DM, Kaptchuk TJ (1998) Courses involving complementary and alternative medicine at US medical schools. JAMA 280: 784–787

42. Studdert DM, Eisenberg DM, Miller FH et al. (1998) Medical malpractice implications of alternative medicine. JAMA 280: 1610–1615

43. Cohen MH (1998) Complementary and alternative medicine: legal boundaries and regulatory perspectives. Johns Hopkins University Press, Baltimore
44. Cohen MH (2000) Beyond complementary medicine: legal and ethical perspectives on health care and human evolution. University of Michigan Press, Ann Arbor
45. Grimes DA (1993) Technology follies. The uncritical acceptance of medical innovation. JAMA 269: 3030–3033
46. Woodwell DA (1997) National Ambulatory Medical Care Survey: 1996 Summary. Advance data from vital and health statistics; no. 295. National Center for Health Statistics, Hyattsville, MD
47. Schappert SM (1991) National Ambulatory Medical Care Survey: 1990 Summary. Advance data from vital and health statistics; no. 213. National Center for Health Statistics, Hyattsville, MD
48. Health Care Financing Administration, Office of the Actuary, National Health Statistics Group. National health care expenditure projections tables. http://www.hcfa.gov/stats/NHE-Proj/tables

Komplementäre und alternative Medizin aus europäischem Blickwinkel

Max H. Pittler

Einleitung

Das Verständnis dafür, was genau zu komplementärer und alternativer Medizin (KAM) zu rechnen sei, unterscheidet sich in Europa erheblich von der Auffassung in anderen Ländern, z. B. den USA. Unterschiedliche geschichtliche Entwicklungen und Traditionen haben dazu geführt, dass Therapien wie Pflanzenheilkunde, Hydrotherapie und Massage fester Bestandteil der konventionellen Medizin in vielen europäischen Ländern sind, während sie außerhalb Europas häufig als KAM eingeordnet werden. Darüber hinaus sind einige Ansätze, wie etwa die deutsche Kur, zu der Aspekte der Hydrotherapie gehören und die fest etablierter Bestandteil der konventionellen Medizin ist, für bestimmte europäische Länder spezifisch.

Ungeachtet dieser nationalen Unterschiede und ihrer Implikationen für die Forschung gibt es auch hier, wie in anderen Teilen der Erde, Evidenz für eine substanzielle Zunahme der Nachfrage nach und der Nutzung von Naturheilverfahren. Um Anforderungen an die wissenschaftliche Erforschung der Naturheilverfahren sowie an Ausbildung und gesetzliche Regelung definieren zu können, ist Information über das Ausmaß der Nutzung durch die allgemeine Bevölkerung und spezifische Patientengruppen von beachtlicher Bedeutung. Obgleich in manchen Umfragen Unstimmigkeiten reichlich zu finden sind, kann man doch daraus Schätzungen und die Umrisse der Entwicklung von KAM in Europa im Verlauf der Zeit gewinnen.

Nutzung von Naturheilverfahren

Allgemeine erwachsene Bevölkerung

Systematische Reviews von Umfrageergebnissen haben eine häufige und zunehmende Nutzung von Naturheilverfahren in der allgemeinen Bevölkerung vermuten lassen [1, 2]. Ein systematischer Review von Umfragen, die zufällige oder repräsentative Stichproben der Population [1] analysierten, identifizierte eine Studie, die die Nutzung von KAM in England untersuchte [3, 4]. Für das Jahr 1993 wurde geschätzt, dass 8,5% der erwachsenen Bevölkerung in den vorausgegangenen 12 Monaten mindestens einen Anbieter folgender Therapien aufgesucht hatten:

- Akupunktur,
- Chiropraktik,
- Homöopathie,
- Hypnotherapie,
- Pflanzenheilkunde,
- Osteopathie

Im Jahre 1998 lag dieser Wert bei 10,6%, unter Anwendung einer vergleichbaren Methode [5], was auf eine geringere Wachstumsrate schließen lässt als es **Eisenberg** et al. für einen vergleichbaren Zeitraum aus den USA berichten [6]. Die Studie lässt vermuten, dass der Einschluss von Daten zu Reflexzonenmassage, Aromatherapie und frei verkäuflichen Mitteln in die Analyse die geschätzte Verbreitung innerhalb eines Jahres auf 28,3% erhöhte. In der Stichprobe war die Nutzungshäufigkeit für Osteopathie (4,3%) und Chiropraktik (3,6%) am größten. Andere populäre Therapien umfassen Aromatherapie (3,5%), Reflexzonenmassage (2,4%), Akupunktur (1,6%) und Pflanzenheilkunde (0,9%) [5].

Eine weitere Umfrage unter der allgemeinen Bevölkerung von England, die 1999 durchgeführt wurde, stützte diese Ergebnisse weitgehend und schätzte, dass 20% der Teilnehmer eine Form von KAM – von Therapeuten angebotene Methoden oder frei verkäufliche Mittel – in den vergangenen 12 Monaten genutzt hatten [7]. In Schottland wies eine mit einer zufällig gewählten Bevölkerungsgruppe durchgeführte Umfrage darauf hin, dass die Nutzung von Naturheilverfahren im Jahre 1999 im Vergleich zu 1993 deutlich zugenommen hatte [8]. Die Inanspruchnahme von Akupunktur stieg z. B. von 6% im Jahre 1993 auf 10% im Jahre 1999, für pflanzliche Heilmittel und Homöopathie wurde ein Anwachsen von 4% auf 6% bzw. von 7% auf 10% gezeigt. Daten von 192 Personen aus Schottland, die angaben, dass sie künftig KAM nutzen würden, deuteten darauf hin, dass Osteopathie (45%), Akupunktur (44%), Aromatherapie (40%), Chiropraktik (33%), Homöopathie (32%) und pflanzliche Heilmittel (25%) in Betracht gezogen würden, was die allgemeine Nachfrage nach solchen Therapieangeboten bestätigt [9].

Zwei Umfragen aus dem kontinentalen Europa, die repräsentative Stichproben der Bevölkerung untersuchten, wurden in einem systematischen Review ausgewertet [1]. Eine Studie aus Deutschland berichtet über eine Gesamtverbreitungsrate von 65% im Jahre 1996, im Vergleich zu einem entsprechenden Wert von 52% im Jahre 1970 [10]. Während diese Zahlen zu den höchsten überhaupt festgestellten gehören, fehlen dem Bericht entscheidende Details, sodass eine kritische Wertung der Daten nicht möglich ist. ◼ Tabelle 6.3 zeigt verbreitete Krankheitsbilder, die in Deutschland im Jahre 1997 häufig mit pflanzlichen Mitteln behandelt wurden.

Daten aus Österreich ließen vermuten, dass Akupressur im Jahre 1988 in Österreich das beliebteste Naturheilverfahren war [11]. Die Nutzung im Verlauf des gesamten Lebens war in dieser Stichprobe relativ niedrig, wie berichtet lag sie für Homöopathie bei 12,1%, für Reflexzonenmassage bei 11,3%, für Akupunktur bei 9,6% und für Chiropraktik bei 9,5%. Ein Grund für die relativ niedrigen Zahlen könnte das österreichische Gesetz sein, das nicht medizinisch ausgebildeten Therapeuten die Praxis verbietet.

Es wurde nur selten der Versuch unternommen, die Konsultationsrate in europäischen Gesamtbevölkerungen zu schätzen. Die strengste Studie wurde in England durchgeführt. Ihre Ergebnisse ließen vermuten, dass im Jahre 1998 insgesamt 4,2 Mio. Erwachsene 18 Mio. Besuche bei Therapeuten in einer von 6 Behandlungsformen (Akupunktur, Chiropraktik,

6

Krankheitsbild	Behandlungshäufigkeit im Jahre 1997 [%]	Behandlungshäufigkeit im Jahre 1970 [%]
Erkältung	66	41
Grippe	38	31
Verdauungsprobleme	25	24
Kopfschmerzen	25	13
Schlaflosigkeit	25	13
Magengeschwür	24	21
Nervosität	21	12
Kreislaufstörungen	17	15
Bronchitis	15	12
Hautkrankheiten	12	8
Müdigkeit und Erschhöpfung	12	8

◻ **Tabelle 6.3.** Krankheitsbilder und Behandlungshäufigkeit mit pflanzlichen Heilmitteln in Deutschland. (Nach: Institut für Demoskopie, Allensbach, Deutschland)

Homöopathie, Hypnotherapie, Pflanzenheilkunde, Osteopathie) getätigt hatten. Etwa 10% dieser Kontakte wurden vom **National Health Service** initiiert, die Mehrzahl der anderen Besuche wurde direkt aus eigener Tasche gezahlt [5].

Patientenpopulationen Es gibt eine Reihe von systematischen Reviews zu Umfragen, die die Verbreitung von Naturheilverfahren bei spezifischen erwachsenen und pädiatrischen Patientengruppen untersucht haben.

HIV-Infizierte/AIDS-Patienten

Vier Studien [12–15], die die Gesamtverbreitung der Nutzung von Naturheilverfahren durch Patienten mit AIDS oder HIV-Infektion untersuchten, wurden in einem systematischen Review identifiziert [16]. Studien aus England [12, 13] deuten darauf hin, dass Massage und Diätbehandlungen am beliebtesten waren, Studien aus Holland [14] und der Schweiz [15] berichteten, dass in dieser Patientengruppe häufig Homöopathie und eine Vitaminsupplementation genutzt wurden. Die angegebene Gesamtverbreitung lag in diesen Studien zwischen 27% und 56% der gesamten Studienpopulation.

Krebspatienten

Ein systematischer Review zur Nutzung von Naturheilverfahren durch Krebspatienten fand eine um 1970 publizierte Studie, 9 Studien aus den 1980er Jahren und 16 nach 1990 erschienene, was auf ein beträchtliches Interesse an dem Thema hinweist [17]. Zwei der analysierten Umfragen wurden in England durchgeführt und befragten Patienten mit unterschiedlichen Krebserkrankungen [18, 19]. Sie gaben an, dass 16–32% der Teilnehmer irgendein Naturheilverfahren genutzt hatten. Entspannungstechniken, Diätbehandlungen, Visualisierung und Homöopathie zählten zu den beliebtesten Behandlungsformen. Vierzehn weitere Studien enthalten Daten aus deutschsprachigen Ländern und aus Skandinavien [17]. In diesen Untersuchungen war die Häufigkeit der Nutzung von Naturheilverfahren sehr unterschiedlich und lag zwischen 9% und 62%. In den nach 1990 durchgeführten Studien waren die am häufigsten genutzten Methoden Geist-Körper-Ansätze, Diätbehandlungen und pflanzliche Heilmittel.

Dermatologische Patienten

Fünf Studien zur Nutzung komplementärer Therapien durch Patienten mit Hautkrankheiten wurden in einem weiteren systematischen Review identifiziert [20]. In England zeigte eine im Jahre 1998 publizierte Studie mit Psoriasispatienten, dass 69% im Laufe ihres Lebens KAM genutzt hatten, und zwar diätetische Maßnahmen, pflanzliche Heilmittel und Akupunktur als die beliebtesten Behandlungen [21]. Umfragen aus Österreich und aus Deutschland richteten sich an Patienten mit Melanom [22] bzw. atopischer Dermatitis [23] und deuteten darauf hin, dass Homöopathie, Akupunktur und Diäten zu den am häufigsten in Anspruch genommenen Therapien gehörten. Die Verbreitungsdaten, die nur für Melanompatienten vorgelegt wurden, weisen auf eine aktuelle Nutzungsrate von 14% hin [22]. Studien aus Norwegen und Schweden untersuchten pädiatrische Patienten mit atopischer Dermatitis [24] bzw. erwachsene Patienten, die ein dermatologisches Ambulanzzentrum besuchten [25]. Bei letzteren lag die Häufigkeit der Nutzung von Naturheilverfahren im Laufe des Lebens bei 35%, mit Nahrungsergänzungsmitteln, Diäten und pflanzlichen Heilmitteln als den populärsten Behandlungsformen.

Patienten mit rheumatischen Erkrankungen

Die Nutzung von Naturheilverfahren in dieser Patientengruppe wurde in 7 europäischen Umfragen untersucht [26]. Vier Studien wurden in England durchgeführt [27–30], der Rest stammt aus der Republik Irland [31], dem früheren Jugoslawien [32] und aus Holland [33]. Während die Studien aus England und Irland zeigen, dass diätetische Maßnahmen, Nahrungsergänzungsmittel und pflanzliche Heilmittel am meisten genutzt wurden, waren dies auf dem europäischen Kontinent Akupunktur, Chiropraktik und Homöopathie. Die Studien berichten, dass 30–81% der Patientenpopulation eine Form von KAM in Anspruch genommen hatten.

Pädiatrische Patienten

Ein systematischer Review über die Verbreitung von Naturheilverfahren bei Kindern fand 3 europäische Studien [34]. Eine fragebogenbasierte Umfrage mit 521 Eltern, die mit ihren Kindern pädiatrische Kliniken in England besuchten, ließ eine Verbreitung der Nutzung von KAM von 15% in einer allgemeinen Bevölkerungsstichprobe und von 25% in einer Krankenhausstichprobe erkennen, mit einem Gesamtdurchschnitt von 21% [35]. Homöopathie, Aromatherapie und Osteopathie zählten zu den beliebtesten Behandlungsformen. Eine norwegische Studie befragte Patienten mit atopischer Dermatitis und Psoriasis im Alter von 1–15 Jahren und berichtete über eine Verbreitung von 44% bzw. 41%, wobei pflanzliche Heilmittel und Homöopathie die beliebtesten Behandlungsformen waren [24]. Dies wird gestützt durch eine kleine Umfrage an Kindern mit akuter lymphoblastischer Leukämie aus Finnland [36].

Die oben angeführten Daten zur Verbreitung der Naturheilverfahren in europäischen Ländern unterscheiden sich beträchtlich. In zufälligen oder repräsentativen Stichproben der allgemeinen Bevölkerung liegt die Verbreitungsrate in einem Jahr zwischen 11% und 28% in England, während auf dem europäischen Kontinent eine Prävalenz von bis zu 65% ermittelt wurde. Die Unterschiedlichkeit dieser und der für spezifische Patientenpopulationen auf nationaler Ebene und im Ländervergleich ermittelten Zahlen kann nicht leicht erklärt werden. In Anbetracht der nationalen Unterschiede ist das komplexe Problem der Definition von KAM und damit der Therapien, nach denen gefragt wird, ein Faktor, der zur Varianz der Prävalenzdaten beigetragen hat [1]. Darüber hinaus ist in den Berichten häufig nicht klar, ob es um aktuelle Nutzung, Nutzung innerhalb eines Jahres oder Nutzung im gesamten bisherigen Leben ging. Basierend auf den bislang vorliegenden Daten wird daher geschlossen, dass die Nutzung von Naturheilverfahren in der allgemeinen Bevölkerung und in spezifischen Patientenpopulationen generell hoch ist und zunimmt. Die wirklichen Verbreitungsraten bleiben in vielen Ländern jedoch unsicher.

Gesetzliche Regelungen

England

In England können auch nicht medizinisch ausgebildete Therapeuten frei praktizieren, wobei sie nur geringfügigen gesetzlichen Regelungen unterliegen, die sich z. B. auf die Behandlung von Geschlechtskrankheiten, Schwangerschaft, zahnärztliche Behandlung und Tiermedizin beziehen. Diese fehlende Reglementierung gibt es seit dem 16. Jahrhundert. Die Verabschiedung eines Gesetzes zur Osteopathie im Jahre 1993 und darauf folgend eines Gesetzes zur Chiropraktik beendete diese Sachlage. Diese Gesetze sind wichtige Initiativen gewesen, um professionelle Standards durch Vergabe geschützter Titel (d. h. kein Praktizierungsverbot) zu kontrollieren [37].

Osteopath und Chiropraktiker sind die einzigen beiden naturheilkundlichen Berufe, die eine gesetzliche Regelung erreicht haben. Ähnlich dem **General Medical Council** des Ärzteberufs sind der **General Osteopathic Council** und der **General Chiropractic Council** für alle Aspekte der beruflichen Reglementierung verantwortlich, darunter Ethik, Disziplinarstrukturen und Versicherungsbestimmungen. Die Councils haben die Autorität, Therapeuten aus dem Register zu streichen und sie an der Führung der Titel »Chiropraktiker« oder »Osteopath« zu hindern.

Die Akupunktur wird derzeit nicht gesetzlich geregelt, obgleich Initiativen bereits ergriffen wurden. Das **British Acupuncture Council,** eines der 3 regulierenden Organe der professionellen Akupunkturtherapeuten, nimmt nur Mitglieder auf, deren Ausbildungsprogramm vom **British Acupuncture Accreditation Board** (BAAB) unabhängig zugelassen wurde. Das **BAAB** wurde von Akupunkturorganisationen und Ausbildungsinstituten festgesetzt, um sicherzustellen, dass die selbst auferlegten Ausbildungsstandards eingehalten werden. Für Ärzte ist das zuständige Gremium die **British Medical Acupuncture Society,** die ein Diplom in medizinischer Akupunktur anbietet. Für Physiotherapeuten ist das Zulassungsorgan die **Acupuncture Association of Chartered Physiotherapists.**

Die bedeutendste freiwillige Regulierungseinrichtung der westlichen Pflanzenheilkunde ist das **National Institute for Medical Herbalists,** das nur Absolventen zugelassener Kurse annimmt. Weitere Körperschaften sind die **European Herbal Practitioner Association** und das **Register of Chinese Herbal Practitioners.** Pflanzliche Heilmittel sind in Apotheken, »Health-food«-Läden und Supermärkten erhältlich und werden i. Allg. einer von 3 Kategorien zugeordnet: zugelassene pflanzliche Heilmittel, pflanzliche Heilmittel, die von der Zulassung befreit sind, und Nahrungsergänzungsmittel [38]. Pflanzliche Heilmittel, die mit spezifischen therapeutischen Angaben verkauft werden, fallen unter die Aufsicht der **Medicines Control Agency** (MCA) und müssen eine Produktzulassung besitzen. Auch von der Zulassung befreite Produkte unterliegen der Verantwortlichkeit der MCA. Nahrungsergänzungsmittel werden vom Ministerium für Landwirtschaft, Fischerei und Nahrungsmittel kontrolliert.

Es gibt 2 Regulierungsstellen für die Homöopathie. Die **Faculty of Homeopathy,** die 1950 durch Parlamentsbeschluss gegründet wurde, zur Ausbildung und Prüfung von Ärzten und die **Society of Homeopaths.** Letztere ist v. a. für die nicht medizinisch ausgebildeten Therapeuten das Zulassungsgremium.

Kontinentaleuropa

Im Gegensatz zur Situation in England ist es in einigen Mitgliedsländern der Europäischen Union für nicht medizinisch ausgebildete Personen illegal, eine medizinische Versorgung anzubieten, so etwa in Österreich [39]. Es gibt auch andere Systeme, so z. B. in Belgien, wo Schritte zur gesetzlichen Reglementierung der Naturheilverfahren unternommen wurden [40], und in Deutschland, wo neben Ärzten offiziell registrierte nicht medizinisch ausgebildete Therapeuten (Heilpraktiker) arbeiten können [41]. Der deutsche Heilpraktiker bietet ein ähnliches Repertoire an Methoden wie ein naturheilkundlicher Therapeut in England. Es gibt jedoch eine stärkere Betonung diagnostischer Techniken, und während sich KAM-Therapeuten in England tendenziell stärker auf eine bestimmte Behandlungsform spezialisieren, verwenden Heilpraktiker in der Regel ein größeres Spektrum unterschiedlicher Therapien. Darüber hinaus unterscheidet sich die Situation in Deutschland auch dadurch, dass einige Therapien, die anderswo zu den komplementären gezählt werden, hier voll in die konventionelle Medizin integriert sind (z. B. Massage). Viele Naturheilverfahren werden von medizinisch ausgebildeten Ärzten praktiziert, von denen viele eine spezielle Ausbildung durchlaufen und eine Zusatzqualifikation erworben haben, aufgrund derer sie neben ihrem Facharzttitel zusätzlich den Titel »Arzt der Naturheilkunde« führen.

Zieht man die nationalen Unterschiede in der Reglementierungspraxis in Betracht, erscheint der Harmonisierungsprozess innerhalb der europäischen Union in der Tat schwierig. Obgleich der Vertrag von Rom die freie Ortswahl für alle Berufsgruppen innerhalb der gesetzlichen Grenzen der EU garantiert, verhindern diese Unterschiede in der Praxis ihre Umsetzung. Es hat vielfach Initiativen gegeben, die sich um eine Harmonisierung der Regelungen nicht medizinisch ausgebildeter Therapeuten bemüht haben [42], die später wieder abgelehnt wurden [43], und derzeit erscheint eine Lösung auf europäischer Ebene in die Ferne gerückt. Neue, kreative Ansätze zur Lösung dieser komplexen Probleme werden benötigt und mit Interesse erwartet.

Literatur

1. Ernst E (2000) Prevalence of use of complementary/alternative medicine: a systematic review. Bull WHO 78: 252–257
2. Harris P, Rees R (2000) The prevalence of complementary and alternative medicine use among the general population: a systematic review of the literature. Compl Ther Med 8: 88–96
3. Thomas KJ, Fall M, Williams B (1993) Methodological study to investigate the feasibility of conducting a population-based survey of the use of complementary health care. Final report to the Research Council for Complementary Medicine. (Unpublished)
4. Vickers A (1994) Use of complementary therapies. Br Med J 309: 1161
5. Thomas K, Nicholl J, Coleman P (2001) Use and expenditure on complementary medicine in England – a population-based survey. Compl Ther Med 9 (1): 2–11
6. Eisenberg DM, Davies RB, Ettner SL et al. (1998) Trends in alternative medicine use in the United States 1990–1997: results of a follow-up national survey. JAMA 280: 1569–1575
7. Ernst E, White AR (2000) The BBC survey of complementary medicine use in the UK. Compl Ther Med 8: 32–36
8. Grampian Local Health Council (2000) The use of complementary therapies in the Grampian population. Report of a population survey. (Unpublished)
9. Emslie M, Campbell M, Walker K (1996) Complementary therapies in a local care setting. Part 1: is there real public demand? Compl Ther Med 4: 39–42
10 Häußermann D (1997) Wachsendes Vertrauen in Naturheilmittel. Dtsch Ärztebl 94: 1857–1858
11. Haidinger G, Gredler B (1988) Extent of familiarity with, extent of use, and success of alternative therapies in Austria. Öffentliche Gesundheitswesen 50: 9–12

12. Barton SE, Jadresic DM, Hawkins DA, Gazzard BG (1989) Alternative treatments for HIV infection. Br Med J 298: 1519–1520

13. Barton SE, Davies S, Schroeder K, Artur G, Gazzard BG (1994) Complementary therapies used by people with HIV infection. AIDS 8: 561

14. Wolffers I, De Morée S (1994) Alternative treatments as a contribution to care of persons with HIV/Aids. Ned Tijdschr Geneeskd 138: 307–310

15. Langewitz W, Rüttimann S, Laifer G, Maurer P, Kiss A (1994) The integration of alternative treatment modalities in HIV infection – the patient's perspective. J Psychosom Res 38: 687–693

16. Ernst E (1997) Complementary AIDS therapies: the good, the bad and the ugly. Int J STD AIDS 8: 281–285

17. Ernst E, Cassileth BR (1998) The prevalence of complementary/alternative medicine in cancer. Cancer 83: 777–782

18. Burke C, Sikora K (1993) Complementary and conventional cancer care: the integration of two cultures. Clin Oncol (Roy Coll Radiol) 5: 220–227

19. Downer SM, Cody MM, McCluskey P et al. (1994) Pursuit and practice of complementary therapies by cancer patients receiving conventional treatments. Br Med J 309: 86–89

20. Ernst E (2000) The usage of complementary therapies by dermatological patients: a systematic review. Br J Dermatol 142: 857–861

21. Clark CM, McKay RA, Fortune DG et al. (1998) Use of alternative treatments by patients with psoriasis. Br J Gen Pract 48: 1873–1874

22. Söllner W, Zingg-Schir M, Rumpold G et al. (1997) Attitude towards alternative therapy, compliance with standard treatment and need for emotional support in patients with melanoma. Arch Dermatol 133: 216–220

23. Augustin M, Zschoke I, Buhrke U (1999) Attitudes and prior experience with respect to alternative medicine among dermatological patients: the Freiburg Questionnaire on attitudes to naturopathy (FAN). Forsch Komplementärmed 6 (Suppl): 26–29

24. Jensen P (1990) Use of alternative medicine by patients with atopic dermatitis and psoriasis. Acta Derm Venereol 70: 421–424

25. Berg M, Arnetz B (1998) Characteristics of users and nonusers of alternative medicine in dermatologic patients attending a University hospital clinic: a short report. J Alt Compl Med 4: 277–279

26. Ernst E (1998) Usage of complementary therapies in rheumatology: a systematic review. Clin Rheumatol 17: 301–305

27. Pullar T, Capell HA, Miller A, Brooks A (1982) Alternative medicine: costs and subjective benefit in rheumatoid arthritis. Br Med J 285: 1629–1631

28. Higham C, Ashcroft C, Jayson MIV (1983) Non-prescribed treatments in rheumatic diseases. Practitioner 227: 1201–1205

29. Struthers GR, Scott DL, Scott DGI (1983) The use of alternative treatments by patients with rheumatoid arthritis. Rheumatol Int 3: 151–152

30. Dimmock S, Troughton PR, Bird HA (1996) Factors predisposing to the resort of complementary therapies in patients with fibromyalgia. Clin Rheumatol 15: 478–482

31. Cassidy M, Jacobs A, Bresnihan B (1983) The use of unproven remedies for rheumatoid arthritis in Ireland. Irish Med J 76: 464–465

32. Krajnc I (1993) Alternative medicine in the treatment of rheumatic diseases. Lijec Vjesn 115: 35–39

33. Visser GJ, Peters L, Raser JJ (1992) Rheumatologists and their patients who seek alternative care, an agreement to disagree. Br J Rheumatol 31: 485–490

34. Ernst E (1999) Prevalence of complementary/alternative medicine for children: a systematic review. Eur J Pediatr 158: 7–11

35. Simpson N, Pearce A, Finlay F, Lenton S (1998) The use of complementary medicine by children. Ambulatory Child Care 3: 351–356

36. Möttönen M, Uhari M (1997) Use of micronutrients and alternative drugs by children with acute lymphoblastic leukemia. Med Pediatr Oncol 28: 205–208

37. Maxwell RJ (1993) The Osteopaths' Bill. Br Med J 306: 1556–1557

38. Anderson LA (2000) Herbal medicinal products: regulation in the UK and European Union. In: Ernst E (ed) Herbal medicine – a concise overview for professionals. Butterworth Heinemann, Oxford

39. Ernst E (1997) Heilpraktiker – ein deutsches Phänomen. Fortschr Medizin 115: 38–41
40. Watson R (1999) Belgium is to regulate complementary medicine. Br Med J 318: 1372
41. Ernst E (1995) Außenseiter, Schulmedizin, und nationalsozialistische Machtpolitik. Dtsch Ärzteblatt 92: 104–107
42. Hege H (1995) Das Lannoye-Papier. Alternativmedizin im Europäischen Parlament. Dtsch Ärzteblatt 92: 1543–1544
43. Watson R (1997) European complementary medicine proposal watered down. Br Med J 314: 1641

Warum nutzen Patienten komplementäre und alternative Medizin?

Clare Stevinson

Clare Stevinson

Untersuchungen zur Nutzung von Naturheilverfahren betrachten i. Allg. 3. Punkte:

- **Ausmaß** der Nutzung (Verbreitung),
- **Personen,** die KAM in Anspruch nehmen (Patientencharakteristika),
- **Gründe** für die Nutzung (Motive).

Einige Naturheilverfahren haben eine lange Geschichte, angesichts der rapiden Fortschritte der konventionellen Medizin würde man aber erwarten, dass sie allmählich in Vergessenheit geraten. Die Indizien sprechen jedoch eher für das Gegenteil.

Einleitung

Umfrageergebnisse lassen vermuten, dass Naturheilverfahren von einem ansehnlichen Teil der erwachsenen Bevölkerung und der Kinder in einer Reihe von Ländern genutzt werden [1, 2]. Die zuverlässigsten Schätzungen zur Verbreitung gibt es für die USA (42% im Jahre 1997; [3]), für Australien (49% im Jahre 1993; [4]) und für England (20% im Jahre 1998; [5]). Die für verschiedene europäische Länder berichteten Zahlen liegen zwischen 20% und 50% (Anfang der 1990er Jahre) [6]. Die Daten aus den USA zeigen eine vermehrte Nutzung im vergangenen Jahrzehnt [3], und es ist nicht unvernünftig anzunehmen, dass dies auch anderswo zutrifft. Umfragen haben auch Informationen über Charakteristika der Personen, die Naturheilverfahren nutzen, geliefert. Im Vergleich zu Nichtnutzern sind sie mit größerer Wahrscheinlichkeit weiblich [3–5, 7], besser ausgebildet [3, 4, 8], haben höhere Einkommen [3, 4, 8] und leiden an chronischen (meist muskuloskelettalen) Beschwerden [3, 7, 8].

Popularität der Naturheilverfahren

Zieht man die wachsende Popularität der Naturheilverfahren und die Tatsache in Betracht, dass die meisten Anwendungen selbst bezahlt werden müssen [3], ist die Frage, warum sie genutzt werden, sowohl faszinierend als auch von Relevanz. Obgleich die Frage an sich einfach ist, ist die Antwort zweifellos viel komplexer. Tatsächlich gibt es vermutlich so viele verschiedene Gründe wie es Nutzer gibt. Ein wichtiges Ergebnis, das durchgängig berichtet wurde, ist, dass die Naturheilverfahren überwiegend nicht anstelle der konventionellen Medizin, sondern vielmehr zusätzlich genutzt werden [9, 10]. Die Patienten geben an, dass sie für bestimmte Erkrankungen konventionelle Methoden in Anspruch nehmen, für andere Erkrankungen oder in bestimmten Fällen wählen sie neben der konventionellen eine alternative Behandlungsform. Obgleich die Literatur zu diesem Thema einigermaßen begrenzt ist und die Gründe für die Beliebtheit der Naturheilverfahren noch nicht ganz verstanden sind, wurden eine Reihe von Erklärungen vorgeschlagen.

Erklärungen für die Nutzung von Naturheilverfahren

Furnham fasste die Haupthypothesen zu der Frage, warum Patienten Naturheilverfahren nutzen, zusammen (◻ Tabelle 6.4) [11]. Einige davon bezeichnete er als »Push«-Faktoren, also »abstoßende«. Dazu gehört die Unzufriedenheit mit oder die direkte Ablehnung von konventioneller Medizin aufgrund früherer schlechter Erfahrungen oder einer allgemein konträren Einstellung gegen das Establishment. Aus diesen Gründen werden Patienten von der konventionellen Behandlung »abgestoßen« und sind auf der Suche nach Alternativen. Andere Faktoren (»Pull«-Faktoren) wirken »anziehend« auf die Patienten. Dazu gehört die Übereinstimmung der Philosophien bestimmter Naturheilverfahren mit allgemeinen Überzeugungen der Patienten und ein Gefühl größerer Eigenkontrolle über die Behandlung.

Drei dieser Hypothesen wurden von **Astin** in einem vorläufigen Versuch, Erklärungsmodelle zu entwickeln, die den zunehmenden Gebrauch von KAM begründen, überprüft [12]. Er sagte voraus, dass eine Unzufriedenheit mit konventioneller Versorgung, das Bedürfnis nach der persönlichen Kontrolle über die Behandlung sowie die Übereinstimmung der philosophischen Überzeugungen die Nutzer von Naturheilverfahren von Nichtnutzern unterscheiden sollten.

◻ **Tabelle 6.4.** Mögliche Gründe für die Nutzung von Naturheilverfahren

»Push«-Faktoren	»Pull«-Faktoren
Unzufriedenheit mit der konventionellen Medizin	**Philosophische Übereinstimmung**
– ineffektiv	– spirituelle Dimension
– Nebenwirkungen	– Betonung der Ganzheitlichkeit
– schlechte Kommunikation	– aktive Rolle des Patienten mit dem Arzt
– zu wenig Zeit des Arztes	– Erklärung intuitiv annehmbar
– Wartelisten	– natürliche Behandlungen
Ablehnung der konventionellen Medizin	**Persönliche Kontrolle über die Behandlung**
– Anti-Wissenschaft- oder Anti-Establishment-Einstellung	**Gutes Verhältnis zum Therapeuten**
Verzweiflung **Kosten der privat zu zahlenden konventioenellen Medizin**	– von gleich zu gleich – Zeit für Diskussionen – Anerkennung emotionaler Faktoren
	Zugänglichkeit
	Erhöhtes Wohlbefinden

Insgesamt 1035 Bürger der USA wurden zu ihrem Nutzungsverhalten von KAM, ihrem Gesundheitszustand sowie ihren Werten und Einstellungen gegenüber konventioneller Medizin befragt; die Ergebnisse wurden multiplen logistischen Regressionsanalysen unterworfen. Diese ließen vermuten, dass nur die Übereinstimmung der inneren Überzeugungen für die Nutzung von Naturheilverfahren prädestinierte. Statt durch Desillusionierung zu Alternativen zur konventionellen Medizin »hingestoßen« zu werden, wurden die Teilnehmer von den Naturheilverfahren »angezogen«, da sie als besser übereinstimmend mit den eigenen Werten, der Weltsicht, spirituellen/religiösen Philosophie oder Überzeugungen zu Gesundheit und Krankheit empfunden wurden.

In Anlehnung an **Ray** [13] und seinen Begriff der »Wertesubkultur« kam der Autor zu dem Schluss, dass Personen, die als »kulturell kreativ« klassifiziert werden konnten, mit größerer Wahrscheinlichkeit Naturheilverfahren nutzten. Diese Personen neigen dazu, an der Spitze des kulturellen Wandels und der Innovation in der Gesellschaft zu stehen. Man kann sie durch ihr Interesse für Umweltschutz, Feminismus, Globalisierungsfragen, esoterische Formen der Spiritualität, Selbstaktualisierung, Altruismus und Selbstverwirklichung sowie die Liebe zum Fremden und Exotischen identifizieren. Nach **Ray** hat diese Untergruppe der amerikanischen Bevölkerung seit den späten 1960er Jahren stark zugenommen und entspricht etwa 1/4 der erwachsenen Bevölkerung.

Anziehungskraft der Naturheilverfahren

Die Eigenschaften von Naturheilverfahren und komplementären Therapien, die die von den Patienten wahrgenommene Übereinstimmung philosophischer Überzeugungen fördern, wurden von **Kaptchuk u. Eisenberg** diskutiert [14]. Sie vermuten, dass bestimmte grundlegende Prämissen der meisten Formen von KAM zu ihrer Anziehungskraft beitragen. Eine davon ist die angenommene Assoziation der alternativen Therapien mit der **Natur**. Sie ist unauflöslich mit der spezifischen Terminologie verknüpft: »natürlich« im Gegensatz zu »künstlich«, »rein« im Gegensatz zu »synthetisch«, »organisch« im Gegensatz zu »prozessiert«. Dieser Zusammenhang beschränkt sich nicht auf pflanzliche Heilmittel, vielmehr durchdringt die Metapher des Natürlichen andere Formen der KAM.

Eine andere fundamentale Komponente der Naturheilverfahren ist der **Vitalismus**. Die Betonung eines Gleichgewichts der »Lebenskräfte«, des »Qi« oder der »psychischen Energie« sind zentrale Elemente vieler Formen der KAM. Für Patienten hat die Vorstellung einer nichtinvasiven Heilung »von innen heraus« eine intuitive Anziehungskraft.

Die Wissenschaft der Naturheilverfahren ist ein weiterer bedeutender Aspekt ihrer Attraktivität. Viele Therapien haben eine lange intellektuelle Tradition und eine hoch entwickelte Philosophie; die Ausbildung verlangt viele Jahre des Studiums komplexer Systeme und Konzepte. Dies trägt zu Glaubwürdigkeit und Autorität des wissenschaftlichen Modells bei. Die **Wissenschaftlichkeit** der Naturheilverfahren beruht weniger auf den Prinzipien der Objektivität und klinischen Experimente als die positivistische Wissenschaft. Der Ansatz neigt zu einer Zentrierung auf Personen, dem Vertrauen auf Beobachtungen sowie zu Selbsterkenntnis und menschlicher Aufmerksamkeit. Die Sprache ruht auf Einheit und Ganzheitlichkeit, im Gegensatz zu der fernen, reduzierenden Terminologie der normativen Wissenschaft. Die menschliche Erfahrung wird nicht marginalisiert, sondern ist vielmehr ein zentrales Element der Naturheilverfahren.

Ein vierter Bestandteil der Anziehungskraft der Naturheilverfahren ist die **Spiritualität.** Sie überbrückt den Graben zwischen dem Gebiet der medizinischen Wissenschaften, mit ihrer Suche nach Wahrheit und strenger Kausalität, und dem Gebiet der Religion, mit ihrer moralischen Freiheit und selbst gewählten Werten. Naturheilverfahren bieten eine befriedigende Synthese des Physischen und des Spirituellen.

Grundlegende Motive

Weitere vorgeschlagene Erklärungen für die Nutzung von Naturheilverfahren beziehen sich mehr auf die zugrunde liegenden denn auf bewusste Motive der Patienten. Eine davon besagt, dass Patienten, die Naturheilverfahren nutzen, im Grunde genommen neurotisch sind und so von den durch Berührung/Gespräch geprägten Ansätzen vieler Therapien angezogen werden. Obgleich der Anteil neurotischer Patienten, wie berichtet wird, bei Patienten, die KAM nutzen, hoch ist [15] – und zwar höher als bei den Patienten, die einen Hausarzt aufsuchen [16] –, könnte dies nichts weiter widerspiegeln als die Art der behandelten Krankheitsbilder. Naturheilkundlich tätige Therapeuten sehen Patienten mit chronischen oder unheilbaren Beschwerden, bei denen die Neuroseinzidenz wahrscheinlich hoch ist. Eine Studie an 480 Patientinnen mit Brustkrebs fand jedoch eine Assoziation zwischen schlechterer geistiger Gesundheit und Depressionen sowie der Nutzung von KAM im Anschluss an die Operation [17]. Dies legt nahe, dass größerer psychosozialer Stress mit größerer Wahrscheinlichkeit zu einer Hinwendung zu Naturheilverfahren führt.

Eine weitere Vermutung besteht darin, dass sich Patienten mit größerem Wissen über die Funktionsweise des menschlichen Körpers vermehrt zu KAM-Therapeuten hingezogen fühlen, da hier Diagnose und Behandlung mehr Diskussion und Erklärung beinhalten als konventionell arbeitende Ärzte anbieten. Wieder gibt es keinen eindeutigen kausalen Zusammenhang, obwohl eine Studie zeigen konnte, dass Patienten, die KAM-Therapeuten aufsuchten, ein größeres Wissen über die menschliche Biologie hatten als Patienten beim Hausarzt [18]. Es ist möglich, dass naturheilkundlich tätige Therapeuten ihre Patienten vermehrt über biologische und physiologische Zusammenhänge aufzuklären suchen, sodass ein größeres Wissen die Folge und nicht der Grund der Nutzung von Naturheilverfahren ist. Schließlich kann das bessere Verständnis des menschlichen Körpers schlicht den höheren Bildungsstand widerspiegeln, der wiederholt bei KAM-Nutzern beobachtet wurde.

Es gibt eine Reihe von Limitationen, die die Verwendung von Umfragen zum Verständnis der Motive von Patienten der Naturheilverfahren begrenzen, insbesondere einige der oben erwähnten [16, 18]. So ist der Vergleich zwischen Patienten, die einen KAM-Therapeuten aufsuchen, und Patienten, die zum Hausarzt gehen, nicht unbedingt identisch mit dem Vergleich zwischen Personen, die Naturheilverfahren in Anspruch nehmen, und solchen, die dies nicht tun. Patienten, die am Tag der Umfrage den Hausarzt aufsuchen, können mit gleicher Wahrscheinlichkeit an einem anderen Tag einen naturheilkundlich tätigen Therapeuten für andere Beschwerden konsultieren und umgekehrt. Ohne den Zweck des Besuchs zu kennen, ist eine Analyse der Patientenvariablen bedeutungslos. Nur ein Vergleich von Patienten, die wegen des gleichen Krankheitsbildes unterschiedliche Therapeuten aufsuchen, könnte relevante Informationen liefern.

Zudem nimmt dieser Ansatz lediglich Erklärungen für das Aufsuchen bestimmter KAM-Therapeuten in sein Blickfeld, nicht für die Nutzung von Naturheilverfahren allgemein. Dies können gut zwei völlig unterschiedliche Fragen sein. Personen, die homöopathische oder pflanzliche Produkte aus dem Regal kaufen, können ganz andere Motive haben als diejenigen, die einen Homöopathen oder Therapeuten der Pflanzenheilkunde konsultieren. Gleichermaßen ist das Erlernen einer Entspannungstechnik oder einer Eigenmassage anhand eines Buches nicht notwendigerweise mit dem Besuch eines Therapeuten zum Erlernen dieser Techniken gleichzusetzen. Viele Personen, die sich selbst mit naturheilkundlichen Methoden behandeln, werden überhaupt nicht daran denken, einen KAM-Therapeuten aufzusuchen.

Es erscheint vernünftig zu postulieren, dass es sich hierbei um ganz unterschiedliche Formen der Nutzung von Naturheilverfahren und komplementären Therapien handelt, denen unterschiedliche Motive zugrunde liegen können. Dies lenkt die Aufmerksamkeit auf das größere Problem, sich in dieser verallgemeinernden Weise auf Naturheilverfahren zu beziehen. Der Begriff »komplementäre und alternative Therapien« umfasst eine Vielzahl sehr unterschiedlicher Therapien und Ansätze, und es ist möglich, dass die Motive für ihre Nutzung in hohem Maße therapiespezifisch sind. Gründe für die Teilnahme an Yoga beispielsweise kann man nicht einfach auf die Einnahme von hochdosierten Vitaminen übertragen. Das Verständnis dafür, warum Patienten KAM in Anspruch nehmen, würde wahrscheinlich durch Einzeluntersuchungen verschiedener Behandlungsmodalitäten erweitert.

Eine dritte Schwäche vieler Umfragen ist ihr indirekter Ansatz zur Identifizierung der Motive der Patienten. Obgleich sie versuchen herauszufinden, **warum** Personen KAM nutzen, tragen sie tatsächlich mehr zur Klärung der Frage bei, **wer** dies tut. Statt die Patienten direkt nach ihren Gründen für die Inanspruchnahme naturheilkundlicher Methoden zu fragen, gibt es eine Tendenz zur Untersuchung von Patientencharakteristika, Überzeugungen und Einstellungen, um auf dieser Basis Vermutun-

Begrenzungen von Umfrageergebnissen

gen über die Motive auszusprechen [19, 20]. Die Tatsache, dass eine Umfrage herausfindet, dass Patienten, die einen KAM-Therapeuten besuchen, entsprechend der Fragebogenpunkte [16] einer konventionellen Behandlung skeptisch gegenüber stehen, bedeutet nicht automatisch, dass sie den KAM-Therapeuten aussuchen, weil sie von der konventionellen Behandlung enttäuscht sind.

Wie mit der Annahme, dass die Frage nach Überzeugungen zwangsläufig die Motive erhellt, gibt es auch Probleme mit der Kausalität. Besuchen die Patienten den KAM-Therapeuten wegen ihrer bestimmten Einstellungen bzw. Überzeugungen oder haben sie diese Einstellungen, weil sie den Therapeuten besuchen? Stichhaltigere Antworten könnten erhalten werden, wenn man die Patienten direkt nach ihren Motiven für die Nutzung von Naturheilverfahren fragen würde.

Direkte Untersuchung der Motive der Patienten

Ein spezifisches Beispiel für einen Versuch, die Frage direkt anzugehen, war eine qualitative Studie aus den USA, in der 22 Patienten, die sich selbst mit Johanniskraut gegen Depressionen behandelten [21], befragt wurden. Die klaren Themen, die aus diesen Interviews hervorgingen, waren:

- Wunsch, Kontrolle über die eigene Gesundheit zu haben;
- Auffassung, dass das Krankheitsbild nicht ernst war und keiner medizinischen Behandlung bedurfte;
- Ansicht, dass Johanniskraut sicher sei, während verschreibungspflichtige Antidepressiva mit Risiken verbunden seien;
- Auffassung, dass Johanniskraut ein effektives und leicht zugängliches Mittel sei, zusammen mit mangelndem Vertrauen in und Barrieren vor einer konventionellen Behandlung gegen Depressionen.

Eine weitere Studie, die sich direkt mit Patientenmotiven befasste, wurde mit an entzündlichen Darmerkrankungen leidenden Patienten in Kanada durchgeführt [22]. Daten aus Fragebögen von 134 Patienten ergaben, dass Nebenwirkungen und Ineffektivität der konventionellen Behandlung die Hauptgründe für die Inanspruchnahme von Naturheilverfahren waren. Nachfolgende, weiter gehende Interviews bestätigten die Wichtigkeit der Nebenwirkungen für die Entscheidung, KAM auszuprobieren, zusammen mit dem Versuch, die Lebensqualität zu steigern und eine größere Kontrolle über die eigene Behandlung zu erlangen.

Eine Fragebogenstudie mit 422 Patienten mit atopischer Dermatitis und Psoriasis in Norwegen [23] fand ebenfalls heraus, dass Ineffektivität und Nebenwirkungen der konventionellen Behandlung die Hauptgründe für die Nutzung von Naturheilverfahren waren. Die stärkste Motivation war jedoch der dringende Wunsch, alle möglichen Optionen zu versuchen. Dieser spezielle Grund wurde auch am häufigsten in einer Umfrage mit 211 Patienten in Allgemeinarztpraxen in Österreich, Deutschland und England angegeben, die gefragt wurden, warum ihrer Ansicht nach Personen Naturheilverfahren nutzen [24]. Auch die Inanspruchnahme von Naturheilverfahren und komplementären Therapien als »letzte Hoffnung« war eine häufige Antwort in dieser Studie.

In einer Studie aus England konnte klar zwischen Personen, die sich den Naturheilverfahren als letzter Hoffnung zuwandten, und Personen, die sie aufgrund der Übereinstimmung mit ihren eigenen Überzeugungen wählten, differenziert werden [25]. Interview- und Fragebogendaten von 38 Patienten, die ein naturheilkundliches Zentrum besuchten, zeigten zwei ganz unterschiedliche Patiententypen: Diejenigen, die sich den Naturheilverfahren als letzte Hoffnung zuwandten, weil keine konventionelle Behandlung für ihr Beschwerdebild effektiv gewesen war, hatten in Bezug auf ihren Grad an Kontrollüberzeugung etwa gleiche Werte wie der Rest der Bevölkerung. Darüber hinaus glaubten sie weiterhin an die Prinzipien der konventionellen Medizin und zeigten anfänglich wenig Hingabe an die Werte oder Philosophien der Naturheilverfahren. Der andere Patiententyp wählte die KAM, weil diese mit den eigenen Überzeugungen zu Gesundheit und Krankheit übereinstimmte. Diese Personen zeigten eine stärkere internale Kontrollüberzeugung sowie Skeptizismus gegenüber der konventionellen Medizin, zudem eine überzeugte Hinwendung zu den Naturheilverfahren.

Die oben erläuterte Studie [25] ergab zudem, dass 68% der Patienten über ein besseres Verhältnis zu ihrem KAM-Therapeuten als zu ihrem eigenen Hausarzt berichteten – ein Ergebnis, das nichts mit ihrer Hinwendung zu den Naturheilverfahren zu tun hatte. Die spezifischen hierfür angegebenen Gründe waren, dass die Therapeuten freundlicher und persönlicher waren, das Verhältnis eher partnerschaftlich behandelten und mehr Zeit für die Konsultationen aufwandten.

Rolle des therapeutischen Verhältnisses

Auch in einer Studie mit Arthritispatienten in England [26] war die Zufriedenheit mit dem therapeutischen Verhältnis bei den KAM-Therapeuten größer als bei den Hausärzten, obgleich hier erstaunlicherweise die »Freundlichkeit« der Hausärzte als größer eingeschätzt wurde. Abermals war die Zufriedenheit bezüglich der mit den Patienten verbrachten Zeit größer bei den KAM-Therapeuten. Dies gilt auch für eine spanische Studie [27] zur Nutzung komplementärer Therapien durch Patienten mit somatoformer Störung.

Die Dauer der naturheilkundlichen Konsultationen ist immer länger als bei der konventionellen Medizin. Ein Vergleich von homöopathischen mit konventionell arbeitenden Ärzten ergab, dass erstere mehr als doppelt so viel Zeit für eine Patientenkonsultation aufwenden [28]. Dies führt nicht nur zu größerer Zufriedenheit der Patienten, es mag einer der Hauptgründe für den Erfolg der Naturheilverfahren sein. Eine klinische Studie zur Homöopathie bei prämenstruellem Syndrom ergab eine Ansprechrate von 47% bei einer der Behandlung vorgelagerten Placeboauswaschphase [29], die nach Meinung der Autoren zum größten Teil auf die Tiefe und die Intimität des homöopathischen Anamnesegesprächs zurückzuführen sein könnte.

Ungeachtet der Schwächen der augenblicklich verfügbaren Literatur hinsichtlich der Motive der KAM-Nutzung haben sich durchgängig einige

»Shopping for health« – Gesundheit einkaufen

Ergebnisse gezeigt. Es ist ganz klar, dass die Naturheilverfahren generell nicht die konventionelle Medizin ersetzen. Vielmehr dienen sie in einigen bestimmten Situationen als Ersatz, in anderen als Ergänzung, während sie, wenn sie für die jeweiligen Beschwerden nicht als angebracht angesehen werden, völlig außer Acht gelassen werden. Dies führte dazu, dass die Inanspruchnahme der Naturheilverfahren als »shopping for health« – »Einkaufen von Gesundheit« – bezeichnet wurde [11]. Statt gezielt von den KAM-Therapien »angezogen« oder zu ihnen »hingestoßen« zu werden, nehmen sie die Patienten als eine von mehreren ihnen zur Verfügung stehenden Behandlungsoptionen wahr und üben ihre Wahlfreiheit und Unterscheidungsfähigkeit entsprechend aus.

Der Wunsch, alle möglichen Optionen zu versuchen, mag für einige Patienten dem Bedürfnis entspringen, nichts unversucht zu lassen, während sie – auf der Suche nach einer effektiven Behandlung – zunehmend verzweifeln. Bei anderen hingegen mag er lediglich Opportunismus oder Experimentierfreudigkeit widerspiegeln. Das Ergebnis, dass die Nutzung von Naturheilverfahren mit höheren Einkommensstufen verbunden ist, mag das Urteil bestätigen, dass KAM eine Ware darstellt, und zwar für diejenigen, die sie bezahlen können. Faszinierenderweise wurde in den USA eine starke positive Korrelation zwischen den Verkaufszahlen von BMW-Wagen (ein mögliches Maß für Überfluss) und dem Gebrauch pflanzlicher Heilmittel festgestellt [30].

Hinderungsgründe der KAM-Nutzung

Das »Einkaufen von Gesundheit« ist kein besonders neues Konzept. Eine englische Studie aus dem Jahre 1989 mit Nutzern der KAM kam zu dem Schluss, dass die Interviewten sich dem Gesundheitswesen mit einer eklektischen Einstellung näherten, die man als »konsumistisch« bezeichnen könnte [31]. In den modernen, konsumorientierten Gesellschaften erscheint dies als absolut vernünftig, und möglicherweise ist es viel zweckdienlicher zu fragen, warum die Patienten Naturheilverfahren nicht nutzen.

Eine Studie mit 90 Fibromyalgiepatienten in England untersuchte tatsächlich diese Fragestellung [32]. Die Patienten, die in keiner Weise KAM nutzten, gaben 2 Gründe dafür an: mangelnde Information und hohe Kosten. Auch eine qualitative Studie mit 36 kanadischen Brustkrebspatientinnen [33] untersuchte, warum einige Personen sich gegen die Nutzung von Naturheilverfahren entschieden. Die Hauptgründe waren Informationsmangel, Skepsis bezüglich der Effektivität und Furcht vor schädlichen Therapien. Einige Patientinnen, die eigentlich gern Naturheilverfahren genutzt hätten, taten dies nicht, weil sie auf bestimmte Hinderungsgründe stießen. Dies waren v. a. die Behandlungskosten, mangelnde Zugänglichkeit und zu wenig Zeit für die Therapie. Eine nachfolgende Fragebogenstudie der gleichen Forschergruppe mit 411 überlebenden Brustkrebspatientinnen bestätigte diese Ergebnisse [34]. Kosten und Informationsmangel waren die gängigsten angegebenen Hinderungsgründe, weiterhin wurden Furcht vor Schäden, Zeitmangel und mangelnde Zugänglichkeit genannt. Nur ein geringer Prozentsatz gab als Hinderungsgrund Furcht vor der Missbilligung durch den behandelnden Arzt an.

Dem zuverlässigsten Artikel zu diesem Thema [12] zufolge wird die Nutzung von Naturheilverfahren durch die allgemeine Bevölkerung mehr von ihrer philosophischen Attraktivität bestimmt als von negativen Einstellungen gegenüber der konventionellen Medizin oder dem Wunsch nach der persönlichen Kontrolle der Gesundheit. Einzelne Studien mit spezifischen Bevölkerungsgruppen deuten aber darauf hin, dass diese anderen Faktoren für die Patienten wichtig sind. Es könnte sich ergeben, dass es interessante Unterschiede in der Motivation zum KAM-Gebrauch zwischen spezifischen Patientengruppen gibt, je nach Art und Schwere des Krankheitsbilds und der Existenz einer effektiven konventionellen Behandlung.

Unterschiede zwischen individuellen Therapien und zwischen Patienten unterschiedlicher Nationalitäten lohnen ebenfalls die Untersuchung. Man könnte größere Einsichten gewinnen, wenn man nach den Ursachen des Nichtgebrauchs von Naturheilverfahren forschte und dabei zwischen **niemals** KAM-nutzenden und **nicht mehr** KAM-nutzenden Personen unterschiede. Ungeachtet des großen Interesses an der Untersuchung der Unzufriedenheit mit der konventionellen Medizin gab es bislang nur wenig Forschung zur Desillusionierung im Zusammenhang mit Naturheilverfahren. Ein weiterer Ansatz für zukünftige Forschung ist der Wandel der Motive im Laufe der Zeit. Wie die konventionelle Medizin weiter voranschreitet und auch Fragen nach Effektivität und Sicherheit der KAM durch methodisch fundierte Forschung richtig beantwortet werden, ist es möglich, dass die Faktoren, die heute Patienten zur Nutzung von Naturheilverfahren motivieren, sich grundlegend von denen in der Zukunft unterscheiden.

Hinweise für die zukünftige Forschung

Literatur

1. Harris P, Rees R (2000) The prevalence of complementary and alternative medicine use among the general population: a systematic review of the literature. Compl Ther Med 8: 88–96
2. Ernst E (1999) Prevalence of complementary/alternative medicine for children; a systematic review. Eur J Pediatr 158: 7–11
3. Eisenberg DM, Davis RB, Ettner SL et al. (1998) Trends in alternative medicine use in the United States, 1990–1997. Results of a follow-up national survey. JAMA 280: 1569–1575
4. MacLennan AH, Wilson DH, Taylor AW (1996) Prevalence and cost of alternative medicine in Australia. Lancet 347: 569–573
5. Ernst E, White A (2000) The BBC survey of complementary medicine use in the UK. Compl Ther Med 8: 32–36
6. Fisher P, Ward A (1994) Complementary medicine in Europe. Br Med J 309: 107–111
7. Bullock ML, Pheley AM, Kiresuk TJ, Lenz SK, Culliton P (1997) Characteristics and complaints of patients seeking therapy at a hospital-based alternative medicine clinic. J Alt Compl Med 3: 31–37

8. Blais R, Maiga A, Aboubacar A (1997) How different are users and non-users of alternative medicine? Can J Pub Health 88: 159–162
9. Kranz R, Rosenmund A (1998) Über die Motivation zur Verwendung komplementärmedizinischer Heilmethoden. Schweiz Med Wochenschr 128: 616–622
10. Druss BG, Rosenheck RA (1999) Association between use of unconventional therapies and conventional medical services. JAMA 282: 651–656
11. Furnham A (1996) Why do people choose and use complementary therapies? In: Ernst E (ed) Complementary medicine: an objective appraisal. Butterworth Heinemann, Oxford
12. Astin J (1998) Why patients use alternative medicine. Results of a national survey. JAMA 279: 1548–1553
13. Ray PH (1997) The emerging culture. American Demographics, February (http://www.demographics.com)
14. Kaptchuk TJ, Eisenberg DM (1998) The persuasive appeal of alternative medicine. Ann Intern Med 129: 1061–1065
15. Davidson J, Rampes H, Eisen M et al. (1998) Psychiatric disorders in primary care patients receiving complementary medicine. Compr Psychiatr 39: 16–20
16. Furnham A, Smith C (1988) Choosing alternative medicine: a comparison of the beliefs of patients visiting a general practitioner and a homoeopath. Soc Sci Med 26: 685–689
17. Burstein HJ, Gelber S, Guadagnoli E, Weeks JC (1999) Use of alternative medicine by women with early-stage breast cancer. New Engl J Med 340: 1733–1739
18. Furnham A, Forey J (1994) The attitudes, behaviours and beliefs of patients of conventional versus complementary (alternative) medicine. J Clin Psychol 50: 458–469
19. Hentschel C, Kohnen R, Hauser G et al. (1996) Complementary medicine today: patient decision for physician or magician? A comparative study of patients deciding in favour of alternative therapies. Eur J Phys Med Rehab 6: 144–150
20. Mitzdorf U, Beck K, Horton-Hausknecht J et al. (1999) Why do patients seek treatments in hospitals of complementary medicine? J Alt Compl Med 5: 463–473
21. Wagner PJ, Jester D, LeClair B et al. (1999) Taking the edge off: why patients choose St. John's wort. J Fam Pract 48: 615–619
22. Hilsden RJ, Scott CM, Verhoef MJ (1998) Complementary medicine use by patients with inflammatory bowel disease. Am J Gastroenterol 93: 697–701
23. Jensen P (1990) Alternative therapy for atopic dermatitis and psoriasis: patient-reported motivation, information source and effect. Acta Derm Venereol 70: 425–428
24. Ernst E, Willoughby M, Weihmayr T (1995) Nine possible reasons for choosing complementary medicine. Perfusion 8: 356–359
25. Finnigan MD (1991) The Centre for the Study of Complementary Medicine: an attempt to understand its popularity through psychological, demographic and operational criteria. Compl Med Res 5: 83–88
26. Resch KL, Hill S, Ernst E (1997) Use of complementary therapies by individuals with «arthritis". Clin Rheumatol 16: 391–395
27. Garcia-Campayo J, Sanz-Carrillo C (2000) The use of alternative medicines by somatoform disorder patients in Spain. Br J Gen Pract 50: 487–488
28. Jacobs J, Chapman EH, Crothers D (1998) Patient characteristics and practice patterns of physicians using homeopathy. Arch Fam Med 7: 537–540
29. Chapman EH, Angelica J, Spitalny G, Strauss M (1994) Results of a study of the homeopathic treatment of PMS. J Am Inst Homeopath 87: 14–21
30. Ernst E (1999) Alternative views of alternative medicine. Ann Intern Med 131: 230
31. Sharma UM(1989) Alternative choices of healing in North Staffordshire. Compl Med Res 3: 1–4
32. Dimmock S, Troughton PR, Bird HA (1996) Factors predisposing to the resort of complementary therapies in patients with fibromyalgia. Clin Rheumatol 15: 478–482
33. Boon H, Brown JB, Gavin A, Kennard MA, Stewart M (1999) Breast cancer survivors' perceptions of complementary/alternative medicine (CAM): making the decision to use or not to use. Qual Health Res 9: 639–653
34. Boon H, Stewart M, Kennard MA et al. (2000) Use of complementary/alternative medicine by breast cancer survivors in Ontario: prevalence and perceptions. J Clin Oncol 18: 2515–2521

Rechtliche und ethische Aspekte der Anwendung von komplementären und alternativen Therapien

M.H. Cohen

Wie nun komplementäre und alternative Therapieformen zunehmend in den Bereich der konventionellen Gesundheitsversorgung vorstoßen, finden sich Ärzte und andere medizinische Fachkräfte in der Situation, eine Versorgung in einem Grenzgebiet von Medizin, Ethik, öffentlicher Politik und Recht leisten zu müssen (oder nach dieser Leistung gefragt zu werden). Während früher viele Patienten und Ärzte vor einem Dialog über Gebrauch und mögliche Anwendbarkeit von Naturheilverfahren und komplementären Therapien in der konventionellen medizinischen Versorgung zurückschreckten, ist ein solcher Dialog nun in vollem Gange, sowohl in den USA als auch international.

Diskussionen über KAM bereichern den Kontakt zwischen Arzt und Patient: Sie klären verschiedene Akteure im Gesundheitsversorgungsspiel über die Rolle der richtigen Ernährung auf, über pflanzliche Heilmittel, die Interaktionen zwischen Körper und Geist sowie über andere Phänomene der konventionellen Versorgung und tragen zu einem breiteren Fundament des weltweiten medizinischen Wissens bei. Solche Dialoge bringen Ärzte auch dazu, sich wieder mit ihrer moralischen, ethischen und rechtlichen Verpflichtung, über die beste vorliegende Evidenz zu Naturheilverfahren unterrichtet zu sein, auseinander zu setzen, über solche Evidenz in verständlichen Worten ihre Patienten zu informieren sowie therapeutische Belange und Entscheidungen aus einem umfassenden, einheitlichen Blickwinkel auf die Gesundheit und die Möglichkeiten der Heilkunst am Menschen zu betrachten.

Das vorliegende Kapitel untersucht die rechtlichen Grenzen dieser Verpflichtung und stellt sie dar.

Einleitung

In den USA ist das Recht, das die Integration von KAM in die konventionelle gesetzliche Versorgung regelt, unterentwickelt. Das Gesetzbuch liefert keine offizielle Definition des Begriffs »komplementäre und alternative Medizin«. Stattdessen erscheint eine Masse von gesetzlichen Bestimmungen und rechtsrelevanten Entscheidungen auf Bundes-, Staats- und selbst Gemeindeebene, die – als Ganzes genommen – die Basis für die ärztliche Integration der Naturheilverfahren darstellt [1].

Einige der juristischen Grundsätze, die traditionell auf die Gesetzgebung im Gesundheitsbereich angewandt werden, gelten mit einigen Modifikationen auch für die Praxis und die Integration von KAM, so z. B. – wie weiter unten diskutiert – die grundlegenden Auffassungen bezüglich ärztlicher Kunstfehler und Anforderungen an die Einverständniserklärung

Hintergrund der rechtlichen Strukturen

der Patienten. Andere rechtliche Bestimmungen, wie die potenzielle Haftung des an einen KAM-Therapeuten ohne unabhängige staatliche Zulassung verweisenden Arztes (z. B. in Staaten wie Kalifornien an einen Massagetherapeuten), bedürfen neuer Konzepte [2].

Ein Grund dafür, dass die Gesetzgebung auf diesem Gebiet erst allmählich erwächst, ist, dass die Regelungen, denen die Naturheilverfahren unterliegen, aus den sektiererischen Rivalitäten, der destruktiven Konkurrenz und den Versuchen zur medizinischen Monopolisierung des späten 19. und frühen 20. Jahrhunderts hervorgingen [3]. Die juristische Autorität folgt typischerweise dem Konsensus der medizinischen Meinung, wenn sie die Grundlagen der Gesundheitsgesetzgebung festlegt; somit spiegelt sie derzeit die historische Perspektive der Mehrheitsinteressen der Biomedizin wider, indem sie die Nutzung der Naturheilverfahren durch die Patienten als Abweichung, verdächtig und wahrscheinlich marginal behandelt [4].

Erst im späten 20. Jahrhundert erfuhr z. B. die Behauptung, die **American Medical Association** habe mit anderen Gruppen konspiriert, um ein Berufsmonopol aufrecht zu erhalten [5], greifbare Anerkennung durch Entscheidungen US-amerikanischer Gerichtshöfe. Dann erst wurde ein starkes Autonomieinteresse der Konsumenten bei Auswahl und Kauf von Nahrungsergänzungsmitteln anerkannt [6], dann erst wurde Ärzten das Recht zugestanden, sich gegen Kunstfehlervorwürfe zu verteidigen, wenn Patienten wissentlich, freiwillig und überlegt entschieden hatten, anstelle konventioneller Behandlung eine komplementäre Therapie in Anspruch zu nehmen [7]. Erst dann wurde auch KAM-Therapeuten ein Recht auf Berufsausübung und den Patienten das Recht auf autonome Wahl von Therapien außerhalb der Biomedizin zugestanden.

Weiterhin erlebte das späte 20. Jahrhundert die Etablierung eines **National Center for Complementary and Alternative Medicine** an den **National Institutes for Health** und begleitend eine Flut von Bundes- und Staatengesetzen, die darauf abzielten, den Zugang der Konsumenten zu Naturheilverfahren zu vergrößern [8]. Heute schaffen neue und sich entwickelnde Regierungsinstitutionen, professionelle Organisationen, wissenschaftliche Publikationen, Entscheidungsträger in Gerichten und Behörden (und die öffentliche Meinung) ein komplexes und wandelbares medizinisches und rechtliches Umfeld, das die Eingliederung von KAM in die konventionelle Medizin regiert.

In dieser schnell wechselnden Umgebung sind drei der Hauptgebiete der Reglementierung, die die wissenschaftliche Beurteilung der evidenzbasierten Praxis beleuchten, die Zulassung, die Berufsdisziplin und die Kunstfehler sowie die Einverständniserklärung der Patienten.

Reglementierung durch Berufszulassung

Die Anforderungen an die berufliche Praxis variieren international, je nach KAM-Modalität und Therapeut. In den USA wird die Berufszulassung durch Staatengesetze geregelt, gemäß dem Zusatzartikel 10 der US-amerikanischen Verfassung, der den Bundesstaaten die Freiheit lässt, Angelegenheiten, welche Gesundheit, Sicherheit und das Wohlergehen ihrer Bürger betreffen, selbst zu regeln. Jeder Staat hat ein Statut der medizinischen Zulassung verabschiedet, das das Ausüben des medizinischen Berufs ohne Zulassung verbietet. Typischerweise definieren diese Statuten eine solche Berufspraxis als einen oder mehrere der folgenden Punkte umfassend:

- Diagnose, Prävention, Behandlung und Heilung von Krankheiten;
- sich der Öffentlichkeit als zu oben Genanntem befähigt präsentieren;
- Absicht, für das oben genannte eine Zuwendung, ein Honorar oder eine Vergütung zu erhalten;
- Titel wie »Medical Doctor« (MD) mit dem Namen führen;
- Räume für Empfang, Untersuchung und Behandlung unterhalten;
- Operationen durchführen;
- Medikamente oder pharmazeutische Präparationen benutzen, verabreichen oder verschreiben [9].

In den meisten Staaten könnte man daher KAM-Therapeuten, die ohne Zulassung praktizieren, als Personen betrachten, die »diagnostizieren« und Patienten »behandeln« und damit unrechtmäßig Medizin praktizieren. Die Gerichte haben die medizinische Berufsausübung großzügig ausgelegt, wo die Gesetzgebung der Staaten versäumt hat, eine eigene Zulassungsordnung für medizinische Berufe zu schaffen, wie für Hebammen, naturheilkundliche Therapeuten, Homöopathen, Hypnotherapeuten, Geistheiler, Anbieter der Kolonirrigation, Ernährungsberater, Irisdiagnostiker und selbst Personen, die Ohrlochung, Tätowierung und Massage anbieten [10].

Ein Beispiel ist der Fall **Stetina gegen den Staat**, bei dem es um einen nicht medizinisch ausgebildeten Anbieter medizinischer Versorgung ohne unabhängige Zulassung ging [11]. Der Beklagte, **Stetina**, war ein Ernährungsberater, der auch Irisdiagnostik praktizierte. Ein verdeckter Ermittler suchte **Stetina** auf, und sie verschrieb Kolonirrigation und verschiedene Nahrungsergänzungsmittel. In der Berufung gegen eine gerichtliche Verfügung, die ihr Praxisverbot erteilte, argumentierte **Stetina,** dass ihr Verhalten, das darauf abzielte, ihren Klienten zu einer ordentlichen Ernährungsberatung zu verhelfen, außerhalb des Geltungsbereichs des **Medical Practice Act** liege und dass sich sowieso die meisten Ärzte nicht um die Ernährung kümmerten und ihre Praxis daher komplementär, also ergänzend sei. Das Berufungsgericht von Indiana folgte dem nicht und urteilte, dass **Stetina** ohne Zulassung Medizin praktizierte.

Somit haben Therapeuten ohne Lizenz nur wenig Erfolg gehabt mit der Argumentation, dass das in den medizinischen Zulassungsstatuten enthaltene Verbot einer nicht zugelassenen medizinischen Praxis eine nichtmedizinische, ganzheitliche Heilpraxis ausnehme. Ihr typisches Gegenmittel ist die Lobbyarbeit für eine staatliche Zulassungsordnung oder, seltener, für Ausnahmegenehmigungen von der medizinischen Zulassungsordnung.

Weil die Zulassungen von Staatengesetzen kontrolliert werden, sind die Ansichten von Ärzten zur wissenschaftlichen Evidenz für oder gegen den Gebrauch eines bestimmten Naturheilverfahrens relevant, aber nicht entscheidend gewesen. Die Gesetzgebung wird Konsensusmeinungen zu Sicherheit und Effektivität in Betracht ziehen; das Ergebnis wird aber in der Regel von sozialen, politischen und übergeordneten politischen Erwägungen diktiert. Um es einfach zu formulieren: »Die juristische Erkenntnis übertrumpft die medizinische Erkenntnis« [12].

Obgleich der Gesetzgeber entscheiden kann, welchen Anbietern er die Zulassung erteilen will und wie weit das gesetzlich zugelassene Arbeitsfeld für diese Anbieter definiert werden soll, haften Ärzte in den USA, wenn sie ihre Patienten an »bekanntermaßen Nichtkompetente« verweisen [13]. Die Tatsache, dass der KAM-Therapeut, an den der Arzt einen Patienten verwiesen hat, eine staatliche Zulassung besitzt, wird den Arzt nicht notwendigerweise vor dieser Haftungsverpflichtung schützen. Unter anderem trägt der Arzt nach wie vor die Verantwortung dafür, bei der Auswahl des Therapeuten vernünftige Sorgfalt walten zu lassen, sicherzustellen, dass die Überweisung klinisch gerechtfertigt ist, und zu überprüfen, dass der Anbieter Therapien innerhalb der gesetzlich autorisierten Praxisbeschränkungen anbietet und ausschließlich Therapien anwendet, die innerhalb seines eigenen Berufsstandes als sicher anerkannt sind [14].

Reglementierung durch Berufsdisziplin

Auch die Berufsdisziplin wird in den USA von der Gesetzgebung der Staaten kontrolliert und ist typischerweise Teil der Zulassungsstatuten. Es ist Ärzten verboten, sich unprofessionell zu verhalten. Allgemein bedeutet unprofessionelles Verhalten (oder berufliches Fehlverhalten) Handlungen wie

- das Erlangen der Zulassung durch Betrug,
- den Beruf in betrügerischer Weise ausüben,
- den autorisierten Tätigkeitsbereich überschreiten,
- in grob inkompetenter Weise handeln oder sich grobe Versäumnisse zuschulden kommen lassen,
- das Praktizieren unter Alkohol- oder Drogeneinfluss oder nach Verurteilung für ein Verbrechen,
- einer nicht zugelassenen Person erlauben, Behandlungen durchzuführen, für die eine Lizenz erforderlich ist, oder sie darin zu unterstützen, zudem
- Nichtbeachtung der relevanten Vorschriften [15].

In vielen Staaten zählt zu unprofessionellem Verhalten auch »jedes Abweichen von oder das Versäumen der Einhaltung der anerkannten und vorherrschenden Standards der medizinischen Praxis ... unerachtet dessen, ob ein Patient dadurch verletzt wird oder nicht« [16]. Die Dehnbarkeit einer solchen legislativen Sprache hat Ärzte, die komplementäre und alternative Behandlungsverfahren benutzen, selbst in Verbindung mit konventioneller Medizin der Gefahr von Disziplinarverfahren durch das staatliche **Medical Board** ausgesetzt.

Der Fall **Guess** z. B. betraf einen zugelassenen Arzt, der als Hausarzt seine Patienten mit homöopathischen Mitteln behandelte, wenn die konventionelle Behandlung nicht anschlug [17]. Das **Board of Medical Examiners** von North Carolina klagte **Guess** des unprofessionellen Verhaltens an, indem es argumentierte, dass die Verwendung der homöopathischen Mittel von den anerkannten Standards abweiche. Es gab keine Beweise dafür, dass **Guess** mit seinen homöopathischen Behandlungen Patienten geschädigt hatte, und tatsächlich bezeugten die Patienten, dass ihnen die Homöopathie geholfen habe, nachdem die Biomedizin keine Linderung gebracht hatte. Das oberste Gericht von North Carolina bestätigte nichtsdestoweniger nach einer ganzen Reihe von Berufungsverfahren den Entzug von **Guess'** ärztlicher Zulassung.

Wie der Fall **Guess** nahe legt, wird ein Gericht dem Zulassungsverbot durch ein **Medical Board** nicht widersprechen, ungeachtet der Möglichkeit der Berufung durch den Zulassungsträger, es sei denn, es gibt keine vernünftige Basis für das angestrengte Berufsverbot oder die Entscheidung ist willkürlich und launenhaft. Somit münden nur wenige Entscheidungen des **Medical Board** in richterlichen Urteilen, die die Entscheidung rückgängig machen [18].

Verfechter größerer Freiheit für die Konsumenten des Gesundheitssystems haben damit geantwortet, dass sie in Lobbyarbeit die staatliche Gesetzgebung zu beeinflussen suchen, um Statuten zu erreichen, die Ärzte vor berufsständischer Verfolgung wegen unprofessionellen Verhaltens, nur weil sie ihren Patienten Naturheilverfahren und komplementäre Therapien anbieten, schützen sollen. Im Großen und Ganzen waren diese Bemühungen erfolgreich. Die Gesetzgebung des Staates New York kümmert sich z. B. um »Anliegen, die die Behandlung nichtkonventioneller Ärzte in Standesrechtprozessen betreffen, durch die Anerkennung der Rolle legitimer nichtkonventioneller medizinischer Behandlungen in der medizinischen Praxis« und »sichert die Rechte und Freiheiten der Patienten, ihre eigene medizinische Behandlung zu wählen« [19]. Das Gesetz erlaubt den »ärztlichen Gebrauch jeder möglichen medizinischen Versorgung, konventionell oder unkonventionell, die zur Behandlung menschlicher Krankheiten, Schmerzen, Verletzungen, Missbildungen oder physischen Beschwerden geeignet ist« [20].

Gleichermaßen korrigiert North Carolinas Gesetzgebung die disziplinarischen Verfügungen seiner medizinischen Zulassungsstatuten, um Folgendes sicherzustellen: »Der Ausschuss wird die Lizenz einer Person nicht widerrufen oder ihre Erteilung verweigern, lediglich weil diese Person eine Therapie praktiziert, die experimenteller Art oder nicht traditionell ist, oder von den anerkannten und vorherrschenden medizinischen Praktiken abweicht, es sei denn, der Ausschuss kann anhand kompetenter Evidenz nachweisen, dass die Behandlung größere Sicherheitsrisiken aufweist als die vorherrschende Behandlung oder dass sie generell nicht effektiv ist« [21].

Gleichermaßen stellt das Gesetz in Oklahoma fest: »Das **Medical Board** wird die Lizenz einer Person, die ansonsten entsprechend diesem Gesetz zur Praktizierung allopathischer Medizin qualifiziert ist, nicht widerrufen, nur weil die Person eine experimentelle oder nichttraditionelle Therapie anwendet« [22]. Diese Bestimmungen dehnen den gesetzlichen Rahmen des Zugangs von Patienten zu KAM-Therapien aus, indem sie Ärzte vor Berufsdisziplinarverfahren schützen, die sich lediglich auf die Antipathie der **Medical Boards** gegen Naturheilverfahren stützen.

Während die medizinischen Zulassungsstatuten die unterschiedlichen Stufen oder Hierarchien von Evidenz nicht erwähnen, ist die Idee der evidenzbasierten Praxis implizit in der überwachenden Rolle, die die **Medical Boards** in Verfolgung der Disziplinarvorgaben der Zulassungsbestimmungen weiterverfolgen, enthalten. Wenn ein Arzt z. B. eine notwendige konventionelle Versorgung ignoriert und dem Patienten stattdessen eine ineffektive KAM-Therapie anbietet, bei der er – nur gestützt auf anekdotische Evidenz – auf eine Heilung hofft, würde das zuständige Board vermutlich urteilen, dass er sich des unprofessionellen Verhaltens schuldig macht. Weil er es versäumt, den Versorgungsstandards der Gemeinschaft und zumindest minimalen anerkannten Berufsnormen in Bezug auf die Abstufung von Beweisen, die die Auswahl einer Therapie rechtfertigen, zu folgen, könnte der Entschluss des Boards vor Gericht sehr wohl Bestand haben, ungeachtet der staatlichen Gesetzgebung zur »medizinischen Freiheit«.

Wenn der Arzt andererseits den Patienten weiterhin auch konventionell überwacht und angemessene Sorgfalt in der Auswahl und Anwendung einer Therapie, die durch vernünftige klinische Evidenz zu Sicherheit und/oder einem Versprechen der Effektivität gestützt wird, walten lässt, wäre es deutlich unwahrscheinlicher, dass auf unprofessionelles Verhalten erkannt wird. Gründliche Dokumentation, ein sinnvolles Vertrauen auf die beste wissenschaftliche Evidenz, die eine Therapie rechtfertigt, und fortgesetzte konventionelle Überwachung können helfen, den Arzt vor ungerechtfertigten Aktionen des Medical Boards zu schützen. Kurz gesagt, wenigstens soweit die Berufsdisziplin betroffen ist, werden die rechtlichen und ethischen Verpflichtungen des Arztes mehr mit einem engeren Rahmen der wissenschaftlich akzeptablen Handlungsoptionen zusammenfallen als mit großzügigeren juristischen oder populären Vorstellungen.

Reglementierung durch Kunstfehler und die Verpflichtung zur Patientenaufklärung

Der Begriff »medizinischer Kunstfehler« wird definiert als »unsachgemäßes Praktizieren, das dem Versorgungsstandard des Berufs nicht entspricht und zu einer Schädigung des Patienten führt«. Für Ärzte, die komplementäre und alternative Behandlungen praktizieren, ist diese Definition problematisch. Die Gerichte können einen Mangel an genereller medizinischer Akzeptanz einer bestimmten Behandlungsform oder die fehlende Zustimmung der **Food and Drug Administration** als Indikatoren für eine mangelnde Einhaltung des Versorgungsstandards werten.

Darüber hinaus könnten sie dazu neigen, die Ursache für die Schädigung des Patients in der naturheilkundlichen Behandlung zu sehen, da diese von der medizinischen Norm abweicht und einen unbekannten oder unzureichend geklärten Wirkungsmechanismus haben könnte.

Eine Reihe von Verteidigungsstrategien gegen den Vorwurf eines Behandlungsfehlers kann an die Aufnahme von KAM-Methoden in Behandlungsprotokolle angepasst werden. Am vielversprechendsten sind die Verteidigungen unter Berufung auf eine anerkannte Minderheit und die Risikoannahme. Erstere schützt die Ärzte, wenn ihr Verhalten dem von einer anerkannten Minderheit innerhalb des Berufsstandes akzeptierten entspricht; das zweite gibt den Patienten die Möglichkeit, wissentlich, intelligent und freiwillig die Risiken einer Behandlung außerhalb der konventionellen Medizin anzunehmen, und bewirkt, dass, wenn sie dies tun, ihre Ärzte eine akzeptable Verteidigungsgrundlage gegen den Vorwurf des Kunstfehlers haben [23]. Ist die infrage stehende KAM-Methode evidenzbasiert und damit durch die Literatur gründlich gerechtfertigt, kann eine gute Argumentation aufgebaut werden, dass der Arzt einer anerkannten Minderheit innerhalb der Medizin folgt, wenn er diese Therapie anbietet.

Ein wichtiger Fall, der die Verteidigung anhand der Risikoannahme stützt, ist **Schneider vs. Revici** [24]. Hier erfuhr die Patientin, dass in ihrer Brust ein Knoten gefunden worden war. Sie verweigerte eine Biopsie und konsultierte einen Facharzt für Ernährungsmedizin und andere alternative Methoden der Krebsbehandlung. Obwohl der Arzt zur Operation riet, stimmte er dem Wunsch der Patientin nach Behandlung zu, nachdem sie ein Zustimmungsformular unterzeichnet hatte, womit sie das Risiko anerkannte, dass die nicht konventionelle Krebsbehandlung die Erkrankung nicht heilen würde. Im zweiten Berufungsverfahren wurde geurteilt, dass die ausdrückliche Anerkennung des Risikos durch das unzweideutige Zustimmungsformular für die vollständige Verteidigung gegen den Behandlungsfehlervorwurf seitens der Patientin ausreichte. Das Gericht stellte fest:

»Wir sehen keinen Grund dafür, warum ein Patient nicht die Erlaubnis erhalten sollte, nach Information sein Einverständnis damit zu erklären, auf der Suche nach einer unkonventionellen Behandlung das Gebiet der derzeit anerkannten medizinischen Methoden zu verlassen. Während die Patienten ermutigt werden sollten, im Interesse ihrer eigenen Sicherheit sorgfältig vorzugehen, glauben wir dennoch, dass eine informierte Einverständniserklärung zur Vermeidung einer Operation und konventioneller Chemotherapie zum Recht der Patienten, zu entscheiden, was mit ihrem eigenen Körper geschehen soll, dazugehört«[25].

In dem Maß wie die Naturheilverfahren mehr und mehr Teil der konventionellen Medizin werden, wird man solche Therapien als durch die Bestimmungen der Patienteneinverständniserklärung gedeckt ansehen, womit sich das Risiko verringert, dass Ärzte Gefahr laufen, für Kunstfehler zu haften, nur weil sie solche Therapien anbieten. Die Ärzte werden aber bei der Auswahl und Durchführung solcher Therapien immer noch angemessene Sorgfalt walten lassen müssen [26].

Eine zweite Grundlage für Schadenersatzansprüche im Rahmen einer Kunstfehlerhaftung ist eine unzureichende Einverständniserklärung. Die Verpflichtung zum Einholen einer Einverständniserklärung schreibt vor, dass der Arzt den Patienten u. a. über Risiken und Nutzen der empfohlenen Therapie sowie alle vernünftigen und durchführbaren Optionen aufklären muss.

Um festzustellen, ob die Verpflichtung zum Einholen der Einverständniserklärung verletzt wurde, achten viele Gerichte in den USA darauf, ob ein verständiger Patient das Informationsmaterial, das er für die Entscheidung für oder gegen die Behandlung benötigt, finden kann. Mit anderen Worten: Wenn ein verständiger Patient entschieden hätte, dass er auf eine konventionelle Therapie (z. B. eine Chemotherapie) zugunsten eines Naturheilverfahrens (z. B. pflanzliche Heilmittel oder Diättherapie) verzichten wolle, könnte das Versäumnis des Arztes, ihn über die Möglichkeit solcher Alternativen aufzuklären, die Verpflichtung zur Patientenaufklärung verletzen und damit einen Kunstfehler darstellen [27]. Andere US-amerikanische Gerichte beurteilen die Erheblichkeit nach dem Standard des verantwortlich handelnden Arztes: Die Nichtinformation verletzt die Verpflichtung zur Patientenaufklärung nur, wenn ein verantwortlich handelnder Arzt die infrage stehende Information gegeben hätte.

Dieser Standard des umsichtigen Arztes sollte von den wissenschaftlichen Regeln bezüglich der besten Evidenz geleitet werden, wohingegen solche Evidenzregeln bei Gerichten, die nach dem Standard des verständigen Patienten urteilen, von geringerer Bedeutung sind [28]. In anderen Worten: Da die Regeln der besten Evidenz für Ärzte bedeutsam und weniger wichtig für die Patienten sind, müssen diese Regeln die Entscheidung des Arztes, worüber er den Patienten informiert, nur insofern bestimmen, als sein eigenes vernünftiges Urteil, und nicht das seiner Patienten, die rechtliche Verpflichtung zur Patientenaufklärung bestimmt.

Evolution des Rechts

Viele Ärzte beginnen zu erkennen, das Gesundheit und Krankheit nicht nur von biochemischen und physiologischen Einflüssen bestimmt werden, sondern auch von Faktoren der Ernährung, der Umwelt und des Körper-Geist-Verhältnisses sowie von sozialen und spirituellen Faktoren. Die Frage ist, ob die rechtlichen und reglementierenden Strukturen sich entwickeln werden, um dieses breitere, umfassendere Gesundheitssystem zu unterstützen, indem die vielen juristischen Aspekte der Suche einer Person nach Ganzheitlichkeit anerkannt werden. International gibt es einen entscheidenden Bedarf nach Führung in der rechtlichen Entwicklung und der Evolution von Regeln, die den Krankenhäusern, akademischen medizinischen Zentren, Ausbildungsstätten sowie Bundes-, Staats- und lokalen Regierungen dienen, die die Gesetze schaffen und Politik bestimmen.

Entwicklungen des Rechts laufen parallel zu Paradigmenwechseln der Gesundheitsversorgung; gesetzliche Ziele passen sich an Änderungen im sozialen Bewusstsein an. Während Regeln zur besten Evidenz von der Wissenschaft aufgestellt werden, wird ihre Anwendung im klinischen

Umfeld durch juristische und ethische Erwägungen geformt, durch den Dialog zwischen Arzt und Patient verfeinert und durch transkulturelle Perspektiven zur Natur des Heilens erweitert. Je mehr evidenzbasierte Techniken sich den Herausforderungen stellen, die sich durch politische Entscheidungen zu den Naturheilverfahren und komplementären Therapien ergeben, desto mehr können diese gemeinsamen Perspektiven zu neuen Einsichten des Lernens, des Seins, des Bewusstseins und der Gesundheit beitragen.

Literatur

1. Cohen MH (2000) The emerging field of law and complementary and alternative medicine. Orange County Lawyer 30: 42
2. Cohen MH (2000) Beyond complementary medicine: legal and ethical perspectives on health care and human evolution. University of Michigan Press, Ann Arbor, pp 55–58
3. Cohen MH (1998) Complementary and alternative medicine: legal boundaries and regulatory perspectives. Johns Hopkins University Press, Baltimore, pp 15–23
4. Cohen (1998) S. 23 (zitierte Fälle)
5. Wilk vs. American Medical Association, 719 F.2d 207 (7th Cir. 1983), cert. denied, 467 U.S 1210 (1984), on remand. 671 F. Supp. 1465 (N.D. Ill. 1987), aff'd, 895 F.2d 352 (7th Cir.1990)
6. Pearson vs. Shalala, 164 F.3d 650 (D.C. Cir. 1999), reh'g en banc denied, 172 F.3d 72 (D.C. Cir. 1999)
7. Schneider vs. Revici, 817 F.2d 987 (2d Cir. 1987)
8. Siehe z. B. Dietary Supplement Health and Education Act of 1994, Pub. L. No. 103–417, 108 Stat. 4325, 21 U.S.C. §§ 301 et seq. (1994); proposed Access to Medical Treatment Act, H.R. 746, § 3(a) (Feb. 19, 1997); S. 578, 105th Cong., 1st Sess. (Apr. 18, 1997)
9. Cohen (1998) S. 26–29
10. Siehe id. bei 29–31 (zitierte Fälle)
11. 513 N.E.2d 1234 (Ind. Ct. App. 1987)
12. Eisenberg DM, Cohen MH, Hrbek A, Grayzel J (2002) Credentialing complementary and alternative medical providers. Ann Intern Med 137 (12): 965–973
13. Cohen (2000) S. 50
14. Id., 57; Cohen MH (1999) Malpractice considerations affecting the clinical integration of complementary and alternative medicine. Current Practice of Medicine 87: 2
15. Siehe z. B. New York Educ. L. § 6509
16. In re Guess, 393 S.E.2d 833 (N.C. 1990) (zitiert N.C. Gen. Stat. § 90–14[a][6]), cert. denied, Guess v. North Carolina Bd. of Medical Examiners, 498 U.S. 1047 (1991), späteres Verfahren, Guess v. Board of Medical Examiners, 967 F.2d 998 (4th Cir. 1992)
17. Siehe Guess, 393 S.E.2d bei 833
18. Cohen (1998) S. 88
19. NY State Assembly Mem. in Support of Legislation (Bill No. 5411-C (Assembly), 3636-C (Senate)) (1994)
20. New York Educ. L. § 6527(4)(e)
21. N.C. Gen. Stat. § 90–14(a)(6)
22. Okla. Stat. Ann. tit. 59, § 509.1(d)
23. Cohen (1998) S. 56–65
24. 817 F.2d 987 (2d Cir. 1987)
25. Id. bei 992
26. Cohen (2000) S. 30
27. Cohen (2000) S. 43
28. Ernst E, Cohen MH (2001) Informed consent in complementary and alternative medicine. Arch Intern Med 161 (19): 2288–2292

Sicherheitsaspekte

E. Ernst

Einleitung

Im gesamten vorliegenden Buch haben wir Sicherheitsfragen stark betont. Insbesondere haben wir den Leser für die mit bestimmten Therapien verbundenen Risiken sensibilisiert und uns bemüht, das Risiko-Nutzen-Verhältnis der komplementären und alternativen Therapien im Vergleich zur konventionellen Behandlung zu evaluieren. Direkte Toxizität, Wechselwirkungen, Kontraindikationen usw. erhielten daher einen herausragenden Platz.

Allgemeinere Sicherheitsfragen in Bezug auf die Naturheilverfahren und komplementären Therapien wurden jedoch ein wenig vernachlässigt. Die folgende Darstellung soll diese Lücke schließen.

Probleme mit zulassungsfreien Nahrungsergänzungsmitteln

In den USA, in Kanada und in England werden pflanzliche Heilmittel im Großen und Ganzen als Nahrungsergänzungsmittel vermarktet. Als solche unterliegen sie keiner strengen Reglementierung, wie es für den pharmazeutischen Sektor zutrifft. Insbesondere brauchen die Hersteller nur in wesentlich geringerem Maß Sicherheit und Qualität des vermarkteten Produkts nachzuweisen.

◘ Tabelle 6.5 zeigt einige der Kontaminanten, die in pflanzlichen Heilmitteln gefunden wurden und offensichtliche Bedeutung für die Sicherheit haben.

Eine Verfälschung pflanzlicher Heilmittel mit nicht deklarierten Pflanzen oder konventionellen Drogen ist ein weiteres Problem bei den zulassungsfreien pflanzlichen Heilmitteln zweifelhafter Herkunft. Dies

◘ **Tabelle 6.5.** Kontaminanten, die in pflanzlichen Heilmitteln gefunden wurden

Kontaminantenart	Beispiele
Mikroorganismen	Staphylococcus aureus, Escherichia coli (bestimmte Stämme), Salmonella, Shigella, Pseudomonas aeruginosa
Mikrobielle Toxine	Bakterienendotoxine, Aflatoxine
Pestizide, Herbizide	Chlorierte Pestizide (z. B. DDT, DDE, HCH-Isomere, HCB, Aldrin, Dieldrin, Heptachlor), organische Phosphate, Carbamatinstektizide und -herbizide, Dithiocarbamatfungizide, Triazinherbizide
Desinfektionsmittel	Ethylenoxid, Methylbromid, Phosphin
Radioaktivität	Cs^{134}, Cs^{137}, Ru^{103}, I^{131}, Sr^{90}
Schwermetalle	Blei, Kadmium, Quecksilber, Arsen

gilt insbesondere für asiatische Heilpflanzen. Als z. B. 2609 chinesische Pflanzenheilmittel eingesammelt und in Taiwan kontrolliert wurden, erwiesen sich 24% als mit synthetischen Drogen – wie Acetaminophen, Hydrochlorothiazid, Indometacin, Phenobarbital, Theophyllin und Kortikosteroide – verfälscht [1].

Unterdosierung ist ebenfalls ein Problem bei pflanzlichen Heilmitteln. Wann immer pflanzliche Nahrungsergänzungsmittel aus dem US-amerikanischen Markt von unabhängigen Experten analysiert werden, zeigen die Ergebnisse, dass bei einem bedeutenden Teil davon der Gehalt an den aktiven Inhaltsstoffen unbedeutend von den Angaben auf der Packungsbeilage abweicht (z. B. [2]).

In den meisten Ländern ist die überwiegende Zahl von KAM-Therapeuten nicht medizinisch qualifiziert. Die meisten dieser Therapeuten sind vermutlich angemessen für ihre Arbeit ausgebildet. In Abwesenheit einer ordentlichen Reglementierung werden sich jedoch einzelne Anbieter nicht an die angebrachten Standards der klinischen Praxis halten. Dies kann zu offensichtlichen Sicherheitsrisiken führen.

Probleme mit regelungsfreien KAM-Therapeuten

Mit trauriger Regelmäßigkeit hören wir von Fällen, in denen KAM-Therapeuten den Zugang zu potenziell lebensrettender konventioneller Behandlung verzögert oder behindert haben (z. B. [3, 4]). Das am besten untersuchte Beispiel dieser Art ist vermutlich der Rat einiger KAM-Therapeuten gegen sämtliche Impfungen [5].

Ähnliche Probleme beziehen sich auf KAM-Anbieter, die Kontraindikationen gegen eine Behandlung ignorieren. Wenn z. B. eine Blutungstörung eine Kontraindikation gegen chiropraktische Behandlung ist – wie wird der durchschnittliche Chiropraktiker ihr Vorliegen vor Beginn der Behandlung eines neuen Patienten ausschließen?

Das Ändern oder Nichteinhalten einer verordneten Behandlung könnte ein weiteres Problem darstellen. Es gibt vorläufige Evidenz dafür, dass ein signifikanter Teil der KAM-Therapeuten dies unglücklicherweise gewohnheitsmäßig tut [6], was jedoch mit bedeutenden Risiken verbunden sein könnte.

Einige Anbieter von Naturheilverfahren könnten auch unfähig sein, eine angemessene medizinische Diagnose zu stellen, solange sich der Patient in ihrer Obhut befindet. Man kann sich vorstellen, dass ein Patient gegen Kopfschmerzen behandelt wird, die zunehmend klarere Zeichen eines ernstzunehmenden Hintergrundes darstellen. Werden diese Anzeichen übersehen, könnte wertvolle Zeit für eine angemessene, möglicherweise lebensrettende Behandlung verlorengehen.

Ein weiteres Problem könnte die Verwendung diagnostischer Techniken sein, die entweder selbst risikobehaftet oder unnütz sind. Ein Beispiel für das erste Szenario ist der offenkundig übermäßige Gebrauch von Röntgenuntersuchungen durch Chiropraktiker [7]. Für das zweite Szenario steht die Verwendung der Irisdiagnostik, die zu falsch-positiven oder falsch-negativen Diagnosen führen könnte [8].

Grundsätzlich beziehen sich diese Bedenken auf die (fehlende) Kompetenz der KAM-Therapeuten. Der einzige annehmbare Weg, solche Befürchtungen auszuräumen, sind die angemessene Ausbildung und Reglementierung aller professionellen Fachkräfte im Gesundheitssystem, die Naturheilverfahren anwenden.

Probleme mit den Nutzern von Naturheilverfahren

Die Einstellung der Konsumenten gegenüber Naturheilverfahren kann ein Risiko darstellen, das unabhängig von den KAM-Therapeuten besteht. Wenn z. B. Nutzer pflanzlicher Heilmittel über ihren Umgang mit möglichen Nebenwirkungen pflanzlicher Mittel im Vergleich zu einem frei verkäuflichen synthetischen Medikament befragt wurden, ließen die Ergebnisse vermuten, dass etwa 1/4 wegen ernsthafter Nebenwirkungen des synthetischen Mittels ihren Arzt aufsuchen würden, wohingegen dazu nur 1% bei Nebenwirkungen des pflanzlichen Mittels bereit wären [9].

Ein weiteres, nicht mit den KAM-Therapeuten assoziiertes Risiko, das aber nichtsdestoweniger mit Naturheilverfahren verbunden ist, mag in der Fülle an naturheilkundlichen Büchern für Laien bestehen, die inzwischen an jeder Straßenecke erhältlich sind. Vorläufige Evidenz [10] deutet darauf hin, dass diese Laienliteratur die Gesundheit des Lesers potenziell gefährden kann, wenn sich ernsthaft kranke Leser an die dort gegebenen Ratschläge halten. Gleichermaßen konnten wir zeigen, dass ein signifikanter Teil der englischen Tagespresse in einem weitaus günstigeren Ton über Naturheilverfahren berichtet als über die konventionelle Medizin [11]. Dies könnte zu Misstrauen gegenüber letzterer, ungerechtfertigtem Vertrauen in erstere oder zu beidem führen und damit die Gesundheit der Leser gefährden.

Schlussfolgerung

Die Naturheilverfahren und komplementären Therapien sind mit komplexen Sicherheitsfragen assoziiert, die nur schwer gelöst werden können. Ein Bewusstsein dafür sowie Wachsamkeit sind jedoch unweigerlich wertvolle erste Schritte zur Minimierung der Risiken für unsere Patienten.

Literatur

1. Huang WF, Wen KC, Hsiao ML (1997) Adulteration by synthetic therapeutic substances of traditional Chinese medicines in Taiwan. J Clin Pharmacol 37: 334–350
2. Gurely BJ, Gardner ST, Hubbord MA (2000) Content versus label claims in ephedra-containing dietary supplements. An J Health Syst Pharm 57: 1–7
3. Coppes MJ, Anderson RA, Egeler RM, Wolff JEA (1998) Alternative therapies for the treatment of childhood cancer. New Engl J Med 339: 846
4. Oneschuk D, Bruera E (1999) The potential dangers of complementary therapy use in a patient with cancer. J Palliat Care 15: 49–52
5. Ernst E (1997) Attitude against immunisation within some branches of complementary medicine. Eur J Pediatr 156: 513–515

6. Moody GA, Eaden JA, Bhakta P, Sher K, Mayberry JF (1998) The role of complementary medicine in European and Asian patients with inflammatory bowel disease. Public Health 112: 269–271
7. Ernst E (1998) Chiropractors' use of X-rays. Br J Radiol 71: 249–251
8. Ernst E (2000) Iridology – not useful and potentially harmful. Arch Ophthalmol 118: 120–121
9. Barnes J, Mills S, Abbot NC, Willoughby M, Ernst E (1998) Different standards for reporting ADRs to herbal remedies. Br J Clin Pharmacol 45: 496–500
10. Ernst E, Armstrong NC (1998) Lay books on complementary/alternative medicine: a risk factor for good health? Int J Risk Safety Med 11: 209–215
11. Ernst E, Weihmayr T (2000) UK and German media differ over complementary medicine. Br Med J 321: 707

Ökonomische Aspekte der komplementären und alternativen Medizin

Einleitung

Adrian White

Nutzer und Therapeuten der komplementären und alternativen Medizin behaupten häufig, dass die Integration der Naturheilverfahren unweigerlich zu einer billigeren Gesundheitsversorgung führen würde, weil sie die Notwendigkeit teurer Konsultationen, hochtechnologischer Untersuchungen und teurer Behandlungen mit Medikamenten und Operationen verringern würde. Die meisten komplementären Therapien umfassen lediglich Gespräche oder Berührungen und einige einfache Produkte, die oft natürlich verfügbar sind. Naturheilverfahren und komplementäre Therapien erfordern aber in der Regel eine beträchtliche Menge an professioneller Zeit, was in jeder Gesundheitsversorgung ein Hauptkostenfaktor ist. Die grundlegende Frage ist, ob Naturheilverfahren zu geringeren Kosten konventionelle Behandlungen ersetzen können oder ob sie zusätzliche Besserungen der Gesundheit und der gesundheitsbezogenen Lebensqualität liefern – Verbesserungen, die zusätzliche Kosten rechtfertigen.

Die Öffentlichkeit scheint derzeit zu glauben, dass die positiven Wirkungen von Naturheilverfahren es rechtfertigen, dafür zusätzlich zur konventionellen Medizin zu zahlen. In den USA schätzten **Eisenberg** et al. anhand der Ergebnisse einer Telefonumfrage mit 2055 Erwachsenen vorsichtig, dass die jährlichen Gesamteigenleistungen für alle KAM-Therapien bei rund 27 Mrd. Dollar lagen [1]. Diese Summe kommt zu den von Versicherern erstatteten Kosten hinzu. Sie ähnelt der Summe, die für alle medizinischen Leistungen in den USA selbst gezahlt werden. Für Australien schätzten **MacLennan** et al., dass die jährlichen Ausgaben von 621 Mio. australischen Dollar für Naturheilverfahren den Gesamtbetrag, den Patienten jedes Jahr für die Kosten pharmazeutischer Medikamente beitrugen, bei weitem überstieg [2]. In England wurden die Ausgaben der gesamten Bevölkerung für KAM-Therapien auf 1,6 Mrd. Pfund jährlich veranschlagt, obgleich die konventionelle Medizin allen kostenfrei zur Verfügung steht [3]. Dies entspricht etwa 4% der öffentlichen Ausgaben für die Gesundheit. In jedem dieser Länder wird dieses Geld von den Bürgern zusätzlich zu der Summe aufgebracht, die sie für ihre persönliche Krankenversicherung zahlen.

Krankenversicherer in einigen anderen Ländern (z. B. England, USA) sind auch zunehmend bereit, einige Naturheilverfahren in ihr Angebot aufzunehmen, obgleich nur selten sämtliche KAM-Therapien erstattet werden. Dieser Trend mag auf der Erwartung einer Kostendämpfung zukünftiger Gesundheitskosten beruhen oder – wahrscheinlicher – auf der Konkurrenz der Versicherungsanbieter untereinander. Im Gegensatz dazu werden in Deutschland verschiedene Formen der Naturheilverfahren seltener von den Krankenversicherern angeboten, da die Rezession zur Rationierung der Ressourcen zwingt.

Konsultationskosten

In diesem Buch konnten keine derzeit gültigen Preise für die Behandlung mit bestimmten Therapien angegeben werden, da diese extrem variieren, sowohl innerhalb eines Landes als auch im Ländervergleich. Die Rechnungen umfassen Therapeutenhonorare, die von der Länge der Ausbildung abhängen, zusammen mit Beiträgen zu Schadensversicherung und Berufsverbänden, zuzüglich die allgemeinen Unkosten für die Behandlungsräume. Die Rechnungshöhe ist für keine KAM-Therapie festgelegt, obgleich einige Berufsorganisationen Empfehlungen aussprechen oder Richtlinien herausgeben und die Versicherer Obergrenzen der Kostenerstattung festgelegt haben. Generell wird die Honorarhöhe vom Markt bestimmt, in einigen Fällen verzerrt von der verbreiteten, wenn auch falschen Annahme, dass die teuersten Therapien auch die effektivsten sein müssen. Einzelne Therapeuten bieten ihre Dienste ohne Bezahlung an (z. B. einige Geistheiler).

Die Behandlung durch einen KAM-Therapeuten dauert in der Regel länger als die normale Versorgung durch den Hausarzt und kann mehrmals hintereinander erfolgen. Eine Umfrage bei englischen Therapeuten der Akupunktur, Chiropraktik, Homöopathie und Osteopathie [4] fand beträchtliche Unterschiede zwischen den normalen Konsultationsmustern verschiedener Therapeuten (□ Tabelle 6.6). Diese Faktoren können finanzielle Auswirkungen für die Patienten in Bezug auf Anreisekosten und verlorene Arbeitszeit haben.

Kosten der Naturheilverfahren

□ **Tabelle 6.6.** Durchschnittliche Charakteristika von Konsultationen. (Nach einer Umfrage mit 98 KAM-Therapeuten in England; [4])

	Akupunktur	Chiropraktik	Homöopathie	Osteopathie
Dauer des Erstbesuchs [min]	75	30	90	40
Dauer von Folgebesuchen [min]	60	15	45	30
Zahl der Konsultationen im ersten Jahr	7,0	8,3	4,75	4,75

Produktkosten

Die Patienten müssen sich darüber im Klaren sein, dass sie zusätzlich zu den Konsultationskosten möglicherweise für medizinische Produkte zahlen müssen. Homöopathische Mittel, die durch die wiederholte Verdünnung der Ausgangstinktur hergestellt wurden, verursachen nur sehr geringe Produktionskosten. Dennoch müssen die Patienten zusätzlich zu den Konsultationskosten möglicherweise dafür zahlen. Pflanzliche Heilmittel andererseits haben häufig Ladenpreise, die denen der konventionellen Medikamente, mit denen sie in Wettbewerb stehen, erstaunlich ähneln. So ist z. B. in England der Ladenpreis eines Johanniskrautmittels von einem namhaften Hersteller ähnlich demjenigen eines modernen Antidepressivums und viel höher als der Preis eines trizyklischen Standardpräparats.

Die Preise fallen, wenn die Entwicklungskosten wieder eingeholt sind, obgleich drohende Anforderungen an Standardisierung und Evidenz zu Effektivität und Sicherheit in absehbarer Zukunft neue Kosten bewirken würden. Vertragspreise für Gesundheitsversorger können niedriger sein als die Ladenpreise. Auch Nahrungsergänzungsmittel sind als teuer bekannt. Akupunkturnadeln sind billig, und in England kosten selbst Einmalnadeln pro Packung weniger als eine frei gekaufte Ibuprofen-Tablette. Die Kosten für die Nadeln sind in der Regel, wenn auch nicht immer, im Behandlungshonorar enthalten.

Weitere Kosten

Weitere potenzielle Kosten der Naturheilverfahren beziehen sich v. a. auf Nebenwirkungen. Diese sind vermutlich selten, können aber dramatisch sein. Ein Schlaganfall aufgrund einer Wirbelsäulenmanipulation oder ein Pneumothorax durch Akupunktur führt zum Verlust des Einkommens, zu Krankenhauskosten und zu (nicht fassbaren) Kosten an Schmerz und Leiden. Andere Nebenwirkungen werden derzeit mit einiger Wahrscheinlichkeit nicht erkannt, und zwar aufgrund eines Mangels an Bewusstsein für die Naturheilverfahren und werden evtl. erst im Verlauf der Zeit offensichtlich. Ein neueres Beispiel dafür ist die Entdeckung der Arzneimittelwechselwirkungen zwischen Johanniskraut und verschiedenen konventionellen Medikamenten, darunter Warfarin [5].

Die diagnostischen Methoden der KAM können zu falsch-positiven Ergebnissen führen und damit bei den Patienten große Angst erregen, für die unter Umständen ebenfalls eigene Behandlungskosten zu rechnen sind. Sie können auch falsch-negative Diagnosen stellen, die eine konventionelle Behandlung verzögern und möglicherweise das Leiden erhöhen sowie die Behandlungskosten steigern. Ein weiterer, schwer zu bemessender Kostenfaktor ist die Zeit, die ein Patient möglicherweise mit einem konventionell ausgebildeten Arzt, einem Krankenpfleger oder einem Apotheker verbringt, nachdem sich eine KAM-Behandlung als nicht erfolgreich herausgestellt hat, um einige der theoretischen Konstruktionen und falschen Wahrnehmungen, die er im Verlauf der Therapie erhalten hat, wieder zu »verlernen«.

Direkter Nutzen

Es gibt Standardmethoden, um den finanziellen Wert einer Behandlung festzusetzen. Ein Verfahren besteht darin zu fragen, was Patienten bereit wären, für einen bestimmten Prozentsatz an Wahrscheinlichkeit, mit der sich ihr jeweiliges Krankheitsbild bessert, zu zahlen. Wenn man den Nutzen von Naturheilverfahren analysiert, muss man alle Aspekte der subjektiv wahrgenommenen positiven Wirkungen einschließen, wie eine angemessene Konsultationszeit und persönliche Zufriedenheit mit dem Behandlungsverlauf, zusätzlich zu dem schlichten Ergebnis der Besserung der Symptome. Weitere mögliche Nutzeffekte, die für die Naturheilverfahren postuliert wurden, aber schwer zu messen sind, umfassen positive Wirkungen auf die Gesundheit aufgrund einer Änderung des Lebensstils und durch Stressmanagement. Diese haben mit großer Wahrscheinlichkeit Langzeitauswirkungen und verlangen längerfristige Studien. So wurde z. B. die Verringerung der Todesrate bei vegetarischer Diät in einer Kohorte über einen Zeitraum von 17 Jahren verfolgt [6].

Nutzen der Naturheilverfahren

Substitution der Kosten konventioneller Gesundheitsversorgung

Naturheilverfahren werden nur dann mit einiger Wahrscheinlichkeit in die bestehende Gesundheitsversorgung aufgenommen, wenn gezeigt werden kann, dass sie die andernfalls anfallenden Gesundheitskosten ersetzen. Zu den Kosten, die ggf. durch Naturheilverfahren verringert werden können, zählen (teure) Arztkonsultationen der Primär- und Sekundärversorgung und andere Behandlungskosten, etwa für Medikamente oder Operationen. Es ist auch möglich, dass Naturheilverfahren genutzt werden, wo ansonsten weitere Untersuchungen durchgeführt würden, z. B. wenn diese lediglich der Beruhigung und Absicherung dienen. Schließlich können etliche Naturheilverfahren Stress lindern, der der eigentliche Grund funktioneller Erkrankungen sein kann, die andernfalls medizinisch versorgt werden müssen.

Ein weiteres Feld, auf dem KAM zu erheblichen Einsparungen führen kann, ist die Prävention von Medikamentennebenwirkungen. Es wurde geschätzt, dass durchschnittlich eine von 1200 Personen, die mindestens 2 Monate lang nichtsteroidale Entzündungshemmer einnehmen, an gastrointestinalen Komplikationen verstirbt und dass sie ohne die Einnahme dieser Medikamente nicht gestorben wäre [7]. Im Vergleich dazu waren 32.000 Akupunkturbehandlungen (aus unterschiedlichsten Gründen) nur ein einziges Mal mit einem lebensbedrohlichen Ereignis verbunden – einem reflexhaften anoxischen Krampf (eigene Daten).

Die finanziellen Konsequenzen der Nutzung von Naturheilverfahren wurden in systematischen Reviews analysiert [8]. Die Studien haben 2 Modelle untersucht: die globale Bereitstellung von Naturheilverfahren

Finanzielle Konsequenzen der Naturheilverfahren: Evidenz

im Gesundheitswesen und individuelle KAM-Therapien für spezifische Krankheitsbilder.

Generelle Bereitstellung von Naturheilverfahren

Verschiedene Autoren haben gezeigt, dass die von naturheilkundlichen Ärzten eingeforderten Behandlungskosten niedriger sind als bei den konventionell arbeitenden Ärzten (z. B. [9]). Diese Evidenz ist leicht erhoben, aber nur von geringem Wert. Die verglichenen Populationen sind ungleich, da naturheilkundlich tätige Ärzte mit gewisser Wahrscheinlichkeit eine bestimmte Patientengruppe anziehen und die Patienten sogar für unterschiedliche Erkrankungen unterschiedliche Ärzte aufsuchen können. Ernsthafte Erkrankungen, die kostenintensive konventionelle Untersuchungen und Behandlung erfordern, werden den Vergleich ernstlich verzerren. Auch betrachten globale Vergleiche unterschiedlicher existierender Versorgungssysteme nicht den Behandlungserfolg der beiden unterschiedlichen Methoden.

Die Frage, ob offener Zugang zu Naturheilverfahren die Kosten für das Gesundheitswesen senkt oder steigert, wurde in einer RKS untersucht [10]. Eine repräsentative Stichprobe von 7500 Personen mit Policen aus der Datenbank einer Schweizer Krankenversicherung wurde zufällig ausgewählt. Diesem Personenkreis wurde freier Zugang zu Naturheilverfahren angeboten, neben dem nach wie vor bestehenden Anspruch auf konventionelle medizinische Versorgung. Die übrigen 670.000 Mitglieder dienten als Kontrollgruppe. Im Verlauf der 3-jährigen Studie wurden keine signifikanten Unterschiede zwischen den medizinischen Gesamtkosten beider Gruppen festgestellt. Dies könnte implizieren, dass KAM Kosten senkte, jedoch nutzten <1% der experimentellen Gruppe ausschließlich Naturheilverfahren während einer Erkrankung und so kamen die Autoren zu dem Schluss, dass die Naturheilverfahren kein Ersatz für die konventionelle Medizin waren.

Dies könnte ganz einfach den unkritischen Gebrauch der Naturheilverfahren als Luxusgut widerspiegeln. Es gab keinen Versuch, Überweisungsprotokolle zu etablieren oder »Pförtner« auszubilden, die über den effektivsten Gebrauch der Naturheilverfahren wachen. Die Schlussfolgerungen, die aus dieser Studie gezogen werden können, sind begrenzt, da sich die Nutzung der Naturheilverfahren in beiden Gruppen gleichermaßen änderte. Die nützlichsten Lehren aus dieser Studie betrafen die Methodik solcher Untersuchungen.

Wirbelsäulenmanipulation bei Rückenschmerzen

Individuelle Naturheilverfahren für spezifische Krankheitsbilder

Wirbelsäulenmanipulationen bei Rückenschmerzen sind ein Gebiet, in dem die Impliaktionen für die Kosten hoch sein könnten und das daher untersucht wurde. Retrospektive Analysen zu Schadenersatzklagen von Arbeitern schienen zu zeigen, dass mit Wirbelsäulenmanipulation behandelte Patienten geringere Kosten verursachten als konventionell behandelte Patienten [11].

Jedoch wurde Gleiches nicht mit Gleichem verglichen, da sich die beiden Gruppen in wichtigen Punkten unterschieden, darunter Risikofaktoren für Rückenschmerzen und Versicherungsschutz für Chiropraktik. Darüber hinaus kann man diese Resultate nicht verallgemeinern. Eine methodisch fundierte Studie untersuchte die Behandlungskosten bei Rückenschmerzen mit verschiedenen Therapien nach Wahl der Patienten prospektiv [12]. Nimmt man Krankenhauskosten aus der Analyse aus (da Chiropraktiker nicht einweisungsbefugt sind), lagen die durchschnittlichen Kosten pro Episode bei etwa 280 Dollar für die Behandlung durch Chiropraktiker, Orthopäden und Osteopathen und bei 120 Dollar durch den Hausarzt. Klinische Behandlungsergebnisse wurden nicht angegeben und können daher nicht verglichen werden.

Eine prospektive kontrollierte Studie [13] verglich Ergebnisse und Kosten bei 1633 Patienten mit Rückenschmerzen, die direkt einen Orthopäden, einen Chiropraktiker, einen Hausarzt oder eine Gesundheitserhaltungsorganisation (»health maintenance organisation«, HMO) aufgesucht hatten. Die Patienten wurden 24 Wochen lang telefonisch nachverfolgt. Es gab keine Unterschiede zwischen den Gruppen in Bezug auf die Zeit, die bis zur Wiedererlangung der normalen Funktion und zur Rückkehr zur Arbeit benötigt wurde, aber es gab ausgeprägte Unterschiede in den Kosten. Am teuersten waren Orthopäden (746 Dollar) und Chiropraktiker (697 Dollar), erstere wegen der höheren Konsultationskosten sowie dem Einsatz diagnostischer Verfahren und von physikalischen Therapien, letztere wegen der Verwendung von radiologischer Diagnostik und der hohen Zahl der benötigten Besuche (durchschnittlich etwa 12). Die durchschnittlichen Kosten der Versorgung durch den Hausarzt lagen bei 491 Dollar und bei einem HMO-Anbieter bei 435 Dollar. Die Zufriedenheit der Patienten war bei den Chiropraktikern am höchsten. Obgleich die teilnehmenden Therapeuten zufällig ausgewählt wurden, fehlt es dieser Studie an methodischer Strenge, da die Patienten nicht randomisiert zugeteilt wurden. Sie gewinnt jedoch, wenn man sich überlegt, was tatsächlich im normalen Leben passiert.

Eine RKS untersuchte 5 verschiedene Behandlungsmethoden bei 250 Patienten mit chronischen Rückenschmerzen, die für einen Automobilhersteller arbeiteten und bereits eine Wirbelbogenentfernung hinter sich hatten [14]. Sie erhielten einen Intensivkurs mit:

- physikalischen Anwendungen, darunter Wärmepackungen, Ultraschall und TENS,
- Gelenkmanipulation nach der Maitland-Methode,
- einfachen Übungen für zu Hause sowie
- Übungen an Apparaten oder
- Standardversorgung.

Sie wurden mindestens ein Jahr lang weiter verfolgt. Nur bei der Gruppe mit den körperlichen Übungen kam es zu Verbesserungen auf der Oswestry-Skala. Bei dieser Gruppe war auch im Vergleich zu den anderen

Behandlungen eine signifikant längere Schmerzbefreiung zu verzeichnen. Am kosteneffektivsten waren die einfachen Übungen für zu Hause.

Zwei weitere pragmatische RKS haben die ökonomischen Aspekte chiropraktischer Versorgung als integralen Bestandteil der Studie untersucht. In der ersten [15] wurden 321 Patienten mit Rückenschmerzen zur Behandlung mit Chiropraktik, der McKenzie-Methode der physikalischen Therapie oder minimaler Intervention (Informationsbroschüre) randomisiert. Es gab eine etwas größere Zunahme der Dysfunktion nach 12 Monaten in der Gruppe mit der minimalen Behandlung, ansonsten gab es aber keine weiteren klinisch bedeutsamen Unterschiede in Bezug auf Beschwerden oder versäumte Arbeitszeit zwischen den Gruppen zu jedem Zeitpunkt innerhalb der nächsten 2 Jahre. Die durchschnittlichen Gesamtkosten der Versorgung in 2 Jahren betrugen 429 Dollar für die Chiropraktik, 437 Dollar für die physikalische Therapie und 153 Dollar für die Gruppe mit der Informationsbroschüre.

In der zweiten RKS wurden 323 Patienten in der Primärversorgung mit akuten Nacken- oder Rückenschmerzen für entweder Chiropraktik oder Physiotherapie randomisiert [16]. Es gab keine signifikanten Unterschiede bezüglich Schmerzskala, Oswestry-Skala, Arbeitszeitausfall oder Wiederauftreten des Schmerzes im folgenden Jahr. Die Kosten der beiden Behandlungen waren gleich, wie auch die Kosten für die gesamte Inanspruchnahme der Gesundheitsversorgung und die indirekten Kosten durch Arbeitsausfall.

Eine RKS mit 741 Patienten mit Rückenschmerzen in England fand heraus, dass private chiropraktische Behandlung teurer war als die ambulante Versorgung im Krankenhaus (165 Pfund vs. 111 Pfund), aber auch – gemessen an der Oswestry-Skala im Verlauf von 3 Jahren – effektiver [17, 18]. Es handelte sich hier um eine pragmatische Studie zu 2 verschiedenen Behandlungsmethoden, nicht um eine Untersuchung der Wirbelsäulenmanipulation. Ökonomische Modellrechnungen auf der Basis dieser Studie ließen vermuten, dass die Wirbelsäulenmanipulation für diejenigen etwa 25% der Patienten mit Rückenschmerzen, für die sie nicht kontraindiziert ist, teurer wäre als die konventionelle ambulante Krankenhausversorgung, aber die geringere Zahl der Arbeitsunfähigkeitstage würde die Extrakosten mehr als abdecken, und insgesamt würde die Gesellschaft profitieren [17].

Akupunktur bei chronischen Schmerzen

Es gibt keine methodisch fundierte Evidenz zu den ökonomischen Folgen des Anbietens von Akupunktur. Eine retrospektive Studie [19] maß die Kosten der Akupunkturbehandlung bei 65 sorgfältig ausgewählten Schmerzpatienten und verglich diese dann mit den entsprechenden Kosten ambulanter Versorgung im Krankenhaus, indem die tatsächlichen Behandlungskosten vergleichbarer Fälle benutzt wurden. Die klinischen Ergebnisse der Behandlung waren zufriedenstellend (nahezu 4/5 der Patienten wiesen eine Schmerzverringerung von 70% auf, gemessen an-

hand einer visuellen Analogskala). Die geschätzten Ersparnisse lagen bei
260 Pfund pro Patient.

Zwei RKS verglichen die potenziellen Einsparungen medizinischer
Kosten durch den Nutzen von Akupunkturanwendungen im Vergleich zu
keiner zusätzlichen Behandlung. Eine deutete darauf hin, dass Akupunktur die Kosten bei der Behandlung von Patienten mit Schlaganfall verringern könnte [20], die andere lässt vermuten, dass sich die Notwendigkeit von Gelenksersatzoperationen bei Arthritis des Knies verringert [21].
Das Kostenelement dieser Studien war nicht prospektiv und daher nicht
zuverlässig. Eine weitere Studie deutete darauf hin, dass Akupunktur in
Verbindung mit Veränderungen des Lebensstils und Shiatsu bei Patienten mit Angina pectoris im Vergleich zu Bypass-Operationen oder Angi-
oplastie helfen könnte, Kosten einzusparen [22]. Die beiden Gruppen waren jedoch nicht wirklich vergleichbar.

Weitere Therapien

Die verfügbare Evidenz erlaubt keine klaren Feststellungen zu den ökonomischen Konsequenzen anderer Naturheilverfahren. Die Behandlung
der Claudicatio intermittens mit Ginkgo biloba ist in Bezug auf die Effektivität mit Pentoxifyllin vergleichbar [23], der Ladenpreis ist aber nicht
geringer als derjenige des konventionellen Medikaments. Die Gesamtkosten könnten jedoch niedriger sein, da weniger Nebenwirkungen auftreten. Ein pflanzliches Heilmittel, das Einsparungspotenzial besitzen könnte, ist die Sägepalme, die die Symptome der gutartigen Prostatahyperplasie bessert und vergleichbar ist mit Finasterid [24]. Eine (unpubliziert)
ökonomische Modellrechnung lässt vermuten, dass die kumulativen Kosten dieses Pflanzenmittels unter denen einer transurethralen Resektion
(mit 6% pro Jahr abgeschrieben) oder der Behandlung mit Finasterid
bleiben würden. Es sollte jedoch betont werden, dass die Langzeiteffekti-
vität von Finasterid noch nicht etabliert ist.

Obgleich einiger Optimismus besteht, dass Naturheilverfahren Kosten
der Krankheitsbehandlung senken könnten, gibt es keine ausreichende
Evidenz für spezifische Empfehlungen zu ihrer Anwendung, basierend
auf den Kosten. Dies spiegelt teilweise die Schwierigkeiten wider, die die
Durchführung gründlicher und relevanter Kostenrechnungsanalysen behindern, nicht zuletzt die vielen relevanten, aber nicht fassbaren positiven Wirkungen. Ein Großteil der derzeit verfügbaren Daten bezieht sich
auf die Chiropraktik zur Behandlung von Rückenschmerzen. Es ist beach-
tenswert, dass frühe, methodisch weniger fundierte Studien vermuten ließen, dass Chiropraktik zu Kosteneinsparungen führen könnte; dem wird
jedoch von der Mehrzahl der nachfolgenden Evidenz aus methodisch
strengeren Studien widersprochen. Es ist wahrscheinlich, dass eine sorgfältige Auswahl geeigneter Patienten notwendig ist, um das Potenzial zur
Kostendämpfung mit Naturheilverfahren auszuschöpfen.

Schlussfolgerung

Literatur

1. Eisenberg DM, Davis R, Ettner SL et al. (1998) Trends in alternative medicine use in the United States, 1990–1997. JAMA 280: 1569–1575
2. McLennan AH, Wilson DH, Taylor AW (1996) Prevalence and cost of alternative medicine in Australia. Lancet 347: 569–573
3. Ernst E, White AR (2000) The BBC survey of complementary use in the United Kingdom. Compl Ther Med 8: 32–36
4. White AR, Resch K-L, Ernst E (1997) A survey of complementary practitioners' fees, practice, and attitudes to working within the National Health Service. Compl Ther Med 5: 210–214
5. Rey JM, Walter G (1998) Hypericum perforatum (St John's Wort) in depression: pest or blessing? Med J Aust 169: 583–586
6. Key TJA, Thorogood M, Appleby PN, Burr ML (1996) Dietary habits and mortality in 11.000 vegetarians and health conscious people: results of a 17 year follow up. Br Med J 313: 775–779
7. Tramèr MR, Moore RA, Reynolds DJ, McQuay HJ (2000) Quantitative estimation of rare adverse events which follow a biological progression: a new model applied to chronic NSAID use. Pain 85: 169–182
8. White AR, Ernst E (2000) Economic analysis of complementary medicine: a systematic review. Compl Ther Med 8: 111–118
9. Chaufferin G (2000) Improving the evaluation of homeopathy: economic considerations and impact on health. Br Homeopath J 89 (Suppl): S27–S30
10. Sommer JH, Burgi M, Theiss R (1999) A randomized experiment of the effects of including alternative medicine in the mandatory benefit package of health insurance funds in Switzerland. Compl Ther Med 7: 54–61
11. Stano M (1993) A comparison of health care costs for chiropractic and medical patients. J Manip Physiol Ther 16: 291–299
12. Shekelle PG, Markovich M, Louie R (1995) Comparing the costs between provider types and episodes of back pain. Spine 20: 221–227
13. Carey TS, Garrett J, Jackman A et al. (1995) The outcomes and costs of care for acute low back pain among patients seen by primary care practitioners, chiropractors, and orthopedic surgeons. The North Carolina Back Pain Project. New Engl J Med 333: 913–917
14. Timm KE (1994) A randomized-control study of active and passive treatments for chronic low back pain. J Orthop Sports Phys Ther 20: 276–286
15. Cherkin DC, Deyo RA, Battie M, Street J, Barlow W (1998) A comparison of physical therapy, chiropractic manipulation, and provision of an educational booklet for the treatment of patients with low back pain. New Engl J Med 339: 1021–1029
16. Skargren EI, Carlsson PG, Oberg BE (1998) One-year follow-up comparison of the cost and effectiveness of chiropractic and physiotherapy as primary management for back pain. Spine 23: 1875–1884
17. Meade TW, Dyer S, Browne W, Townsend J, Frank AO (1990) Low back pain of mechanical origin: randomised comparison of chiropractic and hospital outpatient treatment. Br Med J 300: 1431–1437
18. Meade TW, Dyer S, Browne W, Frank AO (1995) Randomised comparison of chiropractic and hospital outpatients management for low back pain: results from extended follow up. Br Med J 311: 349–351
19. Lindall S (1999) Is acupuncture for pain relief in general practice cost-effective? Acupunct Med 17: 97–100
20. Johansson BB (1993) Has sensory stimulation a role in stroke rehabilitation? Scand J Rehabil Med 29 (Suppl): 87–96
21. Christensen BV, Iuhl IU, Vilbek H et al. (1992) Acupuncture treatment of severe knee osteoarthrosis: a long-term study. Acta Anaesthesiol Scand 36: 519–525
22. Ballegaard S, Johannessen A, Karpatschof B, Nyboe J (1999) Addition of acupuncture and self-care education in the treatment of patients with severe angina pectoris may be cost beneficial: an open, prospective study. J Alt Compl Med 5: 405–413

23. Pittler MH, Ernst E (2000) The efficacy of Gingko biloba extract for intermittent claudication. A meta-analysis of randomized clinical trials. Am J Med 108: 276–281
24. Wilt TJ, Ishani A, Stark G et al. (1998) Saw palmetto extracts for treatment of benign prostatic hyperplasia: a systematic review. JAMA 280: 1604–1609

Postskriptum

Unser Hauptziel war es, aktuelle Informationen und Evidenzen zu den Naturheilverfahren und komplementären Therapien als Referenzquelle für die Praxis zur Verfügung zu stellen – derart, dass sie dem viel beschäftigten Arzt und anderen im Medizinbereich Tätigen zugänglich ist. Ungeachtet hartnäckiger Einwände, dass die RKS nicht als angemessene oder durchführbare Methode zur Überprüfung von Naturheilverfahren geeignet sei, haben wir eine große Zahl von RKS gefunden, die nahezu jede Therapieform abdecken und damit beweisen, dass Naturheilverfahren sehr wohl in methodisch fundierter Weise überprüft werden können. Wie in allen Zweigen der Medizin, ist ein Teil der Evidenz unweigerlich negativ; die überwältigenden Schlussfolgerungen sind aber, dass einige der Naturheilverfahren immer wieder von Evidenz gestützt werden und damit eine Rolle in der modernen Gesundheitsversorgung spielen.

Das Schreiben dieses Buches ist eine faszinierende und neuartige Aufgabe für uns Autoren gewesen und für alle, die dazu beigetragen haben. Wir haben selbst sehr viel an dieser Erfahrung gelernt. Wir planen, das Projekt fortzusetzen, es zu aktualisieren und die Evidenzgrundlagen weiter auszudehnen. Wir erkennen an, dass es unweigerlich Irrtümer und Auslassungen geben wird und dass nicht alle Leser mit jeder Empfehlung, die wir ausgesprochen haben, übereinstimmen werden. Wir laden ein zu konstruktiver Kritik und zu Rückmeldungen mit der Absicht, zukünftige Auflagen des Werkes zu verbessern.

Anhang

Suchstrategie für die klinische Evidenz

1   exp Alternative medicine/
2   exp essential oil/or exp lavender oil/
3   aromatherap$.tw.
4   exp „oils, volatile"/
5   exp Essential oil/
6   (essential adj oil$).tw.
7   (volatile adj oil$).tw.
8   exp Massage/
9   massage.tw.
10 (therapeutic adj touch).tw.
11 reflexolog$.tw.
12 (spiritual adj healing).tw.
13 (healing adj (touch or technique$)).tw.
14 exp Relaxation/
15 (relaxation adj technique$).tw.
16 exp meditation/or exp transcendental me-
     ditation/
17 meditation.tw.
18 exp Yoga/
19 yoga.tw.
20 exp Hydrotherapy/
21 hydrotherapy.tw.
22 exp Spa treatment/
23 (spa adj medicine$).tw.
24 exp Autogenic training/
25 (autogenic adj training).tw.
26 exp Herbal medicine/
27 (herbal adj medicine$).tw.
28 exp Chinese herb/
29 (chinese adj herb$).tw.
30 (herbal adj drugs).tw.
31 (herbal adj remed$).tw.
32 (herbal adj preparation$).tw.
33 exp Medicinal plant/
34 (medicinal adj plant$).tw.
35 (plant adj medicine$).tw.
36 exp Traditional medicine/
37 (tradition$ adj medicine$).tw.
38 exp Ayurvedic drug/
39 (ayurvedic adj medicine$).tw.
40 ayurvedic.tw.
41 exp ginseng/or exp ginseng; polysacchari-
     de/ or exp ginseng saponin/
42 ginseng.tw.
43 (panax adj quinquefolius).tw.
44 eleutherococcus.tw.

45 exp chamomile/or exp chamomile oil/
46 chamomile.tw.
47 (chamomilla adj recutita).tw.
48 exp echinacea/or exp echinacea extract/or
     exp echinacea purpurea extract/
49 echinacea.tw.
50 exp Tanacetum parthenium/
51 feverfew.tw.
52 (tanacetum adj parthenium).tw.
53 exp garlic/or exp garlic extract/or exp gar-
     lic oil/
54 garlic.tw.
55 (allium adj sativum).tw.
56 exp Ginkgo biloba extract/
57 gingko.tw.
58 exp kava/or exp kava extract/
59 kava.tw.
60 (piper adj methysticum).tw.
61 (saw adj palmetto).tw.
62 (serenoa adj repens).tw.
63 exp Saint johns wort/
64 (st adj john's adj wort).tw.
65 (saint adj john's adj wort).tw.
66 exp hypericum extract/ or exp hypericum
     perforatum extract/
67 hypericum.tw.
68 exp Hypericin/
69 hypericin.tw.
70 exp Valerian/
71 valerian.tw.
72 (valeriana adj officinalis).tw.
73 exp aloe/or exp aloe arborescens extract/
     or exp aloe barbadensis extract/or exp aloe
     emodin/or exp aloe vera extract/or Aloe
     emodin anthrone/
74 aloe.tw.
75 exp peppermint/or exp peppermint oil/
76 peppermint.tw.
77 (mentha adj x adj piperita).tw.
78 exp Aesculus hippocastanum/
79 horsechestnut.tw.
80 (horse adj chestnut).tw.
81 horse-chestnut.tw.
82 (aesculus adj hippocast$).tw.
83 anthroposophy.tw.
84 (anthropos$ adj medicine$).tw.

85	((toxic or poisonous) adj plant$).tw.
86	exp acupuncture/or exp acupuncture analgesia/
87	acupunct$.tw.
88	(acupuncture adj anesthesia).tw.
89	(acupuncture adj points).tw.
90	(acupuncture adj therapy).tw.
91	exp Acupressure/ 92 acupressure.tw.
93	exp Manipulative medicine/
94	chiropract$.tw.
95	osteopath$.tw.
96	exp Homeopathy/
97	hom?eopath$.tw.
98	naturopathy.tw.
99	pharmacognosy.tw.
100	exp Chinese medicine/
101	(chinese adj (traditional adj medicine)).tw.
102	(chinese adj traditional adj medicine).tw.
103	(chinese adj medicine).tw.
104	((flower or remedy or remedies) and bach).tw.
105	(remed$ and flower).tw.
106	(flower adj essence$).tw.
107	(homeopathic adj formularies).tw.
108	(homeopathic adj pharmacopoeias).tw.
109	exp diet therapy/
110	(diet adj therap$).tw.
111	exp Vegetarian diet/
112	vegetarian$.tw.
113	vegan$.tw.
114	exp macrobiotic diet/
115	(macrobiotic adj diet$).tw.
116	(megavitamin or megamineral).tw.
117	(holistic adj health).tw.
118	exp Hypnosis/
119	hypnosis.tw.
120	exp ginseng/or exp ginseng polysaccharide/or exp ginseng saponin/
121	ginseng.tw.
122	(panax adj quinquefolius).tw.
123	eleutherococcus.tw.
124	exp chamomile/or exp chamomile oil/
125	chamomile.tw.
126	(chamomilla adj recutita).tw.
127	exp echinacea/
128	echinacea.tw.
129	exp tanacetum parthenium/
130	feverfew.tw.
131	exp garlic/or exp garlic extract/or exp garlic oil/
132	garlic.tw.
133	(allium adj sativum).tw.
134	exp ginkgo biloba extract/
135	gingko.tw.
136	exp kava/
137	kava.tw.
138	ginkgo.tw.
139	(piper adj methy$).tw.
140	exp sabal/
141	(saw adj palmetto).tw.
142	(serenoa adj repens).mp. [mp=title, abstract, heading word, trade name, manufacturer name]
143	exp saint johns wort/
144	(st adj johns adj wort).tw.
145	(st adj john's adj wort).tw.
146	(john's adj wort).tw.
147	(john's adj wort).tw.
148	hypericum.tw.
149	exp hypericin/
150	hypericin.tw.
151	exp valerian/
152	valerian.tw.
153	valeria$.tw.
154	exp aloe/or exp aloe emodin/or exp aloe emodin anthrone/
155	aloe.tw.
156	exp peppermint/or exp peppermint oil/
157	peppermint.tw.
158	piperita.tw.
159	exp aesculus hippocastanum/
160	horse?chestnut.tw.
161	horsechestnut.tw.
162	chestnut.tw.
163	exp ginseng/or exp ginseng polysaccharide/or exp ginseng saponin/
164	ginseng.tw.
165	exp electroacupuncture/
166	electroacupuncture.tw.
167	iridology.tw.
168	exp kinesiology/
169	kinesiology.tw.

170   kirlian.tw.
171   (pulse adj diagnosis).tw.
172   radionics.tw.
173   exp thermoregulation/
174   (thermo adj regulation).mp. [mp=title, abstract, heading word, trade name, manufacturer name]
175   (tongue adj diagnosis).tw.
176   (alexander adj technique$).tw.
177   biofeedback.tw.
178   (craniosacral adj therapy).tw.
179   kampo.tw.
180   (european adj herbs).tw.
181   (tibetan adj herbs).tw.
182   (indian adj herb$).tw.
183   (european adj herb$).tw.
184   (tibetan adj herb$).tw.
185   hypnotherapy.tw.
186   (nutritional adj therapy).tw.
187   (tai adj chi).tw.
188   (autologous adj blood adj ther$).tw.
189   (colon adj therapy).tw.
190   (colour adj therapy).tw.
191   feldenkrais.tw.
192   exp music therapy/
193   (music adj therap$).tw.
194   (ozone adj therapy).tw.
195   rolfing.tw.
196   shiatsu.tw.
197   exp spa treatment/
198   (spa adj treatment).tw.
199   or/1-198
200   trial$.tw.
201   exp clinical trial/or exp phase 1 clinical trial/or exp phase 2 clinical trial/or exp phase 3 clinical trial/or exp phase 4 clinical trial/
202   (randomised adj controlled adj trial$).tw.
203   (randomized adj controlled adj trial$).tw.
204   exp peer review/or exp professional standards review organization/or exp review/ or exp utilization review/
205   review.tw.
206   exp meta analysis/
207   (meta adj analysis).tw.
208   meta-analysis.tw.
209   or/200--208
210   exp [name of condition/]
211   [name of condition].tw.
212   210 or 211
213   199 and 212
214   limit 213 to human
215   214 and 209

Sachverzeichnis

Kursiv gesetzte Seitenzahlen verweisen auf Tabelleneinträge.

9

N

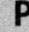